# 정신건강의 이해

이태연 지음

신정

# 머리말

인간은 누구나 주어진 환경에 적응하고 행복한 삶을 추구하는 존재이다. 그러나 사람마다 느끼는 행복의 수준은 서로 다른데 그 이유는 무엇일까? 이러한 질문에 대한 가장 쉬운 해답은 경제적인 여유나 안정된 직장 같은 외적 조건일 것이다. 물론 경제적인 여유나 안정된 직장 없이 행복한 삶을 살아간다는 것은 불가능할 수도 있다. 그러나 같은 조건이 주어지더라도 모든 사람이 행복한 것은 아니며 어려운 환경 속에서도 행복감을 느끼며 살아가는 사람이 있는가 하면 이미 많은 부와 명예를 누리고 있는데도 불구하고 불행하다고 느끼는 사람이 있다. 따라서 행복한 삶을 결정하는 것은 외적 조건보다 삶과 인간을 바라보는 자기 자신의 시각이다. 즉, 우리가 살고 있는 세상은 늘 선택을 강요하며 그 선택은 우리가 삶과 인간을 어떻게 바라보는지에 따라 이루어진다. 똑같은 상황도 어떤 시각에서 바라보느냐에 따라 행복할 수도 있고 불행할 수도 있으며 세상을 긍정적으로 바라보는 것은 사실 마음먹기에 달려있기 때문에 그리 힘든 일이 아닐 수 있지만 그것만큼 어려운 일도 없다. 왜냐하면 삶과 인간에 대한 부정적 시각은 어렸을 때부터 부모나 주변 사람들과의 상호작용을 통해 자신의 무의식에 뿌리를 내린 신념이기 때문에 우리가 마음을 고쳐먹겠다고 결심해서 금방 변화될 수 있는 것이 아니다. 그렇지만 작은 물방울이 바위를 뚫듯이 자신의 마음과 행동을 끊임없이 관찰하고 바꾸려고 노력하다 보면 세상을 긍정적으로 바라보는 자신을 발견하게 될 것이다. 정신건강이란 어떻게 생각하면 심리적인 문제를 예방하고 치료하는 의학적 용어로 느껴질 수도 있지만 이 책에서 추구하는 것은 인생을 살아나가는 동안 우리가 해결해야 하는 중요한 적응문제나 부적응문제들이 무엇인지 이해하고, 일상생활에서 항상 직면하고 있는 스트레스들을 효과적으로 대처할 수 있는 방법을 터득함으로써 지금보다 행복한 삶을 스스로 이끌어 나갈 수 있도록 돕는 것이다.

이 책은 크게 "인간발달과 정신건강" 부분과 "스트레스와 정신건강" 부분으로 나뉘어져 있다. 1부 "인간발달과 정신건강"은 발달단계에 따라 영·유아기, 아동기, 청소년기, 성인기, 노년기로 구분된다. 각 발달단계별로 발달특성에 대해 설명한 후 그 시기에 해결되어야 할 적응과제와 정상적인 발달에 어려움을 가져올 수 있는 부적응문제들에 대해 설명하였다. 첫째, 영·유아기에서는 적응과제로 애착과 분리개별화란 상반되지만 발달에 필수적인 발달현상에 대해 설명을 하였고, 대표적인 부적응문제로 유아 자폐증이나 ADHD 등을 소개하였다. 둘째, 아동기에서는 사회생활의 기초가 되는 학교생활과 또래관계와 같은 적응과제들을 설명하였고, 집단 따돌림이나 학교 거부증 같은 부적응문제들의 원인과 대안에 대해 소개하였다. 셋째, 청소년기에서는 정체감의 형성과 이성교제와 같이 청소년의 정신건강에 큰 영향을 미치는 적응과제들과 함께 자살이나 인터넷 중독과 같이 이 시기에 자주 발생하는 부적응문제에 대해 설명하였다. 넷째, 성인기에서는 결혼과 직업선택이라는 인생에서 가장 중요한 적응과제를 소개하고, 대표적인 부적응문제인 가정폭력이나 이혼 등에 대해 설명하였다. 다섯째, 노년기에서는 노인이 되면 누구나 겪는 은퇴와 죽음이라는 적응과제와 함께 치매와 노인우울증이라는 부적응문제를 소개하였다.

이 책의 2부인 "스트레스와 정신건강"에서는 스트레스가 발생하는 원인과 반응 그리고 대처방법들을 다룬 후 스트레스로 인한 정신장애와 그 치료방법에 대해 설명하고 끝으로 행복한 삶을 이루어가는 방법에 대해 소개하였다. 첫째, 스트레스의 원인에서는 우선 스트레스의 특성과 측정하는 방법에 대해 소개한 후 스트레스를 일으키는 내적 원인과 외적 원인을 소개하고 스트레스 지각에 영향을 미치는 요인에 대해 설명하였다. 둘째, 스트레스의 반응에서는 스트레스 반응에 대한 이론을 설명한 후 스트레스에 대한 신체적 반응과 심리적 반응을 소개하고 스트레스 반응에 영향을 미치는 요인을 설명하였다. 셋째, 스트레스에 대한 대처방법에서는 스트레스를 극복하기 위해 사람들이 일반적으로 사용하는 대처방법과 방어적 대처방법을 소개하고 그 한계점을 설명하였으며 적극적 대처방법으로 정서중심 대처방법과 문제

중심 대처방법을 소개하였다. 넷째, 스트레스와 정신장애에서는 정신장애의 준거와 실태를 알아보았고, 정신장애에 대한 이론적 관점에 대해 설명하였으며 끝으로 불안장애나 정신분열장애 등 대표적인 정신장애들에 대해 소개하였다. 다섯째, 정신장애의 치료에서는 약물치료와 정신분석 치료접근, 인본주의 치료접근, 행동주의 치료접근, 인지행동 치료접근, 현실 치료접근, 집단치료 등의 심리치료에 대해 설명하였다. 여섯째, 정신건강과 행복한 삶에서는 긍정심리학을 중심으로 행복의 의미와 결정요소 그리고 행복에 이르는 길에 대해 소개하였다.

과거에 비해 과학기술이 발전하고 생활수준은 엄청나게 좋아졌지만 일상생활에서 사람들이 느끼는 스트레스와 고통은 과거나 지금이나 별로 다르지 않다. "一切唯心造"란 말처럼 정신적으로 건강하고 행복한 삶은 외적인 요인에 의해 주어지는 것이 아니라 바로 자신의 마음속에서 발견해야 하는 것이라고 생각한다. 끝으로 이 책을 출판해 주신 도서출판 신정의 최용구 사장님과 편집부 직원 분들께 감사의 말씀을 드린다.

이태연

# 차 례

## Chapter 3 | 아동기의 정신건강



## Chapter 4 | 청소년기의 정신건강



## Chapter 5 | 성인기의 정신건강

CHAPTER

# 01

# 정신건강이란 무엇인가?

1. 정신건강과 행복
2. 정신건강과 현대 사회
3. 정신건강의 기준
4. 정신건강에 대한 심리학적 관점

CHAPTER

# 01 정신건강이란 무엇인가?

생활수준이 향상되면 사람들은 먹고 사는 문제보다 삶의 질에 관심을 보인다. 특히, 신체적 건강은 행복한 삶의 기초가 되기 때문에 누구나 중요하게 생각하고 꾸준히 운동을 하거나 식습관에 주의를 기울이는 등의 방법으로 신체건강을 지키려고 노력한다. 사람들은 이렇게 신체건강을 지키려고 노력하지만 정신건강에는 그다지 관심을 보이지 않는다. 인간의 몸과 마음은 하나이기 때문에 마음이 병들면 면역기능을 비롯한 신체건강을 지켜 주는 시스템에 문제가 생겨 몸에도 병이 발생할 수 있다. 우리는 과도한 정보와 경쟁적인 상황에 늘 노출되어 있기 때문에 과거에 비해 더 많은 스트레스를 경험하고 있으며 스트레스에 대처에 도움을 주는 인간관계의 질은 갈수록 악화되고 있다. 통계청이 출간한 《한국의 사회동향》을 보면 우리나라 사람들이 느끼는 삶에 대한 만족도는 OECD 평균보다 낮은 6.0점으로 하위권에 속하며, OECD가 발표한 국가별 행복지수(better life index)에서도 우리나라는 조사 대상 36개국 중 27위에 불과하다. 우리나라는 교육이나 안전 부분에서는 좋은 평가를 받고 있지만 소득분배, 삶에 대한 만족도, 일과 여가 간의 균형 부분에서는 매우 나쁜 평가를 받고 있다. 이렇게 정신건강을 위협하는 사회적 환경 속에서 우리가 정신건강을 유지하고 행복한 삶을 이루기 위해서는 당면한 적응과제들의 특성과 대처방법을 정확하게 이해하고 그것에 적극적으로 대처할 필요가 있다. 이 장에서는 정신건강의 필요성과 정신건강의 측면에서 바라본 우리 사회의 특징을 살펴보고, 정신적으로 건강한 상태가 무엇인지를 심리학적 이론을 바탕으로 알아보도록 한다.

## 1 • 정신건강과 행복

인간은 누구나 행복한 삶을 원하며 이를 위해 노력하지만 자신이 추구하는 삶이 진정한 행복을 가져다줄지에 대해서는 잘 생각해 보지 않는다. 그렇다면 행복한 삶이란 무엇일까? 행복을 심리학적으로 설명하고자 하는 긍정심리학에서는 행복을 안락주의적 행복과 자기실현적 행복으로 구분하고 있다(권석만, 2008). 안락주의적 행복이란 자신의 삶에 대해 만족감을 느끼는 주관적 심리상태를 말하며 그리스의 철학사조인 안락주의(Hedonism)에 근거한 것이다. 즉, 행복을 가져다주는 조건은 사람마다 다를 수 있지만 행복은 삶에 대한 만족과 긍정적인 정서에 근거하여 체험된다는 것이다. 한편 자기실현적 행복은 자신의 잠재력을 충분히 발휘하여 의미 있고 가치 있는 삶을 살 때 행복하다고 보는 입장이다. 즉, 행복은 가치 있는 삶을 사는 과정에서 경험하는 주관적 느낌이라는 것이다.

행복에 대한 많은 연구가 이루어졌지만 보편적으로 인정되는 것은 행복이 "유전적 설정 값"과 "환경" 그리고 "의미 있는 목표"에 의해 결정된다는 것이다. 유전적으로 낙천적이고 긍정적인 기질을 가지고 태어난 사람은 그렇지 않은 사람보다 행복과 관련된 대뇌부위의 활동이 더 활발하기 때문에 같은 조건에서도 행복을 더 느낀다. 이러한 차이는 성격에도 영향을 미치기 때문에 행복을 결정하는 가장 큰 요인으로 알려져 있다. 대부분의 사람들이 행복을 결정하는 데 가장 중요하다고 생각하는 "삶의 질" 같은 환경적 조건은 행복을 10% 정도 밖에 설명할 수 없다. 그것은 새로운 집이나 새로운 물건을 구매하였을 때 느끼는 행복감이 그리 오래가지 않는 것을 보면 알 수 있다. 즉, 우리는 외적이고 물질적인 조건의 변화에 따른 행복감에 쉽게 적응하며 또 다시 새로운 변화를 추구하는 존재이다. 여기에서 중요한 것은 유전적 설정 값이나 삶의 조건이 동등하더라도 사람마다 느끼는 행복의 수준이 달라질 수 있다는 점인데 일상생활에서 우리는 의미 있는 목표를 설정하고 그것을 이루기 위해 노력하고 조금씩 이루어 나갈 때 가장 큰 행복감을 느끼게 된다.

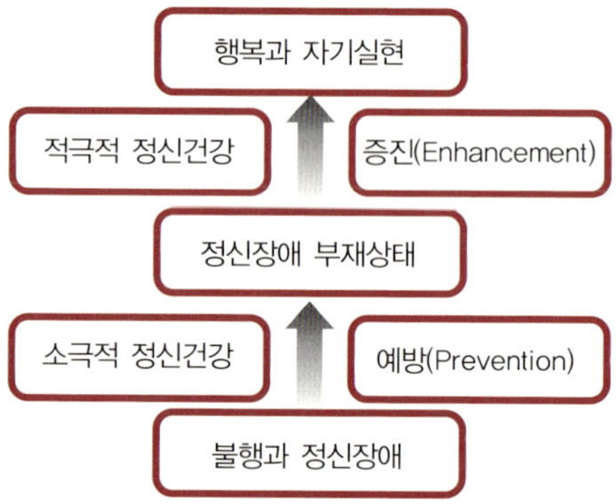


**▌그림 1-1▌ 정신건강의 두 가지 의미**

이 점에서 정신건강은 행복한 삶과 동일한 지향점을 갖게 된다. 미국의 정신위생위원회(National Committee for Mental Hygiene)에 따르면 "정신건강이란 단지 정신적 질병에 걸려 있지 않은 상태만이 아니고 만족스러운 인간관계와 그것을 유지해 나갈 수 있는 능력을 의미한다. 이것은 모든 종류의 개인적, 사회적 적응을 포함하며 어떠한 환경에도 대처해 나갈 수 있는 건전하고, 균형 있고, 통일된 성격의 발달을 의미한다."고 정의하였다. 따라서 정신으로 건강한 삶은 단지 정신적으로 문제가 없는 상태를 의미하는 것이 아니라 자신의 능력이나 잠재력을 발휘하면서 자신의 생활을 이끌어 나갈 수 있는 행복한 삶을 의미한다. 긍정심리학에 근거한 정신건강 모형에서도 정신장애나 질병의 예방 같은 소극적인 의미의 정신건강보다 개인의 강점과 잠재력이 충분히 발휘되는 적극적인 의미의 정신건강을 지향할 것을 주장하고 있다. 즉, 정신건강은 개인의 행복과 자기실현을 통해 성취될 수 있으며, 이것은 인간의 결함이나 장애를 예방할 뿐 아니라 개인이 가지고 있는 강점과 잠재력을 발견하고 계발하여 인간의 다양한 삶의 영역에서 그것을 발휘하도록 함으로써 가능하다. 이러한 상태는 정신장애에 대한 취약성을 낮추고 스트레스에 대한 저항력을 강화하여 정신장애의 발생을 억제하게 된다. 이와 관련하여 셀리그만(Seligman, 1995)은 학습된 낙관주의(learned optimism)의 개념을 제안하였는데 이와 관련된 연구에서 아동과 성인들에게 생활 속에서 일어나는 사건들을 긍정적으로 받아들이도록 하는 학습된 낙관주의를 키워주는 프로그램을 실시한 결과 비교집단에 비해 우울증의 병률이 거의 반으로 감소하였음을 발견하였다. 또한 우울증을 치료한 후 재발한 환자와 재발하지 않은 환자를 비교한 결과 일상생활에서 얼마나 행복한 삶을 살고 있는지가 재발 여부를 결정하는 가장 중요한 요인이라는 점이 발견되었다(Thunedborg, Black & Beck, 1995). 이러한 결과는 개인의 강점과 낙관주의를 키움으로써 우울증을 예방할 수 있으며, 행복한 삶을 살도록 함으로써 우울증에 대한 면역력을 기를 수 있다는 점을 보여 준다. 즉, 정신건강이 그 동안 알려져 왔던 의학적 도움보다 행복한 삶에 의해 더 훌륭하게 지켜질 수 있음을 보여 준다.

## 2 • 정신건강과 현대 사회

우리는 반세기 동안 엄청나게 큰 사회적 변화 속에서 살아왔으며 이러한 사회적 변화는 우리 삶과 의식에 큰 영향을 미치고 있다. 변화가 심한 사회에서는 도덕이나 가치가 상대적이고 영원하지 않다고 여겨지기 때문에 행동규범이나 가치관이 모호해져 무엇이 올바른 것인지 판단하기 어려워진다. 이렇게 모호한 상황에서 발생할 수 있는 정신건강의 문제에는 어떤 것들이 있는지 알아보자.

첫째, 행동규범이나 가치관이 모호해지면 사람들은 자신이 원하는 것을 손쉽게 얻을 수 있는 물질과 돈에 더 집착하게 되어 배금주의와 물질주의가 보편화된다. 실제로 청소년들이 가장 중요하게 생각하는 가치가 "돈"이라고 생각한다는 연구(이훈구, 1980)를 보더라도 우리가 갈수록 물질적 부에 집착하고 그것으로 인해 경쟁과 좌절감이 우리 사회를 병들게 하고 있음을 발견하게 된다. [그림 1-2]를 보면 한국, 미국, 일본, 스웨덴 등을 대상으로 한 연구(Diener, Suh, Kim-Prieto, Biswas-Diener & Tay, 2010)에서 한국인은 물질적 부를 중시하는 경향을 보였다. 물질적 부는 빈곤이 해결되기 전까지는 행복감을 향상시켜 주지만 그것을 넘어서면 행복에 큰 도움이 되지 않으며 오히려 인간관계나 인생의 의미 같은 중요한 가치를 소홀하게 여기게 해 진정한 행복을 느끼지 못하게 할 수 있다.

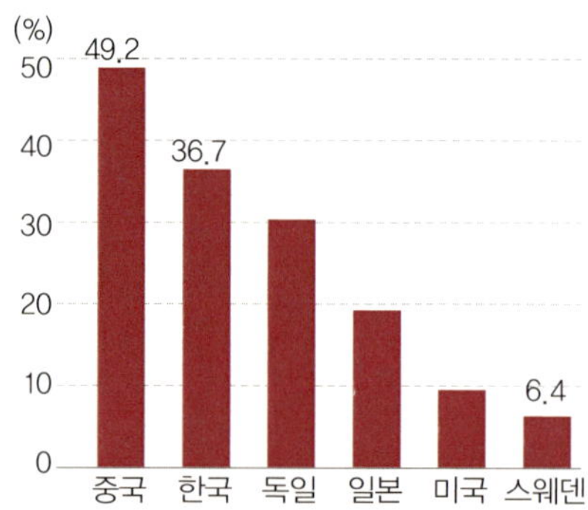


**[그림 1-2] '물질주의 가치관' 국제비교**

둘째, 우리 사회는 개인보다 집단의 목표를 중시하는 집단주의적 가치관에서 개인의 욕구와 권리를 중시하는 개인주의적 가치관으로 변화되고 있다. 사회적 신분이나 성 차이나 출생순위와 같은 귀속요인(ascribed factor)보다 학력이나 능력과 같은 성취요인(achieved factor)이 더 중요하게 여겨짐에 따라 입시나 승진에서 우월한 지위를 획득하려는 경쟁이 치열해지고 있다. 개인주의 문화에는 자신의 이익을 위해 집단의 이익을 희생한다는 부정적 어감이 포함되어 있지만 서구에서 개인주의란 가족주의(familism)에 가깝다. 즉, 승진을 위해 야근을 하기보다는 가족과 더 많은 시간을 보내는 것을 당연히 여기는 것이 서구문화의 개인주의이다. [그림 1-3]을 보면 개인주의 지수가 높을수록 행복감이 증가하는 것을 볼 수 있다. 우리나라 직장인의 근무시간은 OECD 국가 중 단연 상위권인데 업무강도가 강한 것도 그 한 가지 이유가 될 수 있지만 "나는 가족을 희생할 만큼 회사에 충성을 다 한다"는 것을 보여 줌으로써 개인적 성공을 추구하는 것이라고 본다면 이러한 경향이 더 개인주의적인 행동일 수 있다.

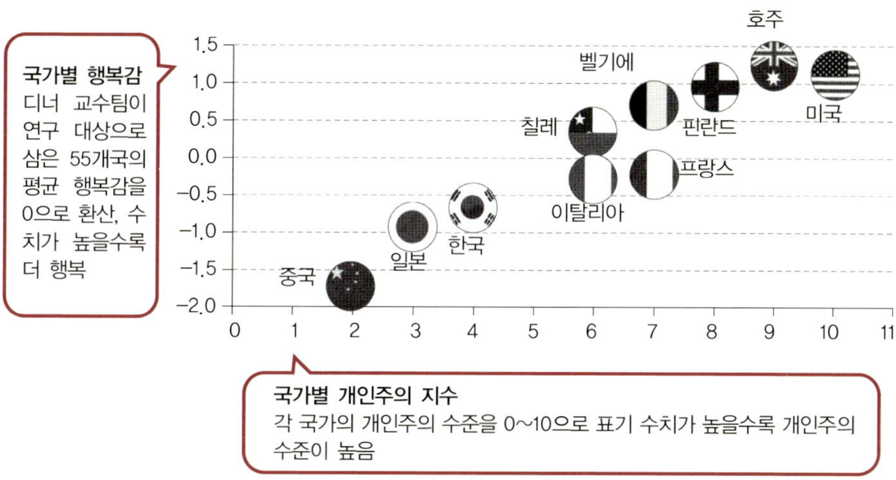


**▌그림 1-3▌ 주요 국가별 개인주의 지수와 행복감**

셋째, 활동반경이 과거에 비해 커지고 다양한 역할을 수행하면서 인간관계가 양적으로 크게 증가하였지만 서로를 이해하고 마음을 공유하는 진정한 만남이 줄어들어 인간관계의 지속시간이나 깊이는 감소하고 있다(Milgram, 1967). 즉, 인간관계가 정서적 교류보다 개인적인 이익이나 재미를 중심으로 이루어지면서 진정한 만남이 점점 찾아보기 어렵게 되었다. 디에너 등(Diener et al., 2010)의 연구에서도 한국은 사회심리적 부(social and psychological wealth)에서 낮은 평가를 받았는데 사회심리적 부란 개인이 자신의 능력을 발휘하는 데 필요한 긍정적이고 지지적인 인간관계, 타인에 대한 신뢰, 타인에게 도움을 제공하고자 하는 의도 같은 것을 말한다. 사회심리적 부가 낮다는 것은 자신이 존중받고 있다고 느끼지 못하고, 어려운 상황에서 다른 사람이 자신을 도와줄 거라고 기대하는 정도가 낮다는 것을 의미한다. 이러한 상황에서는 타인과의 친밀한 교류보다 자신의 이익을 지키려는 경향이 우선되기 때문에 경쟁이 심화될 수 있다.

넷째, 대가족제를 기반으로 하는 가족구조가 부부를 중심으로 하는 가족구조로 변화되었으며 이러한 변화는 가족구조만이 아니라 가족 구성원의 삶에도 많은 영향을 미치고 있다. 우선, 여성의 경제적 활동이 증가하여 타인이 대신 양육을 맡게 되면서 자녀와의 애착에 문제가 생길 수 있다. 또한 자녀양육이나 경제적 문제 등 가정에서 일어나는 모든 일을 부부간의 대화를 통해 해결해야 하는데 부부간의 애정이 약화되면 이러한 가정문제가 부부간의 갈등으로 비화되기 쉽고 그로 인한 가정의 해체가 발생할 가능성이 높아지고 있다. 그리고 자녀의 수가 감소하고 자녀에 대한 부모의 기대가 커지면서 자녀에 대한 과잉보호와 교육열이 증가하여 자녀들의 스트레스가 심해지고 있다.

다섯째, 우리 사회는 정보 인프라가 가장 잘 구축되어 있는 나라이기 때문에 인터넷 문화와 스마트폰 문화가 보편화되어 있으며 그로 인한 부작용도 심각한 상태이다. 과거에는 사회성이 떨어지는 사람들이더라도 관심사를 공유하기 위한 최소한의 인간관계를 유지하려고 노력하였지만 인터넷이 일반화되면서 더 이상 면대면(face-to-face) 인간관계를 위해 노력할 필요가 없어졌다. 가령, 인터넷을 이용한지 1~2년 된 169명을 대상으로 실시한 연구(Kraut et al., 1998)에서, 인터넷의 이용이 많을수록 가족과의 대화나 사회 참여의 정도가 줄고, 우울증이나 고독감이 늘게 되는 경향이 있음을 보고되었다. 물론 인터넷 이용자들 중 일부는 이용하지 않는 사람들보다 더 활발한 사회활동을 하며, 인터넷이 개인 간의 커뮤니케이션을 증가시키는 역할을 하기도 하지만(Pew Internet & American Life Project, 2000) 인터넷으로 인해 가족보다 외부집단과 더 자주 소통함으로써 가족 구성원 간의 소외가 증가할 수 있다(박부진 · 이해영, 2000). 최근에는 인터넷보다 스마트폰 중독에 대한 우려가 커지고 있는데 정보화진흥원이 2012년에 실시한 10세에서 49세 사이의 스마트폰 사용자 1만 683명을 대상으로 실시한 조사에서 [그림 1－4]와 같이 10대와 20대의 이용시간이 상대적으로 길며 전체의 11.1%가 스마트폰 중독자로 나타났다. 특히 여성가족부와 교육부가 2012년에 초, 중, 고등학교 학생을 대상으로 실시한 조사에서 전체의 14%에 해당하는 170만여 명이 스마트폰 중독 위험군으로 나타났으며 이것은 인터넷 중독 위험군(10만 5,000명)에 비해 월등히 많은 숫자이다. 많은 사람들이 가족이나 친구와 만났을 때 대화보다는 스마트폰에 집중하는 경향을 보이고, 스마트폰이 손에 없으면 불안감을 느끼거나 무기력감을 느끼고 있으며 마치 스마트폰이 우리 몸의 일부처럼 느끼는 현상을 보이고 있다. 지나친 스마트폰 사용은 학업이나 일상생활에 지장을 주고 대인관계를 어렵게 할 뿐 아니라 정신건강에도 나쁜 영향을 미칠 수 있다. 가령, 지나치게 스마트폰을 사용하는 사람은 SCR-90-R 검사로 평가한 신체화, 강박증, 대인예민성, 우울증 등의 9개의 척도에서 모두 부적응을 보였다(박영민, 2011).

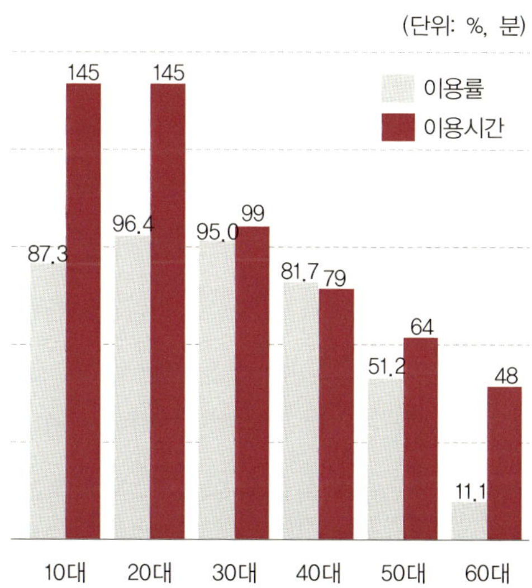


**▌그림 1-4▐ 연령대별 스마트폰 이용률과 이용시간**

## 3 정신건강의 기준

정신건강은 단지 정신적인 문제가 없는 상태가 아니라 자신의 강점과 잠재력을 발휘하여 행복한 삶을 이끌어 나가는 것을 의미한다. 그러나 어떤 사람이 얼마나 정신적으로 건강한지를 알기 위해서는 무엇을 근거로 정상성을 판단하는지 그리고 어떤 특성을 가지고 있을 때 정신적으로 건강하다고 이야기하는지를 알아야 한다.

### 1) 정상성의 기준

정신건강은 의학적, 심리적, 사회적 의미를 함께 포함하는 복합적 개념이기 때문에 일반적으로 정상성(normality)을 바탕으로 판단하게 되며 어떤 행동이 얼마나 정상적인지는 다음과 같은 기준들에 근거한다.

- **통계적 기준**: 인간의 심리적, 행동적 특성들은 측정될 수 있으며 이렇게 측정된 특성들의 분포는 대부분 정상분포를 이루고 있다고 가정할 수 있다. 개인의 행동이 그가 속해 있는 집단의 평균에서 얼마나 벗어나 있는지를 근거로 정상성을 판단할 수 있다. 어떤 행동이 정상분포의 평균에서 많이 떨어져 있다면 비정상적인 행동이라고 판단할 수 있으므로 평균보다 아주 낮은 정신지체자의 지능은 비정상적인 지능이라고 할 수 있다. 그러나 통계적 기준에 따라 정상성을 판단하는 것은 지능지수와 같이 행동특성을 객관적으로 측정할 수 있는 경우에만 적용되며 인간의 성격과 같이 그 측정과정이 주관적인 경우에는 피해야 한다.
- **임상적 기준**: 어떤 사람이 다른 사람과 만나는 것이 두려워하여 외출을 못하거나 망상 때문에 일상적인 생활이 어렵다면 비정상적인 병리적 행동이라고 할 수 있다. 어떤 행동이 병리적인가의 여부는 DSM-VI(정신장애 진단기준) 같은 의

학적 기준이나 MMPI(다면적 인성검사) 같은 표준화된 심리검사에 의해 평가될 수 있다. 임상적 기준이 있기 때문에 정신건강 전문가들이 객관적으로 진단을 내릴 수 있고 서로 의사소통을 할 수 있지만 병리적 증상은 비연속적이고 질적으로 구분되기 때문에 애매한 사례가 생길 수 있다.

- **사회문화적 기준:** 어떤 행동이 행위자가 속해 있는 사회의 문화와 규범에 비추어볼 때 얼마나 수용되는지에 따라서 정상성을 판단하는 것이다. 물론 사회의 문화나 규범은 지역이나 시대에 따라 달라질 수 있기 때문에 특정한 행동을 사회문화적 기준에 근거하여 비정상이라고 판단하는 것은 주의 해야 한다. 가령, 우리나라에서는 자녀를 훈육하기 위해 매를 드는 것을 그다지 나쁘게 생각하지 않았지만 미국에서는 아동학대에 해당하는 범죄로 여겨진다. 또한 과거에는 남녀 간의 애정표현이 금기시되고 도덕적인 문제로 여겨졌지만 현재에는 자연스런 행동으로 인정되고 있다.

### 2) 건강성의 기준

정신적으로 건강한지를 정상성을 근거로 판단하는 것은 행동의 부정적 측면만을 반영하므로 인간의 강점과 잠재력을 반영하는 정신건강의 기준이 요구된다. 펜튼(Fenton, 1982)은 개인이 자신의 능력을 최대한으로 발휘하고 환경에 대해 적응력을 가지며 독립적이고 건설적으로 자신의 문제를 해결해 나갈 수 있을 때 정신적으로 건강하다고 보고 다음과 같은 네 가지 기준을 제시하였다.

- **안정되고 균형 잡힌 성격:** 감성과 이성이 잘 조화를 이루고 있어 지나치게 감정에 휘둘리거나 너무 이성적으로만 판단하지 않는다는 것을 의미한다. 이러한 사람들은 스트레스 상황에서도 마음의 안정을 유지할 수 있기 때문에 그러한 상황에 쉽게 적응하고 잘 대응할 수 있다.

- **자신에 대한 이해와 수용:** 어떤 사람은 자신의 모습을 다른 사람에게 더 긍정적으로 보이려고 하고 어떤 사람은 자신을 부정적으로 생각하여 다른 사람에게 자신을 감추려고 한다. 정신적으로 건강한 사람은 자신을 객관적으로 파악하고, 자신의 모습을 있는 그대로 수용하며, 자신의 한계를 받아들인다. 부족하더라도 자신의 현재 모습 속에서 노력을 통해 자신의 장점과 개성을 살리려는 노력이 필요하다.
- **신뢰에 근거한 인간관계와 사회적 역할의 수행:** 사회적 존재인 인간은 자신이 속한 집단 속에서 타인과 친밀한 인간관계를 형성하고 자신에게 주어진 역할을 수행해야 한다. 신뢰보다 이익에 기초한 인간관계가 이루어지게 되면 서로 마음을 공유할 수 없기 때문에 친밀하거나 서로 존중하는 느낌을 받지 못하여 거리감을 느끼게 된다. 또한 집단은 구성원에게 각자의 역할을 부여하고 그 역할을 수행할 것을 기대하는데 구성원이 자신이 맡은 역할에 충실하게 되면 집단의 필요한 구성원으로 인정받으며 자신이 원하는 지위도 얻을 수 있다.
- **잠재력의 실현과 사회적 공헌:** 현실에만 매달리지 않고 늘 꿈을 가지고 자신의 능력을 발휘할 수 있는 기회를 찾는 것이 정신적으로 건강한 사람의 특징이다. 자신의 꿈을 이루기 위해 현재의 어려움을 극복하고 새로운 지식을 배우는 과정에서 자신이 업그레이드되는 느낌을 갖게 되고 이것이 자기 자신에 대한 믿음과 존중으로 이어지게 된다. 또한 개인적인 욕구를 만족시키는 데만 관심을 가지지 않고 어려운 사람을 돕거나 자신의 능력을 필요로 하는 사람에게 제공하는 행동은 자기실현과 더불어 가치 있는 삶을 제공해 준다.

지금까지 언급된 것을 보면 정신적으로 건강한 사람은 우리 사회의 규범에 어긋나거나 병리적인 행동을 보이지 않고, 성격이 안정적이면서 자신을 잘 알고 수용하며 대인관계가 좋고 자신의 꿈과 자신을 필요로 하는 사람들을 위해 자신의 능력을 활용할 줄 아는 사람이라고 할 수 있다.

## 4 • 정신건강에 대한 심리학적 관점

성격은 인간의 특성 중에서 정신건강에 가장 큰 영향을 미치는 요인이라고 할 수 있다. 낙관적인 성격을 가진 사람은 스트레스가 주어져도 자신을 믿고 문제해결적으로 대처하는 데 비해 비관적인 성격을 가진 사람은 작은 좌절에 자신을 비난하고 감정적으로 대처하는 경향을 보인다. 이렇게 개인마다 성격이 다르기 때문에 같은 상황에서도 사람들이 서로 다른 반응을 보이며 이러한 반응양식은 정신건강과 적응에 영향을 미친다. 자신의 성격을 잘 알수록 자신의 감정과 행동의 원인을 분명하게 이해할 수 있고 스트레스에 그만큼 잘 대응할 수 있다. 이 절에서는 심리학의 대표적인 성격심리학자들이 건강한 성격을 어떻게 설명하였는지를 알아보도록 한다.

### 1) 정신분석이론과 정신건강

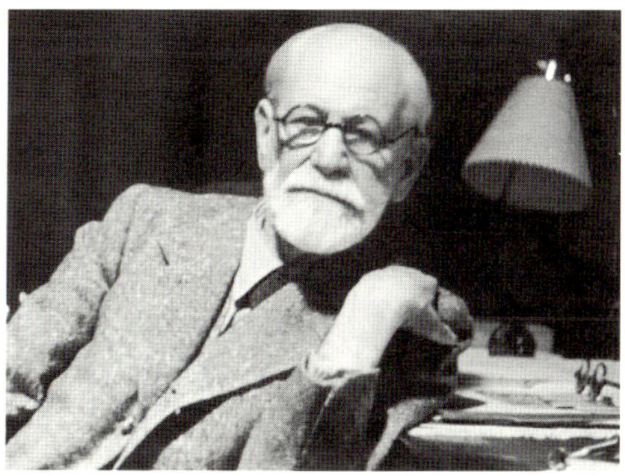
프로이트(Freud)

프로이트(Freud)는 임상적 경험을 통해 정신장애를 가진 환자들의 증상이 기질적인 질병에 기인한 것이 아니라 자신이 알지 못하는 무의식적 갈등에서 기인함을 알게 되었다. 초기이론에서 무의식은 핵심적인 개념이었으며 의식, 전의식과 함께 인간의 마음을 이루는 층(layer)의 하나로 간주되었다. 무의식에는 의식에서는 받아들이기 어려운 욕망이나 감정 또는 기억들이 억압되어 있으며 이들은 끊임없이 의식으로 떠오르려고 하기 때문에 부적응적 행동이나 감정들이 나타나게 된다. 또한 실수나 실언을 포함한 인간의 모든 행동에는 원인이 있으며 행동을 유발하는 원인은 무의식에 깊이 잠재되어 있어 우리가 의식 수준에서 파악할 수 없는 경우가 많다. 후기이론에서는 마음이 원초아(id), 자아(ego), 초자아(superego)로 이루어져 있다는 삼중 구조설을 주장하였는데, 원초아는 고통을 피하고 생리적 만족을 추구하는 본능적 요소이고, 초아자는 사회의 규범과 도덕이 내면화되어 행동을 억제하는 요소이며, 자아는 현실적 사고를 바탕으로 원초아의 본능적 충동과 초자아의 억제경향과 현실을 중재하는 역할을 하는 요소이다. 프로이트에 따르면 마음의 세 요소 간의 조화를 이룰 수 있을 만큼 강한 자아를 가지고 있는 사람이 정신적으로 건강하다. 현실에서 원초아와 초자아 그리고 자아는 중 끊임없이 갈등을 겪게 되는데 자아의 힘이 약하고 원초아나 초자아의 힘이 강하면 불안을 경험하게 되며 불안의 원인이 되는 성격요소가 무엇인지에 따라 현실적 불안, 신경증적 불안, 도덕적 불안이 나타나게 된다. 가령, 천둥이 치거나 중요한 시험을 눈앞에 둔 경우와 같이 실제 위험이 외부에 존재할 때 자아가 느끼는 불안을 현실불안(real anxiety)이라고 하며 이것은 자연스러운 불안이다. 그에 비해 자아가 원초아의 충동을 통제하는데 실패함으로써 생기는 신경증적 불안(neurotic anxiety)이나 초자아의 힘이 너무 강하여 죄책감이나 자기 비난으로 인해 생기는 도덕적 불안(moral anxiety)은 부적응적인 증상이다.

프로이트의 이론에 따르면 인간은 성적 에너지인 리비도가 머무는 곳에 따라 심리성적 발달단계를 거치게 되며 각 발달단계에서 필요한 욕구가 적절하게 충족되면 건강한 성격을 가진 사람으로 성장한다. 그에 비해 욕구가 지나치게 충족되었거나 충족되지 않았을 경우에는 다음 단계의 발달이 이루어지지 않고 그 단계에 머무르려는 고착현상이 일어날 수 있으며, 다음 단계의 발달이 진행되더라도 심리적인 어려움이나 좌절을 겪게 되면 욕구충족이 비교적 용이하였던 이전의 발달 단계로 되돌아가려는 퇴행현상이 일어날 수 있다.

**▌표 1-1▐ 심리성적 발달단계의 특징과 고착성격**

| 발달단계 | 특징 | 고착성격 |
|---|---|---|
| 구강기(0~2세) | 빨기, 깨물기, 삼키기 등 구강과 관련된 욕구 | 수동적이고 의존적인 성격<br>냉소적이거나 논쟁적인 성격 |
| 항문기(2~3세) | 배설물의 보유나 배설과 관련된 욕구, 자신의 행동을 통한 사회적 통제시작 | 고집스럽고 인색한 성격<br>결벽증이 있거나 지저분한 성격<br>잔인하고 난폭한 성격 |
| 남근기(3~6세) | 성기와 관련된 욕구, 이성부모에 대한 사랑과 동성부모에 대한 동일시를 통한 초자아의 발생 | 경솔하거나 과장하는 성격<br>경박하거나 유혹적인 성격 |
| 잠복기(6~12세) | 성적 욕구가 잠재되고 인간관계와 지식에 대한 관심 | |
| 생식기(12세 이후) | 이성에대한 욕구, 성적 행동 발생 | 의존적이거나 반사회적인 성격 |

이렇게 본다면 정신적으로 건강한 사람은 강한 자아를 가지고 있어 충동적 욕망은 사회에서 받아들일 수 있는 방식으로 표현하고 과도하게 억제된 욕구는 현실에 맞게 충족할 수 있다. 또한 심리성적 발달단계를 거치면서 적응적이고 바람직한 성격을 형성하게 되어 타인과 친밀한 관계를 형성하고 사회를 위해 헌신하게 된다.

## 2) 심리사회이론과 정신건강

에릭슨(Erikson)은 정신분석학자인 프로이트부터 정신분석가 훈련을 받았기 때문에 프로이트의 영향이 이론에 나타나 있다. 가령, 어릴 때 아동이 거치는 발달단계도 프로이트 이론과 유사하고 발달단계가 문화와 관계없이 보편적이고 고정되어 있다고 보는 것도 비슷하다. 그러나 행동의 결정요소로 본능을 강조한 프로이트와 달리 자아를 강조함으로써 인간의 자율성을 중요시하였고, 아동의 초기경험이 성격을 결정한다고 생각했던 프로이트와 달리 성격은 전 생애에 걸쳐 발달하며 인간이 평생 동안 살아가는 심리사회적 환경이 성격발달에서 더 중요한 역할을 한다고 보았다. 즉, 에릭슨은 인간이 생애의 각 단계마다 주어지는 "심리사회적 위기"를 어떻게

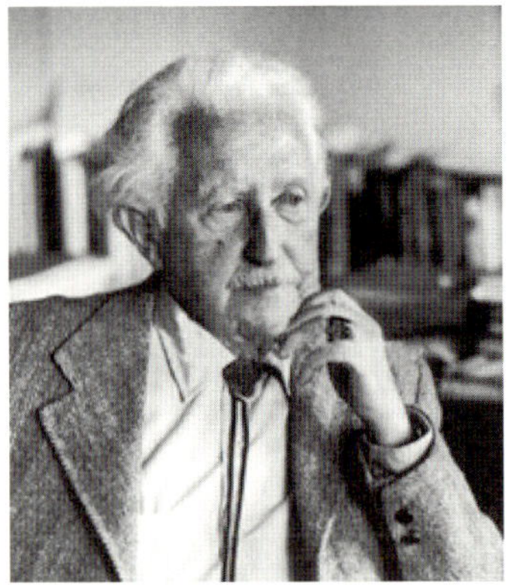
에릭슨(Erikson)

극복하는지가 성격형성에서 중요하다고 보았으며 그러한 위기를 극복하고 해결할 수 있는 인간의 능력에 관심을 두었다. 각 발달단계에서 겪게 되는 심리사회적 위기에는 긍정적인 성격요소와 부정적인 성격요소가 포함되어 있는데 위기가 빠른 시간 안에 만족스럽게 해결되면 긍정적인 성격요소가 자아에 통합되지만 위기가 해결되지 않고 갈등이 계속되면 부정적인 성격요소가 자아에 통합된다. 에릭슨은 심리사회적 위기에 관련하여 두 가지 점을 지적하였다. 첫째, 특정한 심리사회적 위기가 해결되지 않았다고 하더라도 그 영향이 지속적이지는 않지만 다음 발달단계에서 건강한 성격이 발달하기 위해서는 주어지는 심리사회적 위기를 잘 극복해야 한다. 둘째, 심리사회적 위기(가령, 신뢰 대 불신 위기)를 해결한다는 것은 긍정적 성격요소(신뢰감)만을 자아에 받아들이는 것을 의미하지 않으며 부정적 성격요소(불신)를 함께 자아의 일부로 받아들이는 것도 필요하다. 즉, 무엇을 신뢰해야 하는지를 배우는 것도 중요하지만 무엇을 신뢰하지 말아야 하는 것도 중요하며 다만 긍정적인 성격요소가 자아의 지배적 영향을 미치는 상태가 가장 건강한 상태이다. 에릭슨이 제안한 심리사회적 발달단계가 〈표 1-2〉에 제시되어 있다.

**▌표 1-2▌ 에릭슨의 심리사회적 발달단계**

| 발달단계 | 주요과업 | 특징 |
| --- | --- | --- |
| 신뢰 대<br>불신 위기<br>(0~1세) | 엄마는 아기의 욕구에 민감하게 응해 줌으로써 아기가 신뢰감을 갖게 된다. 이때 유아와 엄마 간의 상호작용에서 중요한 것은 유아가 엄마의 행동에서 일관성과 신뢰성을 발견하는 것이다. | 유아는 엄마를 통해 외부세계에 대한 믿음(신뢰)과 자신에 대한 믿음(자신감)을 획득<br>유아는 신뢰와 불신을 균형 있게 경험함으로써 분별 있는 신뢰감을 갖게 된다. |

| | | |
|---|---|---|
| 자율성 대 수치와 회의 위기 (1~3세) | 유아가 신체적, 심리적으로 독립하면서 자기주장을 하기 시작하며 부모도 배변훈련을 비롯한 습관훈련을 함으로써 부모와 아기 간의 충돌이 발생하는데 이 때 지지적 분위기를 제공하여 자율성과 자신감을 주는 것이 중요하다. | 자율성은 어떤 일을 스스로 할 수 있는 능력으로 내부에서 형성되지만 수치와 회의는 사회의 기대와 압력을 의식함으로써 생긴다.<br>부모가 아동에게 수치감을 주거나 스스로 행동하려는 유아의 노력을 조롱하면 수치와 회의심을 가진다. |
| 주도성 대 죄의식 위기 (4~5세) | 주도적으로 목표나 계획을 정하고 그것을 달성하려고 노력한다. 그러나 이런 목표나 계획이 이루어질 수 없다는 것을 알게 되면서 위기가 시작된다. | 부모는 자신의 권위를 줄이고 아동이 계획한 목표에 동등한 자격으로 참여함으로써 위기를 극복할 수 있다. 아동은 이 과정에서 주도성을 잃지 않을 수 있다. |
| 근면성 대 열등감 위기 (6세~ 사춘기 이전) | 아동은 학교에 입학하여 사회가 요구하는 기술과 지식을 배우며 이곳에서의 성공적인 경험은 근면감, 숙달감을 느끼게 하지만 실패는 열등감을 느끼게 한다. | 갈등은 없지만 자아성장에 결정적인 영향을 미치는 사회경험이 시작된다. 아동은 주의집중과 지속적인 근면을 유지하는 능력을 배운다. |
| 정체감 대 역할혼란 위기 (사춘기~ 20대 초반) | 급격한 신체발달과 생리적 변화로 성적 충동과 신체 이미지의 변화를 경험하며 진학과 직업선택 과정에서 발생하는 사회적 압력으로 인해 새로운 정체감(나는 누구인가/어떻게 살아야 하나)을 요구한다. | 신체 이미지의 변화와 강한 성충동으로 인해 과거의 내가 아닌 것으로 느껴지고 중요한 선택의 시점에서 어떻게 해야 하는지 고민하게 되는데 이들은 소속집단과의 동일시나 방황을 통해 정체감을 형성하며 인격적 성숙과 사회참여를 이루게 된다. |
| 친밀감 대 고립위기 (성인초기) | 정체감이 형성되면서 타인(특히 이성)과의 친밀감을 형성할 수 있는데 이러한 시도가 실패하면 고립감을 느끼게 된다. | 정체감 형성 전에는 사랑이 타인을 위한 것이기보다 자신이 의존할 대상을 찾는 것인데 이제 진정으로 타인을 사랑하게 된다. |
| 생산성 대 침체 위기 (중장년기) | 생산성이란 자녀양육이나 생산적인 활동을 통해 가족을 돌보고 다음 세대를 교육하는 것을 말한다. | 생산성은 넓은 의미로 자녀양육만이 아니라 직업적 성취도 포함하지만 에릭슨은 자녀양육을 강조하였다. 생산성이 결핍되면 겉으로만 친밀하게 대하고 상대방에게서 얼마나 요구하고 얻을 수 있는지에만 관심을 갖게된다. |
| 통합 대 절망 위기 (노년기) | 통합이란 지혜를 통해 인생의 한계를 받아들이고 자신의 생애에 가치를 부여하는 것이며 절망은 회의와 후회를 하는 것이다. | 자신의 생애를 재평가하는 과정에서 후회는 있지만 다른 어떤 것에 의해서도 대치될 수 없는 것으로 수용하는 과정에서 통합감을 느끼게 되며 인생과 세상에 대한 초연하고 철학적인 지혜를 가질 수 있다. |

## 3) 행동주의와 정신건강

행동주의에 따르면 인간의 행동은 무의식적 충동이나 자아 같은 내적 요소가 아니라 보상이나 처벌 같은 외적 요소에 의해 동기화된다. 행동주의자들은 기존의 성격이론들이 성격의 개인차를 설명하지 못하고 있다고 비판하고 성격도 다른 행동과 마찬가지로 경험에 의해 학습된 것이라고 가정함으로써 성격의 개인차를 설명하였다. 행동주의는 성격이 형성되는 과정이 고전적 조건형성, 조작적 조건형성, 모방 등의 원리에 의해 설명될 수 있다고 보았다.

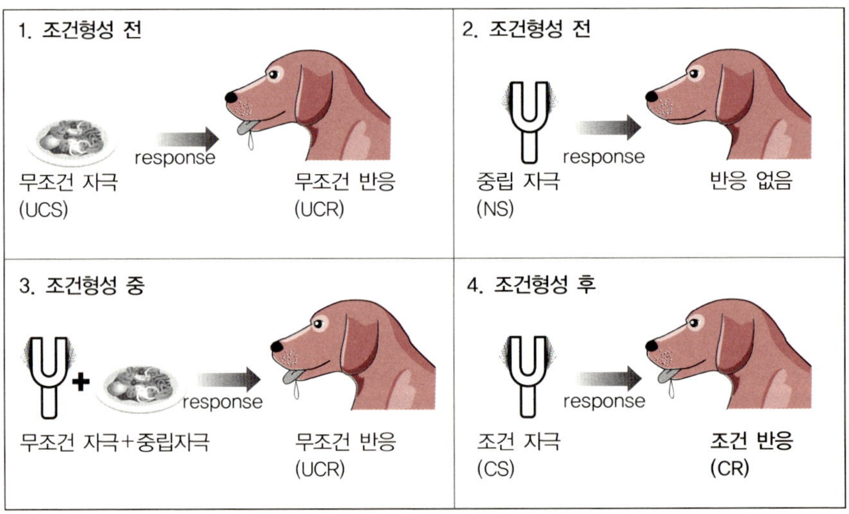


**[그림 1-5] 고전적 조건형성의 과정**

고전적 조건형성은 [그림 1-5]와 같이 중립자극에 부정적이거나 긍정적인 자극이 반복하여 짝지어지면 중립자극이 짝지어진 자극의 속성을 물려받는다는 것이다. 가령, 학교라는 중립자극에 자기를 괴롭히는 친구라는 부정적 자극이 짝지어지면 학교에 대해 부정적 감정을 느끼게 되어 학교에 가기 싫어질 것이다. 조작적 조건형성은 어떤 행동을 했을 때 그 결과가 긍정적이면 그 행동을 다시 할 가능성이 증가하지만 그 결과가 부정적이면 그 행동을 다시 할 가능성이 감소한다는 것이다. 대표적인 행동주의자인 스키너(Skinner)는 인간이 성장할수록 고전적 조건형성보다 조작적 조건형성에 근거한 행동을 더 많이 하게 되는데 이것은 인간이 환경에 의해 지배를 받는 존재에서 환경을 통제하는 존재로 변화된다는 것을 의미한다고 지적하였다. 게임에 중독된 사람은 게임을 하면서 느끼는 긴장감과 게임을 통해 가끔 얻게 되는 점수가 강화물로 작용하여 게임이라는 행동에서 벗어나지 못할 수 있는데 이것도 조작적 조건형성의 한 사례이다. 정신적으로 건강한 사람은 바람직한 행동을 함으로써 긍정적 강화를 받으며 이러한 과정을 통해 자신의 행동을 조절한다. 한편 사람은 직접 경험하지 않더라도 타인의 행동과 그 행동 후 주어지는 결과를 관찰하고 모방하는 과정을 통해서도 배운다. 사람은 어릴 때 자기에게 의미 있는 타인인 부모님의 행동을 관찰하고 모방함으로써 성역할과 사회규범을 배우게 되며 이러한 과정에서 우리 사회의 일원으로써 정상적인 사회생활을 할 수 있게 된다. 물론 사람은 바람직한 행동만이 아니라 폭력행동이나 범죄행동도 관찰과 모방을 통해 배울 수 있기 때문에 폭력적인 영화에서 주인공이 폭력에 의해 보상을 받는 것을 시청한 아동은 공격적 성향이 증가할 수 있다.

행동주의에서 정신적으로 건강한 사람은 자신이 속해 있는 사회에서 요구하는 행동을 배우고 따라 함으로써 자신의 행동을 통제함으로써 사회에 효과적으로 적응하는 사람이다.

### 4) 인본주의와 정신건강

인본주의에서는 인간이 본능이나 환경과 같은 요인이 아니라 자유의지에 의해 자신의 생각과 행동을 결정하며, 생물학적인 욕구를 넘어서서 자신의 잠재력을 실현하고자 하는 욕구를 가진 존재라는 것을 가정한다. 특히, 인본주의에서는 현상학과 마찬가지로 인간에게 객관적 현실은 존재하지 않으며 주관적 현실만 존재한다고 가정한다. 즉, 어떤 상황의 의미는 개인이 그 상황을 어떻게 해석하는지에 달려있다는 것으로 "뜨거운 날씨"가 어떤 사람에게는 "짜증나고 잠을 자기 어려운 날씨"의 의미로 받아들여지지만 어떤 사람에게는 "해변에서 멋진 시간을 보낼 수 있는 날씨"의 의미로 받아들여질 수 있다. 따라서 현재의 상황을 해석하고 받아들이는 자아의 존재가 중요한데 자아는 현재 자신의 모습을 반영하는 현실적 자아와 자신이 원하는 모습을 반영한 이상적 자아로 이루어져 있으며 두 자아가 일치할수록 정신적으로 건강하다. 즉, "공부도 못하고 잘 생기지도 못한 사람"으로 현실적 자아를 인식하고 있는데 자기가 원하는 이상적 자아는 "공부도 잘하고 잘 생긴 사람"이라면 현재 자신의 모습을 부정하고 좌절할 가능성이 높다. 그러나 인간에게는 먹고, 마시고, 노는 것만으로 만족하지 않고 삶의 의미를 찾고 자신의 잠재력을 발휘하고 싶어 하는 자기실현 욕구를 가지고 있다. 인간에 대한 긍정적 관점을 가지고 있다는 점에서 인본주의는 다른 이론과 차이점을 보이는데 인본주의자들은 인간의 부정적 측면에 관심을 가졌던 이전의 심리학과 달리 인간의 긍정적 측면에 관심을 보였고 정신적으로 건강한 사람들이 어떤 특징을 가지고 있는지를 밝혀내려고 노력하였다. 대표적인 인본주의 심리학자로는 로저스(Rogers)와 매슬로우(Maslow)를 들 수 있다.

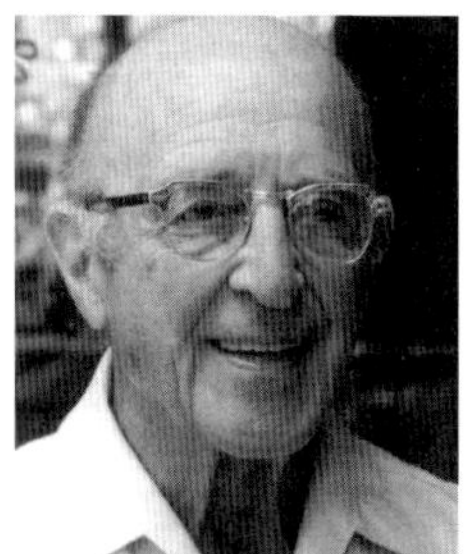
로저스(Rogers)

로저스는 인간이 환경적 통제의 대상이 아니라 스스로 자신의 목표를 설정하고 지향하는 능동적 존재이기 때문에 자신을 향상시키는 경험을 추구하고 그것을 긍정적으로 평가하는 특성을 가지고 있다고 보았다. 또한 모든 인간은 자신에게 중요한 사람들로부터 존경, 사랑 그리고 수용을 얻고 싶은 욕구를 가지고 있다. 어떤 경우에 아동은 이러한 욕구를 만족시키기 위해 자기실현 욕구를 희생시키는 경우도 생길 수 있으며 이것이 자신의 잠재력을 실현하지 못하게 하고 자기소외를 가져올 수 있다. 이 점에서 무조건적인 긍정적 관심은 건강한 성격발달을 위해 가장 중요한 요소가 된다. 로저스는 건강한 삶이란 목적지가 아니라 방향이라고 하였으며 인간이 어느 방향이든 자유롭게 움직일 수 있는 내적 자유가 있을 때 인간은 자신을 이해하고 잠재력을 실현할 수 있는 방향으로 움직이게 된다. 로저스는 정신적으로 건강한 사람이 가지는 중요한 성격 특질 다섯 가지로 경험에 대한 개방성, 실존적 삶, 인간에 대한 신뢰, 경험의 자유, 창조성 등을 제시하였다.

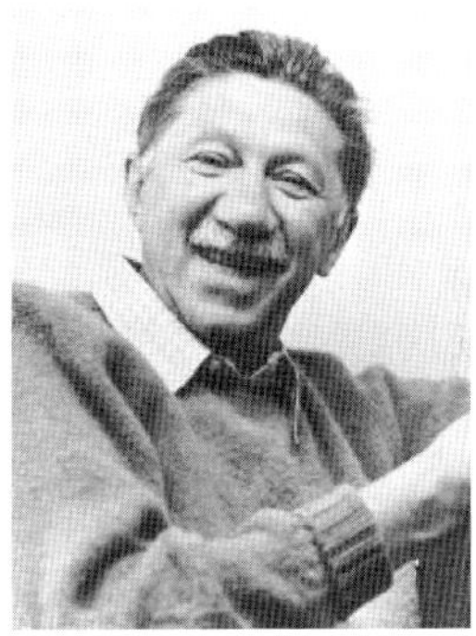

매슬로우(Maslow)

매슬로우는 인간의 가장 진정한 가치가 창조성에 있으며 창조성은 특별한 자질이나 능력 없이도 저절로 발현되는 특성이지만 역기능적 환경으로 인해 이러한 창조성이 감춰져 있다고 보았다. 또한 인간은 본래 선하며 자신의 잠재력을 실현하여 창조적 인간이 되고자 노력하는 경향성이 있는데 이것이 바로 자아실현의 동기이다. 이렇게 자아실현 동기를 갖고 자신의 잠재력을 발휘하고자 노력하는 사람이 정신적으로 건강한 사람이며 매슬로우는 이들의 특성을 연구하여 다음과 같이 요약하였다. 첫째, 자기가 직면한 현실을 마음대로 왜곡하지 않고 객관적으로 지각한다. 둘째, 자신의 장점에 대해 자만하지 않고 단점 때문에 위축되지 않으며 그것을 있는 그대로 받아들인다. 셋째, 타인에게 방어적으로 행동하지 않으며 솔직하게 자신의 감정이나 생각을 표현한다. 넷째, 타인의 생각이나 감정에 수용적이고 타인의 입장과 욕구를 고려한다. 또한 타인과 깊고 친밀한 우정을 간직하는 경향이 있다. 다섯째, 남에게 상처가 되거나 성적인 농담이 아니라 편견이 없고 뜻밖의 농담을 좋아하고 세상을 심각하게만 받아들이지 않는다. 여섯째, 자신이 원하는 일에 관심과 노력을 기울이며 그 결과보다 과정에서 얻는 정신적 만족을 추구한다. 일곱째, 타인에게 의존하기보다 자기가 스스로 결정하고 그 결정을 믿는다. 여덟째, 자기 주변의 세상을 긍정적으로 바라보고 작은 일에서도 행복감을 느낄 수 있다. 아홉째, 아름다운 경치나 영화에서 느끼는 강렬한 감동 같이 삶의 경외나 경이에서 나오는 강렬한 절정경험을 자주 체험한다.

PART

# 01 인간발달과 정신건강

영유아기에서 노년기에 이르기까지 인간의 발달과정을 중심으로 각 발달단계의 특성을 알아보고, 해당시기에 해결되어야 할 적응 과제들과 정상적인 발달을 어렵게 하는 부적응문제를 다룬다.

CHAPTER

# 02

# 영유아기의 정신건강

1. 영유아기의 발달특성
2. 영유아기의 적응과제
3. 영유아기의 부적응문제

CHAPTER

# 02 영유아기의 정신건강

영유아기는 출생부터 만 5세까지의 기간으로 일생에서 가장 빠르게 신체적 성장이 이루어지는데, 가령, 출생 시 우리나라 신생아의 평균체중은 남아 3.5kg, 여아 3.2kg 정도지만 3~4개월이 되면 신생아의 몸무게 두 배가 되고, 1년이 되면 세 배, 2년이 되면 12~13kg 정도로 성인 몸무게의 20% 정도까지 도달한다. [그림 2-1]에서 보는 바와 같이 나이에 따른 키의 변화도 일생에서 가장 빠르게 일어나 초등학교에 입학할 때가 되면 키가 출생 시의 두 배 정도 크고, 팔과 다리가 길어지며, 운동능력도 엄청난 발달을 보인다. 영유아기는 이렇게 급격한 신체적 변화가 일어날 뿐 아니라 양육자와의 상호작용을 통해 인격이 형성되고 대인관계의 원형이 되는 정서

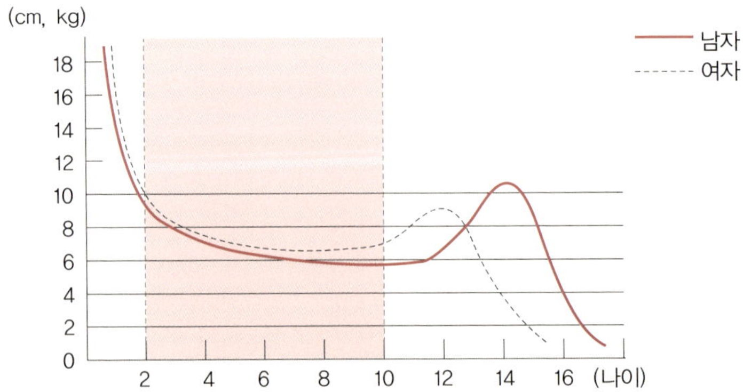


그림 2-1 나이에 따른 키 성장 변화

적 관계가 이루어진다는 점에서 매우 중요한 시기이다. 이 장에서는 영유아의 사회정서적 발달특성과 영유아시기에 직면하게 되는 적응문제 및 발생할 수 있는 장애에 대해서 알아보도록 한다.

# 1 영유아기의 발달특성

## 1) 인지적 특성

아기는 무기력한 상태로 태어난 것처럼 보이지만 청각이나 시각 등에서 생각보다 뛰어난 능력을 가지고 있다. 가령, 드카스퍼와 파이퍼(DeCasper & Fifer, 1980)는 아기가 흥미를 보일 때 젖을 세게 빤다는 점에 착안하여 아기가 어떤 소리를 구분하는지를 연구하였다. 그 결과를 보면 생후 3일밖에 되지 않은 유아도 엄마와 타인의 목

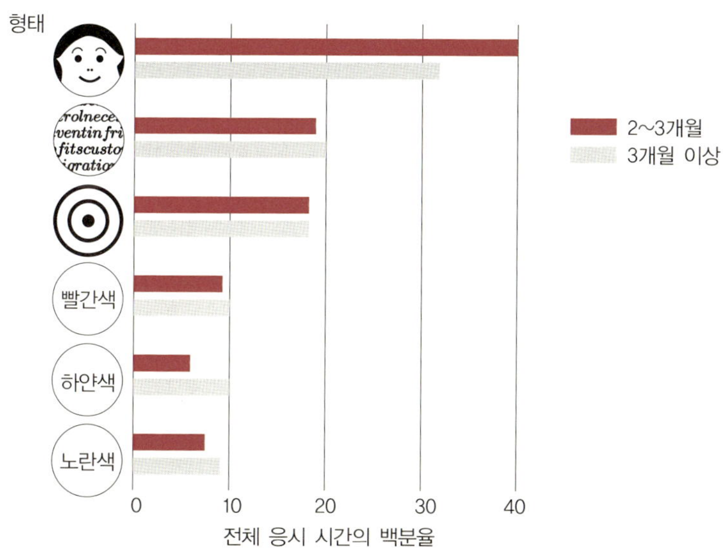


▌그림 2-2▌ 아기들이 좋아하는 모양과 색(Fantz & Miranda, 1975).

소리를 구분할 수 있으며 엄마의 목소리를 더 들으려 한다는 것이 밝혀졌다. 또한 시각적 능력에서도 생각보다 뛰어난 면을 보이는데 신생아의 경우에는 시야가 20~30cm 정도로 제한되어 있으나 자신의 시선 안에 있는 물체에 초점을 맞추려고 물체를 움직이는 대로 시선을 움직이는 모습을 볼 수 있다. 또한 아기는 새로운 물체에 민감한데 팬츠와 미란다(Fantz & Miranda, 1975)는 [그림 2-2]와 같은 모양을 보여 주었을 때 아기들은 직선보다 곡선을, 단순한 도형보다 복잡한 도형을 선호하는 경향을 보였다.

아기의 기억능력은 어느 정도나 될까? 페이건(Fagan, 1972)은 친숙한 것을 더 짧게 본다는 원리를 이용하여 유아의 기억을 연구하였는데 5개월 된 유아는 2분 동안 본 얼굴그림을 2주 후까지 기억할 수 있음을 보여 주었다. 이러한 결과는 유아도 어느 정도의 기억능력을 가지고 있지만 성인만큼 효율적인 기억을 보여주고 있지 않은데 그것은 기억에 도움을 주는 시연이나 조직화 같은 기억방략이 아직 발달되어 있지 않기 때문이다(Flavell, Friedrichs & Hoyt, 1970).

아기의 인지능력의 발달을 체계적으로 연구한 학자는 피아제(Piaget)로 아기의 인지능력이 기존의 지식을 새로운 정보의 처리에 적용하는 동화와 기존의 지식을 새롭게 업그레이드하는 조절이라는 과정을 통해 발달한다고 주장하였다. 피아제는 인간의 인지적 능력이 감각운동기부터 시작하여 형식적 조작기까지 5단계를 거쳐 발달한다고 보았으며 영유아기에 해당하는 것은 감각운동기와 전조작기이다.

감각운동기는 생후에서 2세까지의 시기를 말하는데 아기는 행동에 대한 도식(schema)을 형성하여 필요한 동작을 다시 할 수 있게 되고, 생후 10개월쯤 되면 세상에 존재하는 사물이 영속적으로 존재한다는 대상 영속성 개념을 획득하게 된다. 가령, 그래치(Gratch, 1982)는 [그림 2-3]과 같이 커튼으로 가려진 곳에서 방금 전에 보았던 장난감과 전혀 다른 장남감이 나타났을 경우에 생후 10개월이 넘은 유아는 놀라는 반응을 보이지만 5개월쯤 된 유아는 전혀 놀라지 않음을 보여 주었다. 5개월 된 유아가 놀라지 않는 것은 아직 영속성의 개념이 없기 때문으로 대상 영속성에 대한 개념이 생기면 커튼으로 가려진 곳에 방금 봤던 물체가 있을 것으로 기대를 하기 때문에 다른 물체가 나왔을 때 놀라게 된다.

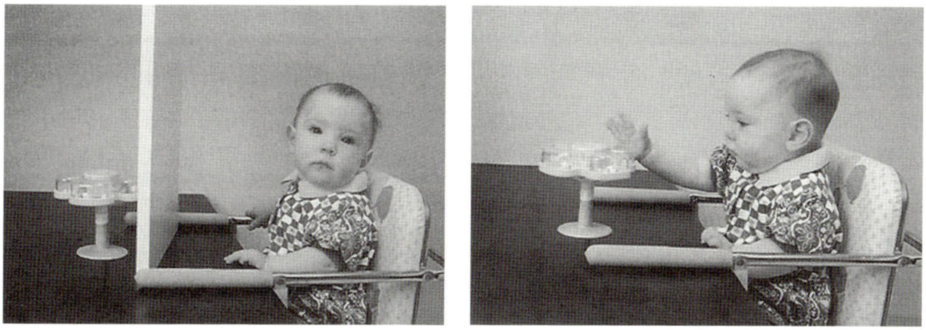

▌그림 2-3▐ 대상 영속성 실험

한편 전조작기는 2세에서 7세까지의 시기로 아기는 언어를 비롯한 상징을 사용할 수 있게 되어 소꿉장난을 하면서 큰 바구니를 집이라고 하거나 전쟁놀이를 하면서 빗자루를 총이라고 부르면서 놀게 된다. 이 시기의 아동은 자기중심적으로 사고하기 때문에 타인이 자신과 다르게 생각하고 느낀다는 것을 알지 못한다. 자기중심적이라는 것은 이기적이라는 의미가 아니고 아기가 아직 타인의 관점을 수용하지 못하기 때문에 타인이 생각하는 것과 자신이 생각하는 것이 똑같지 않다는 것을 알지 못한다는 것을 의미한다. 따라서 전조작기 아기는 엄마의 생일날에 자기가 좋아하는 장난감을 주거나 다른 아기가 자기가 좋아하는 장난감을 가지고 있으면 뺏는 행동을 보일 수 있다. 전조작기에 아기는 물활론적 사고와 실재론적 사고를 보이는데 물활론적 사고는 세상에 존재하는 모든 물체가 실제로 살아있는 것처럼 여기는 것이고 실재론적 사고란 현실세계와 가상세계를 구분하지 못하는 것을 말한다. 그래서 "너, 거짓말을 하면 코가 길어져"라고 말하면 실제로 코가 길어질 줄 알고 울음을 터뜨린다. 아기는 감각운동기와 전조작기를 거치며 행동도식이나 대상영속성 그리고 상징을 사용하는 능력을 배우면서 주변 세상과 상호작용하는 능력을 키워나간다.

## 2) 사회정서적 특성

영유아기 아동의 사회 정서적 특성은 기질적 특성을 바탕으로 인지기능과 함께 발달하게 된다. 영유아가 보이는 웃음이나 울음 같은 정서적 반응은 엄마와 사회적 관계를 형성하는 기초가 된다. 여기에서는 영유아의 연령별로 사회 정서적 특성의 발달과정을 더 자세히 알아보도록 한다.

출생 후 신생아는 반사적으로 웃거나 찡그리는 반응만 보이지만 생후 1개월이 지나면 옹알이를 하여 소리에 반응하거나 외부 자극에 대한 반응으로 실제 울음이 나타난다. 생후 3개월 정도 되면 엄마에게 관심을 보이고 사회적 웃음(social smile)이 나타나 어느 정도의 사회적 반응을 보이게 된다. 또한 4개월이 되면 엄마 얼굴에 반응하여 웃음을 보이는데 이러한 선별적 정서반응은 인간관계의 형성능력이 발달하고 있음을 의미한다.

생후 6개월이 지나면 스스로 독립적인 존재라는 것을 인식할 수 있고, 거울을 보고 자기를 알아보며, 엄마를 다른 사람과 구분하여 반응함으로써 낯가림 불안(stranger anxiety)이 나타난다. 이 시기의 아동은 인지적 발달로 인해 마음속에 엄마에 대한 이미지를 표상할 수 있기 때문에 엄마와 낯선 사람을 구분하고 엄마가 없으면 불안반응을 보이게 된다.

1세가 가까워지면 울음, 웃음, 두려움 등 다양한 감정이 분화되어 나타나게 되는데 이때 보이는 감정은 배고픔이나 졸림 등 같은 내적 상태에 반응하여 나타나는 영아의 감정과 달리 외부자극에 대한 반응으로 나타난다. 울기, 미소, 옹알이 같은 외부세계에 대한 아기의 감정반응에 대해 엄마는 반응을 보이게 되며 이러한 상호작용을 통해 타인의 감정에 공감(empathy)하는 능력이 발달하고, 엄마에 대한 애착(attachment)도 형성된다. 즉, 엄마가 아기의 욕구를 잘 충족시켜 주면 아기는 긍정적 감정 상태를 경험하게 되고 이러한 경험을 통해 엄마에 대한 긍정적인 정서를 형성하게 되며 이러한 느낌이 일반화되어 자신과 세상에 대해 호의적이고 긍정적인 정서를 갖게 된다. 그러나 엄마가 아기의 욕구를 적절하게 충족시켜 주지 못할 경우에는 애착이 제대로 형성되지 못하고 자신과 세상에 대한 부정적인 정서를 갖게 된다. 에릭슨은 이러한 아기와 엄마 간의 상호작용을 신뢰 대 불신 위기로 표현하였다.

3세까지 아이는 운동이나 감각기능이 발달되고 잘 걷게 되어 외부탐색이 증가하게 된다. 인지발달을 통해 언어능력이 향상되고 상징들을 사용하여 놀이를 할 수 있게 된다. 또한 자신의 감정과 남의 감정을 구분하게 되고 남의 감정에 공감하는 능력이 점차 발달하게 된다. 자기가 하고 싶은 대로 행동하여 독립과 자율성을 이루고자 하는 욕구와 어른의 행동을 흉내를 내거나 지시에 순응하여 사랑받고자 하는 욕구가 갈등하는 시기이다. 이러한 갈등으로 인해 자기 신체를 손상시키거나 물건을 부수는 공격적 행동을 보이는 경우가 있는데 이때 부모는 아이를 애정으로 돌봄과 동시에 규칙을 설명하고 그것을 따르도록 훈육함으로써 아이가 자신감과 자제력을 갖도록 돕는다.

4세가 되면 인지능력이 빠르게 발달하면서 사회적 능력과 언어기능이 사회성의 발달에 큰 역할을 하게 된다. 즉, 언어를 사용하면서 놀이방식이 다양해지고 대화를 통해 가족과 보다 밀접한 상호작용을 하게 된다. 특히, 6세까지의 아동은 사랑, 불행, 질투심, 죄의식, 두려움, 부끄러움 같은 복합적인 감정을 행동이나 언어로 표현하게 되며 불완전하지만 친구들과 협동을 하거나 그들을 도와주는 행동도 보이게 된다. 특히, 이 시기의 아동은 자신의 생각이나 감정이 현실에서 그대로 이루어질 거라는 마술적 사고와 상대방의 생각이나 감정을 자신의 입장에서 이해하려는 자기중심적 사고에 머물러 있다.

**사회 정서적 환경은 영유아의 인격발달에 어떤 영향을 미치나?**

영유아의 성숙과 사회 정서적 환경의 상호작용이 인격발달에 미치는 영향을 잘 설명하는 것은 에릭슨(Erikson)의 이론이다. 에릭슨은 프로이트 정신분석이론의 영향을 받았지만 인격발달에 성적 본능보다 사회 정서적 요인이 더 큰 영향을 미친다고 보았다. 특히 영유아와 양육자 간의 상호작용에서 발생하는 심리적 · 사회적 위기가 어떻게 해결되느냐에 따라 영유아의 인격특성도 달라진다.

신뢰감 대 불신감 위기는 생후 한 살까지의 시기에 나타나는 심리사회적 위기로 엄마가 아기의 욕구에 민감하게 대응해 주어 아기는 배고프면 엄마가 먹여주고 무서우면 자신을 보호해 줄 것이라는 믿음을 갖게 되면 세상에 대한 신뢰감을 형성하게 된다. 그에 비해 엄마의 일관적이지 못한 양육행동으로 아기가 배고픔, 불쾌함 같은 욕구좌절 경험을 자주 하게 되면 불신감을 갖게 된다. 아기와 엄마 간의 상호작용에서 중요한 것은 돌보는 시간 같은 양적 측면보다 엄마의 일관된 행동에 의해 주어지는 질적 측면이다. 아기는 엄마를 통해 얻어진 신뢰감을 바탕으로 자신에 대한 신뢰감을 형성하게 되는데 이렇게 두 가지 신뢰감이 형성되면 엄마가 보이지 않더라도 덜 불안해 한다. 에릭슨은 자녀양육에서 중요한 것은 양육기술이 아니라 부모의 자녀에 대한 애정과 자신감이라고 생각하였으며 이것은 가족의 사회적 지지에 바탕을 두게 된다.

한 살부터 세 살 사이에는 자율성 대 수치심 및 회의라는 심리사회적 위기가 나타나게 되는데 이것은 유아가 신체적으로나 심리적으로 성숙하여 자아의식을 갖게 됨에 따라서 부모와 자신의 욕구 사이에 충돌이 나타나기 때문이다. 이 시기에 아이는 '나', '내꺼', '내가 할 거야', '아니야' 등의 표현을 사용하고, 부모나 다른 사람의 말에 "응"이라고 순종하지 않음으로써 자신의 자율성과 독립성을 주장한다. 그러나 부모는 이렇게 자율성을 주장하고 멋대로 하려는 아이의 행동을 사회에서 허용되는 방식으로 유도하기 위해 통제를 하기 시작하게 되고 갈등이 생기게 된다. 가령, 부모는 아이가 지저분한 배변행동에 수치심을 갖도록 함으로써 배변을 가리도록 훈련시키고, 부모의 요구에 무조건 "아니야"라고 말대꾸하는 아이에게 어른에게 공손하게 행동하도록 교육시킴으로써 사회적 규범을 배우도록 한다. 즉, 자율성이란 생물학적 성숙으로 인해 나타나는 능력에 기반하고 있지만 수치나 회의를 우리 사회의 기대와 압력을 의식함으로써 나타나는 것이다. 이 때 부모는 아이의 반항적 행동을 묵살하거나 수치심을 주기보다 스스로 자신의 행동을 통제하도록 도움으로써 자율성을 갖도록 해야 한다.

네 살부터 여섯 살까지는 주도성 대 죄의식의 위기가 나타나는데 신체적 인지적 능력의 발달과 부모와 닮고 싶다는 동기로 인해 아이는 주도적으로 목표를 정하고 그것을 달성하려고 노력한다. 가령, 레고를 누가 더 빨리 완성하는지 아빠나 형과 내기를 하거나 누가 더 높은 곳에서 뛰어내릴 수 있는지를 비교하고자 한다. 특히, 에릭슨은 프로이트의 오이디푸스 콤플렉스를 새로운 관점에서 해석하고 있는데 아이는 주도성의 대상으로 동성부모를 선택하여 공격적으로 경쟁하고자 하지만 이러한 행동은 결국 좌절을 겪게 되고 죄의식을 발전시키게 된다. 따라서 부모는 아이가 시도하는 계획에 권위의식을 갖지 않고 참여하여 아이가 좌절보다 성취를 경험하고 동성부모의 바람직한 측면을 동일시할 수 있도록 도와줌으로써 주도성을 갖게 할 수 있다.

### 3) 자아특성

영아는 자기를 둘러싼 환경에 관심을 두면서 자신과 대상(object), 자신과 타인을 구분하게 되고 자기인식(self awareness)이 발달하게 된다. 생후 6~8개월 사이에 나타는 타인과 구분되는 자신 존재에 대한 의식을 존재적 자아(existential self)라고하며 사랑, 미움, 죄책감 등 정서 발달에 필수적이고 이를 통해 사회적 관계가 형성되고 유지된다. 자기인식을 바탕으로 유아는 자신을 연령, 성, 특징 등으로 구분하기 시작하는데 3~5세경에는 연령이 범주에서 중요한 기준이 되고 그 이후에는 점차 다양한 특징을 근거로 자신을 범주화한다. 즉, 어린 유아는 연령, 키, 살고 있는 곳, 좋아하는 놀이와 같이 외적 특성으로 자신을 범주화하는 데 비해 나이 든 유아는 타인과의 관계나 자기 성격 같은 내적 특성으로 자신을 범주화하는 경향을 보인다(Montemayer & Eisen, 1977). 유아는 범주적 자아(categorical self)에 근거하여 타인과 자신을 비교하거나 자신에게 가치를 부여하는데 이것이 자아존중감(self-esteem)의 근원이 된다.

자아 존중감은 자신을 가치 있고 중요한 사람으로 느끼는 것으로 유아 자신이 가진고 있는 자아상과 중요한 타인들, 즉 부모나 가족과의 상호작용에 근거하여 형성된다. 자아 존중감이 높은 유아는 자신을 긍정적으로 보고, 타인들도 자기를 좋아한다고 생각하며, 스스로 유능하다고 생각한다. 또한 다른 사람과 의견이 달라도 자신이 가진 생각을 고수하며 어려움에 부딪혔을 때도 긍정적인 과거경험에 근거하여 자신의 능력과 한계를 현실적으로 평가하는 경향을 보인다(Senberg, 1979). 반대로 낮은 자아 존중감을 가진 유아는 자신을 부정적으로 보고, 타인들이 자신을 싫어할 것으로 생각하며, 자신이 무능하다고 생각한다. 또한 자신의 능력을 현실적으로 판단하지 못하여 실패할까봐 두려워하고, 타인과의 상호작용에서 자신의 의견을 표현하지 못하고 의존하며 소외감을 느끼는 경우가 많이 있다(Coopersmith, 1967).

### 기질(temperament) 이해하기

기질은 아동이 주변 사람이나 상황적 자극에 반응하는 고유의 스타일이며 성인으로 말하면 성격이나 인격과 같은 것이라고 할 수 있다. 기질은 아이가 "어떤 행동을 하는가", "얼마나 잘하는가", "왜 그런 행동을 하는가"와는 관계가 없으며 "어떻게 행동을 하는가"를 설명한다. 기질은 대개 타고난 것이므로 태어난 직후부터 나타나며 상당 기간 꾸준히 행동과 감정에 영향을 미친다. 체스 등(Chess, Thomas & Birch, 1977)은 기질의 9가지 구성요소를 다음과 같이 제안하였다. 어떻게 그리고 얼마나 많이 움직이는지를 나타내는 활동 수준(activity level), 먹고 자는 것이나 배뇨하는 것의 규칙성(rhythmicity or regularity), 새로운 음식이나 장난감 또는 사람에게 접근하는지 아니면 회피하는지 여부(approach or withdrawal), 바뀐 환경에 대한 적응성(adaptability), 얼마나 강하게 반응하는가를 나타내는 반응의 강도(intensity of reaction), 반응을 일으키기에 필요한 자극의 강를 나타내는 반응 민감도의 역치(threshold of responsiveness), 유쾌한, 즐거운, 다정한 혹은 반대로 불쾌하고 짜증내는 것과 같은 기분의 질(quality of mood), 별 관계없는 자극에 의해 쉽게 행동이 방해 받는지 여부에 따른 주의산만도(distractibility), 방해를 받아도 얼마나 오랜 동안 한 행동을 지속할 수 있는가에 따른 주의집중 기간 및 지속성(attention span and persistence) 등이다. 이런 특성들을 바탕으로 아이들의 기질을 세 가지 유형으로 나눌 수 있다.

- 쉬운 아이(easy child): 잠자고, 먹는 것 같은 일상적 습관의 리듬이 규칙적이다. 대개 행복하고 즐거운 감정표현이 많다. 낯선 상황에서도 스스로 접근한다. 새로운 환경에 쉽게 적응한다. 40%의 아이들이 여기에 해당된다. 이런 아이들은 부모가 일단 편하고 키우기 쉽다. 하지만 이런 아이들도 환경이 좋지 않고 스트레스를 받으면 문제 행동이 생겨날 수 있다.
- 까다로운 아이(difficult child): 먹고 자는 것이 불규칙하다. 칭얼대는 방식으로 부정적인 감정 표현이 많다. 환경변화에 민감하고 강한 반응을 보인다. 변화에 적응하는데 시간이 많이 걸린다. 전체 아이의 10% 정도가 이 범주에 들어간다. 부모는 이런 아이를 키우는 데 어려움을 많이 느끼며 자기 스타일에 아이를 억지로 짜 맞추려고 들면 부모-자녀 관계에 문제가 발생하는 경우가 많다.
- 천천히 발동이 걸리는 아이(slow to warm up child): 잠자고, 먹는 것 같은 일상적 습관의 리듬이 규칙적이다. 주로 긍정적인 감정표현이 많지만 이런 감정을 표현하는 데 시간이 걸린다. 순한 면도 있지만 새로운 환경에서 움추러들며 적응을 하는데 시간이 걸린다. 아이들의 15% 정도라고 한다. 무엇인가를 배우는 데 오래 걸리므로 성급한 부모가 새로운 것을 가르치거나 시키려면 부모 뜻대로 빨리 따라오지 못하므로 속상한 경우가 많다. 강요할수록 아이는 더욱 거부적이 된다.

이러한 기질의 분류는 사회경제적 수준, 양육하는 방식과는 관계없이 모든 가족에서 적용된다. 물론 모든 아이들이 이런 세 집단 중 하나에 꼭 해당되는 것은 아니며 다양성이 존재한다.

## 2 영유아기의 적응과제

### 1) 애착의 형성

애착이란 영아와 양육자 간의 관계에서 발달하는 지속적이고 강한 사회 정서적 유대 관계라고 정의할 수 있다(Kail & Wicks-Nelson, 1993). 생애 초기에 이루어지는 영아의 사회적 관계는 주로 가족, 특히 엄마와의 사이에서 형성되며 영아는 자신의 욕구를 해결해주고 돌봐 주는 엄마에게 정서적 친밀감을 느끼게 된다. 애착은 모든 문화권의 영아에게서 보편적으로 나타나는 현상이며(Ainsworth, 1977), 생후 1년 사이에 서서히 형성된다.

아기는 6~8주 정도부터 엄마의 미소에 선별적으로 미소를 지으며 이러한 사회적 미소는 엄마가 아기에게 긍정적인 감정을 갖도록 하는데 미소 이외에도 울음, 소리내기, 매달리기 등의 애착행동이 엄마와의 유대감을 강화시킨다. 애착을 형성하기 위해서는 엄마를 타인과 구분하고 보이지 않아도 엄마의 존재를 인식하기 위한 인지적 능력이나 정서적 상호작용을 위한 능력이 요구되기 때문에 어느 정도의 시간이 요구된다. 6개월 정도 지나면 어머니를 보면 옹알거리면서 반응하고 어머니가 사라지면 우는 반응을 보이며 7개월경에는 어머니에게 팔을 뻗어 안기려 하고 어머니의 무릎으로 기어가서 매달리기도 하는 반면에 낯선 사람이 접근하면 울고 소리를 지르면서 낯가림 행동을 보인다(장동환 외, 1995).

애착은 아기가 외부세계에 대해 느끼는 불안을 감소시키는 역할을 하며, 애착대상을 떠나서 외부환경을 탐색할 수 있게 도와준다. 또한 엄마에 대한 애착을 통해 경험한 사회 정서적 관계는 아기가 성장하면서 아동 초기에는 형제 및 친구로 확대되고, 학교에 들어가면서 학교친구, 선생님, 이웃 그리고 점차 다양한 사회구성원들과의 관계로 확대된다. 보울비(Bowlby, 1973)는 '결정적 시기'의 중요성을 강조하면서 유아기에 애착을 형성하지 못한 사람은 성인이 되어서도 타인과 친밀한 인간관계를 형성하지 못할 수 있다고 주장하였는데 이러한 주장은 다른 연구들(Schaffer & Emerson, 1964; Yarrow, 1993)에 의해 증명되었다.

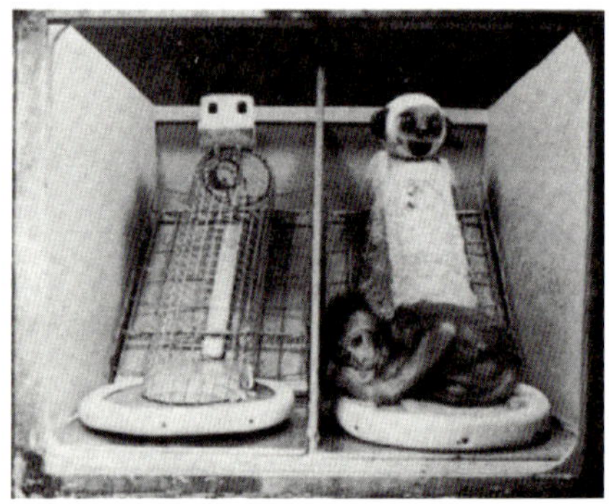

**▌그림 2-4▐ 할로우(1870)의 실험에서 대리모**

애착형성을 위해서는 아동의 생리적 욕구 충족보다 신체적 접촉을 통한 위안이 더 큰 영향력을 갖는다. 초기 유아와 어머니 간의 애착형성에 작용하는 요인을 찾기 위한 실험에서 할로우(Harlow, 1970)는 어미에게서 분리시킨 원숭이를 철사로 만든 대리모와 부드러운 천으로 감싼 대리모가 있는 방에 두었다. 이때 새끼 원숭이는 천 대리모와 대부분의 시간을 보낸다는 사실을 발견하였다. 더욱이 철사 대리모에게 젖병을 매달아 수유를 시켰을 때도 천 대리모에 애착하는 경향은 마찬가지였다. 이러한 할로우(1970)의 실험은 새끼와 어미 간의 애착형성이 수유 때문일 것이라는 종래의 가설에서 벗어나 신체접촉이 애착형성의 주된 요인임을 밝혀주는 결과이다.

에인스워스 등(Ainsworth, Blehar, Water & Wall, 1978)은 '낯선 상황(strange situation)'에서 어머니가 사라지거나 낯선 사람이 다가오거나 할 때의 영아의 행동을 관찰하고 그 결과에 따라 애착유형을 평가하는 방법을 제안하였다. 즉, 생후 12~18개월 아기를 낯선 방에 엄마와 낯선 사람과 각각 두 번의 헤어짐과 다시 만남 과정을 경험하게 하였을 때 보이는 아기의 행동을 알아보는 것이다. 낯선 상황에서의 실험 절차는 〈표 2-1〉과 같다.

▌표 2-1▐ 낯선 상황 실험과정

| 계열번호 | 등장인물 | 지속시간 | 행동기술 |
|---|---|---|---|
| 1 | 어머니, 아기와 관찰자 | 30초 | 관찰자가 어머니와 아기를 장난감과 여러 가지 놀이기구들이 있는 실험실에 인도 후 남겨두고 나간다. |
| 2 | 어머니와 아기 | 3분 | 어머니는 아기가 방안을 탐색하도록 버려둔다.<br>아기가 아무것도 하지 않을 때는 2분이 지난 후 놀이를 하도록 고무한다. |
| 3 | 낯선 사람, 어머니와 아기 | 3분 또는 보다 짧게 | 낯선 이가 들어온다. 최초의 1분은 침묵, 두 번째 1분은 낯선 이가 어머니와 대화, 세 번째 1분은 낯선 이가 아기에게 접근. 3분이 다 지난 후 어머니가 가만히 방을 나간다. |
| 4 | 낯선 사람과 아기 | 3분 또는 보다 길게 | 첫 번째 격리계열. 낯선 이의 행동은 아기의 행동에 맞추어 조정한다. |
| 5 | 어머니와 아기 | 3분 또는 보다 길게 | 첫 번째 재회계열. 어머니가 아기를 반기거나 달랜 후, 아기가 다시 놀이를 하도록 도와준다. 그런 다음 어머니가 '안녕'이라고 말하며 방을 나간다. |
| 6 | 아기 혼자 | 3분 또는 보다 짧게 | 두 번째 격리계열 |
| 7 | 낯선 사람과 아기 | 3분 또는 보다 짧게 | 두 번째 격리의 계속. 낯선 이가 들어와서 아동의 행동에 맞추어 행동한다. |
| 8 | 어머니와 아기 | 3분 | 두 번째 재회계열. 어머니가 들어와서 아기를 반기고 안아준다. 그 사이에 낯선 이는 가만히 방을 나간다. |

출처: Ainsworth, Blehar, Water, & Wall(1978).

이 실험을 통해 안정 애착(secure attachment; B type), 회피성 불안정 애착(insecure attachment, avoidant type; A type), 저항성 불안정 애착(insecure attachment, resistant type; C type) 등 세 가지 유형의 애착반응이 나타났다. 안정 애착 유형의 아기는 낯선 상황에서 어머니가 있는 동안에는 이따금 어머니에게 가까이 가서 몸을 대보며 어머니가 떠났다가 들어오면 열렬히 반긴다. 어머니만 있으면 두려움 없이 낯선 상황을 탐색하며 낯선 장난감에 호기심을 보이거나 가지고 논다. 친숙한 상황에서는 어머니가 잠시 떠나는 데 대해 크게 격리불안을 보이지 않는다. 이 유형의 아기의 어머니는 아기의 요구에 민감하게 반응하고 아기 스스로 노는 것을 충분히 허용해 준다. 에인스워스 등(Ainsworth et al., 1978)은 이러한 아기를 B유형(type B)이라 부르는데 전체 영아의 약 60~70%의 아기가 이 유형에 속한다. 나머지 두 유형은 불안정하게 애착된 유형이다. 먼저 A유형인 회피성 유형의 아기는 어머니가 떠나도 별 동요를 보이지 않으며 어머니가 들어와도 다가가려 하지 않고 무시한다. 이 유형의 어머니는 아기의 요구에 무삼각하며 아기와의 신체적인 접촉이 적고 화가 나 있거나 초조하며 거부하듯이 아기를 다룬다. 전체 영아의 약 20~25%가 이 유형에 속한다. 마지막으로 저항성 애착인 C유형은 일반적으로 어머니의 접촉시도에 저항하는 경향이 높다. 어머니가 있어도 잘 울고 보채지만 어머니가 떠나면 극심함 불안을 보인다. 어머니가 돌아오면 화를 내지만 불안정 회피유형과는 달리 어머니 곁에 머물러 있으려고 한다. 어머니와의 접촉에 관심이 없거나 또는 다가가서 안겼다가는 이내 화난 듯이 밀어내버리는 양극적 반응을 보인다. 이 유형의 어머니는 아기의 요구에 무감각하고 아기를 다루는 방식이 어색하지만 화가 나 있거나 아기를 거부하는 느낌은 없다. 전체 영아의 약 10~15%가 이 유형에 속한다. 어릴 때 불안정 애착을 보인 아기는 성장한 후 행동문제를 더 많이 보이고 사회성이 떨어지는 것으로 나타나 안정애착을 형성하는 것이 아동의 정상적인 사회성 발달에서 중요한 요인임을 보여 준다. 최근에는 불안정 애착이면서도 회피와 저항 중 어느 쪽에도 속하기 어려운 아기를 혼돈성 애착인 D유형으로 구분하고 있다(Main & Solomon, 1990). 이 유형의 아기는 회피와 저항이 복합된 반응을 보이는데 낯선 상황에서 엄마가 돌아오면 처음에는 다가가서 안겼다가는 이내 화난 듯이 밀어버리거나 엄마에게서 떠나는 양극적인 반응을 보인다. 이러한 반응은 엄마와의 접촉에 대한 욕구는 강하나 엄마로부터 무시당하거나 구박받은 데에서 오는 공포가 공존하기 때문에 나타나는 것으로 해석된다(Shaffer, 1993).

낯선 상황에서 보이는 우리나라 아기의 애착 유형을 연구한 홍계옥과 정옥분(1995)은 실험에 참가한 영아의 61.8%가 안정 애착 유형으로 나타났고 불안정 회피 유형이 25%, 나머지 유형이 약 11.2%를 보여 외국에서 관찰된 비율을 유사한 결과를 보였다. 그러나 박응임(1995)은 안정애착유형이 약 80%, 불안정 회피 유형이 약 17%, 나머지 유형이 3%인 것으로 보고하였고, 김민정(1990)도 안정 애착을 보인 아기의 비율을 73.5%로 보고하여 우리나라의 아기의 안정 애착 비율이 외국 아동에 비해 훨씬 높은 것으로 보인다.

최근에는 가족구조가 변화되고 여성의 사회활동이 증가하면서 애착이론에도 변화가 생기고 있다. 즉, 하루에 8시간 이상 아기를 보육시설에 맡기는 직장 여성의 아이들도 가정주부인 여성의 아이만큼 엄마와 안정된 애착을 형성할 수 있으며 이러한 결과는 애착형성에 양육의 시간보다 양육의 질이 더 중요한 변수임을 보여 준다. 예를 들어, 직업을 가진 엄마의 아기들 중 36%가 불안정 애착으로 평가된 반면 직업을 갖지 않거나 파트타임으로 직업을 가진 엄마의 아기들 중 29%가 불안정 애착으로 평가되어 엄마가 직업을 갖고 있는지의 여부가 애착형성에 그리 큰 영향을 미치지 않는 것으로 드러났다.

### 낯가림 불안과 격리불안

낯가림 불안(stranger anxiety)은 아기가 처음 보는 사람에 게 보이는 불안반응을 말하며 특정인에 대한 정서적 관계가 형성되었음을 보여 주는 증거로 여겨진다. 초기 연구자들은 이러한 낯가림 불안이 생후 5개월에서 12개월 사이의 아기에게 나타나는 보편적인 현상으로 간주하였으나 최근의 연구들에 따르면 낯가림 불안은 보편적인 현상이 아니며 나타나는 시기도 다양하다. 즉, 가족이 많은 가정에서 자라는 아기들은 낯가림 불안 현상을 나타내지 않거나 약한 수준의 낯가림 불안만을 보이며 엄마와 대부분의 시간을 보내는 아기는 더 심한 낯가림 불안을 보인다. 지나친 낯가림 불안은 영아의 탐색행동을 위축시키고 사회적 발달을 방해하므로 애착이 형성되는 시기부터 아기가 다양한 사람과 접촉할 기회를 갖게 하는 것이 바람직하며, 낯가림 불안이 심한 아기의 경우에는 엄마와 함께 낯선 사람과 점진적으로 접촉하는 기회를 가지면 낯가림 불안의 정도가 감소하게 된다.

한편 격리불안(separation anxiety)은 생후 9개월경부터 15개월 사이의 아기가 애착대상과 떨어지게 될 때 보이는 불안반응을 말하며 보통 엄마와 떨어지게 되면 슬퍼하고 불안해 하며 울게 된다. 낯가림과 마찬가지로 격리불안은 아기의 성숙정도, 애착의 질, 환경의 친숙도 등의 영향을 받으므로 나이가 들거나 친숙한 사람이나 물건이 곁에 있으면 격리불안이 줄어든다. 가령, 엄마가 없을 때 아빠가 있거나 아기가 평소에 덮는 이불이 있을 경우에는 격리불안을 덜 보이게 된다. 아기가 성장함에 따라서 엄마에 대한 표상을 형성하게 되어 짧은 기간의 격리를 극복하게 된다. 그러나 질병이나 별거 등으로 부모와 떨어져 살게 되어 장기간 격리되면 처음에는 엄마를 부르고 울며 찾는 저항행동을 보이지만 이 시기가 지나면 아기의 활동성이 줄어들며, 위축되고, 깊은 슬픔에 빠지게 되는데 그래도 엄마가 돌아오지 않으면 탈애착(detachment)이 일어난다. 생후 3개월에서 3년 사이에 일어난 격리는 아기의 애착형성을 어렵게 하고 성장한 후 대인관계에 나쁜 영향을 미칠 수 있다.

## 2) 분리 개별화(Separation–Individuation)

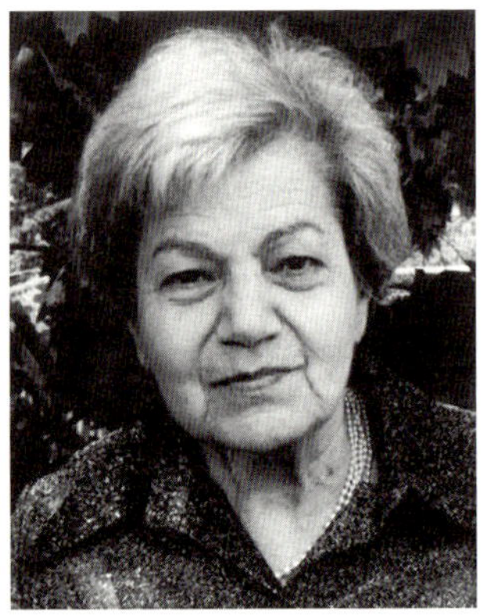

말러(Mahler)

영유아기의 가장 중요한 발달과제 중 하나는 엄마로부터 정신적으로 독립하는 것이며 이것은 엄마와 구별되는 "나"라는 느낌을 갖는 것이다. 분리개별화(Mahler, Pine & Bergman, 1975)는 아기가 부모로부터 자아를 분리시키고 부모에 대한 의존으로부터 독립해 나가는 것으로(Rice, 1992), 생후 4개월에서 36개월 사이에 이루어진다. 분리란 아기가 엄마와의 공생에서 벗어나는 경계를 형성하는 것을 의미하고 개별화란 아기가 자율성, 기억, 인식능력 등 자신만의 심리적 특성들을 갖추어가는 것을 말한다. 말러(Mahler, 1975)는 아기가 독립적이고 자율적인 존재가 되려는 욕구와 다시 엄마와 공생적 관계로 되돌아가고자 하는 욕구 사이에서 갈등하는 존재임을 주장한다. 그러나 아기는 분리개별화를 통해 엄마는 엄마, 아빠는 아빠, 자신은 자신으로 분명하게 인식하게 되고 심리적 표상으로 저장하게 되어 신체적으로 그 부모와 떨어져 있어도 불안해하지 않게 된다. 또한 행동을 스스로 통제하는 자율성을 갖게 되어 충동과 공격성을 억제하고 대소변을 가리게 되고, 자신의 의지로 무엇인가를 해보려고 한다. 말러(1975)는 자연스러운 상황에서 38명의 아기와 그들의 엄마 22명의 상호작용에 대한 연구에 기반하여 다음과 같은 분리개별화의 발달단계를 제안하였다.

생후 2개월까지는 자극장벽(stimulus barrier)이 존재하는 것처럼 외부자극에 대해 의식적 반응을 보이지 않아 정상적 자폐기(normal autistic phase)라고 불리며 엄마와의 상호작용을 통해 환경과의 접촉과 감각적인 자각이 점진적으로 증가하게 된다. 생후 2개월이 지나면 아기는 욕구충족 대상에 대해 약하지만 반응을 보이게 되며 자신과 엄마가 하나의 경계를 가진 단일체로 느끼게 되는 공생기(symbiotic phase)가 시작된다. 아기와 엄마의 공생은 자극장벽을 대신하여 외부로부터 주어지는 스트레스로부터 아기의 자아를 보호해 주지만(Kris, 1955), 유쾌한 경험과 불쾌한 경험이 반복되면서 아기도 자신의 신체자아를 인식하게 되고 점차 자기에 대한 정체감이 형성된다. 분리개별화는 생후 4~5개월 후인 분화기부터 본격적으로 일어나며 그후 각 단계에서 일어나는 변화는 다음과 같다.

- **분화기**(Differentiation phase): 생후 4개월부터 아기는 어머니와의 공생에서 벗어나려는 시도를 하는데 이 시기에는 사회적으로 의미가 없던 아기의 웃음이 엄마를 알아보고 웃는 사회적 미소로 바뀌는데 이것은 아기와 엄마 간에 정서적 유대가 형성되었다는 표시가 된다(Bowlby, 1958). 생후 6~7개월쯤 아기는 엄마를 외부 대상으로 인식하고 확인하려는 활동이 증가하여 머리카락을 잡아당기고 얼굴을 두들기고 만지고 쳐다보고 접촉하며, 예민한 아이들은 어머니의 헤어스타일이 달라져도 낯설어 하고 심하게 운다. 엄마를 다양한 각도에서 관찰하는 과정에서 아기의 마음에 엄마의 표상이 형성되고 그것과 다른 사람들을 비교하게 됨에 따라서 낯선 사람들에 대해 낯가리기 반응을 하게 된다. 또한

낯익은 경험(엄마와 주변 환경에 대한 표상)과 낯선 경험을 비교하면서 점차 활동 범위를 넓혀나가게 되는데 공생기에서 적절한 경험을 했던 아기는 호기심과 신기함을 가지고 낯선 환경이나 타인을 받아들이지만 그렇지 않았던 아기는 불안과 두려움을 가지고 이전의 시기로 퇴행하게 된다. 따라서 아기와 엄마간의 공생적 기반이 튼튼해야만 아이는 탐구 활동이 활발하고 낯선 대상에 대해서 두려움보다 신기함과 재미를 느끼게 된다.

- 연습기(Practising phase): 생후 10개월경부터 아기의 인지기능이나 걷기 같은 자율적 기능이 급격하게 발달하게 된다. 아기는 이러한 자율적인 기능의 연습에 몰두하여 "숙달의 즐거움(pleasure in matery)"(Hendrick, 1951)을 알게 되고, "세계와의 사랑(love affair with the world)"(Greenacre, 1957)에 빠지게 된다. 걸음마는 아기와 엄마에게 모두 중요한 의미를 가지며 걷기 전과 걷기 후 시기로 구분할 수 있다. 걷기 전부터 엄마는 아기가 외부 세계를 탐색하기 위한 안전지대로서의 역할을 하며 적당한 거리 안에서 아기는 자유롭게 낯선 것, 흥미로운 것, 새로운 것을 탐색하게 된다. 아기는 언제라도 탐색을 중단하고 엄마에게 급히 돌아와서 기대거나 안기거나 하는데 이는 정신적인 안정감을 재충전하는 것이다. 엄마와 떨어지면 아기는 격리불안을 느끼는데 이것은 신체적으로는 자유롭게 떨어질 수 있지만 정신적으로는 여전히 연결되어 있다는 것을 말한다. 아기가 걷기 시작하면 많은 엄마들은 다 자란 존재처럼 느끼는데 이러한 느낌이 아이에게도 영향을 미쳐 아이도 안정감을 느끼고 자존심을 발달시키며 자율감을 느낀다. 걷기 능력이 증가하면서 아기는 엄마로부터 더 멀리 떨어져 외부 세계에 대한 탐색에 몰두하여 엄마를 잊고 지내는 것처럼 보이지만 주기적으로 엄마에게 돌아와 안정감을 재충전한다. 이 시기부터 아기가 주도하는 까꿍 놀이가 나타나는데 아기는 계속 달아나고 엄마는 따라가서 잡고 하는 행동을 통해 아기는 반복해서 자신이 엄마와 연결되어 있다는 것을 느낀다. 엄마가 없다는 것을 알게 되면 아기는 기분이 가라앉으며 주변 환경에 대한 관심과 흥미가

감소하게 된다.

- 재접근기(Rapprochment phase): 생후 15개월경이 되면 아기는 자신의 신체적 분리를 더 잘 인식하게 되고 엄마를 더 이상 정서적 안정감을 재충전하기 위한 안식처로 여기지 않으며 자신의 능력에 의해 경험하게 된 모든 것을 함께 나누는 존재로 여기게 된다. 언어를 비롯한 의사소통능력이 증가함에 따라 연습기에 신체적 접촉을 통해 재충전했던 정서적 안정감을 재접근기에는 엄마와의 상호작용을 통해 얻고자 하며 이러한 경향이 아빠를 비롯한 가족들로 확장된다. 초기 재접근기에 아기는 엄마가 없을 때 안절부절 못하고 격리불안이 다시 나타나 엄마가 어디 있는지에 대해 큰 관심을 보인다. 즉, 엄마에게서 떨어져 혼자 다 할 수 있는 존재가 되고 싶은 욕구와 엄마에게 의존하여 자기가 얻고 싶은 것을 얻고자 하는 욕구가 갈등을 일으키는 재접근 위기(rapproachment crisis)가 나타나게 된다. 따라서 이 시기의 아기들을 짜증, 기분변화, 불만을 자주 나타내며 엄마를 밀쳐내는 행동과 매달리는 행동이 교차하는 양가경향성(ambitendency)을 보인다. 그러나 21개월경이 되면 재접근 갈등이 감소하면서 분리불안이나 양가경향성도 가라앉게 되는데 이것은 아기가 갈등을 일으켰던 두 욕구를 어느 정도 조절할 수 있게 되었음을 의미한다. 또한 부모가 옳다고 보거나 좋다고 보는 것에 대해 동일시를 하고 가족규칙을 내재화하기 시작한다.
- 개별성의 응집화(consolidation of individuality)와 정서적 대상 항상성기(emotional object constacy phase): 이 시기 아기는 일생동안 지속되는 개별성을 형성하고 엄마에 대한 이미지가 내재화된 정서적 대상 항상성을 갖게 된다. 정서적 대상 항상성이란 특정한 감정을 가진 대상이 존재하지 않더라도 그 대상에 대한 이미지를 마음속에 유지하는 것을 말하는데 이 이미지에는 긍정적인 측면과 부정적인 측면이 통합되어 있어서 일시적인 감정으로 인해 흔들리지 않게 해준다. 개별성과 항상성이 잘 형성되면 아기는 불안에도 불구하고 엄마

로부터 분리되어 혼자 행동할 수 있게 되며 언어적 의사소통 능력이 발달함에 따라서 몸짓이나 다른 비언어적 의사소통의 역할이 감소한다.

## 3 • 영유아기의 부적응문제

### 1) 유아 자폐증(infantile autism)

유아 자폐증이란 유아기에 나타나는 자폐증을 의미하는 것으로, 1943년 캐너(Kanner) 박사가 대인관계의 형성이 어렵고, 심각한 자폐적 고립을 보이고, 언어와 의사소통에서 문제를 보이고, 특이한 행동을 계속해서 반복하는 아동들을 일컫는 용어로 "조기 유아 자폐증(early infantile autism)"을 사용하면서 널리 보편화되었다. 미국정신의학회에서 출간하는 진단기준인 DSM에서 1958년까지는 유아자폐증을 정신분열증의 한 증상으로 보았으나 1980년부터는 전반적인 발달장애의 한 유형으로 분류되고 있다. 자폐증을 가진 유아들은 출생 시부터 정상유아들과 차이를 보이는데 가장 쉽게 알아볼 수 있는 특징은 유아가 등을 활처럼 뒤쪽으로 휘거나 뻣뻣하게 해서 자기를 안으려고 하는 사람과의 신체적인 접촉을 피하기 위해 애쓴다는 것이다. 이러한 경향은 자기를 돌봐주는 엄마에게도 나타나며 엄마에게 애착행동이나 격리불안을 잘 보이지 않는 경우도 있다. 그밖에 자폐증을 가진 유아들은 다음과 같은 문제들을 보인다.

- **대인관계의 문제:** 자폐증을 가진 유아는 다른 사람들과 눈이나 얼굴을 마주 치지 않으려 하고 허공을 쳐다보는 행동이 있는데 이것은 타인과의 사회적 상호작용을 피하려고 하는 "사회적 무관심" 때문으로 보이며 자기 자신에 대해서도 별 관심을 보이지 않는다. 그렇기 때문에 사회적 미소가 거의 나타나지 않으며

타인과의 신체접촉도 피하려고 한다.

- **의사소통의 문제:** 자폐증 유아는 언어발달이 지체되는 경향이 있으며 언어를 사용한다고 하더라도 발음이나 억양이 정확하지 않고 완전한 문장으로 자신의 생각이나 감정을 잘 표현하지 못한다. 일반 유아들은 말을 하면서 몸짓이나 표정을 함께 표현하지만 자폐증 유아는 이러한 비언어적 수단을 활용하지 못한다.
- **인지능력의 문제:** 자폐증 유아 대부분은 언어나 인지능력의 발달에서 지체를 보이는 경우가 많지만 일부는 성인 자폐증 환자와 마찬가지로 자신이 관심을 가지고 있는 사물, 문자, 숫자를 통째로 기억하거나, 어려운 퍼즐 같은 것을 잘 맞추기도 한다. 그러나 이러한 능력이 실생활이나 학습에 도움을 주는 경우는 많지 않다.
- **행동적 문제:** 유아 자폐증에서 아주 흔한 증상 중 하나는 동일성에 대한 집착으로 자폐증 유아들 중 대부분이 일상생활을 정해진 대로 하려고 하며, 조금이라도 거기서 벗어나면 혼란스러워 하고 분노를 표현한다. 가령, 매일 식사 때 같은 음식만 먹거나 마시고, 같은 색깔로 된 옷만 입고, 학교도 같은 길로만 가려고 한다. 동일성에 대한 집착이 나타나는 이유는 자신이 처해 있는 상황적 변화를 잘 이해하지 못하고 맞춰나가지 못하기 때문으로 보인다. 자폐증 유아는 반복적인 행동(self-stimulatory behavior: 손이나 머리를 흔들거나 때리는 행동처럼 특정한 목적이 없이 반복적으로 하는 행동)을 하거나 자해(self-injury: 손가락 물어뜯기나 머리를 부딪치는 행동 등)를 하기도 하고, 특이한 물건에 대해 애착을 보이기도 한다.

이렇게 자폐증을 보이는 유아들이 분명한 차이를 보일 것 같지만 생후 30개월까지는 정상적인 발달을 보이다가 갑자기 자폐증을 보이는 경우도 있다. 30개월이 되기 전에는 엄마와 눈을 맞추거나 웃음을 나누고, 옹알이를 하며 물건을 가지고 오거나 공을 주고받는 등의 다양한 상호작용을 하지만 자폐증이 나타난 후에는 언어능력이나 부모와의 상호작용 능력을 상실하고 점차 발달이 지체되기 시작하는 경우도 있다.

유아 자폐증은 기질적 요인, 생화학적 요인, 유전적 요인 그리고 환경적 요인에 의해 발생하는 것으로 알려져 있다.

- **생화학적 요인**: 뇌에서 만들어진 세로토닌(serotonin)은 호흡기와 순환기를 조절할 뿐 아니라 정서를 통제하는 중요한 신경전달물질인데 자폐증을 보이는 6명의 유아들에게서 정상유아보다 더 높은 세로토닌이 측정되었다(Schain&Freeman, 1961). 즉, 정상유아의 경우에는 발달할수록 세로토닌이 정상적 수준으로 감소하지만 자폐증 유아의 경우에는 이러한 감소가 일어나지 않는데 이것은 자폐증 유아의 신경체계가 미숙함으로 보여 준다. 한편, 뇌에서 보상, 섭식행위, 성행위, 선택적 주의 등 다양한 기능을 중개하는 도파민(dopamine)도 유아 자폐증과 관련되어 있다고 알려져 있다. 코헨(Cohen, 1977)은 주의력 산만, 과잉행동, 과도한 자기자극 행동(self-stimulatory behavior)을 보이는 유아의 자폐증 증상이 높은 도파민 수준과 관련되어 있음을 보여 주었다. 그 밖에 각성, 불안 등에 영향을 미치는 에피네프린(ephinephrine)과 노어에피네프린(norephinephrine)의 불균형도 자폐증의 원인으로 알려져 있다.
- **유전적 요인**: 유아 자폐증이 유전에 의한 것일 가능성은 자폐증 환자의 형제자매에서 발병할 확률이 일반인의 0.04~0.05%보다 50배 이상 더 높으며(Folstein & Rutter, 1988) 쌍생아 연구에서 이란성 쌍생아의 발병률이 13%인데 비해 일란성 쌍생아의 발병률이 80%가 넘는다는 사실로 입증된다. 그렇다면 무엇이 유전적 영향을 일으킬까? 자폐증을 보이는 유아들에게서 연약(fragile) X염색체가 발견된다는 점에서 연약(fragile) X염색체가 자폐증의 유전적 원인일 수 있다는 가설이 제기되었지만(Crowe, 1988) 아직 인과적 관계가 분명하게 입증되지는

않았다.

- 가족 및 환경적 요인: 캐너(Kanner, 1943)가 유아 자폐증 환자의 부모가 지적이지만 대인관계에 흥미가 없고 정서적으로 냉담하다는 표현을 한 후부터 정신분석적 접근을 중심으로 부모나 가족문제가 유아 자폐증의 원인이 될 수 있다는 견해가 제기되었다. 가령, 부모의 무의식적인 적개심이나 거부적 태도(Bettelheim, 1967)이나 의사소통에서 부모의 불확실성(Goldfarb et al., 1972)이 유아 자폐증과 관련된 원인으로 언급되었다. 또한 매시(Massie, 1978)는 유아 자폐증 환자의 어머니가 안아주기, 신체접촉, 시선접촉 같은 애착행동이 매우 낮음을 보고하였다. 그러나 많은 학자들은 자폐증을 보이는 유아가 이미 아주 어렸을 때부터 비정상적 발달특성을 보이며(Rosenthal et al., 1980), 가족기능에서 특별한 이상을 보이지 않아서 부모의 부정적 특성들이 자폐증 유아를 돌보는 과정에서 오는 반응이라는 결론을 내렸다(Cantwell et al., 1978). 캐너(Kanner, 1943)도 유아가 태어나자마자 홀로 지내는 것을 선호하는 등 독특한 특성을 보인다는 점을 지적한 바가 있다. 따라서 현재로는 부모의 병리적 특성이나 환경적 요소들은 자폐증의 원인으로 보기 어렵다.

### 2) 주의력 결핍 및 과잉행동장애(ADHD)

"아이가 선생님의 말을 잘 듣지 않고 제 멋대로 행동합니다."라는 선생님의 말씀을 들을 때 우리나라 부모들은 "아이가 조금 적극적이어서 그렇겠지"라고 생각하지만 아이가 ADHD(Attention-Deficit/Hyperactivity Disorder)라는 장애를 가지고 있을 가능성이 있다. 부모나 교사의 입장에서 보면 ADHD 아동은 상대방이 하는 이야기를 듣지 않으려고 하거나, 듣지 못한 것처럼 행동하며 과제를 할 때 부주의하고 충동적으로 하기 때문에 여러 가지 특징을 보인다. 예를 들어, 지레 넘겨짚는다든지, 혼자 생각으로 무시하고 빼거나 임의로 집어넣거나, 오해하거나, 잘못 판단하는 일들을 볼 수 있다. 집단적인 행동을 요하는 상황에서 이런 면들이 두드러지지만 혼자 놀 때도 산만함을 발견할 수 있다. 즉 과하게 기어오르거나 뛰거나, 앉아 있지 못하거나, 불안해 보인다. 물론 정상 아동들도 때로는 부주의하거나 산만한 행동을 보이기는 하지만 ADHD 아동들은 더 자주 더 심하게 그러한 행동을 보인다. ADHD는 학령기 아동의 3~5%에 해당되는데 대부분 학령 전 유아기 시기부터 증상을 보이기 시작하며 어느 정도 나이가 들어도 자신의 행동을 제대로 조절하지 못한다.

### (1) 발달단계에 따른 ADHD 증상의 변화

ADHD의 증상은 발달단계에 따라 다양하게 나타나는데 5세 미만의 아동은 충동적이고, 활동적이며, 집중력이 아직 부족하기 때문에 ADHD 아동을 구분하기 어려우며 유치원이나 초등학교에 입학하여 집단생활을 하면서 문제행동이 분명하게 드러나는 경우가 많다. 학령기에는 학업성취가 낮고 이로 인한 자존심 저하와 우울증이 부수적으로 발생할 수 있으며, 청소년기가 되면 문제행동들이 많이 호전되지만 대인관계에서 문제를 보이고 낮은 주의력으로 인한 학습부진, 그로 인한 자존감의 저하와 우울증이 주요 증상으로 나타날 수 있다. 대체로 ADHD 아동은 세 가지 경로 중 하나를 거쳐 성장하게 된다. 첫째, 정상적으로 성장하여 비교집단과 차이를 보이지 않을 수 있다. 둘째, 대부분의 ADHD 아동의 경우에는 성장하더라도 낮은 집중력, 사회적 · 정서적 문제, 높은 충동성이 지속되면서 업무상 대인관계에서 곤란을 겪을 수 있다. 셋째, 심한 우울증에 빠지거나 약물중독을 보이는 등 심각한 정신과적 문제를 보일 수 있다. 그러나 ADHD의 증후로 인해 어려움을 겪기는 하지만 대부분의 아이들이 자신의 삶을 살아나가는 방법을 찾게 되는데 그것은 ADHD가 치료되었기 때문이 아니라 이러한 문제를 극복하는 자기 나름대로의 방법을 찾아내기 때문이다.

### (2) ADHD의 원인

ADHD의 원인은 아직 분명하게 밝혀지지 않았지만 연구자들은 여러 가지 원인들이 ADHD의 발생에 작용하고 있다고 보고 있다. 우선, ADHD를 결정하는 특정한 유전적 요인은 밝혀져 있지 않지만 유전과 환경의 상호작용에 의해 발생하는 것으로 알려져 있다. 유전적 원인 중 하나는 대뇌의 카테콜라민 대사 이상으로 전두엽의 억제기제가 제대로 기능하지 못하기 때문으로 알려져 있는데 도파민이나 노어에피네프린의 분비를 촉진하는 중추신경자극제가 ADHD 치료제로 사용되는 것을 볼 때 유력한 가설로 받아들여지고 있다. 또한 ADHD 환자의 20% 정도는 임신 과정이나 출산 후 화학적 독소나 신체손상으로 인한 가벼운 뇌손상 때문에 발생한다고 보고 있는데 가령, 임신 중의 과다한 음주나 흡연, 조기 출산을 비롯한 출산 시 외상 등도 ADHD와 관련되어 있다. 또한 음식물에 포함되어 있는 색소나 향신료도 과잉행동 증상이나 학습장애와 관련되어 있다는 연구결과가 있다. 이러한 유전적 요인이나 생화학적 환경 이외에도 부모와의 애착형성 실패, 부모의 가정폭력과 학대와 같은 사회정서적 요인도 ADHD의 주요증상인 집중력이나 자기조절능력에 영향을 미친다고 알려져 있다.

### (3) ADHD의 치료

이러한 ADHD의 증상은 아이의 성장과 함께 사라지는 경우도 있지만 청소년이나 성인이 되어도 증상의 일부가 남아 있는 경우가 있다. 예를 들어, ADHD 아동의 70%가 청소년기에도 유사한 증상으로 인해 어려움을 겪는데, 학업이 부진하고, 미숙함이나 충동성으로 인해 사회적 관계에 문제를 보이며, 낮은 자존심을 가지는 경우가 있다. 그러나 부모나 전문가의 적절한 도움을 받으면 자신의 충동성이나 주의집중 곤란을 더 잘 해결할 수 있는데 ADHD 아동의 치료는 부주의나 과잉행동 또는 충동성 같은 증상의 조절뿐 아니라 아동의 학업, 사회적 관계, 가족기능을 포함하는 포괄적 치료가 이루어져야 한다.

특히, 약물치료는 전 연령에 효과적이며 집중력을 높이고, 과잉행동을 억제하며, 자기 통제력을 강화하여 자존감을 회복시켜 준다. 현재 ADHD를 위한 치료제로 가장 널리 사용되는 약물은 메틸페니데이트 같은 중추신경자극제로 복용 후 30분 정도가 지나면 효과가 나타나기 시작하고 그 효과가 3~5시간 정도 지속된다. 특히 아동이 성장하면서 약물의 도움 없이 집중할 수 있고, 스스로 목표를 세우며, 행동을 조절할 수 있게 되면 약물복용을 줄이거나 중단할 수 있다.

ADHD는 약불치료만이 아니라 사회–심리 치료가 함께 이루어질 때 효과적으로 치료될 수 있다. 사회–심리 치료에는 부모 또는 가족상담이 있는데 아동의 문제행동으로 인해 부모–자녀 및 가족관계가 악화되어 있는 경우가 많이 있으므로 상담을 통해 이런 아동을 다루는 방법이나 공격성 같은 이차적 증상을 감소시킬 수 있는 방법을 교육한다. 이러한 교육을 통해 부모와의 갈등이 감소하고 긍정적 상호작용이 증가하게 된다. 또한 구체적 목표행동을 정하고 그러한 행동이 나타났을 때는 보상을 주고 바람직하지 못한 행동이 나타났을 때는 벌을 주는 인지행동치료도 ADHD 아동의 행동조절능력을 향상시키는 데 효과적이다. 그밖에도 ADHD 아동이 겪을 수 있는 우울증, 대인관계 문제를 해결하기 위한 상담도 이루어질 수 있다.

## 3) 영유아 시기의 기타 부적응문제

### (1) 유아 공격성

"4살 철수는 다른 아이랑 놀 때 자기 뜻대로 되지 않거나 다른 사람이 자기 이야기를 들어주지 않으면 어른 아이 할 것 없이 무조건 때리거나 할퀴거나 문다. 처음에는 부모나 주변 어른들도 어려서 그렇겠지 또는 크면 좋아지겠지 하고 생각했지만 갈수록 심해지고 유치원을 가면 아이들하고 어울릴 수 있을지 걱정하게 되었다".

공격행동은 자기나 타인에게 해가 되는 행동을 일부러 하는 것을 말하는데 대부분 자신이 원하는 것을 타인이 해주길 강요하는 과정에서 일어난다. 부모들은 아이들끼리 놀다가 맞고 오면 "너도 같이 때려줘"라고 무심결에 이야기하는데 이러한 말은 아이의 공격성을 묵인하고 장려하는 태도로 받아들여질 수 있으며 아이의 타고난 기질 때문에 생긴 공격성과 더불어 공격적인 아이로 성장하도록 만들 수 있다.

돌 무렵이면 영아는 자신의 힘을 시험하려고 물거나 때리는 행동을 보이며, 걸음마기에 들어서면 자신을 주장하거나 자율성을 표현하기 위해 약한 공격행동을 보이게 되는데 이것은 자신의 의사를 정확하게 전달할 만큼 언어능력이 발달하지 못하여 나타나는 것으로 부모가 조절할 수 있다. 또한 유아의 공격행동에서는 의도성을 고려해야 하는데 전조작기 이전의 유아들은 상대방의 감정이나 생각을 고려하지 못하고 자기가 원하는 대로 행동하기 때문에 다툼이 자주 발생할 수 있으며 호기심이 많고 적극적인 유아가 공격적으로 보일 가능성이 있다. 그러나 상대방의 감정이나 생각을 어느 정도 이해할 수 있는 구체적 조작기에 들어서서도 계속 공격행동이 나타나게 되면 문제가 될 수 있다.

부모의 일관성 없는 양육태도는 유아의 공격행동에 가장 큰 영향을 미친다. 가령, 자신의 욕구가 즉각적으로 만족되지 않으면 소리를 치거나 뒹굴고 물건을 던지거나 차는 행동을 보이는 분노발작(temper tantrum)은 부모가 이렇게 행동해야만 자기가 원하는 것을 얻을 수 있다고 생각할 때 나타나는 경우가 많이 있다. 되는 것과 안 되는 것을 분명하게 구분해서 자녀에게 설명하고 그에 따른 대가를 분명하게 해야 분노발작이 억제될 수 있다. 또한 평상시에는 아이의 행동에 관심을 보이지 않았던 부모가 다른 아이를 때리거나 무엇인가를 깨뜨렸을 때 관심을 보이면 아이는 공격행동을 보일 때만 부모가 관심을 보인다고 생각하고 지속적으로 공격행동을 보일 수 있다. 그리고 자녀에게 지나치게 처벌을 자주 사용하는 부모도 자녀의 공격행동을 증가시킬 수 있는데 벌을 받을 때 아동은 분노를 느끼게 되고 그러한 분노를 주변의 친구나 약자에게 돌리게 된다. 유아의 공격행동에 영향을 미치는 다른 요인은 아이를 둘러싸고 있는 환경과 기질이다. 아이들은 TV, 비디오, 컴퓨터 등 다양한 매체를 통해 정보를 접하게 되는데 폭력적인 프로그램을 자주 접하게 되면 그것을 보고 배울 수 있고, 이전에는 해서는 안 되는 행동으로 알고 있었던 공격행동을 때에 따라서는 할 수 있다고 생각하게 되며 프로그램의 주인공과 자신을 동일시하여 타인에게 폭력행동을 하는 것을 부끄럽지 않은 것으로 받아들일 수 있다. 또한 유아기에 민감하고 부정적 감정을 많이 보였던 아동은 순하고 긍정적 감정을 많이 보였던 아동에 비해 더 공격적인 경향이 있으며 남아는 여아에 비해 대부분의 상황에서 더 공격적인 경향을 보인다(Tremblay, 2000). 그 밖에도 지적 수준이 낮은 정신지체아의 경우에는 상황에 대한 판단이 부족하여 자기를 도와주려는 아이에게 공격행동을 하는 경우가 있으며, 주의가 산만하고 과잉행동 경향을 보이는 ADHD 아동도 주변의 아동을 자주 건들고 자기가 하고 싶은 일이 좌절되면 공격행동을 보이는 경우가 많다. 특히, 공격성은 연령에 따른 차이가 매우 적어 유아기에 부모가 적극 개입하지 못하면 청소년기나 성인기에 부적응이나 범죄로 이어질 수 있다(Rubin, Stewart & Chen, 1995).

유아의 공격행동을 억제하기 위해서는 아이에게 그런 행동이 잘못된 것이고 허용되지 않는다는 것을 분명하고 일관적으로 이야기해야 하며 아이가 어릴수록 그 효과는 더 크다. 그렇지만 아이가 자신의 행동을 억제하고 다른 사람을 다정하게 대할 때 일관되고 따뜻한 사랑을 보여 주는 것도 반드시 필요한 일이다. 또한 공격적인 아동은 거친 표현이나 자기 마음대로 하는 행동 같이 의사소통 기술이 떨어지는 경우가 많으며 이것이 주변사람들의 부정적 대응을 가져와 악순환이 계속될 수 있다. 따라서 아동에게 다른 아이와 대화하는 방법, 감정을 표현하는 방법, 뭔가를 부탁하는 방법, 자기감정을 푸는 방법 등을 가르쳐주고 연습해 보도록 하는 것이 도움이 된다.

### (2) 분리불안 장애

> "6살 상준이는 엄마가 보이지 않으면 불안해하고 울어서 엄마는 아이를 혼자 두고는 집밖에 외출하는 것을 엄두를 내지 못한다. 상준이가 유치원에 다니면서 이 증세는 더 심해져 유치원에 갈 때도 항상 수업이 끝날 때까지 교실 밖에서 기다려야 하며 그러지 않으면 울고 뒹군다. 상준이의 이러한 행동을 보통 분리불안 장애라고 하는데 아동이 주요 애착대상(주로엄마)과 분리되거나 집에서 멀어지면 과도한 불안을 보이며, 유치원에 가는 것 같이 엄마와 떨어질 것이 예상되거나 실제로 떨어지게 되면 이런 상황을 피하기 위해 떼를 쓰고, 울거나 신체적 증상(복통, 두통 등)을 호소한다".

분리불안 장애의 원인으로는 아동의 기질, 부모의 양육태도, 외상경험, 가족 환경 등을 들 수 있다. 우선 예민하고 낯을 심하게 가리는 아동은 성장한 후에도 분리불안을 보일 가능성이 높으며, 부모가 불안이 높을 때는 아동이 또래와 놀아야 하는데도 불구하고 아이를 자기 곁에 두고 과잉보호하는 경향이 있는데 이런 아이는 새로운 친구와 놀거나 새로운 상황에 적응하는 능력이 떨어지기 때문에 낯선 상황에서 불안을 더 느끼게 된다. 반대로 세 살 정도가 되면 저절로 엄마와 떨어져 친구들에게 관심을 갖게 되는데도 불구하고 독립적으로 키우고 싶다는 욕구나 부모가 힘들어서 아이를 너무 일찍 떼어놓아도 분리불안을 유발할 수 있다. 또한 부모가 아이를 혼자 재워놓고 나갔을 때 깨어서 심하게 놀랬거나 벌을 준다고 어두운 방에 혼자 있게 하는 것 같은 외상경험이나 실제로 그렇게 하지 않더라도 "너 이러면 엄마 가버릴 거야"라든지 "무서운 귀신이 잡아갈 거야" 같은 말로 아이를 위협할 경우도 분리불안을 일으킬 수 있다. 그밖에도 가정불화가 심하여 부부간의 사이가 안 좋게 되면 아이가 나를 버리지 않을까 하는 마음 때문에 분리불안을 보이기도 한다.

아동이 분리불안으로 유치원을 가지 않으려고 하거나 엄마와 떨어지지 않으려고 하면 그 원인이 불안 때문이라고 생각하지 못하고 자기 아이가 너무 철이 없이 군다고 생각하고 아이를 나무라거나 며칠 울다가 그만두겠지 생각하고 아이를 무리하게 떼어놓는 경우가 있는데 그렇게 되면 증세가 오히려 더 심각해질 수 있다. 이럴 때는 행동조성(beharior shaping)원리를 통해 서서히 분리불안을 극복하도록 도와줘야 한다. 가령, 처음에는 선생님의 도움을 얻어 교실 안에서 아이가 엄마를 확인할 수 있도록 해주고, 엄마를 확인하는 행동이 줄어들게 되면 교실 밖 복도에서 기다리다가 점점 거리를 늘려 운동장, 교문에서 기다려본다. 이러한 과정은 항상 아이의 동의를 얻어 이루어져야 하며 엄마 없이 유치원에 등원하더라도 돌아올 때는 엄마가 늘 맞이해 주고 휴대폰을 통해 서로 통화할 수 있는 환경을 마련해 주는 것도 도움이 된다.

### (3) 비디오 증후군

"4살 현수는 글자를 빨리 깨우쳐 영재성이 보인다고 칭찬을 받았지만 또래아이와 잘 어울리지 못하고 엄마가 불러도 잘 쳐다보지 않는 경우가 있어 병원에서 사회성에서 문제가 있는 것으로 진단을 받았다. 현수가 가진 문제는 비디오 증후군으로 보이는데 비디오 증후군은 의학적 장애라기보다 잘못된 습관에 의한 부적응문제라고 볼 수 있다".

아직 뇌 발달이 미숙한 상태인 만 2세 이전에 부모의 방치 또는 과욕으로 지나치게 영상매체에 노출된 아동은 자폐장애의 특성인 발달지연을 보이거나 타인에 대한 관심이 부족하고 또래 아이들과 어울리지 않으려는 경향을 보인다. 홍기묵(2007)에 따르면 비디오에 과다 노출된 만 2세 10개월 된 남자아이는 불안정 애착을 보였고, 지시 따르기가 안 되어 지능검사 자체가 어려운 것으로 진단을 받았다. 비디오 증후군은 엄마가 너무 바빠 아이를 방치하거나 엄마가 우울증을 앓는 경우에 나타나며 비디오를 보더라도 엄마와 함께 본 경우는 발생하지 않는다(문혁준, 2003). 비디오 증후군은 다행스럽게도 6개월 정도의 놀이치료나 사회성 증진치료, 언어치료 등을 받게 되면 정상적인 수준의 사회성을 보일 수 있다.

CHAPTER

# 03

# 아동기의 정신건강

1. 아동기의 발달특성
2. 아동기의 적응과제
3. 아동기의 부적응문제

CHAPTER

# 03 아동기의 정신건강

아동기는 8세에서 12세 사이의 초등학생 시기로 생활이 가족에서 학교 중심으로 바뀌게 되고 인간관계가 부모와 가족에서 또래 친구를 중심으로 바뀌게 된다. 즉, 가족의 보호 속에서 의존적으로 살아가던 아동이 학교라는 생소한 환경 속에서 또래와의 상호작용을 통해 사회성을 발달시키고 인지적 능력을 개발하는 중요한 시기이다. 따라서 아동기에는 학교생활과 또래관계를 중심으로 하는 적응이 정신건강에서 가장 중요한 문제가 된다.

## 1 아동기의 발달특성

### 1) 인지적 특성

피아제(Piaget)의 인지발달단계에서 아동기는 전조작기에서 구체적 조작기로 전환되는 시기에 해당한다(Piaget & Inhelder, 1969). 이 시기의 아동은 보존개념이나 분류기술 같은 인지과제의 해결에 중요한 인지적 능력이 발달하게 되는데 우선 보존개념이란 〈표 3-1〉과 같이 용기의 형태가 변하더라도 그 부피는 변하지 않는다는 부피 보존이나 물질의 배치가 바뀌어도 물질의 개수는 변하지 않는다는 수 보존 등 다양한 보존에 대한 인지능력으로서 연령에 따라 점진적으로 발달한다.

**▌표 3-1▌ 다양한 보존개념의 획득 시기**

| 조작 | 제1단계 | 제2단계 | 전조작적 사고(오답) | 조작획득 연령 |
|---|---|---|---|---|
| 수 | 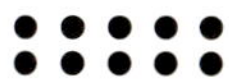<br>두 줄의 점들이 동일한 간격으로 놓여 있다. | 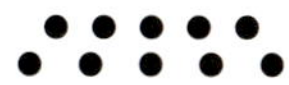<br>아래 줄의 점들 사이의 간격을 넓힌다. | 아래 줄의 점들이 윗줄보다 더 많다. | 6세 |
| 길이 | <br>두 개의 막대기 | 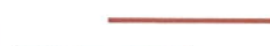 <br>막대기를 엇비슷하게 놓는다. | 위(혹은 아래)의 막대기가 더 길다. | 6~7세 |
| 면적 | 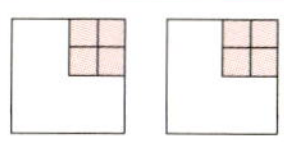<br>큰 사각형 속에 네 개의 작은 사각형이 있다. | 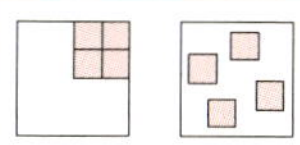<br>한 개의 큰 사각형 속의 작은 사각형을 흩어 놓는다. | 왼쪽 사각형 속에 남아 있는 공간이 더 넓다. | 7~8세 |
| 액체(양) | 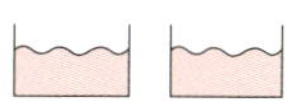<br>동일한 두 개의 유리컵에 동일한 양의 물이 담겨 있다. | 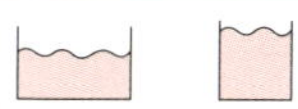<br>하나의 컵에 있는 물을 길고 가는 컵에 옮겨 붓는다. | 왼쪽(혹은 오른쪽) 물이 더 많다. | 7~8세 |
| 질량 | 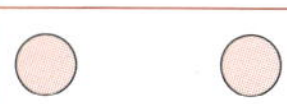<br>같은 크기의 공모양 찰흙 | 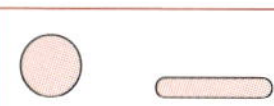<br>한 개를 납작하게 만든다. | 왼쪽(혹은 오른쪽)이 더 무겁다. | 7~8세 |
| 부피 | 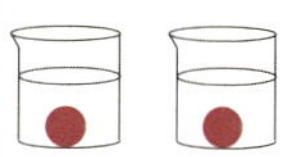<br>동일한 양의 액체가 들어있는 컵 속에 동일한 무게의 진흙공이 담겨 있다. | 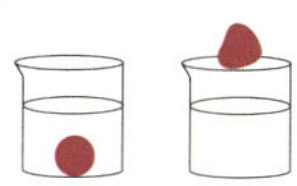<br>하나의 진흙공을 물에서 꺼내어 모양을 변형시킨 다음 다시 물속에 넣는다. | 오른쪽 액체의 높이가 더 높아질 것이다. | 11~12세 |

또한 분류기술이란 어떤 대상들이 공통적으로 가지고 있는 차원에 따라서 그것들을 분류하여 새롭게 범주화하는 인지능력을 말한다. 이 시기의 아동들은 먼저 하나의 차원(보통 형태인 경우가 많다)으로 대상을 분류하고 그것이 틀리면 다른 차원을 선택하는 문제해결능력을 보인다. 따라서 아동은 자신과 가까운 정도에 따라 친구들을 가장 친한 친구에서 덜 친한 친구로 구분할 수 있으며 인형이나 자동차 같은 물

건들을 수집하는 경향을 보인다.

또한 아동은 사물이나 사회적 상황에서 눈에 띄거나 흥미를 일으키는 일부분에만 주의를 기울이는 자기중심성을 극복하여 다양한 관점에서 고려할 수 있는 능력도 발달하며 이것은 중요한 사회적 의미를 갖는다. 가령, 자기중심성에서 벗어났기 때문에 상대방의 의도나 감정을 인식할 수 있게 되어 집단생활의 중요한 규범을 이해하게 된다. 유아기는 놀이의 시기이며 공상과 현실이 미분화된 시기이므로 놀이의 목적이나 행동의 규범 없이 자신의 욕구대로 놀고 행동하지만 아동기에 들어서면 놀이의 목적이나 행동의 규범을 의식하고 이해한다. 학교생활을 통해 아동이 독립된 인격체로서 자기를 발견하고 학교생활 적응에 필요한 행동기준을 터득할 수 있는 것도 이러한 인지적 능력의 발달에 기인한다. 그러나 클라우스마이어(Klausmeier, 1977)의 종단연구에 따르면 아동의 인지능력에는 큰 차이가 있을 수 있어 4학년 학생의 17%는 상위–하위 범주관계를 이해하고 있지만 12학년 아동의 30%는 그것을 이해하지 못한다.

초등학교 저학년 때는 문제가 발생하면 현실적이고 구체적인 해결 방법을 찾으려고 하지만 이미 알고 있는 것에만 초점을 두고 다른 가능성을 거의 생각하지 못하는 경우가 많다. 따라서, 아동에게 발생하는 문제를 부모가 모두 해결해 주기보다는 다양한 문제 해결 방법을 제시해 주는 것이 필요하다. 그러나 고학년이 되면 축적된 경험을 바탕으로 자신의 판단이 올바른지 실제로 검증을 하면서 점차적으로 가능한 모든 해결책 중에서 과연 어떤 것이 지금의 현실에 비추어 가장 좋은 해결방법인지 판단하는 능력이 미비하게나마 생기기 시작한다. 독서는 아동의 인지발달을 위한 실제적 도구로(Pflaum, 1974) 독서를 바탕으로 정보를 수집하고 상상력을 확대하며 기술을 습득하여 세계에 대한 지식을 넓혀 나갈 수 있다.

## 2) 사회정서적 특성

프로이트에 따르면 아동기에는 성적이며 공격적인 본능의 활동이 대부분 잠복하게 되고 아동은 자신을 둘러싼 외부 세계에 대한 호기심을 강하게 나타내게 된다. 그에 따라 아동은 부모나 가정에서 벗어나 동성 친구나 집단속에서 동질감을 추구하며, 또래 집단을 형성하고, 나름대로 만든 규칙에 따르면서 사회생활의 기본을 경험하게 된다. 에릭슨도 아동기는 지적 능력이 향상되고 또래와의 상호작용을 통해 사회적 규범과 기술을 습득하게 되는 시기이며 근면성 대 열등감의 위기가 발생한다고 지적하였다. 즉, 아동이 학교생활이나 또래와의 상호작용에서 자기 능력에 적절한 과제를 해결함으로써 자신감을 갖게 되면 근면성이 형성되지만 해결에 실패하여 성취감을 느끼지 못하고 친구와 비교되면 열등감에 빠질 수 있다. 또한 아동기의 사회 환경도 사회적 비교과정을 통해 아동의 열등감을 자극한다. 즉 학교는 물론 가정 내에서도 아동은 형제나 또래와 자주 비교되는데 이 과정에서 아동은 자의식과 경쟁심 그리고 열등감을 경험한다. 아동은 자신의 능력에 대한 사소한 비판에 의해서도 미래에 대한 가능성을 부정적으로 인식하기 때문에(Dweck, 1976) 아동의 능력에 대한 비판이나 언급을 조심해야 한다.

아동기에는 유아기에 형성된 자기인식을 바탕으로 자기의 특성들을 발견하게 되고 그것에 긍정적이거나 부정적인 가치를 부여하게 되는데 이것을 자기개념(self concept)이라고 한다. 즉, 자기개념은 자신에 대해 가지고 있는 이미지나 자신에 대한 스스로의 평가 같은 것으로 자신에게 주어진 기대와 실제로 성취한 것을 비교하거나 자기가 중요하다고 생각하는 타인(주로 부모나 또래 친구들)이 자신을 어떻게 평가하는지를 살핌으로써 형성된다. 특히, 아동이 긍정적 자기개념을 형성하기 위해서는 자신에게 주어진 과제를 성취하면서 갖게 되는 자기 효능감(self-efficacy)이 매우 중요한데 이러한 자기 효능감은 아동이 자신에게 적절한 과제를 선택하고 이것을 스스로 이루도록 부모나 교사가 도와줄 필요가 있다. 또한 자기개념이 발달하고 과제수행에 대한 평가가 이루어짐에 따라서 자아존중감이 발달하는데 쿠퍼스미스 등 (Coopersmith et al., 1967)은 부모의 태도가 아동의 자아존중감을 예측하는 요인임을 발견하였다. 높은 수준의 자아존중감을 가진 아동의 부모는 자녀에게 주의와 관심을 가지고 분명한 규칙과 한계를 제시함으로써 아동을 지나치게 처벌하거나 성공을 무리하게 요구하지 않았다. 또한 융통성이 있고 자녀의 의견을 존중하였으며 부부관계가 원만한 경향을 보였다. 아동의 자아존중감은 과제수행에서 생기는 좌절에 의해 일시적으로 낮아질 수 있지만 쉽게 변화되지 않는 안정성을 가지고 있다.

또한 아동기에는 자기개념에 자신의 성 정체감을 통합시키기 때문에 자신의 성과 어울리는 행동이나 사회적 관계에 관심을 가지게 된다. 즉, 자기와 같은 성을 가진 친구들과 주로 어울리게 되고 자신의 성에 맞는 옷차림과 놀이 그리고 성에 대한 사회적 기대를 따르고자 한다. 아동이 인식하는 성 역할의 기준은 아동의 행동에 큰 영향을 미치게 되는데 아동의 성 역할 기준은 시대나 문화에 따라 다르며 부모나 친구들의 기대와 그에 따른 보상과 처벌 같은 기제에 의해 형성된다. 성 역할 기준이 어느 정도 형성되면 그것에 맞추어 행동하려고 하며 친구의 행동을 평가하는 데도 적용하려고 하는데 아직 성 역할에 대한 기대가 경직되어 있기 때문에 사소한 일로 친구를 놀리거나 자신을 부끄럽게 생각하는 경우도 있다. 특히, 아동은 이성을 멀리하고 동성 친구들끼리 놀기를 좋아하며 이성에 대한 성적 공상을 하더라도 실제 동성집단에서는 이성을 무시하는 것처럼 행동한다. 그래서 이 시기를 정상적인 동성애 시기라고도 하는데(권육상, 2000), 설리반(Sullivan)은 동성에 대한 이러한 애정이 나중에 바람직한 이성관계를 형성하는 데 필요한 요소가 된다고 보았다. 교우관계 문제는 아동의 정신건강을 저해하는 가장 중요한 원인이며 교우관계가 주로 학교장면에서 이루어지기 때문에 학업이나 교우관계 등 학교생활의 성패가 정신건강과 밀접한 관계를 맺게 된다.

### 말 안 듣는 어린이

부모님은 자신의 아이가 착하고 말 듣는 아이가 되기를 기대하므로 이러한 기대가 무너지면 참지 못하여 체벌을 하거나 이러한 상황이 반복되면 아이를 포기하는 경도 있다. 그러나 어떤 아이라도 피곤하거나 배고프거나 스트레스를 받거나 하는 상황에서는 공격적으로 행동할 수 있으며, 부모나 선생님 또는 다른 어른들에게 따지고 말을 듣지 않고, 무시하는 행동을 보이기도 한다. 이렇게 반항적인 행동은 2~3세 경이나 청소년기에는 정상적으로 나타날 수 있지만 공격적인 행동의 정도가 같은 발달단계에 있는 또래 아이들과 비교해 볼 때 심하고 지속적으로 나타나는 경우, 그리고 그로 인해 사회생활, 가정생활 및 학교생활에 영향을 주는 경우는 반항장애로 보아야 하며 학령기 아동의 5~15%에 해당한다. 반항장애를 보이는 아이들은 또래집단과 대립하고, 부모 등 권위적인 대상에 대해 적개심을 보이고, 반항하거나 비협조적인 행동을 지속적으로 한다. 가령, 잦은 짜증, 어른과의 과도한 논쟁, 어른들의 요구나 규칙에 대한 반항 및 거부 등의 행동이 상황에 따라 나타나는데 학교나 가정에서 특히 심하다. 반항장애의 원인은 아직 밝혀지지 않았지만, 생물학적인 요소와 환경적 요소가 함께 작용하는 것으로 보인다. 즉, 반항 장애를 보이는 아이들은 주의력결핍과잉활동장애가 함께 나타나는 경우가 있는데 이러한 장애에 대한 치료가 이루어지지 않으면 반항장애 증상이 호전되기 어렵다. 반항장애는 가정에서 부모의 폭력적이고 지시적인 양육태도로 인해 나타나는 경우가 많기 때문에 아이들이 반항장애를 보일 때 부모는 다음과 같이 대응하는 것이 좋다. 우선, 아이가 부모에게 협조적인 태도를 보일 때 이를 강화시켜주고, 다른 아이들이나 형제와 충돌이 있을 때 서로 격리시키고 휴식하도록 하여 스스로 충동 조절을 할 수 있도록 돕는다. 아이의 잘못된 행동에 대해서는 일관적으로 지도하고 바람직한 행동을 했을 때는 즉각적으로 보상을 준다. 만일 반항장애를 가진 아동의 행동을 부모가 제어하기 어렵다고 느껴질 때는 아이의 행동을 조절하기 위한 부모 훈련, 아이가 분노를 조절하도록 돕는 정신치료, 아이와의 의사소통을 돕는 가족치료, 부정적인 생각을 줄이고 문제를 해결하는 능력을 키우는 인지행동치료, 그리고 또래 집단과의 갈등을 해결하는 능력과 적응력을 키우는 사회기술훈련 등이 필요하다.

## 3) 도덕적 특성

아동이 가정에서 벗어나 사회에 적응하는 과정에서 겪는 가장 큰 어려움 중의 하나는 사회에서 요구하는 도덕적 기준을 이해하고 따르는 것이다. 도덕성은 양심(conscience)에 기초하며 양심은 자신을 인식하는 자기감(sense of self)에 바탕을 둔다. 코에 빨간 점을 칠한 후 거울을 바라보았을 때 나타나는 아이의 반응에 근거한 "루즈(rouge)"검사에서 생후 24개월 정도가 지난 유아는 자기 코에 묻어있는 점을 지우려고 하는데 이것은 거울 안의 모습이 자신이라고 깨닫고 있기 때문이다. 그러나 유아가 자기감을 가지고 있더라 하더라도 도덕적으로 행동하기 위해서는 특정한 상황에서 어떻게 행동해야 옳은지를 정한 규칙이 무엇인지를 알아야 하고 규칙을 어겼을 때 죄책감을 느낄 수 있어야 한다.

피아제(Piaget, 1965)는 인지발달이 도덕성의 발달에 토대가 된다고 가정하였다. 즉, 4세 이전의 유아는 아직 도덕에 대해 명확한 사고를 하기 어려운 전도덕성 단계에 있는데 비해 5세에서 7세 사이가 되면 도덕적 규범이 외부의 권위자나 절대적 힘을 가진 존재에 의해 주어지는 것이라고 생각하게 된다. 그러므로 도덕적 규범을 반드시 따라야 하고 그것을 어기면 처벌을 받는다고 믿는데 이 시기를 도덕적 실재론(moral realism) 단계라고 부른다. 그러나 8세가 넘게 되면 도덕적 규범을 사람들이 서로 잘 살아가기 위해 만든 것으로 받아들이고 그것이 어떻게 만들어지는지도 점차 이해하기 된다. 그에 따라 도덕적 규범은 사람들이 합의하면 바꿀 수 있는 상대적인 것이라고 생각하게 되며 이 시기를 도덕적 상대론(moral relativism) 단계라고 부른다.

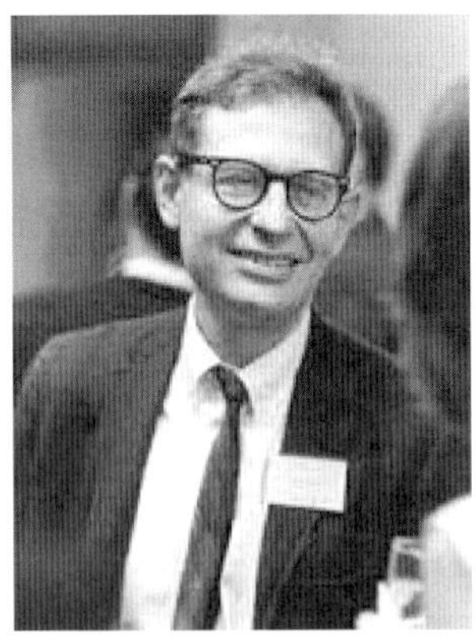
콜버그(Kohlberg)

콜버그(Kohlberg, 1976)는 "암으로 죽어가는 아내를 둔 사람이 아내를 구할 수 있는 약이 있는데도 너무 비싸서 약을 구할 수 없게 되었다면 어떻게 해야 할까?"와 같은 도덕적 딜레마를 아동에게 제시하고 그것에 대한 응답을 분석하여 도덕성 이론을 제시하였다. 콜버그는 도덕성이 세 단계를 거쳐 발달한다고 보았다. 첫째, 전인습적 도덕성 단계에서 아동은 보상을 추구하고 처벌을 피하려고 한다. 이 시기의 아동에게 도덕적 딜레마를 제시하면 "약을 훔치면 감옥에 갈 것이므로 약을 훔치면 안 된다."는 반응을 보인다. 둘째, 인습적 도덕성 단계에서 아동은 타인의 인정을 받고 법과 질서를 지키기 위해 행동해야 한다고 생각한다. 이 시기의 아동에게 도덕적 딜레마를 제시하면 "약을 훔쳤다고 하더라도 아내의 생명을 구하기 위해 했으니까 사람들이 이해해 줄 것이다."는 반응을 보인다. 셋째, 후인습적 도덕성 단계에서 아동은 인간성과 보편적 가치에 따라 판단한다. 따라서 도덕적 딜레마에 대해 "인간의 생명은 경제적 이득보다 중요한 것이므로 남편이 아내를 위해 약을 훔치는 것은 정당하다."라고 반응한다. 콜버그의 도덕성 발달이론은 피아제와 마찬가지로 도덕성도 인지능력처럼 발달한다는 것을 보여 주었다는 점에서 중요한 의미를 갖지만 몇 가지 문제점을 가지고 있다. 첫째, 아동의 응답만으로 도덕성을 객관적으로 평가하기 곤란하며, 둘째, 도덕성을 서구문화의 정의(justice)라는 개념만으로 정의한다는 것은 문화적으로 왜곡될 수 있으며, 셋째, 도덕발달에는 감정이입과 같은 정서적 측면이 중요한데 지나치게 인지적으로만 도덕성을 정의하였다는 점이다.

도덕성을 추론적 사고의 발달에 의해 설명한 피아제나 콜버그와 달리 길리건(Gilligan, 1982)은 사람들이 옳고 그른 것을 구분하는 정의차원과 타인에 대한 애정이라는 감정차원에 근거하여 도덕적 딜레마를 판단한다고 보았다. 가령, 어떤 아이가 교사의 지시에 반항했다고 가정했을 때 정의라는 측면에서 보면 지시가 정말 옳았는지에 근거하여 정당한지를 판단하게 된다. 하지만 타인에 대한 애정이라는 측면에서 보면 아이가 얼마나 억울했으면 선생님의 지시에 반항했을까 생각해 보거나 자기가 가르치는 아이가 자신의 지시를 따르지 않았을 경우 교사의 심정이 어떨 것인지에 근거하여 정당한 정도를 판단할 수 있다. 일반적으로 남자는 공정성 같은 정의적 차원에 근거하여 도덕성을 판단하려는 경향이 있는데 비해 여자는 애정이나 책임감 같은 감정적 차원에서 도덕성을 판단하려 한다. 특히, 콜버그가 사용한 가상적인 상황에 비해 개인적이고 실제적인 문제인 경우에는 정의의 목소리보다 감정의 목소리가 강해진다.

그렇다면 아이를 도덕적으로 키우려면 어떻게 하는 것이 좋을까? 시어즈, 맥코비와 레빈(Sears, Maccoby, & Levin, 1957)의 연구에 따르면 부모가 원하는 것을 설명해 주거나 스스로 죄의식을 갖게 하거나 승인과 애정을 철회하는 방식으로 양육한 자녀는 때리거나 위협 혹은 특권을 박탈하는 방식으로 양육한 자녀보다 더 강한 도덕심을 갖게 되고 죄의식으로 고통을 받으며 덜 공격적인 경향이 있다. 일반적으로 많은 부모들은 딸에게는 전자의 방법으로 아들에게는 후자의 방법으로 양육하는 경향이 있기 때문에 딸은 더 도덕적이며 죄의식을 많이 갖는데 비해 아들은 더 자기중심적이고 공격적이다. 콜럼비아 대학부설 국립건강원에서 2,000명의 부모를 대상으로 한 연구에 따르면 자녀를 매로 때리고 특권을 박탈하거나 자녀에게 애정을 거의 표현하지 않는 부모의 자녀들은 싸움을 더 자주하고 부모의 말을 더 듣지 않고 문제아로 성장하는 경향을 보인다. 이렇게 볼 때 자녀가 강한 도덕성을 갖도록 하기 위해서는 어떤 행동이 잘못된 행동이고 어떤 행동이 바른 행동인지를 분명하게 알려주고, 어디가 잘못되었는지 그 이유를 분명하게 설명해 주고, 잘못했을 때 희생자에 대해 동정심을 갖도록 할 필요가 있다.

### 거짓말을 하거나 훔치는 아이

아이들이 거짓말을 하는 이유는 매우 다양하다. 현실과 공상을 구분하는 능력이 부족하거나 부모의 사랑과 칭찬이 부족하거나 처벌을 모면하려고 하거나 누군가에게 적개심을 갖고 있으면 거짓말을 하게 된다. 거짓말을 했다고 해서 필요이상으로 걱정할 것은 없다. 3, 4세 아이가 거짓말을 했다고 해서 심각한 거짓말쟁이가 되어버리는 것은 아니다. 이 나이 때 아이는 공상과 현실을 혼동할 수 있기 때문에 달이나 별이 말을 걸어올 수도 있고 꽃이나 나비와 놀 수도 있다. 아이들이 그린 그림을 보면 꽃의 그림에 얼굴을 그리거나 벙글벙글 웃는 얼굴의 태양을 그리는 아이도 있다. 사물에서 생명을 보는 것을 애니미즘이라고 말하며 그렇기 때문에 '거짓말을 하면 도깨비가 와서 잡아간다.'라고 겁을 주거나 심하게 꾸짖으면 안 된다. '그래, 개하고 이야기를 했단 말이지. 어떤 개였을까?' 하고 이야기를 받아들여 주면 나이가 들면서 저절로 사라진다. 그러나 이런 거짓말이 반복되면 뭔가 대응이 필요하다. 부모가 자기를 분명하게 받아들여 준다는 안정감이 없거나 혹은 인정받지 못한다고 생각되면 아이는 자기 안에 갇혀버려 공상의 세계에서만 놀게 된다. 즉, 어머니가 자녀에게 지나친 기대를 하고 너무 엄격하게 대하면 그런 경향으로 빠져들기 쉽다. 그러나 도전하고 그 결과를 인정받는 아이는 집에서 가만있는 일이 별로 없고 자진해서 친구들과 어울리게 된다.

물론 거짓말에는 꾸지람을 들으면 어떻게 하나 하는 마음에서 자기 방어적으로 하는 거짓말도 있다. 슈퍼 같은 데서 물건을 훔친다면 어떤 부모라도 깜짝 놀라서 '너 뭐가 되려고 그러니?' 하고 신경질적으로 꾸짖고 마는 경우가 많다. 그러나 나무라기만 하면 문제가 조금도 해결되지 않으며 왜 말없이 가져왔는지 그 원인을 생각해 보는 것이 필요하다. 2, 3세 아이라면 자기 것과 남의 것을 구별하지 못하고 물건에 대해 돈을 지불해야 한다는 것을 모르고 그저 갖고 싶어서 갖고 온 것뿐인지도 모르며 이때는 함께 물건을 사러 가서 돈을 지불하고 물건을 사는 것을 보여 줄 필요가 있다.

## 2 • 아동기의 적응과제

### 1) 학교생활 적응

학교는 아동이 가정을 떠나 사회에 적응하고 사회에서 요구하는 기술을 습득하고, 근면성을 형성하는 중요한 장소이므로 학교생활에 어떻게 적응하는가 하는 것은 무엇보다 중요하다. 학교생활이란 아동이 학교에서 받게 되는 교육적 영향을 말하지만 넓은 의미에서 보면 비교육적 영향도 학교생활의 한 부분이라 할 수 있다. 아동은 교과 활동, 특별 활동, 운동회, 소풍 같은 학교생활에 참여하게 되고 교사 간의 관계, 다른 또래 아동들과의 상호작용 같은 인간관계도 학교생활에 포함된다. 학교생활 적응은 아이들이 교과활동, 특별활동, 기타 행사 활동에서 자기 욕구를 합리적으로 해결하여 만족감을 느끼고 조화 있는 관계를 유지하며 교사 및 친구의 관계가 잘 조화되어 만족스러운 상태에 있는 것을 의미한다. 학교생활에서 잘 적응하는 학생은 학교에 대한 감정이나 태도, 동기가 긍정적이기 때문에 대인관계가 원만하여 학업성적이 향상되고 행동특성이 바람직하게 형성되어 개인의 상장은 물론 학교와 사회

발전에 큰 도움을 주게 된다(구혜숙, 1995).

학교생활에서 어떤 것을 적응적인 것으로 보고 어떤 것을 적응이지 못한 것으로 볼 것인지는 학교생활에 대한 적응을 이해하는 데 중요한 문제이다. 민영순(1990)은 아동이 학교생활에서 인간관계를 잘 형성하고 유지하며 학교에서 요구하는 규범에 잘 따름으로써 정상적으로 학교생활을 하고 자기 스스로도 만족하는 상태가 적응적인 학교생활이고 그렇지 못한 경우가 부적응인 학교생활이라고 정의하여 환경과의 조화를 적응의 기준으로 제시하였다. 그에 비해 장호성(1987)은 지적 그리고 사회적 성장을 위해 교육과정에 학습자가 능동적으로 참여하는 것을 적응적이라고 정의하고 그렇지 못한 경우를 부적응이라고 정의하여 아동의 행동 경향성을 적응의 기준으로 제시하였다. 그럼에도 불구하고 이호선(2001)은 학교생활에서 완전한 적응과 부적응은 있을 수 없으며 아동이 보이는 적응수준은 양극단 사이의 연속선상 어느 위치에 있는 정도로 이해하는 것이 바람직하다고 주장하였다.

학교생활 중 교과활동에 대한 선행 연구를 고찰해 보면 김인숙(1989)은 학업 우수아 집단은 일반아, 부진아 집단보다 학업에 흥미가 높고 목적의식이 투철하며 교우에 대하여 친애적, 협동적일 뿐 아니라 교사에 대한 우호적인 태도를 지닌다고 보고하였다. 그에 비해 학업에 대한 흥미나 관심이 없는 학생들은 학업성적이 낮을 뿐 아니라 수업장면이나 친구나 교사와의 관계에서 고립되는 경우가 많고 결국 학교생활에 부적응을 보이게 된다(손희준, 1988). 일반적으로 남녀 간의 차이는 학업성취에 그다지 영향을 미치지 않는 데 비해 학교생활에서 지배성과 안전성, 사려성을 보이는 아동이 높은 학업성취를 보이는 경향이 있다(이영재, 1989). 한편 성적평가는 아동의 학습과 자아개념에 부정적인 영향을 미칠 수 있다. 가령, 공부를 할 때 주어지는 외부평가는 아동의 집중력과 지속성 발달을 어렵게 하며 실패에 대한 높은 불안수준은 평가를 강조하는 상황에서 수행을 방해한다(Maehr & Stallings, 1972). 또한 카이퍼(Kifer, 1978)의 연구에 따르면 저학년은 학업 우수아와 부진아 간의 자아개념에 차이가 거의 관찰되지 않는데 비해 학년이 높아질수록 학업 부진아는 자신이 학업에 관한 능력이 거의 없는 것으로 인식하여 부정적 자아개념을 보이고 있다. 학업 부진으로 인한 열등감은 친구나 가족으로부터 보상 받지 못하며 스스로 고립된 것으로 느낀다.

## 2) 또래집단 적응

아동의 사회성은 아동의 발달수준에 따라 이루어지는 또래와의 단계적인 상호작용 경험을 통해 형성된다. 특히, 이 시기 아동은 동성 또래와의 상호작용을 선호하며 이러한 상호작용을 통해 같은 문제에 대해 다양한 견해가 존재할 수 있으며 동일한 게임에 다양한 규칙이 있을 수 있다는 것을 알게 된다. 아동은 어릴 때부터 또래와 하는 놀이에서 다른 아동이 좋아하는 행동을 더 하려 하고, 다른 아동들이 하는 행동을 따라 하려고 하며, 다른 아동과 자신을 비교하면서 자신의 행동을 변화시킨다. 초등학교에 입학하게 되면 아동의 생활환경이 넓어지게 되는데 아동은 학교에서 칭찬하기, 웃어주기, 자기물건 나누어주기와 같은 행동을 통해 다른 아동에게 호감을 보인다. 또한 놀리거나 무시하거나 교사에게 이르는 행동을 통해 다른 아동의 행동을 자신의 뜻대로 통제할 수 있다는 것을 배운다, 이렇게 초등학교 이전에 비해 행동의 범위는 넓어지지만 기본적으로는 다른 아동들이 긍정적인 반응을 보이는 행동을 반복하고, 부정적인 반응을 보이는 행동은 억제하게 된다는 점에서는 유사하다.

피아제(Piaget, 1948)는 아동이 또래와의 상호작용을 통하여 자기중심적 사고로부터 벗어나게 된다고 보았다. 즉, 전조작기 이전의 아동은 자기중심적인 사고 특성을 가지고 있지만 또래와의 상호작용을 통해 타인이 자신과 다른 내적 상태를 가지고 있다는 것을 인식하게 되어 타인의 생각이나 감정을 고려할 수 있는 능력을 발달시킨다. 이렇게 아동이 자기중심성을 극복하는 과정에서 성인은 별로 도움이 되지 못한다. 왜냐하면 아동에게 성인은 늘 자기한테 이래라저래라 통제하는 존재로 간주되며 아동의 눈에는 성인도 자기중심적인 존재로 여겨지기 때문이다. 그에 비해 또래는 아동이 동등한 관계에서 타인의 관점을 다룰 수 있게 해주고, 타인의 관점이 자신과 어떻게 다른지 그 관점을 직접 다루어 보고 해결방법을 찾는 경험을 하도록 해주기 때문에 아동의 인지발달에 도움이 된다. 이렇게 또래관계는 아동의 사회성 발달뿐 아니라 성격의 형성이나 인지발달 등 다양한 영역에 영향을 미친다.

학령 전 아동은 부모의 승인이나 인정을 중시하지만 초등학교 시기 아동은 또래집단의 인정을 중시하기 때문에 동조압력을 경험하게 된다(Pepitone, Loeb & Murdock, 1977). 따라서 아동은 또래들이 수용하는 방식대로 옷을 입고, 농담하고, 놀이를 한다. 코스탄초와 쇼(Costanzo & Shaw, 1966)는 동조성이 초등학교 시기에 가장 강하게 나타났고 남자아이보다 여자아이가 더 동조적이었으며 일반적으로 불안수준이 높고 의존적이고 자존감이 낮은 아동이 타인에게 의존하는 경향을 보였다. 동조성은 정상적이지만 극단적으로 또래집단에 동조하는 것은 모든 일을 스스로 결정할 수 없고 눈치만 보는 무력한 아이로 만들 수 있다. 물론 초등학교 시기의 아동은 또래집단에게 동조하기도 하지만  단짝 친구를 만드는 경향을 보인다(Berndt, 1981). 단짝 친구는 서로 개인적인 사건을 이야기하고 가족의 비밀을 공유하면서 어려울 때 서로 돕는다. 설리번(Sullivan, 1949)은 단짝 친구와의 바람직한 관계가 이성관계의 기반이 된다고 보았다.

# 3 • 아동기의 부적응문제

## 1) 집단 따돌림

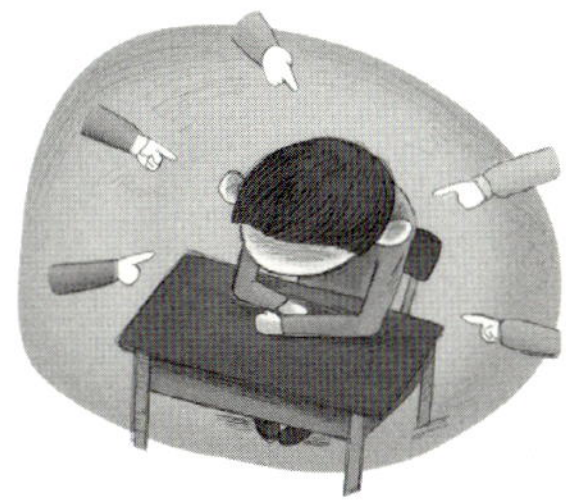

집단 따돌림은 두 명 이상의 가해자가 특정인을 지속적으로 괴롭히는 현상을 말하며 기본적으로 강자와 약자 간의 관계에서 일어난다(Olweus, 1993). 일반적으로 집단 따돌림은 유치원이나 초등 저학년부터 시작되며(Bradshaw, Sawyer & O'Brennan, 2007) 초등학교 시절 따돌림의 특징은 가해자와 피해자의 역할이 고정되어 있지 않아서 어떤 경우는 가해자가 피해자가 되기도 하고 그 반대가 되기도 한다(Dempsey, Fireman & Wang, 2006). 초등학교 시절에 따돌림을 시키던 학생들은 흔히 중학교나 고등학교에 가서도 다른 학생들을 따돌리는 경향을 보인다(Olweus, 1994).

집단 따돌림은 친구들 사이에서 흔히 일어나는 다툼과 다음과 같은 점에서 다르다. 첫째, 동등한 관계에서 이루어지는 또래 간의 다툼과 달리 집단 따돌림은 강자와 약자 간에서 일어난다. 둘째, 남을 해치려는 의도를 가지고 있지 않은 또래 간의 다툼과 달리 집단 따돌림은 남을 해치려는 의도를 가지고 이루어진다. 셋째, 또래 간의 갈등은 서로의 요구를 타협하고 해결하는 과정에서 긍정적인 결과가 나타나기도 하지만 집단 따돌림은 항상 피해자와 가해자가 존재하고 부정적이고 파괴적인 결과를 가져온다. 매스컴에서 "왕따"라고 불리는 집단 따돌림은 신체적인 괴롭힘(때리거나 위협하는 행동), 언어적인 괴롭힘(욕을 하거나 싫어하는 별명을 부르는 행동), 그리고 최근에 증가하는 인터넷을 포함한 관계적 괴롭힘(의도적으로 어떤 활동에서 소외시키거나 악의적인 소문을 내는 행동)으로 나타난다. 또래 집단은 아동에게는 중요한 정서적 기반이며 활동영역이기 때문에 왕따가 된다는 것은 정서적 지지나 또래와의 활동으로부터 퇴출당하는 것을 의미하므로 심각한 정서적 스트레스를 가져온다. 또한 왕따로 인한 정신적 상처는 심리적 방어기제가 제대로 형성되지 않은 아동에게는 실제보다 심각한 문제로 인식되며 자살이나 등교 거부의 원인이 되기도 한다. 여기에서는 초등학생의 따돌림 실태를 통해 그 원인과 대책에 대해서 알아보도록 하자.

### (1) 집단 따돌림의 실태

차명호와 박완성(2014)에 따르면 초등학생 중 약 12%가 따돌림이나 괴롭힘을 당한 적이 있었으며 남학생(11.5%)에 비해 여학생(12.6%) 사이에서 따돌림이나 괴롭힘이 더 많이 일어난다. 특히 초등학생은 중학생(6.6%)이나 고등학생(7.8%)에 비해 집단 따돌림으로 인한 피해자가 훨씬 많이 나타나고 있는데 이러한 결과는 중학생 중 13.8%, 고등학생 중 8.7%가 집단 따돌림을 당하고 있다는 사회정신건강연구소의 1997년 조사와 다른 결과이며 초등학생이 집단 따돌림의 피해를 가장 많이 경험하고 있음을 보여 준다. 또한 중학교에서 남학생(16%)이 집단 따돌림을 더 많이 경험한다는 1997년의 조사결과와 달리 2014년에는 초등학교(11.5% 대 12.6%), 중학교(5.0% 대 8.2%) 모두 여학생들이 집단 따돌림을 더 많이 경험하는 것으로 나타났다. 특히, 1997년의 조사에서 주목할 내용은 조사대상자의 76.5%가 자신의 주변에 따돌림으로 고통을 당하는 아이가 있더라도 선생님에게 말하지 말씀드리지 않으며 전체의 35.8%(여자 중학생의 경우는 50.8%)가 따돌림을 당하는 아이를 친구로 사귀지 않겠다고 응답하였다. 2014년 조사를 보면 초등학생 중 약 10% 정도가 같은 반 아이를 따돌림해 본 경험이 있다고 응답하였으며 이러한 경향은 중학교나 고등학교로 갈수록 5% 이내로 감소한다. 또한 따돌림을 하는 가해학생이 초등학교나 중고등학교 모두 1명이나 2명 정도로 많은 학생이 특정 학생을 집중적으로 따돌림하는 경우는 많지 않으며, 따돌림이 일어났을 때 많은 학생(43%)이 따돌림에 가담하거나 제지하기보다 “온정적 관찰자”의 태도를 보이는 경향이 있다.

### (2) 집단 따돌림에 영향을 미치는 요인

집단 따돌림 같은 행동에 관여하는 원인은 개인요인, 가족요인, 학교요인, 친구요인으로 나누어 볼 수 있다(이문자, 2003). 첫째는 개인요인으로 집단 따돌림을 하는 학생들은 전두엽 부위를 비롯한 뇌 기능의 이상 또는 역기능적인 가정환경의 영향으로 타인의 감정이나 생각에 잘 공감하지 못하기 때문에 타인에게 공격적으로 행동할 수 있다. 일반적으로 공격성이 높은 아동은 사회질서나 규범을 따르기보다 자기중심적으로 행동하는 경향이 있기 때문에 타인의 감정을 고려하기보다 자기에게 유리하거나 자기감정에 근거하여 행동하는 경향이 있다. 남아와 여아는 공격성을 표현하는 방식에서 다를 수 있기 때문에 집단 따돌림에 성차가 영향을 미칠 수 있다. 일반적으로 남아는 신체적 괴롭힘을 많이 사용하는 데 비해 여아는 안 좋은 소문을 내거나 소외시키는 관계적 괴롭힘을 많이 사용하는 경향을 보인다.

둘째는 가정요인으로 경제적으로 빈곤한 가정에서 자란 아동은 대부분 가정에서 적절한 정서적 지지를 제공하지 못하기 때문에 타인에게 해를 끼치는 행동을 저지를 수 있으며, 부모의 애정결핍과 처벌에 의존하는 양육태도, 자녀의 공격행동에 대한 부모의 방임적인 태도도 자녀의 공격적인 행동을 증가시킬 수 있다(Olweus, 1980). 콜로로소(Coloroso, 2002)는 폭력적인 성향을 가진 자녀를 가진 가족의 유형을 두 가지로 나누고 있다. 그 하나는 따돌림의 가해자, 피해자, 방관자를 만드는 엄격한 가족(brick-wall family)으로, 이 가족은 지켜야 할 규칙이 많고, 서로 뭉쳐져 있어 복종과 엄격한 위계가 존재한다. 이 가족의 부모는 자녀에게 지시적이고 명령적이며 과도하게 자녀를 걱정하여 아이들의 감정은 무시되고 부모에 의해 조종된다. 다른 하나는 체계가 부족하고 방임주의가 만연된 경계가 없는 가족(Jellyfish family)으로 이 가족 내에서 과잉보호된 아이들은 억눌리고 모욕당하고 창피를 당한다. 또한 위협, 상, 벌 등에 의해 조종당하며 일관적이지 않은 부모에게 휘둘린다. 이 형태에 속하는 가족의 부모는 두 가지 타입이 있다. A타입 부모는 자녀를 과잉보호하면서 아이는 스스로 하지 못한다는 암시를 준다. 즉, 부모 자신의 욕구와 아이욕구를 혼돈하고 자녀와 부모사이의 경계가 부족하다. 이러한 부모들은 어떻게 아이에게 건강한 구조를 만들어주고 한계를 지어줘야 하는지 모른다. B타입 부모는 신체적으로나 심리적으로 아이를 버리는 부모이다. 이러한 부모들은 자신의 문제로 인해 아이를 보살필 수 없다. 때로는 물질적인 것으로 보상하려 하지만 양육하고 껴안고 따뜻한 격려의 말은 하지 않는다.

셋째는 학교 요인으로 업무 부담이 과중한 교사는 학생들 사이에서 일어나는 따돌림 현상을 발견하지 못하고 발견했다고 하더라도 적절한 개입을 하지 못할 수 있다. 그리고 학교장이 학교에서 일어나는 집단 따돌림이나 학교폭력을 단호하게 대응하지 못하고 감추거나 무마하는데 급급하게 되면 집단 따돌림이 지속적으로 일어날 수 있다. 또한 우리나라의 공교육이 입시중심으로 이루어지면서 초등학교부터 경쟁위주의 교육풍토를 갖게 되어 아동들이 또래를 친밀하게 지내야 하는 대상보다 경쟁자로 느끼게 되어 따돌림 현상이 사라지지 않을 수 있다.

넷째는 친구 요인으로 집단 따돌림을 하는 학생 주변에는 가해 학생의 행동을 저지하지 않고 방관하거나 심지어 적극적으로 그러한 행동을 부추겨 강화하는 친구들이 있다. 가해 학생은 자신과 비슷한 행동이나 태도를 보이는 또래 아이들과 함께 있음으로써 가해행동을 정당화하고 그런 친구들에게 자신의 존재감을 인정받으려고 한다.

또한 매스 미디어의 영향으로 아동은 TV나 인터넷 등 다양한 매체를 통해 폭력 프로그램과 게임에 노출되고 있으며 이러한 폭력적인 프로그램에 많이 노출된 아동일수록 다른 아동을 괴롭힐 가능성이 더 높다.

### (3) 집단 따돌림 가해자와 피해자의 행동특성

집단 따돌림의 가해자는 비정상적인 가족에서 성장한 경우가 많은데 박진영과 채규만(2011)의 연구를 보면 부모의 거부적이고 공격적인 태도가 높을수록 가해행동을 하는 경향이 증가하며 문제를 해결하는 데 필요한 인식능력이나 실행능력이 떨어질

수록 그러한 경향이 지속되었다. 일반적으로 가해자들은 쉽게 흥분하고, 공격을 즐기고, 자기 힘을 과시하고 싶어 하는 경향이 있으며 힘이 세거나, 약거나 인기가 있거나, 성격이 짓궂은 특성 중 한 두 가지를 함께 가지고 있다(김용태 · 박한샘, 1997). 가해학생 집단은 교사의 지지를 받지 못하지만 친구 간의 결속력이 높은 편이며, 학업능력, 사회적 수용, 외모, 품행, 자기개념에서 정상집단과 별 차이를 보이지 않고 있다(이춘재 · 곽금주, 1999).

집단 따돌림 피해자는 비정상적인 가정환경을 가진 경우가 많다. 가정은 사회에 적응하는 데 필요한 대인관계 기술을 습득하는 곳인데 구성원 간의 갈등이 심하고 부모가 자녀들에게 따뜻하고 안정된 태도보다 권위적이고 처벌 위주의 교육을 하게 되면 타인에게 지나치게 의존하게 되거나 반대로 폭력적인 경향을 보인다. 때로는 어머니와 가깝고 긍정적인 관계를 보이는 경우도 있지만(Olweus, 1993), 이러한 관계는 긍정적인 것이라기보다 어머니의 과보호와 상관이 높으며 이러한 아이들은 독립심과 자기주장을 위한 의사소통 능력을 갖추지 못하여 따돌림의 피해자가 되는 경우가 많이 있다. 집단 따돌림을 당하는 아이들이 보이는 일반적 행동특성은 다음과 같다. 첫째, 아이들은 타인에게 자신이 어떻게 보이는지에 매우 민감하고 걱정이 많기 때문에 대인관계에서 대화에 집중하기 어렵고 자기를 소극적이고 나약한 사람으로 볼 것이라는 왜곡된 기대를 갖는다. 둘째, 자신의 신체나 외모에 대해 지나치게 열등감을 갖거나 반대로 지나치게 우월감을 갖는 경우가 많다. 셋째, 대인관계에서 지나치게 자신을 낮게 평가하고 자신감이 부족하여 정당한 요구를 하지 못하고 타인의 요구를 잘 거절하지 못하는 경향이 있다. 그러나 따돌림 피해자 중 어떤 아동은 고분고분하고 우울하며 정서적으로 불안한 성격을 보이거나 사회적 기술이 부족하고 신체적으로 약하지만(전순영, 2003), 어떤 아동은 산만하고 엉뚱한 말을 하거나 친구들 놀이에 함부로 끼어드는 경향을 보이기도 하여(주은선 · 박은란, 2003) 집단 따돌림 피해자의 일반적 행동특성을 찾기는 쉽지 않다. 집단 따돌림을 당하면 엄청난 스트레스를 받기 때문에 정신적으로나 육체적으로 매우 지치게 되고 다양한 병리적 증상을 보이게 된다. 그렇기 때문에 선생님이나 부모님이 아이를 잘 관찰한다면 아이가 어떤 상태에 있는지를 빨리 발견하여 대책을 강구할 필요가 있다.

### (4) 집단 따돌림 문제를 어떻게 해결할 것인가?

집단 따돌림 문제를 해결하기 위해서는 가정과 학교뿐 아니라 본인의 노력도 필요하다. 첫째, 학부모는 전학을 고려하기 전에 아이가 아이의 태도와 행동에 어떤 문제가 있기에 따돌림을 당하는지를 차분하게 분석해 볼 필요가 있다. 다음에는 선생님과 상담을 해서 학교에서 아이가 어떻게 생활을 하는지 혹은 수업능력이 떨어지거나 산만하지는 않은지를 알아봐야 한다. 특히 아이가 학교에서 행동하는 방식이 가정에서와 어떻게 다른지를 자세히 살펴볼 필요가 있다. 둘째, 교사는 학급 내에서 이루어지고 있는 따돌림의 실태를 정확하게 파악하고 있어야 한다. 따돌림의 빈도나 가해자와 피해자를 파악하는 것이 우선 필요하다. 또한 피해자에 대한 개인면담을 통해 피해자가 된 개인적 혹은 가정적 원인을 분석해서 피해자에게 도움을 주어야 한다. 그리고 소집단 활동을 활성화시켜 따돌림을 당하는 아이가 다른 아이들이 한 가지 목표를 가지고 서로 협력할 수 있는 분위기를 조성하여 마음의 벽을 허무는 기회를 제공해야 한다. 이러한 활동을 통해 경쟁보다는 더불어 사는 마음을 가지도록 가치관 교육을 병행할 필요가 있다. 마지막으로 아동 자신이 자기 생각을 타인에게 단호하고 자신감 있게 표현할 수 있는 능력을 개발하고, 타인에게 의존하지 않고 자신의 가치를 스스로 깨달을 수 있도록 하는 것도 중요하다. 또한 집단 따돌림이 발생했을 때 그것을 부모님이나 교사와 상의를 하고 도움을 요청할 수 있어야 한다.

### (5) 집단 따돌림의 새로운 형태: 사이버 따돌림

사이버 따돌림이란 이메일, 핸드폰, 문자메시지, 인터넷 웹사이트의 댓글을 통해 상대방을 괴롭힐 목적으로 공격적 행동을 하는 것을 말하며, 사이버 공간에서는 개인이 자신의 정체성을 숨기기 쉽고 직접 마주할 필요가 없기 때문에 남을 따돌리거나 심한 말로 비방하기가 더 쉽다(Belsey, 2004). 사이버 따돌림은 다양한 형태로 나타나는데 비방과 욕설을 포함한 메시지를 반복적으로 보내거나, 겁을 주거나 위협하는 메시지를 포함한 사이버스토킹(cyber-stalking), 웹사이트에서 타인의 글이나 사진에 비방을 가하는 명예훼손, 상대방에 대한 개인적이고 부끄러운 이야기를 공개하는 것 등을 포함한다(Willard, 2004). 우리나라에서는 온라인상에서 집단으로 특정한 개인에게 욕이나 위협을 가하여 피해자가 자살을 시도하는 등 사회적 문제가 되고 있다.

2012년 학교폭력 실태조사에 따르면 집단 따돌림과 함께 사이버 따돌림은 청소년에게 가장 큰 심리적 고통을 주는 폭력으로 알려졌으며 미국의 사례를 보면 13세에서 17세 청소년 중 학교 폭력으로 인한 자살 시도율은 9.5%인데 비해 사이버 따돌림으로 인해 자살을 시도하는 청소년은 14.7%로 사이버 따돌림이 청소년에게 미치는 영향이 매우 심각하다. 특히, 사이버공간에서 일어나는 따돌림은 남자아이들 보다 여자아이들 사이에서 더 빈번하게 나타나는 경향을 보이는데 이것은 12세부터 18세 사이의 여자 청소년들 중 74%가 채팅을 하거나 웹사이트에 접촉하면서 여유시간의 대부분을 보내기 때문이다(Migliore, 2003). 우리나라의 경우에도 인터넷이나 휴대폰 문자 등을 통해 비방이나 협박을 받은 경험이 있는 학생이 13.7%에 이르며(교육부, 2012), 동급생 안티카페만 해도 1,000개 이상이 개설되어 있고 메신저 차단이나 일촌 거부 같은 우리나라 특유의 사이버 따돌림이 존재하고 있다. 특히, IT 인프라가 잘 갖추어진 우리나라의 상황을 고려할 때 그 비율이 점차 증가할 것으로 예상된다.

사이버 따돌림을 당했을 때 10% 이하만이 부모님에게 이 사실을 이야기하였으며 이를 목격한 학생들도 70% 이상이 아무런 도움을 주지 않았다. 사이버 따돌림을 당했을 때 어떻게 할 것인지를 묻는 질문에 대해서도 부모님이 무시할 거라고 생각하거나 인터넷이나 핸드폰을 사용하지 못하게 할 거라고 생각하거나 스스로 해결할 수 있다고 생각해서 부모님에게 이 사실을 알리지 않겠다고 응답하였다. 또한 사이버 따돌림을 하는 학생 중 65%가 재미로 그랬다고 응답하였다.

사이버 따돌림을 받은 상황에서는 믿을만한 어른에게 이 사실을 알리고, 따돌리는 아이들로부터 온 메시지나 문자에 응답하거나 삭제하지 말고 보관하고, 부모는 자녀들의 인터넷 사용시간과 용도를 확인하고, 자녀와의 관계를 잘 유지하여 사이버 따돌림 같은 일이 생겼을 때 자녀가 부모와 상의할 수 있는 상황을 만들어야 한다.

### 2) 학교 거부증

가정에서 부모님의 보호를 받다가 초등학교에 입학하는 것은 아이들에게 새로운 도전이라고 할 수 있으며 대부분의 아이들에게는 흥분되고 즐거운 일로 받아들여지지만 어떤 아이들은 불안을 느끼고 학교 가기를 거부하기도 한다. 이렇게 새로운 환경에 적응하는 과정에서 보이는 불안감은 자연스러운 일이지만 그것이 한 달 이상 지속될 때는 문제로 봐야 한다. 우리나라의 경우 초등학생의 5%, 중학생의 2% 정도가 학교 거부증 환자로 분류되고 있으며 최근 맞벌이 부부가 증가하면서 학교 거부증도 감소한다는 조사결과가 있는데 이것은 학교거부증이 엄마와의 분리불안과 관련되어 있음을 시사한다.

학교에 대한 공포가 처음 출현하는 시기는 어린이집이나 유치원에 다닐 때부터이지만 본격적으로 나타나는 것은 초등학교 1학년 무렵이다. 아이들은 학교에 가야할 시간에 머리가 아프다, 목이 아프다 또는 배가 아프다고 호소하거나 토하기도 하는데 이러한 증상은 집에 있도록 허락해 주면 다음에는 없어지고 다음날 아침에 학교 가기 전에 다시 나타난다. 어떤 경우에는 단순히 집을 떠나는 것을 거부하기도 한다. 학교 가기 싫어하는 것은 여름방학이나 연휴, 혹은 잠깐 동안의 병의 경우에서와 같이 집에서 엄마와 보다 가까워지는 기간 직후에 발생하는 경우가 많다.

학교 거부증의 가장 큰 원인은 어머니와 떨어지는 것에 대한 두려움 즉 심리적 원인인 경우가 많지만 연령별로 원인이 다양하다. 초등학생들의 경우 앞서 언급했듯 부모와 떨어지기를 두려워하는 '분리 불안장애'가 그 원인인 경우가 대부분이지만 중·고교생들은 우울증이나 스트레스로 인한 공포가 학교 거부로 이어지는 경우가 많다. 분리 불안에 의한 학교 거부증은 주로 부모의 과잉보호나 기대가 높은 가정의 아이들에게서 나타나며 대개 성적도 좋고 학교에서 특별한 문제가 없는 경우가 많고 남자아이보다 여자아이에게서 자주 나타난다. 그러나 집에 있으면서 부모의 관심을 더 받거나 좋아하는 TV를 보거나 게임을 할 수 있게 되면 학교를 가기 싫어하는 행동이 더 나타나는 경우가 있는데 주로 남자아이에게 일어나며 부모가 자녀의 교육에 관심이 적고 아이들도 학업성적이 낮은 경우가 많다.

아이가 학교 거부증을 보일 경우 어머니가 학교에 따라가서 수업을 마칠 때까지 기다렸다가 함께 오더라도 학교에 보내야 한다. 신체증상에는 무심하게 대하되 아이가 학교 가는 것에 대해서는 칭찬과 격려를 아끼지 말아야 한다. 부모는 우선 아이들에게 해줄 것은 학교는 반드시 가야 하는 곳이라는 확신을 심어주는 것이 중요하다. 한 달 이상은 수업을 마치고 집에 돌아오면 엄마가 언제나 맞아주는 것이 좋다. 엄마가 항상 집에 있다는 생각은 아이의 정서적·심리적 안정에 큰 도움을 주기 때문이다. 학교에서 돌아온 아이에게 학교생활은 재미있었는지 친구하고는 어떻게 지냈는지 등 학교에서 있었던 일에 대한 관심을 나타내는 것도 올바른 대처요령 중 하나다. 그러나 가장 중요한 것은 아이들에 대한 관심과 배려, 즉 사랑의 표현이다. 증상이 장기간 계속될 경우 소아정신과 치료를 받아야 한다. 학교 거부증은 원인에 따라 치료법이 다양하게 나와 있다. 분리불안 장애로 인한 경우 가족놀이와 놀이치료를 주로 이용한다. 가족치료는 의사와 아이, 부모가 함께 정기적으로 상담하면서 원인을 찾아 치료하는 방법이다. 놀이치료는 병원에서 1주일에 한번 정도 아이에게 놀이를 통해 문제점을 파악, 원인을 치료하는 것을 말한다. 불안의 정도가 심하면 항우울제나 항불안제를 사용하는 약물치료법이 병행된다.

### 3) 학습장애

어떤 부모라도 자기 자식이 공부를 잘하기를 바란다. 그러나 공부를 잘하지 못하는 원인이 학생 자신의 노력 부족 때문만은 아니다. 특히 학습장애에 관한 연구 역사가 짧은 우리나라에서는 학습장애 개념을 단순히 학업수행이 뒤지는 아동으로 혼동하여 사용하는 경향을 보이고 있다(백욱현, 1993). 우리나라는 학습장애가 제대로 평가되어 치료되지 못할 뿐만 아니라, 엄격한 의미에서의 학습장애 아동을 위한 교육정책이나 교육 관련 서비스는 물론, 일선 교사들조차 학습장애에 대한 개념이 생소한 실정에 있으므로 분명한 학습장애 개념의 필요성이 인식된다.

미국의 교육법(U. S. Public Law, 1977)에 따르면 "특수학습장애 아동이란, 언어, 즉 구어, 문어의 이해와 사용에 포함되는 기본적인 심리과정에서 한 가지 이상의 장애를 가진 아동들을 의미하며, 이와 같은 기본적인 심리 과정상의 장애란 듣기, 말하기, 읽기, 쓰기, 철자 및 산수계산 등의 능력이 불완전하여 장애를 나타내는 것을 말한다. 특수학습장애에는 지각장애, 뇌손상, 대뇌 미세뇌기능장애, 난독증 및 발달상의 실어증 등이 포함된다. 그러나 주로 시각, 청각 및 운동장애, 정신지체, 정서장애, 혹은 문화적, 환경적 결손에 의한 학습문제아동은 이 범주에 포함되지 않는다."라고 정의되어 있다. 이 정의에 따르면, 학습장애는 a. 중추신경 계통의 역기능으로 볼 수 있는 비전형적인 뇌기능의 장애, b. 다양한 정신능력(심리적 처리 과정)들의 발달 불균형 또는 개인 내에서의 차이, c. 학업 및 학습과제상의 곤란, d. 학업성취와 잠재력간의 차이, e. 다른 원인이 주요인인 경우에는 학습장애에서 제외한다는 특징을 보이고 있다. 그러나 학습장애를 현장에서 정확하게 진단하는 것은 용이하지 않으며 다양한 진단평가방법을 사용할 필요가 있다.

학습장애와 학습지진이나 학습부진은 흔히 혼동되는데 학습지진이란 지능수준과 기본적인 학습능력이 낮아서 같은 나이또래 아동들에 비해 월등히 학업성취가 뒤지는 아동을 일컬으며, 학습부진이란 정상적인 지능을 가진 아동들이 주로 사회환경적인 요인들에 의하여 학업 수행이 뒤떨어지는 경우를 의미한다. 언어와 관련된 장애를 뇌의 손상부위와 연관지어 설명하려고 한 20세기 초의 신경 정신병리학자들에 의해 학습장애에 대한 연구가 시작되었기 때문에 학습장애를 뇌손상이나 미세뇌기능장애와 관련지으려는 시도가 꾸준히 있었다. 그러나 슈트라우스와 레티넌(Strauss & Lehtinen, 1947)의 연구 이후 뇌손상에 의해 학습장애를 설명하려는 신경학적 입장보다는 발달적이고 심리적인 관점이 보편화되면서 1962년 커크(Kirk)가 사용한 학습장애라는 용어가 관련 분야에서 포괄적으로 쓰이게 되었다.

학습장애는 유전적 요인과 신경생리학적 요인 그리고 사회 환경적 요인의 상호작용에 의해 발생한다고 알려져 있다. 우선 학습장애를 가진 가족이 있을 때 학습장애의 발생률이 높다거나 일란성 쌍생아에게서 학습장애의 발병 일치율에 높다는 점을 볼 때 유전적 요인은 학습장애의 발생에 영향을 미치는 주요 요인이다. 또한 모체의 풍진이나 알코올 남용 그리고 출생 시의 산소결핍과 난산이나 뇌염이나 영양실조로 인한 뇌의 손상 그리고 미세뇌기능의 장애가 있을 때 학습장애가 발생할 가능성이 높다는 것을 볼 때 신경생리학적 요인이 학습장애의 발생에 영향을 미친다. 또한 아동의 사회 환경적 적응 능력의 손실도 학습장애를 더욱 심각하게 만들 수 있다. 가령, 가족의 크기, 문화적 결손, 가족 내의 낮은 상호작용 등에 의한 조기 경험의 부족이 학습장애의 원인이 될 수 있다. 그 밖에도 아동의 정서적 특성, 학업에 대한 동기와 기대, 학습습관과 행동 패턴들도 학습의 문제에 크게 작용하고 있다. 학습장애 아동들은 대체적으로 다음과 같은 특성들을 가지고 있다.

- 실행기능의 문제: 실행기능이란 원하는 목표를 달성하기 위해 적절한 문제해결 방법을 찾고 실행하는 기능을 말한다. 즉, 자기에게 주어진 일을 효과적으로 수행하기 위해 문제해결을 위한 계획을 세우고, 필요한 자원이나 기술을 찾고, 관련된 정보를 기억하고, 주의를 유지하고 반응을 억제하거나 뒤로 미루는 능력을 포함한다. 학습장애 아동은 실행기능이 잘 작동하지 않기 때문에 문제를 해

결하는 과정에서 미숙하고 충동적인 특성을 보이며, 어떤 일이 잘 해결되지 않을 때 다른 대안을 찾지 못해 문제해결에 실패하는 경우가 많다. 특히 실행기능은 학교생활에 적응하기 위해 반드시 필요한 능력이므로 실행기능이 떨어지는 학습장애 아동은 학교에 적응하기 어렵다.

- **의사소통의 문제**: 남의 말을 듣고 이해하는 능력도 또래에 비해 심각한 차이를 보인다. 일상적인 대화과정에서도 적절한 단어를 적절한 억양과 속도로 표현하는데 어려움을 보인다. 조음장애와 같은 발달적 언어장애를 보이는 경우가 많다.
- **학습동기의 문제**: 학습된 무기력을 보인다. 동기수준이 낮고, 거듭된 실패로 인해 과제의 성공여부를 자신의 노력으로 돌리기보다는 운이나 외적 여건으로 돌리는 경향을 보인다. 실패를 자신의 결함 탓으로 돌리고, 자신의 능력은 향상될 수 없다고 생각하고, 어려운 과제를 만나면 쉽게 포기한다.
- **추론 및 이해능력의 문제**: 다수의 변인을 복합적으로 적용하거나 이용해야 하는 과제에 특히 어려움을 보인다. 다단계 해결절차를 포함하는 과제에 어려움을 보이며, 작동기억이 많이 요구되는 과제, 즉 여러 변수를 동시에 고려해야 하는 과제 수행에 특히 어려움을 보인다. 추상적인 개념파악과 획득에 어려움이 있고, 한 가지 표현방식에서 다른 표현방식으로 전환하는 과정이 느리고 부정확하다.
- **읽기, 쓰기, 셈하기의 문제**: 학습장애 학생들이 어려움을 보이는 대표적인 영역은 읽기, 쓰기, 수학 등이다. 즉, 학습장애 학생의 80% 이상의 학생들이 읽기영역에서 어려움을 보이는데 생략(단어나 단어의 일부 빠뜨리기), 첨가(제시된 문장에 없는 단어나 문장을 추가), 대치(주어진 단어를 다른 말로 바꾸기), 도치(문자나 단어의 좌우를 바꾸어 읽기) 등의 외형적인 특성과 낮은 독해력 등의 문제점을 보인다. 또한 쓰기에서 전반적으로 글자의 크기, 간격, 글자 간의 조화가 심한 불균형을 보일 뿐 아니라 글자의 모양이 심하게 왜곡되어 있는 경우가 많다. 받아

> 쓰거나 베껴 쓰는 속도가 느리다. 작문을 할 때에 구두점, 맞춤법등과 같은 기술적인 측면은 물론이고, 주제에 일관되게 글을 조직화하거나 적절하면서도 풍부한 어휘를 구사하는 데 어려움을 보인다. 그리고 수학에서는 숫자를 쓰거나 읽는 데 어려움을 보인다. 숫자를 시간적-공간적으로 조직화하는 능력이 부족하여 자리값에 따른 숫자의 배열에 어려움을 느끼고, 비슷한 숫자(6-9, 12-21)를 혼동하는 경우가 있다. 시각적 태만 현상을 보이며, 소수점을 고려하는 데 어려움을 겪는다. 단순연산뿐 아니라 수학 응용문제 해결, 기본 수학 개념 이해 등 여러 수학과목 영역에 걸쳐 매우 낮은 학업 성취도를 보이는 경우가 많다.

학습장애는 다른 발달장애들과 관련되어 있는 경우가 많다. 예를 들면, 초기 언어장애를 가진 아동들의 대다수가 학령기에서 학습장애를 겪고 있다고 밝히고 있으며, 언어장애와 학습장애를 굳이 구별하지 않고 있다(Baker & Cantwell, 1989). 그 외에도 주의력결핍 과잉행동장애(Attention Deficits with Hyperactivity)와 학습장애는 밀접한 관련을 보이고 있다. 핼러한과 리브(Hallahan & Reeve, 1980)의 연구에 의하면, 학습장애 아동의 약 30~40퍼센트가 ADHD를 갖고 있는 것으로 알려졌다. 학습장애와 주의력결핍 과잉운동장애 모두 주의집중의 문제로 인한 학업의 문제를 갖지만, 그 원인은 서로 상이하다. 주의력 결핍 과잉행동장애의 문제는 주로 충동성이나 짧은 주의 폭 때문으로 광범위한 학습의 문제를 보일 것으로 예상되지만, 학습장애의 경우는 구체적인 주의집중 과정상에서의 결핍 – 주로 선택적 주의집중의 문제 – 에 의한 것으로 알려지고 있다(Conte, 1991). 따라서 인지적 처리 과정상 차이는 학습장애와 주의력 결핍 과잉운동장애 아동의 판별과 치료에 중요한 의미를 갖는다. 예를 들면, 주의력 결핍 과잉 운동장애에 의한 학습장애는 전자를 먼저 치료하는 것이 효과적이다.

학습장애 아동의 진단평가는 기본적으로 3가지 판별준거에 의한다. 첫째는 불일치 준거로, 한 아동의 지적능력과 학업성취 간에 심한 불일치를 나타내거나, 주의집중, 지각, 기억, 언어영역 등의 심리적 과정에서 발달상에 심한 불일치를 보이는 경우, 둘째는 제외준거로, 정신지체, 시청각 등의 감각장애, 정서 장애 및 학습기회의 부족에서 오는 학습의 부진은 학습장애 범주에서 제외되고, 셋째는 특수교육 준거로, 아동에게 일반적인 교육방법으로 학습이 성취되지 않는 경우에 해당된다.

학습장애 아동들에 대한 치료는 신경심리학적 모델, 정보처리과정 모델, 적응행동 분석모델, 발달지체 모델, 학업적 모델 등 다양한 방식으로 이루어진다. 과거 신경생리학적 이론에 근거한 대뇌 우세성 훈련, 신경계 재훈련, 약물치료 등의 의학적인 치료방법들은 역사적으로는 오래되었으나 기법이나 효과 면에서 상당한 비판을 받고 있다. 문제는 학습장애 아동들은 상당히 이질적인 집단이라는 것으로 개개인의 특성에 맞는 인지, 정서, 사회성 및 학습 교육 영역에서 전문가에 의한 치료 프로그램을 체계적으로 설정하는 것이 중요하다. 읽기, 쓰기, 셈하기 훈련과 같은 직접적인 기초학습기술 지도 외에도, 의학적인 치료 방법, 지각, 운동력과 같은 기초적 인지능력 향상을 위한 인지발달 훈련, 정보처리적 접근에 따른 인지 결함의 보충 및 장점의 보완훈련, 정서, 사회적 적응을 위한 심리치료나 놀이치료, 행동수정, 사회성 훈련 부모 자녀관계를 다루는 부모교육 등이 사용될 수 있다.

### 4) 품행장애(conduct disorder)

우리 주변에서 사람들이 흔히 '문제아', '비행청소년'이라고 하는 아이들 중 품행장애에 해당하는 경우가 많이 있다. 정신장애분류 기준인 DSM-IV에 따르면 품행장애는 다른 사람의 기본권리를 침해하거나 나이에 적절한 규범이나 규칙을 반복적이고 지속적으로 위반하는 경우를 말하는데 다음 기준들 중 6개월 내에 최소한 3가지 이상을 보이는 경우 품행장애를 의심해야 한다.

**▌표 3-2▌ 품행장애의 기준**

| 구분 | 기준 |
|---|---|
| 사람 및 동물에게 공격적 | 1. 다른 사람들을 놀리거나 협박하거나 위협할 때가 많다.<br>2. 몸싸움을 먼저 시작하는 일이 많다.<br>3. 다른 사람에게 육체적으로 중상을 입힐 수 있는 무기를 사용한 일이 있다. (예: 야구 방망이, 벽돌, 깨진 병, 칼, 각목 등)<br>4. 사람들에게 육체적으로 잔인하게 대한 적이 있다.<br>5. 동물에게 육체적으로 잔인하게 대한 적이 있다.<br>6. 피해자와 대면한 상태에서 절도를 한 적이 있다. (예: 강탈, 소매치기, 착취, 무장 강도)<br>7. 다른 사람에게 성적 행위를 강요한 적이 있다. |
| 기물파괴 | 8. 심각한 피해를 일으킬 목적으로 고의적으로 방화에 참여한 적이 있다.<br>9. 다른 사람의 재산을 의도적으로 파괴한 적이 있다. (방화가 아닌 다른 수단으로) |
| 속이는 버릇, 절도 | 10. 다른 사람의 집이나 건물, 차에 침입한 적이 있다.<br>11. 물건이나 호의를 얻거나 의무를 회피하기 위해 거짓말을 할 때가 많다. (예: 사람을 속인다.)<br>12. 피해자와 대면하지 않은 상태에서 귀중품을 훔친 적이 있다. (예: 단순절도 - 문을 부수고 침입한 것이 아님, 위조) |
| 심각한 규칙 위반 | 13. 부모의 금지에도 불구하고 13세 이전부터 밤늦게까지 밖에 나가 있는 일이 많다.<br>14. 부모의 집이나 다른 보호자의 집에서 함께 사는 동안 밖에서 밤을 새고 들어온 적이 최소한 두 번 있다. (또한 상당한 기간 동안 집에 돌아오지 않은 일이 최소한 한 번 있다.)<br>15. 13세 이전부터 학교에 무단결석하는 일이 많다 |

물론 품행장애는 그 증상에 따라 여러 수준으로 구분될 수 있는데 다른 사람에게 손상을 주는 정도가 경미한 거짓말, 무단결석, 밤늦게 돌아다니는 수준에서 다른 사람에게 손상을 주는 성관계 강요, 신체적 잔인성, 흉기사용, 가택침입 같은 심각한 수준까지 다양하다. 품행장애는 18세 이하의 남아의 경우에는 6~16%, 여아의 경우에는 2~9% 정도 발생하게 되는데(APA, 1994) 아동 초기에는 투정을 많이 부리고 달래기 힘든 경향이 있어 부모들이 다루기 힘들어 한다. 일반적으로 부모는 대화, 식사, 수면, 배변 등에서 자녀가 자신의 지시에 따르기를 기대하는데 품행장애 아동은 이러한 부모의 지시에 반항하는 경향을 보인다. 아동기에도 아동은 방을 정리하거나 어지른 것을 치우거나 말대꾸하지 않도록 하거나 숙제를 하라고 부모가 지시

하면 반항하기 때문에 부모는 버릇을 들이려고 애를 쓰거나 일부러 위협을 하기도 하지만 아동의 지속적인 반항에 자제력을 잃고 폭력을 쓰기도 한다. 품행장애 아동은 보통 제 시간에 일을 끝내지 않고, 말을 해도 못들은 것처럼 행동하고, 학교성적도 좋지 않기 때문에 부모나 교사는 아동에게 더 열심히 노력하도록 압력을 가하지만 아동은 이러한 압력이 부당하다고 생각하여 압력에 반항하고 그로 인해 자주 벌을 받게 되고 그로 인해 자존감이 떨어지게 된다. 품행장애 아동은 분노를 신체적 공격행동을 통해 표현하는 경향이 있고, 남의 물건을 훔치는 행동을 자주 보이며 훔치다가 발각되면 싸우거나 거짓말로 부인하는 경향을 보이는데 이것은 반사회적 성향의 일종이다. 품행장애는 남자에게서 보다 흔하고 품행문제 역시 성에 따라 다르게 나타난다. 남자는 폭력, 도둑질, 기물파괴 같은 문제행동이 흔한데 비해 여자는 거짓말, 무단결석, 가출, 약물남용, 매춘이 자주 나타나는 경향이 있다.

품행장애가 있는 아이들은 자기중심적이고, 다른 사람들과의 공감대를 형성하기 어렵고, 다른 사람의 감정이나 기대에 관심이 없다. 대인 관계도 아주 피상적이고 성실하지 못하며 지속력이 없다. 특히 애매모호한 상황에서 다른 사람의 의도를 실제보다 적대적이고 위협적인 것으로 오해하고 공격적으로 반응하며 그리고 나서는 자신이 정당하고 합리적이라고 느낀다. 이들은 다른 사람이 당하는 피해에 대해서 무관심하고 전혀 잘못했다는 느낌을 가지지 못한다. 그러나 종종 자신의 행위에 대해 뉘우치고, 반성하는 듯한 모습을 보이기도 하는데 이것은 그렇게 함으로써 처벌을 줄이거나 상황을 회피할 수 있고 주변 사람들을 자신에게 유리한 방향으로 조정할 수 있음을 알기 때문이다.

품행장애는 다양한 원인에 의해 일어날 수 있는데 첫째, 가정의 경제적 빈곤(Tarnowski & Rohrbeck, 1993)이나 통제되지 않는 교실 분위기(Kasen, Johnson & Cohen, 1990)는 품행장애의 가능성을 높일 수 있다. 둘째, 부모의 역기능적인 양육태도도 아동의 품행장애를 유발할 수 있는데 가령, 역기능적 부모는 아동은 부정적인 대인관계 방식, 적대적 모델링, 반항적 행동을 강화함으로써 아동의 반사회적 행동을 촉진시키고 부추기는 경향을 보인다(Patterson, 1986). 또한 품행장애 아동의 부모는 아동에 대해 거부와 무관심, 가혹하고 일관성 없는 양육방식, 신체적 학대 같은 문제 있는 행동을 보이는 경향이 있다. 셋째, 아동의 성격도 품행장애의 원인이 될 수 있는데 유아기의 까다로운 기질(Bugental, Mantyla & Lewis, 1989)이나 충동적이고 미숙한 자기조절(Olson & Hoza, 1993) 그리고 과잉행동 같은 특성을 가진 아동은 부모나 또래 또는 교사와의 상호작용에서 비난을 받을 가능성이 높고 그로 인해 인지발달이나 사회성의 발달이 어려울 수 있다. 그러나 아동의 품행장애는 특정한 원인 때문에 일어나기보다 다양한 원인이 상호작용해서 일어나게 되는데 일반 엄마도 일반적인 아동을 대할 때보다 품행장애 아동을 대할 때 더 부정적이고 통제적으로 행동한다(Lytoon, 1990).

아동의 품행장애는 경우에 따라서는 성인이 되면서 완화되지만 상당한 경우는 성인기에 반사회적 성격장애로 이어진다. 반사회적 성격장애는 타인의 권익을 침해하는 반사회적 행동이 만성적으로 반복되는 이상성격으로 가정과 사회에 큰 불편과 물의를 일으킨다. 이들은 비행(폭력, 절도, 강도, 강간, 살인)을 저지르면서 사회에 살고 있거나 범죄행위 때문에 교도소를 자주 출입한다. 그러나 반사회적 성격장애자는 경험을 통해 학습을 하지 못하고 또 처벌로서는 교정되기 어렵기 때문에 교도소는 사회와 격리시키는 것 이상의 역할은 할 수가 없다. 아울러 자신의 상태(행위)에 대한 인식이 부족하고, 치료에 대한 동기가 낮기 때문에, 심리적인 치료를 받을 기회가 거의 없고, 교도소를 들락거리는 악순환을 되풀이할 수밖에 없다.

만약 학교와 수용시설 등에서 품행장애 특성을 이해하고, 장애라는 인식을 갖고 조기에 발견해서 전문가의 도움을 받을 수 있도록 도와준다면 품행장애에서 반사회적 성격장애(가출, 퇴학 → 뒷골목, 유흥가 → 폭력조직, 교도소)로 이어지기 쉬운 고리를 끊을 가능성이 있다. 품행장애에 대해 가장 보편적으로 활용되는 중재로는 부모관리훈련(parent management training), 사회적 의사소통훈련, 과잉행동이나 충동조절을 위한 약물치료 등이 있다. 부모와 자녀 간의 관계가 품행장애의 가장 큰 원인이기 때문에 부모관리 훈련은 가정 내에서 부모가 자녀와 효과적으로 상호작용할 수 있는 방법을 훈련하도록 돕는데 실제로 부모관리 훈련을 통해 자녀의 품행장애가 개선된 결과를 확인할 수 있다(Srayhorn & Weidman, 1989). 또한 품행장애 아동은 주변 사람들과의 의사소통에 미숙하고 상대방의 행동을 부정적으로 왜곡하여 지각하는 경향이 있기 때문에 사회적 의사소통 훈련은 품행장애를 줄일 수 있는 좋은 방법이다.

### 5) 아동학대(child abuse)

아동복지법 제2조에 "아동학대라 함은 보호자를 포함한 성인에 의하여 아동의 건강과 복지를 해치거나 정상적 발달을 저해할 수 있는 신체적, 정신적, 성적폭력 또는 가혹행위 및 아동의 보호자에 의하여 이루어지는 유기와 방임을 말한다."라고 규정하여 적극적인 가해행위뿐만 아니라 소극적 의미의 방임행위까지 아동학대의 정의에 명확히 포함하고 있다.

즉, '성인의 보호 또는 감독을 받는 18세 미만의 자에 대한 학대 행위'를 말한다. 여기에서 학대 행위란, "아동에게 가해진 행위로 인하여(우연한 것(accidental)은 제외), 아동의 건강 혹은 복지를 해치거나 혹은 정상적인 발달을 저해할 수 있는 모든 신체적, 정신적 상해, 성적 행위 및 방임을 포함한다." 이는 '아동의 복지나 아동의 잠정적 발달을 위협하는 보다 넓은 범위의 행동'으로 확대하며 신체적 학대뿐만 아니라 정서적 학대나 방임, 아동의 발달을 저해하는 행위나 환경 더 나아가 아동의 권리보호에 이르는 매우 포괄적인 경우를 규정하고 있다.

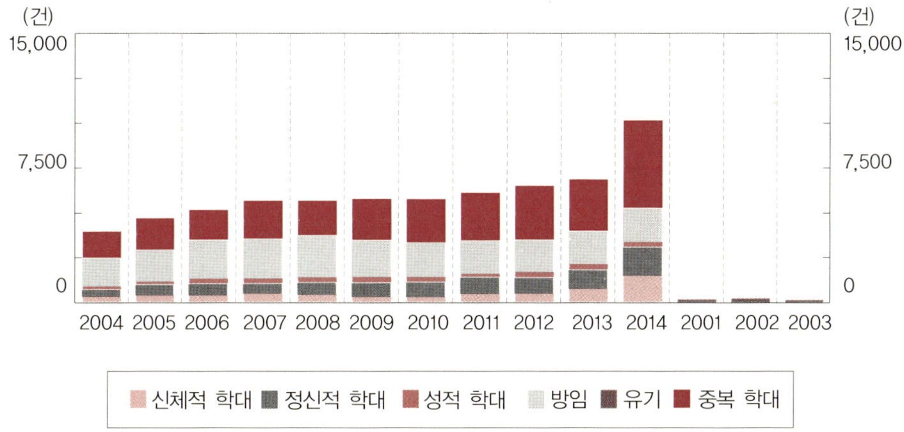


**▌그림 3-1▐ 아동학대 유형별 발생건수**

[그림 3-1]을 보면 아동학대 발생이 꾸준히 증가하고 있는데 경기침체로 인한 가정해체, 아동보호 전문기관의 확충으로 인한 신고증가, 아동복지법에서 아동학대 신고 의무화 등을 원인으로 볼 수 있다. 또한 아동학대 중 신체적 학대가 가장 많으며 방임, 정신적(정서적) 학대 중복학대 등의 순서로 아동학대가 이루어지고 있다.

### (1) 아동학대의 유형

- **신체학대**(physical abuse): 보호자를 포함한 성인이 아동에게 우발적인 사고가 아닌 상황에서 신체적 손상을 입히거나 또는 신체손상을 입도록 한 모든 행위를 말하며 생후 12개월 이하의 영아에게 가해진 체벌은 어떠한 상황에서도 심각한 신체학대이다. 구체적인 신체학대 행위로는 떠밀고 움켜잡는 행위, 뺨을 때리는 행위, 벨트 등 도구를 사용하여 때리는 행위, 발로 차거나 물어뜯고 주먹으로 치는 행위, 팔, 다리 등을 심하게 비틀어 쥐어짜는 행위, 뜨거운 물이나 물체, 담뱃불 등으로 화상을 입히는 행위 등을 포함한다.
- **정서학대**(emotional abuse): 보호자나 양육자가 아동에게 언어적, 정서적 위협, 감금이나 억제, 기타 가학적인 행위를 하는 것을 말한다. 언어적, 정신적, 심리

적 학대라고도 한다. 정서학대는 눈에 두드러지게 보이는 것도 아니고 당장 그 결과가 심각하게 나타나지 않기 때문에 그냥 지나칠 수도 있다는 점에서 더욱 유의하여야 한다. 구체적인 정서학대 행위로는 아동에게 욕설을 퍼붓는 행위, 감금 행위, 집 밖으로 내쫓겠다고 하거나 원망적, 거부적인 언어를 사용하는 행위, 아동발달 수준에 적절하지 않은 비현실적인 기대로 아동을 괴롭히는 행위, 삭발 시키는 행위, 아동이 보는 앞에서 부부싸움을 하거나 다른 아동과 부정적으로 비교하는 행위 등이 있다.

- 성학대(sexual abuse): 성학대란 성인의 성적 만족을 위해 아동의 신체에 접촉하는 행위를 말하며, 아동과 성인 사이의 부적절한 성적인 행동들을 모두 포함한다. 가족 내 성학대는 가족 및 친인척 사이에서 발생하는 형태를 말하며, 가족외부의 성학대는 아동과 안면이 있는 사람 혹은 낯선 사람에게서 발생되는 형태를 말한다. 일반적으로 강간은 두려움이나 강압적인 힘으로 성적 행위를 하는 것을 의미한다. 아동 성학대 역시 두려움이나 힘을 이용하지만 다른 방법도 사용한다. 놀이를 통해 착각하게 하거나 아동을 사랑하는 사람들로부터 심리적으로 고립되도록 조정하고, 성인의 권위로 강요하며, 움직일 수 없도록 물리적인 억압을 하며, 위협이나 공포를 조성한다. 구체적인 성학대 행위로는 성인이 아동에게 자신의 성기나 신체를 접촉하게 하거나 아동의 성기를 만지는 행위, 아동 앞에서 옷을 벗으며 자신의 성기를 만지는 행위, 아동의 옷을 강제로 벗기거나 키스를 하는 행위, 포르노비디오를 아동에게 보여 주거나 포르노물을 판매하는 행위, 아동 매춘이나 매매를 하는 행위 등이 있다.
- 방임(neglect): 방임이란 고의적, 반복적으로 아동양육과 보호를 소홀히 함으로써 정상적인 발달을 저해하는 모든 행위를 말한다. 방임은 아동이 위험한 환경에 처하거나 충분한 영양을 공급 받지 못해 발육부전이 되는 경우가 많으며, 나이 어린 아동에게는 치명적인 결과(장애)를 가져오거나 사망에까지 이르게 한다. 또한, 발달상황에 놓여 있는 아동에게 다양한 측면에서 잠재되어 있는 파생

적인 문제들이 발견될 수 있다. 예를 들면 청결하지 않은 외모에서 오는 집단 따돌림, 사회문제행동의 피해자 혹은 가해자가 되기도 한다.

### (2) 아동학대의 원인

아동학대는 부모요인, 아동요인, 가정요인 등 다양한 요인에 의해 발생하지만 최근에는 어느 한 요인이 아니라 여러 요인이 상호작용할 때 아동학대 가능성이 증가한다고 알려져 있다.

- 부모요인: 아동학대에서 부모요인의 영향은 부모의 개인적 요인, 약물요인, 스트레스 등으로 구분될 수 있다. 첫째, 자녀를 학대하는 부모는 충동적이고 미성숙하며 우울 성향을 보이는 경우가 많으며 이기적이고 자기도취적인 특성을 보인다. 이들은 자녀에게 많은 것을 요구하고 기대하며 이것이 충족되지 못하면 학대를 가하게 된다. 또한 애착실패나 권위주의 성격 등으로 인해 부모와 자녀 사이에 "따뜻함"이 결여되면 자녀에게 적대적으로 통제적으로 대하기 쉽고 학대가 발생하게 될 가능성이 높다. 둘째, 술을 비롯한 약물중독 경향이 있는 부모는 좌절에 대한 인내력을 떨어뜨려 공격성을 증가시키고 충동을 억제하지 못하여 자녀를 학대하게 될 가능성을 높인다. 또한 약물이 기억력, 감정조절, 충동조절 능력을 떨어뜨려 자녀와의 정상적인 상호작용을 어렵게 한다. 셋째, 부모의 부정적 기분이나 스트레스는 공격적인 훈육행동을 가져올 가능성이 높은데 특히 부모가 건강이 좋지 않거나 과로로 인해 스트레스가 높을 때 아동에게 신체적 학대를 가할 가능성이 높다.
- 아동요인: 아동이 신체적 정신적 장애를 가지고 있을 때 부모는 자녀를 양육하는 과정에서 스트레스를 경험할 가능성이 높고 그것을 제대로 해소하지 못하면 자녀를 학대할 가능성이 높다. 또한 아동이 공격적이고 반항적이거나 자기 감정이나 행동을 통제하지 못하는 행동문제를 가지고 있을 때 아동학대가 나타날

가능성이 높으며 학대적인 부모는 비학대적인 부모에 비해 아동의 행동문제를 더 많이 문제를 삼는 경향이 있다. 일반적인 부모의 경우에도 아동을 체벌하는 이유가 대부분 형제간의 갈등, 숙제를 안 하는 것, 성적이 나쁜 것, 부모에 대한 대꾸 등이며 자녀의 행동문제가 많을수록 부모의 훈육방식이 폭력적인 경향을 나타내는 경향이 있다.

- 가족요인: 가장의 실직 같은 이유로 가정이 경제적 압박에 직면한 경우 아동에 대한 심리적 물리적 지원이 부족하고 방임이나 학대가 일어날 가능성이 높다. 또한 한 부모 가정 같은 결손가족에서는 부모가 아빠와 엄마의 책임을 수행하는 과정에서 아동을 방임하거나 스트레스를 해소하지 못하면 학대를 할 가능성이 있다. 아동보호전문기관의 보고서에 따르면 한 부모 가정이 전체 학대가정 중 47.9%를 차지하며 편모가정에서 아동을 방임하는 비율이 높다는 것이 발견되었다. 그밖에도 부부갈등은 아동학대의 원인이 될 수 있는데 부부갈등을 겪는 부모는 그로 인한 긴장을 자녀에게 표현하는 경우가 많으며 특히, 부부갈등에서 폭력이 사용되는 가정의 경우에는 자녀에게도 신체적 폭력을 사용하는 경우가 많다.

### (3) 아동학대로 인한 영향과 대처방식

아동학대는 신체적으로는 단순한 타박상에서 심하면 사망에 이르는 경우도 있고, 정신적으로는 우울증이나 충동장애에서 정신지체나 언어장애까지 나타나는 경우가 있다. 그러나 아동을 상대로 한 조사에서는 아동에게 신체적 측면이나 정신적 측면에서 즉각적인 피해가 그 다지 심각하지 않은 것으로 나타났다. 즉, 신체적 측면에서는 별 증상이 없는 경우가 전체의 90% 정도인데 비해 심각한 신체적 증상을 가져오는 경우는 전체의 1% 이내이며, 정신적 측면에서도 별 증상이 없는 경우가 90%를 넘었는데 비해 무력감이나 우울감 그리고 자살충동 같은 증상이 관찰된 경우가 5% 이내로 나타났다. 물론 보고서에서는 신체적으로나 정신적인 측면에서 아동학대가 당장에는 큰 문제를 일으키지 않은 것으로 보고되었으나 아동학대는 가정적 문제가 아동학대로 표현된 것이라고 볼 수 있으며 사회학습이론에 따르면 어린 시절 아동학대를 경험하게 되면 부모가 되어 자녀를 학대할 위험성이 높으므로 아동학대는 사회의 기반이 되는 가정의 안정을 해치는 중요한 문제라고 할 수 있다. 게다가 학대아동 중 66.7% 정도가 학대를 받았음에도 불구하고 대응하지 않았으며, 학대로 인해 정신적 증상이 나타난 아동 중에 의료기관에 의뢰되거나 전문가의 도움을 받은 비율이 1.3%에 불과하여 많은 학대아동이 방치되고 있음을 알 수 있다.

그렇다면 아동학대에 어떻게 대처할 것인가? 첫째, 아동학대의 주요 원인인 부모-자녀 간, 부부간 관계에서 오는 갈등을 해결할 수 있는 부모-자녀관계, 부부관계 회복을 위한 교육프로그램을 개발하여 제공할 필요가 있다. 또한 피해자의 학대유형에 따라 신체적 치료나 정서적 상담을 제공할 수 있는 전문적 프로그램의 개발이 요구된다. 둘째, 비록 아동학대에 대한 신고가 증가하고 있지만 아직 아동학대를 가정 내의 문제로 생각하는 경향이 있으므로 가정폭력 및 아동학대를 전문으로 다루는 보호기관을 확충하고 경찰신고제도의 효과를 높이기 위해 가정폭력과 아동학대에 대한 경찰관의 인식개선과 신속한 대응체제를 구축할 필요가 있다. 셋째, 국가차원에서 아동학대의 개념을 정립하고 표준화된 측정도구를 개발하여 전국단위의 아동학대 실태를 정기적으로 조사하고 그 대책을 마련할 필요가 있다.

CHAPTER

# 04 청소년기의 정신건강

1. 청소년기의 발달특성
2. 청소년기의 적응과제
3. 청소년기의 부적응문제

CHAPTER

# 04 청소년기의 정신건강

청소년기를 명확하게 규정하기는 어렵지만 이차 성징이 시작되는 12~13세경에서 22~23세경의 시기를 의미하며, 한 인간이 생물학적, 심리적 그리고 사회적으로 독립된 인격체를 형성하고 사회인으로서 자립하기 위한 시기라고 할 수 있다. 모든 문화에서 청소년기가 존재하는 것은 아니며 문명화되지 못한 사회에서는 성년식이나 사냥의식 등 일종의 통과의례를 거치면 성인으로 바로 인정받는다. 그러나 문명화된 사회에서는 아동에서 독립적인 성인으로 넘어가기 위해 더 긴 준비기간이 요구되며 성인으로 성장하기 위해서는 다양한 발달과업을 수행해야 한다(Havighrust, 1972). 이 시기는 이차 성징을 비롯한 신체적 변화가 일어나고 추상적 사고가 가능해진다. 자신의 정체감을 찾으려고 노력하는 청소년들은 그 만큼 다양한 적응과제와 부적응 문제를 경험하게 된다. 이 장에서는 청소년기의 발달특성과 함께 청소년기에 해결해야 하는 적응과제 및 부적응문제에 대해 알아보고자 한다.

# 1 • 청소년기의 발달특성

## 1) 신체적 특성

청소년기는 영유아기와 더불어 신체적 변화가 큰 시기이며 신체적 발달이 청소년기 전체에 미치는 영향이 매우 크다. 청소년기에는 성호르몬의 분비가 활발해져 남녀의 성적 특징이 분명해지고 키나 몸무게 그리고 신체비율에서 큰 변화가 생기는데 이것을 이차 성장급등기라고 부른다. 우리나라 청소년들은 신체적으로나 성적으로 과거에 비해 빠른 성숙을 보이고 있다. 1965년과 1985년을 비교해 보면 17세 남자의 신장은 평균 5.41㎝ 증가하였고 여자는 평균 0.76㎝ 증가하였다. 또한 여자의 초경연령도 1960년 평균 14세 8개월에서 1982년 12세 3개월로 앞당겨져 빠른 성적 성숙을 보이고 있다(이춘재 등, 1988).

청소년기에 일어나는 이러한 신체적 변화는 이 시기 청소년의 적응에 큰 영향을 미친다(Davis & Palladino, 1997). 사춘기 청소년은 대부분 자신의 신체변화와 성적 발달에 많은 관심을 가지며 신체에 대한 지나친 관심이나 기대 때문에 자신의 신체에 대해 불만을 많이 가지는 경향이 있다(Wright, 1989). 또한 신체변화와 성적 발달은 자아개념 발달에도 영향을 미치는데 자신을 신체적으로 매력적이라고 생각하는 청소년은 그렇지 않은 청소년보다 더 긍정적인 자아개념과 더 좋은 교우관계와 더 높은 적응수준을 보인다(Brooks-Gunn & Warren, 1988; Lerner & Karabenick, 1974).

## 2) 인지적 특성

청소년은 아동과 다른 방식으로 세상을 지각하는데 피아제(Piaget, 1972)는 이것을 형식적 사고능력으로 표현하였다. 청소년은 추상적인 개념을 사용하거나 가설을 설정하고 미래를 예측할 수 있으며 어떤 사건에 영향을 미치는 다양한 변수를 고려할 수 있다. 그렇기 때문에 직접 보여 주지 않더라도 물건들 사이의 유사점과 차이점을 말할 수 있고(Elkind, 1969), 천칭문제에서 추의 무게와 중심에서의 거리를 동시에 고려하여 문제를 풀 수 있다(Piaget & Inhelder, 1958). 형식적 사고능력 때문에 청소년들은 자신이 누구인지 그리고 어떻게 살아야 하는지에 대한 근본적인 물음을 갖게 되며 그에 따라 청소년기에는 자아 정체감의 형성이 가장 중요한 과제가 된다. 그러나 모든 청소년이 형식적 사고능력을 가지고 있는 것은 아니며 비교문화 연구에서 청소년이나 성인 중 형식적 사고를 하지 못하는 경우도 많이 발견된다(Ashton, 1975). 청소년은 인지적으로 많이 성장하지만 청소년기 특유의 자아 중심성으로 인해 사회적 인지의 발달은 의외로 지체된다. 이들은 자신을 상상의 청중(imaginary audience) 앞에 서 있는 존재로 생각하는 경향이 있기 때문에 타인의 생각에 지나친 관심을 가지고 있으며 자신의 감정이나 생각은 다른 사람이 이해하기 어려운 것이라고 생각하는데 엘킨드(Elkind, 1967)는 이것을 개인적 우화(personal fable)라고 불렀다. 그러나 청소년들은 또래들과의 친밀한 상호작용을 통해 이러한 자아 중심성에서 점차 벗어나게 된다.

### 3) 사회정서적 특성

청소년기는 다른 시기보다 정서적으로 더 불안하다고 알려져 있으며, 홀(Hall, 1956) 같은 초기 연구자들은 정서적 불안정성이 억압된 성충동이 야기하는 내적 긴장 때문인 것으로 생각하여 '질풍노도의 시기'라고 부르기도 하였다. 그러나 사모아에서 성인기를 맞는 청소년들이 '질풍노도의 시기'를 경험하지 않는다는 사실을 보고한 미드(Mead, 1928)의 연구에서 최근에는 청소년기에 나타나는 정서적 문제가 성적 충동보다는 자아와 사회적 요구간의 긴장으로 인해 야기된다는 주장이 더 받아들여지고 있다(Keniston, 1975).

청소년기에는 낙관주의와 비관주의, 자부심과 수치심, 사랑과 증오 등의 극단적인 정서가 나타나는데 이것은 생리적 변화 때문이라기보다 교우관계, 이성문제, 진로문제 등 새로운 적응문제에 직면하면서 발생하는 것으로 보인다. 특히, 청소년들에게 문제가 되는 정서에는 수치심, 당혹감, 죄책감, 수줍음, 우울, 분노 등이 있다(Adelson & Doehrman, 1980). 청소년들은 이러한 급격한 정서변화에 적응해야 하며 여기에서 중요한 특성이 인내심인데 "친구들이 나를 흉보거나 놀리면 참을 수 없이 화가 난다"라는 질문에 인내심을 보이는 청소년은 20% 내외로 그다지 높지 않다(청소년 백서, 1986). 청소년은 자신의 정서변화에 효과적으로 대처해야 하는데 어떤 경우에는 정서표현을 과도하게 통제하여 수치심을 경험하거나 지나치게 충동적이고 과도하게 반응하는 경우도 있다. 정서표현을 과도하게 통제하는 청소년들은 정서표현에 어려워하고 소심하고 의존적인 특성을 보이며 일부는 식욕감퇴 증상을 보이는 경우도 있다. 또한 지나치게 충동적이고 과도하게 반응하는 청소년들은 비행행동을 보이는 경우가 있는데 미국 청소년 중 80%가 넘는 청소년들이 하나 이상의 비행행동을 저지른다(Gold & Petronio, 1980). 그러나 청소년기의 감정통제 결여는 일시적인 현상이며 대부분 죄책감이나 공포심 때문에 비행행동을 보이지 않는다.

청소년기에 나타나는 정서문제 중의 하나는 청소년과 부모 간의 갈등으로 부모는 청소년을 책임감이 없고 고집이 세며 난폭하다고 생각하는데 비해 청소년들은 부모를 구식이라고 생각하는 경향이 있다. 특히 부모와 자녀가 문화적 가치, 교육수준, 직업성향 등에서 차이가 클수록 부모-자녀 간 갈등은 더 커진다(Kinsley & Davis, 1960). 부모와 갈등을 보이는 청소년들은 대화보다 반항행동으로 자신의 생각을 표현하는 경우가 많아 갈등이 심화되는 경우가 많다. 그러나 부모와 자녀 간의 갈등은 청소년이 도덕적 규칙과 가치관계에 대해 의문을 제기하여 자신의 세계에 대한 더 나은 이해를 가져오게 되어 독립적 인격체로 성장하는 데 필요하다. 또한 대부분의 선입견과 달리 부모와 자녀 사이의 견해 차이는 생각보다 심각하지 않으며 대부분의 청소년들은 부모와 심각한 갈등 없이 순탄하게 청소년기를 보낸다(Douvan &

Adelson, 1968; Sorensen, 1973). 즉, 대부분의 10대들은 부모와 매우 유사한 가치관과 태도를 가지고 있기 때문에 가끔 일어나는 긴장상황을 제외하면 조용하게 청소년기를 보낸다(Sorensen, 1973).

청소년기는 부모로부터 독립하고자 하는 욕구가 강하며 실제로 부모와 가장 멀어지는 시기이기도 하다. 청소년 이전에는 부모에게 많은 것을 의존하고 청소년 이후에는 부모와 동질감을 느끼기 때문에 부모와 거리감을 두지 않는다. 청소년들은 스스로 독립성을 유지하기 위해 부모의 견해나 가치관에 반대 입장을 취하고 가족보다 또래들과 많은 시간을 보내며 정서적으로 친밀감을 느낀다. 그럼에도 불구하고 청소년들은 가족이 주는 편안함과 정서적 위안 등으로 인해 부모로부터 독립하는 것에 대해 양가감정을 느끼며 청소년은 상실의 느낌, 경제적 독립의 불확실성, 자율적 결정의 위험성을 극복함으로써 점차 독립된 성인으로 성장해 나간다. 부모는 청소년이 된 자녀에게 금지나 제한을 줄이고 가족의 의사결정에서 자녀들이 참여하도록 함으로써 독립성과 자율성을 인정할 수 있으며 이런 부모의 노력으로 부모와 자녀 간의 의사소통이 활발해질 수 있다(Adams & Jones, 1983).

# 2 • 청소년기의 적응과제

## 1) 자아 정체감의 형성: '진정한 나'의 발견

청소년기에는 신체적 변화와 인지적 발달로 인해 아동기 동안 자신에 가졌던 신체상이 변화되고 자신의 미래에 대해 관심을 갖게 되면서 자신이 어떤 존재인지를 스스로에게 묻게 된다. 이 과정에서 청소년들은 그 동안 자신이 가졌던 가치관이나 감정에 대한 재평가를 하게 되며 이러한 재평가는 일시적인 혼란이나 우울을 유발할 수 있는데 에릭슨(Erikson, 1968)은 이것을 정체감 대 역할혼란 위기라고 불렀다. 정체감이란 자신의 독특성에 대해 비교적 안정된 느낌을 갖는 것으로 행동, 사고 그리고 감정의 변화에도 불구하고 '나'라고 생각하는 일관성이다(Erikson, 1968). 정체감은 가치 있는 행동과 그 기준, 자신의 능력이나 성역할 등에 대한 느낌과 생각 등에 영향을 미친다. 에릭슨(1968)은 청소년기의 일차적 위험이 정체감 혼란에 있다고 보았으며 정체감 혼란은 다양한 방식으로 표현될 수 있는데 그중 한 가지는 책임 있고 성인처럼 행동하기를 미루고 어린 아이의 유치함으로 퇴행하거나 어설프게 계획한 행동에 몰입하는 것이다. 이 시기에 사랑에 쉽게 빠지는 것도 정체성을 찾으려는 시도의 하나로 이해할 수 있다. 다른 사람과의 친밀한 관계에서 서로의 사고와 감정을 열어 보임으로써 자신의 정체성을 더 확실하게 파악할 수 있다. 어떤 경우에는 약물에 빠질 수도 있고 자신이 믿던 종교에 회의감을 갖거나 오히려 맹신하게 되는 경우도 생기는데 이러한 행동들 모두 자신이 누구

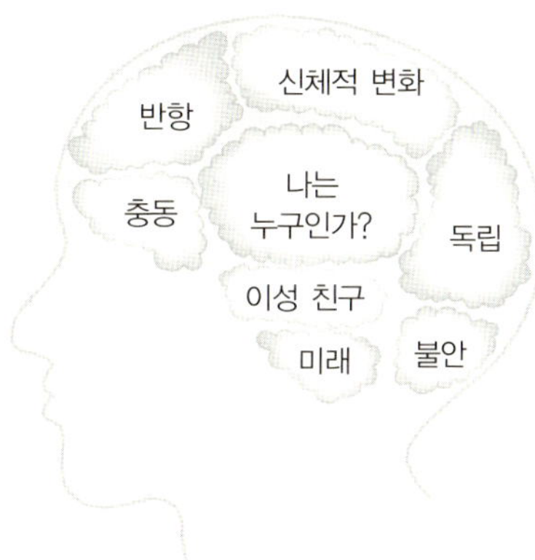

인지를 발견하기 위한 역할실험(role experiment)으로 볼 수 있다. 청소년들은 역할실험을 통해 자신의 독특성을 알게 되고 타인의 입장을 이해하게 되며 세상에 대한 지식을 넓히게 되는데 대학이란 환경은 역할수행에 요구되는 사회적 의무나 책임감을 그리 요구하지 않기 때문에 청소년의 역할실험에 좋은 환경을 제공한다. 에릭슨(1959)은 정체감이 형성되기 전이 이루어지는 역할실험의 시기를 심리사회적 유예기간(psychosocial moratorium)이라고 불렀다. 부모는 청소년기 자녀들이 혼란을 겪는 것을 보면서 전통적인 가족의 가치관이나 생활방식을 포기하는 것처럼 보이기 때문에 불안해 하지만 역할실험을 통해 더 안정된 정체감을 형성할 수 있기 때문에 그렇게 심각하게 받아들일 필요는 없다.

자아 정체감은 쉽게 이룰 수 있는 것이 결코 아니며 많은 정신적 고통과 혼란을 수반하게 되고 어떤 경우에는 나이가 들어서도 정체감을 형성하지 못하고 방황하는 경우도 있다. 마샤(Marcia, 1966), 1978)는 정체감을 획득하는 과정에 두 가지 요인이 작용한다고 보았는데 그중 하나는 자신이 고를 수 있는 다양한 대안들 중 하나를 선택하기 위해 탐색하고 고민하는 위기(crisis)이고, 다른 하나는 자신이 선택한 대안에 얼마나 노력을 투자하는지를 나타내는 헌신(commitment)이다. 청소년들이 다양한 대안들을 탐색하는 위기의 시기를 거쳐 어떤 직업이나 가치관 또는 신념에 헌신하게 되었을 때, 성숙한 정체감(mature identity)을 획득하게 된다. 마샤(Marcia, 1978)는 위기와 헌신의 개념을 바탕으로 청소년들의 정체감 유형을 크게 네 가지로 구분하고 있다.

- **정체감 혼란(identity diffusion)**: 아직 정체성 위기를 경험해 보지도 않았고 어떠한 결정도 내리지 않은 상태를 말하며 이들은 아직 위기를 느끼지도 못하고 위기를 해결하기 위한 해답을 찾을 필요성도 느끼지 못한다. 그렇기 때문에 아직 확고한 신념을 갖거나 안정된 직업을 갖지도 못하며 과도한 자의식에 빠져 있는 경우가 많다. 정체감 혼란은 정체감에만 영향을 미치지 않으며 자율성과

친밀성, 성욕 및 성취의 영역에도 영향을 미치기 때문에 타인과의 관계에서 미성숙하고 의존적이며 친밀감을 잘 표현하지 못한다.

- 정체감 유예(identity moratorium): 자아 정체감을 획득하기 위하여 마음의 혼란도 겪고 방황도 하지만 아직 아무런 결정을 내리지 못하고 막연하게 방향을 찾는 상태이다. 이들은 다양한 역할실험을 시도하므로 이성교제, 결혼문제, 종교문제, 도덕문제 및 정치문제 등과 관련한 다양한 사회적 경험을 하고 좌절도 겪게 되며 자신의 미래에 대해 회의하기도 한다. 이 유형의 청소년들은 현재 위기에 처해 있기는 하지만 그것을 해결하기 위해 노력하고 있는 상태이다.
- 정체감 유실(identity foreclosure): 자신이 원하는 직업을 찾거나 어떻게 살아야 할지 고민하기보다 부모와 같이 주변의 영향력 있는 사람들의 가치나 기대를 무조건 수용하고 채택하는 경우를 말한다. 이들은 여러 가지 삶의 대안들을 탐색해보지 않고 타인의 가치나 기대를 선택하였으므로 유예기간을 경험한 적도 없다.
- 정체감 성취(identity achievement): 정체감 위기를 성공적으로 극복하고 자신이 어떤 사람인지 그리고 어떻게 살아야 할지에 대해 확고한 신념체계를 확립한 상태를 말한다. 이러한 신념체계를 바탕으로 직업이나 사회적 역할을 성공적으로 수행하게 된다.

정체감 상태는 유동적이며 발달적 속성을 지니기 때문에 학년이나 연령이 증가할수록 정체감 획득과 유예에 해당하는 청소년의 수가 증가하고 정체감 유실이나 혼란에 해당하는 청소년의 수는 감소한다(Archer & Waterman, 1983; Waterman, 1982). 그러나 연령증가가 반드시 정체감 성취를 보장하지는 않으며 때로는 정체감 상태가 퇴보하기도 한다(Meilman, 1979).

### 성 정체감과 양성성

성 정체감은 사회가 특정한 성에 적절하다고 인정하는 태도나 행동을 보이는 것을 말한다. 일반적으로 여성성은 온화함이나 다정함 같은 태도를 반영하며 남성성은 공격성이나 독립성을 반영한다고 인식되고 있다. 성역할 동일시(sex role identification)란 이러한 사회적으로 기대되는 성역할 기대를 내면화하는 것을 말한다. 우리사회는 남자는 남성성을 여자는 여성성을 가질 것을 기대하지만 이러한 기대가 잘못된 것이라는 주장도 제기되었다. 사람들 중에는 자신의 성역할 기대에 맞지 않는 행동특성을 보이는 사람들이 많이 있으며 전통적인 성역할 동일시가 그렇게 바람직하지 않을 수도 있다는 것이다. 가령, 벰(Bem, 1978)은 여성성에 강한 동일시를 보이는 여성은 높은 불안수준, 낮은 자아존중감과 자기 수용도를 보이며, 남성성에 강한 동일시를 보이는 남성은 성인이 되었을 때 높은 불안수준과 신경증적 성향, 낮은 자기 수용도를 보일 수 있다고 주장하였다. 그에 비해 여성성을 가진 남성이나 남성성을 가진 여성이 더 높은 지적 유능성을 보이는 경향이 있다. 따라서 벰(Bem, 1975)은 전통적인 성역할 정체감에서 벗어나 남녀가 서로의 좋은 특성을 자유롭게 표현할 수 있는 양성성(androgyny)을 가져야 한다고 주장하였다. 실제로 여성적인 남성 집단, 남성성이 강한 남성집단, 남성적인 여성 집단, 여성성이 강한 여성 집단, 양성성을 가진 남성 또는 여성 집단의 자아존중감을 비교한 스펜스 등(Spence et al., 1975)은 양성성 집단의 자아존중감이 가장 높고, 남성적인 남성과 여성적인 여성 집단 순으로 자아존중감이 높음을 보고하였다. 물론 남성성이 자아존중감과 상관이 더 높다는 연구결과도 있지만 양성성은 미래시대 우리가 추구해야 할 성역할 정체감의 하나로 볼 수 있다.

## 2) 이성교제

청소년들의 이성교제는 과거에 비해 보편화되고 있으며 신체적 정서적 발달과정에서 나타나는 자연스러운 현상으로 인식되고 있다. 신체적 성숙이 빨라지면서 이성교제를 처음 시작한 시기가 초등학교 39.5%, 중학교 시기가 46.9%에 이를 정도로 우리나라 청소년들은 빠른 시기에 이성교제를 시작한다(백욱현, 2011). 또한 이성교제를 하는 학생 중 71%가 스킨십을 하며 18%가 성관계 경험이 있다고 보고하였다(김진숙 · 조성우, 2010). 이렇게 청소년들이 이성교제를 이른 나이에 시작하고 성에 대해 개방적인 태도를 가지고 있음에도 불구하고 우리 사회의 성인들은 아직 청소년들의 이성교제에 대해 부정적으로 보고 있다. 그래서 이성교제가 음성적으로 이루어지고 사전지식이나 준비 없이 성과 관련된 문제가 발생할 수 있다. 여기에서는 청소년의 이성교제에 대해 더 자세히 알아보도록 한다.

### (1) 이성교제의 단계

청소년기에 이르면 이차 성징이 나타나는데 이러한 변화는 신체적 변화뿐 아니라 심리적 변화도 가져오게 되며 이성에 대한 관심과 동경이 생기게 된다. 특히 이성에 대한 관심을 일으키는 것은 남성 호르몬이기 때문에 여성보다 남성들이 이성에 대한 관심을 더 많이 보이고 적극적으로 이성교제를 추구한다. 그러나 이성교제에는 또래나 부모와의 관계가 영향을 미칠 수 있다. 즉, 이성관계는 또래관계에서 배운 기술과 행동이 전이되는 것으로 도움, 친밀감, 애정, 의존도 같은 또래관계의 특징들이 이성교제에서도 나타나게 된다(Connolly et al., 2000). 또한 이성교제의 질적 특성은 어린 시절에 이루어진 부모와 자녀 간의 상호작용의 질에 의해 예측될 수 있으며 성공적인 애착이 이루어졌을 때 더 바람직한 이성교제가 가능하다(Roisman et al., 2009).

청소년기의 이성교제는 점진적으로 이루어지는데 청소년 초기에는 초경이나 몽정 같은 이차성징이 나타나기 때문에 청소년들은 이성보다 동성에 강한 애착을 보이는 경향이 있으며 이러한 경향은 남성보다 여성에게 분명하게 나타나고 일시적인 경향이 있다. 이 시기 남성들은 자기가 좋아하는 이성이나 동성을 우상시하는 경향을 보인다. 청소년들은 자기가 좋아하는 사람의 패션이나 행동 그리고 태도를 그대로 수용하므로 청소년기의 발달에 중요한 영향을 미치며 좋아하는 사람이 바람직하지 못할 경우에는 부정적인 영향을 미치기도 한다. 성적 발달이 어느 정도 이루어지면 청소년들은 자기에게 관심을 보이는 비슷한 연령의 이성에게 강한 호기심을 보인다. 그러나 이 시기 청소년들은 이성에 대한 호기심에 비해 이성에 대한 태도는 소극적인 편이라서 이성의 관심을 끌려고 노력하지만 실제 이성을 만나면 수줍어하거나 자신의 감정을 숨기려고 노력한다. 이성에 대한 호기심은 이성을 신비하게 여기고, 자기가 흠모하거나 동경하는 이성에게 만일 '거부를 당하면 어떻게 하나'라는 불안 때문에 상대방을 일부러 피하기도 하고 자기의 동경하는 기분이 다른 사람에게 알려지면 어떻게 하나 하고 수치심을 갖게 된다. 청소년 후기에 들어서면서 성적으로나 정신적으로 성숙하게 되면 자신이 좋아하는 이성에게 호기심을 갖게 되며 둘만의 시간을 가지려고 한다.

### (2) 이성교제의 긍정적 측면과 부정적 측면

청소년의 정체감 형성, 또래관계, 성역할 발달 등에 큰 영향을 미치는 이성교제는 다음과 같은 긍정적인 측면을 가지고 있다. 첫째, 이성교제를 통해 성역할과 이성을 대하는 방법을 경험하게 되면 이성에 대한 대인관계 기술을 발달되므로 사회인으로서의 역할 수행에 도움이 된다(김원중, 1998). 둘째, 이성교제는 자신의 행동에 대한 상대방의 반응을 통해 자신의 장단점을 이해하게 되어 자기성찰과 행동에 대한 통제력을 높이고(김원중, 1998), 긍정적인 자기인식을 갖도록 돕는다(Furman & Shaffer, 1999). 셋째, 이성교제를 통해 이성에 대해 알게 되어 성인이 되어 배우자를 선택하고 배우자와 좋은 관계를 유지하는 것을 돕는다. 실제로 청소년기에 바람직한 이성교제를 경험한 사람은 성인이 되었을 때도 이성에게 헌신적인 경향을 보였다(Seiffge-Krene & Lang, 2002). 넷째, 이성교제는 자신감과 안정감을 주어 발달과정에서 오는 심리적 소외감과 성적 성숙에서 오는 자연스러운 이성교제의 욕구를 해결할 수 있으며 이성과 함께 여가를 즐김으로써 생활에 대한 만족감을 높인다.

그러나 청소년기의 이성교제는 긍정적인 측면만큼이나 부정적인 측면도 존재한다. 첫째, 청소년 시절의 이성교제는 쉽게 시작되고 쉽게 끝나는 경우가 많은데 이 과정에서 청소년들은 헤어짐으로 인한 상실감에 효과적으로 대응하지 못하기 때문에 우울증이나 자살의 원인이 되기 쉽다(Santrock, 2001). 둘째, 청소년들은 성에 대한 지식이나 대응이 아직 미숙하기 때문에 원하지 않는 임신이나 성병에 노출될 가능성이 있으며, 성에 대한 정보를 올바른 경로보다는 친구나 매스컴을 통해 얻게 되면서 성범죄나 성적 일탈을 보일 가능성도 높다. 가령, 서울시 고교생을 상대로 한 연구(양혜원 · 신혜섭, 2006)에서 이성교제 시 폭력을 경험한 학생은 22.6%로 매우 높은 비율을 보였다.

### (3) 이성교제에서 발생하는 갈등

성장환경이 서로 다른 이성이 만나 교제를 하게 되면 여러 가지 이유로 갈등이 발생할 수 있다. 특히 청소년들은 성인에 비해 이성을 실제보다 이상적으로 바라보는 경향이 있기 때문에 그러한 기대가 충족되지 않으면 자주 실망하게 되고, 우리 사회가 있는 성별 고정관념 때문에 역할에 대한 기대가 상충되기도 하여 갈등을 는 경우가 많다. 그럼 이성교제에서 갈등이 왜 발생하는지 그 원인을 알아보자.

- 성별 고정관념: 우리는 성별 고정관념을 가지고 있기 때문에 남자는 씩씩하고 강해야 하고 여자는 얌전하고 약하다는 선입견을 가지고 있다. 실제로는 여자보다 소심한 남자도 있고 남자보다 씩씩한 여자도 있지만 성별 고정관념은 자기 충족적 예언을 통해 확인 유지되는 경향이 있다. 즉, “여자는 기계 만지는 재주가 없다”는 성별 고정관념을 가지고 있는 경우에는 여자에게 기계를 다루는 법을 가르치지도 기대도 하지 않게 되며(차별) 그 결과로 여자들이 기계를 실제로 못 다루게 된다(고정관념의 확인). 성별 고정관념은 학교교육이나 매스컴의 영향에 의해 강화되며 성별 고정관념에 의해 사람들은 성별 역할을 기대하게 된다. 즉, “여자는 부드럽다”는 성별 고정관념이 “여자는 부드러워야 한다.”는 역할기대로 변화된다. 그래서 자신의 기대와 어긋나게 행동하는 여성을 보게 되면 이상하게 보거나 화를 내게 된다. 결혼을 했거나 오랫동안 연인이었던 남녀에게서는 배우자의 역할에 대한 갈등이 헤어짐의 가장 큰 이유로 알려져 있다.

- 대화방식의 차이: 보통 의사소통을 통해 남성은 자신의 지식이나 기술을 보여주거나 어떤 목표를 달성하고자 하지만 여성은 관심을 보이거나 서로의 친밀한 관계를 유지하고자 한다. 그렇다면 여성과 남성은 의사소통에서 어떤 차이를 보일까? 첫째, 대화내용에서 남자는 스포츠나 일 또는 최근에 경험한 문제 등 자신이 관심을 가지거나 좋아하는 것을 중심으로 대화를 이끌어 가는데 비해 여성은 가족문제나 옷 또는 음식 같이 필요로 하는 것을 중심으로 대화를 이끌어간다. 둘째, 남성은 대화에서 직접적이고 주장적으로 자신의 생각을 전달하는데 비해 여성은 상대방의 입장을 고려하여 자신의 생각을 간접적으로 전달하는 경향을 보인다. 그렇기 때문에 남성은 어떤 문제에 대한 가부를 분명하게 표시하는 경향이 있고 상대방의 말을 듣기보다 자신의 생각을 주장하는 데 몰두하기 때문에 상대방의 말을 잘 경청하지 않고 상대방의 말을 잘 끊는다. 그에 비해 여성은 불만이나 자신의 생각을 간접적으로 전달하는 경향이 있으며 상대방의 생각을 알기 위해 경청하거나 대화의 주도권을 상대방에게 넘기려는 태도를 보인다. 특히, 눈을 맞추거나 고개를 끄덕이는 경청행동을 남성은 자신의 말에 동의하는 것이라고 받아들이는 데 비해 여성은 자신의 말에 관심을 보이는 것이라고 받아들이기 때문에 오해가 발생할 수 있다. 셋째, 남성은 어렸을 때부터 독립적이고 자율적으로 키워졌으나 여성은 상호적이고 의존적으로 키워지기 때문에 자기노출에서 차이를 보인다. 남성은 자신의 개인문제를 타인에게 노출하는 것을 피하려는 태도를 보이는데 비해 여성은 자신의 개인문제를 타인에게 노출하는 것을 피하지 않으며 오히려 상대방과 친밀한 관계를 형성하기 위한 수단으로 삼기도 한다.
- 사랑에 대한 환상과 기대: 사람은 사랑이 무엇인지 잘 모르기 때문에 소설이나 영화에서 제시되는 사랑에 대한 환상에 빠지기 쉽다. 그렇기 때문에 "사랑은 언제나 흥분과 낭만이 가득해야 한다"고 생각해서 조금만 지루해도 사랑이 식었다고 느끼며, "사랑하는 사람은 항상 상대방의 요구를 들어줘야 한다"고 생각해

서 조금만 화내거나 거절을 해도 사랑이 식었다고 생각한다. 소설이나 영화에서 흔히 볼 수 있는 낭만적 감정은 처음에 두 사람을 끌리게 할뿐 오래 지속되지도 사랑을 유지시키지도 못한다. 사랑은 서로의 차이점을 이해하고 노력하는 결과 얻게 되는 친밀감이다. 행복은 상대방에 대한 집착에서 해방되어 마음의 안정과 편안함을 얻어야 온다.

**여자는 남자보다 낭만적일까?**

우리는 보통 여자가 더 낭만적이며 사랑으로 인해 슬픔에 잘 빠지는 존재로 생각하는 경향이 있다. 이러한 우리의 생각이 진실일까? 일반적으로 여성이 남성보다 사랑에 더 낭만적이라고 알려져 있으나 남성들이 오히려 낭만적인 태도를 보이는 경우가 많다고 한다. 남성은 여성보다 사랑을 원하며, 첫눈에 사랑에 잘 빠지며, 진실한 사랑을 하면 모든 어려움을 극복할 수 있다고 생각한다. 또한 사랑에 먼저 빠지는 것도 남자이며 사랑의 감정에서 늦게 빠져나오는 것도 남자이다. 그렇다보니 연애에 실패했을 때 남성은 고통을 더 많이 느끼기 때문에 높은 자살률을 보이지만 여자는 현실을 논리적으로 받아들이고 새로운 삶을 살아나간다. 또한 사랑이 시작되면 여성은 남성보다 표현을 더 많이 하고 상대방을 더 많이 이상화하는 경향이 있어 상대방에게 매력적이고 관심 있게 보이려고 노력하는 경향이 있다. 그에 비해 남성은 사랑의 초기에는 여성을 이상화하고 집착하지만 관계가 진전됨에 따라서 상대방에 대한 배려나 관심이 감소하는 경향을 보인다. 그리고 여성은 연애상대인 남성을 잠재적 경제적 부양자로 보는 경향이 있으며 "성의 대상"보다는 "성공의 대상"으로 보는 경향이 있어 사랑에 대해 현실적이고 실용적이다. 여성은 상대방에 대한 배려, 친밀한 상호작용, 대화의 기술 등으로 남성의 정서적 만족도를 높여주는 데 비해 남성은 그러한 역할을 하지 못하기 때문에 장기적으로 이성관계에서 여성이 더 많은 어려움을 겪는 경향이 있다. 또한 상대방의 사랑을 확인하고자 할 때 여성은 정서적 친밀감을 반영하는 행동에 관심을 보이지만 남성은 성적 관계에 관심을 보이는 경향이 있다. 남녀는 이렇게 사랑을 보는 관점에서 차이를 보이며 우리 생각처럼 여성이 남성보다 더 낭만적인 것은 아니다.

### 3) 성의식과 성행동

성의식은 성에 대한 가치관으로서 성에 대한 태도, 행동, 지식 등을 포함하는 개념으로 라이스(Reiss, 1960)는 도덕성을 바탕으로 성의식을 절제형, 애정적 허용형, 비애정적 허용형, 이중적 기준 등으로 구분하였다. 절제형은 배우자를 제외한 어떠한 성행동도 허용될 수 없다는 관점을 가진 사람이고, 애정적 허용형은 애정에 기초하여 당사자 간 합의가 이루어진다면 혼전 성관계는 개인의 선택에 달려있다고 보는 형이고, 애정적 허용형은 합법적인 성관계가 아니더라도 애정이 존재하는 두 개인 간의 성행위는 허용된다는 형이고, 비애정적 허용형은 반도덕성에 근거하여 모든 개인 간의 성행위가 허용되어야 한다는 입장이다. 우리나라는 사회가 유교적 전통의 틀에서 벗어나 서구의 가치관들을 받아들이는 과정에서 가장 큰 변화를 겪은 분야 중의 하나가 성의식이며, 절제형 성의식에서 애정적 허용형 성의식으로 변화되고 있다. 청소년들은 새로운 가치관과 행동을 성인들에 비해 빠르게 받아들이는 특성을 갖고 있기 때문에 청소년의 성의식 변화는 많은 우려를 낳고 있다. 성의식이 중요한 이유는 성의식이 성행동에 직접적으로 영향을 미치기 때문이다. 가령, 성에 대해 진보적 의식을 가진 사람은 그렇지 않은 사람에 비해 혼전 성경험의 비율이 더 높다(Delamater & MacCorquodale, 1979). 또한 성의식이 성행동에 영향을 미칠 뿐 아니라 성행동도 성의식에 영향을 미칠 수 있다. 백연옥(2001)의 연구에 따르면 성경험이 있는 집단은 임신을 했을 때 낙태를 해야 한다는 응답이 많았지만 성경험이 없는 집단에서는 출산을 해야 한다는 응답이 더 많았다.

### (1) 우리나라 청소년의 성의식과 성행동이 문제가 되는 이유

우리 사회는 겉으로는 유교적 전통에 따르는 것처럼 보이지만 실제로는 선정적이고 상업적인 성문화가 대중화되어 있는 이중적 성문화를 가지고 있다. 미국에서는 외설적인 내용이 청소년들에게 노출되지 않도록 철저하게 차단되어 있지만 우리 사회에서는 어딜 가나 외설물이 쉽게 눈에 띈다. 또한 요즘 청소년들은 과거에 비해 신체적으로 더 빠르게 성숙하고 인터넷의 발달로 인해 성에 대한 정보에 더 일찍 접촉을 하고 있다. 그러나 이렇게 전달되는 성에 대한 정보들은 실제보다 과장되고 폭력적인 경우가 많아서 청소년들의 성에 대한 의식을 왜곡시키고 있다. 게다가 부모나 성인들은 아이들이 성과 관련된 정보에 접하는 것을 금기시하고 감추기에 급급하다 보니 호기심이 많은 아이들이 더 왜곡된 성 정보에 노출되는 결과를 낳게 되었다. 부모들은 항상 자신의 아이는 순진하고 아무 것도 모르는 것으로 여기는 경향이 있는데 성범죄를 일으킨 아이들 대부분이 부모와의 대화가 부족한 특징을 가진다. 요즘 들어 성에 대한 보다 진지한 대화와 교육이 학교나 사회에서 이루어지고 있기는 하지만 부모들의 무관심으로 인해 자녀들은 성교육을 통한 정확한 정보대신 친구나 성인물을 통한 왜곡된 성을 진짜로 여긴다.

### (2) 청소년의 성의식과 성행동 실태

우리 사회는 유교적 전통에 서구의 성문화가 결합된 매우 특징적인 성문화를 가지고 있다. 김혜원(2003)은 "사랑하는 사이라면 성관계를 가질 수 있다", "성적 욕구를 느낀다면 사랑하지 않는 사람과도 성관계를 가질 수 있다" 같은 문항을 사용하여 청소년의 성행동에 대한 개방성 정도를 조사하였는데 그 결과에 따르면 청소년들은 남학생들이 여학생들에 비해 더 개방적이었지만 성인들이 생각하는 것보다 그다지 개방적이지 않았다. 김신영(2005)도 청소년들이 이성친구와의 신체접촉에 대해서는 비교적 높은 개방성을 보였으나 성관계에 대해서는 매우 보수적인 경향이 있어 성의식에서 보수성과 개방성을 모두 보이는 이중성 성향이 있음을 보고하였다.

한편 청소년의 성행동은 서구에 비해 낮은 편이지만 시대에 따라 점차 개방적인 경향을 보이고 있다. 중고생을 대상으로 이루어진 연구에서 80년대 연구에서는(이재창, 1986) 입맞춤이나 포옹을 경험한 학생은 전체의 7.2%, 성관계를 가진 학생은 3.8%로 나타났으나 90년대 연구에서는(한국성문화연구소, 1996) 남학생의 16.2%, 여학생의 7.5%가 성관계 경험이 있는 것으로 나타났다. 또한 2000년대 연구에서는(김혜원, 2003) 남학생의 11.24%, 여학생의 3.7%가 성관계 경험이 있는 것으로 보고되었으며, 고등학교 1학년에 첫 성관계를 가지며 여학생에 비해 남학생의 경험 시기가 빠른 것으로 나타났다. 첫 성관계 대상으로 남학생의 69.5%, 여학생의 80%가 이성 교제 상대를 꼽았다. 물론 연구마다 연구대상이 달라 성행동의 변화를 분명하게 밝히기 어렵기는 하지만 청소년들의 성경험 비율이 시대에 따라 점차 증가하고 있음을 알 수 있다.

### (3) 남자와 여자는 성에 대한 인식에서 어떤 차이를 보이나?

청소년들의 성의식이나 성행동에서는 남녀의 차이가 분명하게 나타나고 있다. 첫째, 남학생들은 여학생들에 비해 성에 더 개방적인 경향이 있다. 가령, 하상희 등(2006)은 남자 대학생은 여자 대학생보다 애정이 바탕이 되지 않은 일회성 성관계를 맺는 경우에도 성에 대해 더 허용적임을 보고하였다. 또한 이정은(1998)도 성적 충동성에서 남녀 차이는 그다지 크지 않지만 성적 허용성에서는 남성이 여성에 비해 더 높은 것으로 나타났으며, MBC 청소년백서(2000)에서도 여학생들은 남학생들에 비해 성에 대해 더 보수적인 경향을 보였다. 남성에 비해 여성이 성에 더 보수적인 이유는 임신에 대한 두려움과 주변 사람들로부터의 부정적인 인식 등의 영향을 받기 때문이다. 둘째, 남성들은 성교나 자위행위를 통해 일찍부터 지속적으로 성행동을 보이지만 여성들은 비교적 늦으며 지속적이지 않아서 남성은 성생활로부터 받는 좌절감을 더 느끼고, 성행동을 더 자주 요구하여 갈등의 원인이 된다. 셋째, 남성은 성관계에서 육체적 만족을 중시 여기는 데 비해 여성은 육체적 만족과 더불어 정서적 만족을 동시에 중시한다. 10대 청소년들을 대상으로 한 김병준(1993)의 연구에서도 남학생들은 혼전 성관계나 혼외 성관계 등의 반규범적 성행동에 대해 더 개방적인 데 비해 여학생들은 친밀감에 근거한 성관계에 더 개방적인 경향을 보였다. 이러한 연구는 여학생들이 남학생들보다 정서적이고 관계적인 요인에 근거한 성행동을 선호한다는 연구(Mosher & Maclan, 1994)와 일치한다. 또한 성적 욕구를 발생시키는 가장 중요한 요인이 여학생은 사랑이지만 남학생은 상대방의 외모와 성적 환상이라는 연구(Regan & Berscheid, 1995)도 이러한 주장을 입증한다.

이렇게 남성과 여성은 성의식에 차이를 보이며 실제 성행동에서도 마찬가지로 차이를 보인다. 첫째, 남학생들은 성교를 포함하는 적극적인 성행동일수록 긍정적인 감정을 가지고 있지만 여성들은 팔짱, 키스, 포옹, 손잡기 순으로 성행동을 기분이 좋다고 느꼈으나 지나친 행동에 대해서는 부정적이다. 둘째, 이성과 가까워지는 성행동에서도 남성들은 손잡기에서 성교까지를 다 허용하지만 여성들은 손잡기, 팔짱, 키스, 포옹만을 인정한다. 셋째, 혼전순결에 대해서 여성에 비해 남성에게 더 허용적인 이중기준이 발견된다.

### 인터넷과 Cyber Sex

요즘과 같이 인터넷의 속도가 빠른 시대에는 사용자의 P2P 파일교환을 통해 대용량의 음란 포르노물이 대량으로 유통될 수 있으며 이러한 음란물로 인한 부적응문제가 심각해질 가능성이 있다. 가령, 최근 들어 인터넷 음란사이트를 탐닉함으로써 생기는 적응문제를 호소하는 청소년의 수가 급증하고 있는데 그중에서도 사이버섹스 중독이 대표적이다. 익명성이 보장되고 폐쇄된 가상공간에서 은밀히 성적 욕구나 호기심을 해결할 수 있다는 이유 때문에 청소년들은 음란물에 중독되기 쉽다. 심지어 일부 사이트에서는 여성들이 누드로 출연하여 음란한 행위를 통해 수입을 올리는 경우도 생김에 따라 성적 호기심이 많고 충동적인 청소년들이 이러한 음란물에 쉽게 빠져들고 있다. 또한 많은 청소년들이 온라인으로 음란한 동영상이나 만화를 주고받거나 그것에 중독되어 법적인 제재를 받는 경우도 생기고 있다.

음란물을 자주 접하면서 나타나는 행동변화에 대해 클라인(Clein, 1986)은 첫 단계에서는 포르노를 점점 자주 찾게 되고, 둘째 단계에서는 더 거칠고 변태적인 포르노를 찾게 되며, 셋째 단계에서는 충격적인 장면들로부터 별 감흥을 받지 못하고, 넷째 단계에서는 포르노에서 본 대로 행동하려고 한다. 따라서 대부분의 음란물은 이성에 대한 성적 학대의 특성을 가지고 있기 때문에 성행위에 대한 비현실적인 기대를 키워주고 실제 성관계에서의 불만족을 증가시킨다. 이렇게 사이버섹스에 중독되면 생활의 리듬이 깨지게 되고 스스로 통제하기 어렵기 때문에 학교생활이나 학업은 뒷전이 된다. 또한 사회생활에 적응하지 못하여 대인관계가 위축되고 가상공간의 환상을 쫓다보니 현실 속의 정상적인 성생활이나 이성관계에 문제를 일으킬 수 있다. 자아가 확실하고 현실 세계에서 자신의 능력을 제대로 발휘하는 이들은 별 문제가 없지만 아직 현실검증능력이 떨어지는 청소년들의 경우에는 사이버 섹스에 집중된 관심을 분산시킬 만한 다른 관심거리를 찾도록 하는 것이 좋다

# 3 청소년기의 부적응문제

## 1) 학교폭력

학교는 청소년들이 가장 많은 시간을 보내는 장소로서 학교생활을 통해 인간관계를 경험하고 자신이나 사회에 대한 신뢰감을 형성하는 곳이므로 학교폭력은 학생 개인만이 아니라 우리 사회에도 부정적인 영향을 미치게 된다. 학교폭력은 다양한 원인에 의해 발생하기 때문에 피해자나 가해자만이 아니라 사회 모두가 참여하여 해결해야 할 사회문제이며 예방과 대처도 모두가 합심하지 않으면 이루어내기 어렵다. 학교폭력은 신체적 폭력에서 성폭력까지 다양한 범위에 걸쳐 발생하고 있으며, 피해자와 가해자 모두가 청소년이고 가해자가 3~4명의 집단인 경우가 많다. 또한 학교폭력은 서로 아는 사이에 벌어지는 경우가 많고 동일인을 대상으로 장기간에 걸쳐 이루어진다는 특징이 있다. [그림 4-1]의 연도별 학교폭력 피해율에서 볼 수 있듯이 수치상의 학교폭력은 지속적인 감소를 보이고 있으나, 이는 수치화할 수 있는 폭행 · 갈취 등 물리적 폭력의 추세일 뿐 표면에 드러나지 않는 집단따돌림 등 정신적 폭력이 청소년 문화의 한 부분으로 자리를 잡아가면서 점차 심각한 수준에 이르고 있다. 학교폭력은 여러 가지 요인들이 복합적으로 작용하여 발생하는데 학교폭력의 발생 원인에 대해 좀 더 자세하게 알아보자.

### (1) 학교폭력의 발생원인

학교폭력은 가해자 학생의 개인적인 성격특성에서 가정환경 또한 학교나 사회의 상황에 이르기까지 다양한 요인들에 의해 영향을 받는다. 첫째, 가해 학생은 다른 학생에 비해 신체적으로 우세하고 힘이 세며 충동적인 경향이 있다. 그로 인해 친구들과 갈등이 생겼을 때 대화로 해결하기보다 힘으로 해결하려는 경향이 있다. 충동

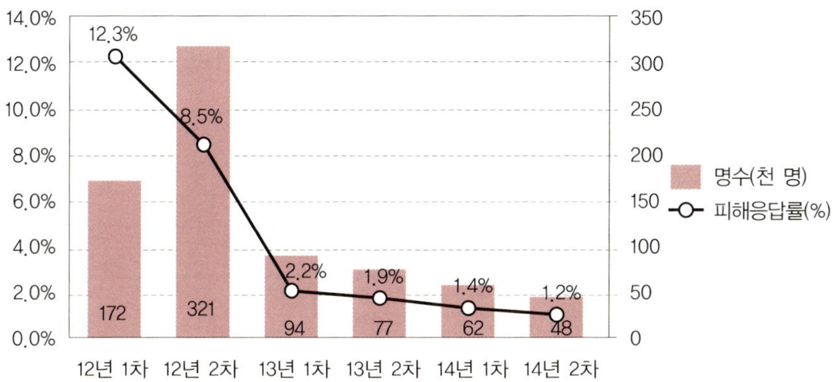


**▌그림 4-1▌ 연도별 학교폭력 피해율**

을 억제하지 못하면 과격한 행동과 말로 학교생활의 교우관계가 어려워지고, 그렇게 되면 자연스럽게 문제 학생들과 어울리게 되고 불량 서클의 문화에 익숙해지면서 정상적인 학교생활이 어렵게 된다. 둘째, 자기중심적이어서 자기 생각대로 판단하고 타인의 기분이나 감정에 공감하지 못하는 경우가 많다. 따라서 자신의 행동을 정당화하고 죄의식을 느끼지 못하여 피해학생에게 문제가 있다는 식으로 합리화하기 쉽다. 셋째, 성격적으로 짓궂거나 장난이 심한 특성도 가지고 있는 경우가 많아 실제로 학교폭력인지 아닌지를 판단하기 어려운 사례도 있을 수 있다. 그러나 대부분의 가해학생은 가정에서 피해자인 경우가 많다. 가정은 자녀의 성격과 행동을 형성하는 데 중요한 영향을 미치는데 자녀에 대한 부모의 심한 체벌이나 가정불화로 인한 분노를 다른 학생들에게 전이하는 경우가 생길 수 있다.

한편 피해학생의 경우에는 내성적이고 수동적이며 소심한 성격을 가지고 있으며 자기주장을 잘하지 못하는 성향이 있다. 부당한 상황에서도 대항하지 못하고 그저 당하고만 있는 경우가 많으며 친밀한 대인관계 형성이 이루어지지 못하여 또래관계에서 소외되어 있는 경우도 많다. 그와 반대로 자기주장이 너무 강하고 배려심이 부족하며 이기적인 아이들도 학교폭력의 피해를 입는 경우가 많이 있는데 이런 경우를 도발적 피해자라고 부른다. 이런 아이는 다른 친구에게 호감을 주지 못하고 자기

주장이 강하여 충돌하는 경우도 있으며 때로는 가해자가 되기도 한다.

그러나 학교폭력은 가해학생과 피해학생의 특성만으로 설명되기 어려우며 학교폭력이 쉽게 일어나게 하는 환경도 영향을 미친다. 가령, 학교에서 교사의 학급운영방식이나 교수기술은 청소년의 공격행동 발달과 학교에 대한 유대감 형성에 매우 중요한 역할을 한다. 학교생활을 통해 청소년들은 사회생활에 필수적인 규칙준수와 자신의 능력에 대한 확신을 갖게 되는데 이 과정이 성공적이지 못하면 비행으로 빠지게 될 가능성이 증가한다.

### (2) 학교폭력을 어떻게 다루어야 하나?

학교폭력을 다루기 위해서는 학교폭력을 유발하는 다양한 원인들에 대해 종합적인 대응책을 세워야 한다.

첫째, 가해학생에게 가장 큰 문제는 타인의 감정이나 고통에 공감하고 자신의 분노를 스스로 조절할 수 있도록 하는 것이다. 먼저 나쁜 행동을 하는 원인은 다양하기 때문에 행동의 결과만으로 아이를 비난하거나 처벌하는 것은 바람직하지 않다. 어떤 경우에는 자기조절능력이 부족해서 공격적으로 행동하는 아이들도 있고, 내적으로 억눌려 있는 분노가 제대로 해소되지 못하여 다른 사람에게 분노가 향하게 되는 경우도 있다. 아이로 하여금 자신의 행동이 다른 아이에게 어떤 영향을 미칠 것인지에 대해 생각할 수 있는 기회를 먼저 줄 필요가 있다. 또한 충동억제가 어려운 청소년들이 충동의 저변에 있는 분노, 적대감 등의 감정 상태를 가해 학생 스스로 인식하고 통제할 수 있도록 도와줘야 한다. 폭력의 가장 큰 원인인 분노는 왜곡된 지각으로 야기되는 경우가 많으며 주변 상황에 대한 잘못된 판단으로 상대방의 행동을 오해하여 화를 내는 경우가 많다. 문제 청소년들 대부분은 분노를 폭력적인 것으로만 받아들이는데 만일 분노가 말로 표현될 수 있다면 메시지를 포함한 의사소통 방식으로서 신체적 공격행동을 감소시키는 데 도움을 준다. 그러나 이렇게 분노가 말로 표현되기 위해서는 청소년들이 분노의 원인에 대한 올바른 인식이 선행되어야 하고 그것을 말로 표현할 수 있을 만큼 공격 충동을 통제할 수 있어야 한다. 분노조절 프로그램은 이와 같이 분노의 원인에 대한 정확한 인식과 충동적 행동에 대한 통제 등을 훈련하여 학교폭력을 감소시킬 수 있다.

둘째, 학교폭력에 대한 대응이 가해학생을 중심으로 이루어지다 보면 피해학생에 대한 체계적인 도움이 이루어지지 못할 가능성이 있다. 학교폭력을 당한 학생들에게 가장 필요한 것은 정서적 지지이며 자기를 믿고 지지해 주는 누군가가 있다는 믿음을 어려운 상황을 극복하는 데 큰 힘을 줄 수 있다. 또한 피해학생은 자기주장이 약하고 문제해결능력이 떨어지는 경우가 많기 때문에 피해학생이 자신의 상황을 제대로 분석하고 대처할 수 있도록 문제해결능력을 훈련시킬 필요가 있다.

셋째, 가해 청소년들 둘러싼 동료, 가족, 학교 등의 사회적 관계에 개입하여 학교폭력을 감소시킬 수 있다. 우선 폭력을 우선시하는 불량 서클과의 교제를 막도록 가족이나 학교가 함께 노력한다. 또한 부모들이 자녀를 대하는 방식을 변화시키도록 효과적인 부모역할 훈련을 받도록 설득하고 자녀와 관련된 간담회를 자주 가져 청소년의 사소한 변화에 대해서도 모니터링을 한다. 끝으로 방과 후 활동 등 학교활동에 적극적으로 참여하도록 기회를 제공하고 그에 대한 적절한 보상을 준다. 그리고 지역사회와 함께 청소년들이 폭력조직과 연계되는 일을 방지하고 유대강화 프로그램을 통해 자원봉사 등 삶에서 기쁨을 얻도록 도움을 준다.

### 2) 자살

세계보건기구(WHO)는 죽음의 의도와 동기를 인식하면서 자신에게 손상을 입히는 행위를 자살로 정의하였다. 청소년기 이전에는 자살률이 그리 높지 않은데 그것은 인지능력이 아직 발달되어 있지 않고 가족으로부터 풍부한 지지를 받으며 우울증이나 약물남용이 높지 않기 때문이다. 그러나 청소년기가 되면 자살률이 급격히 증가하는데 우리나라에서도 최근 청소년의 자살이 점차 증가 추세에 있다. 자살은 한국 청소년 사망 3대 원인 중 하나인데 청소년 자살은 가족들이 죄책감으로 정확히 보고하지 않는다는 점을 고려하면 실제 더 많은 청소년들이 자살하고 있다고 생각할 수 있다. 실제로 2008년 4년제 한 대학에서 1363명을 대상으로 설문조사 한 결과 42%(572명)가 우울증을 경험했다고 대답했으며, 6%(81명)는 자살을 시도한 적이 있다고 답한 것으로 나타났다. 하지만 우울증을 경험한 학생들 중 정신과 치료를 받은 경험이 있는 학생은 4%(55명)에 불과했다. 또한 통계청이 발표한 조사 결과에 따르면 2009년 우리나라 20~30대 사망원인 1위는 자살로 20대 사망자 중 44.6%인 1807명이 스스로 목숨을 끊은 것으로 나타났다. 20대 청년 2명 중 1명은 자살로 생을 마감한 것이다.

[그림 4-2]와 같이 자살을 증가시키는 위험요인에는 가족력 같은 유전적 요인, 우울증이나 약물남용 같은 정신장애나 충동성과 대인기술 미숙 등의 개인적 특성, 부모의 이혼이나 역기능적 양육방식 등이 언급되며, 학교폭력이나 실연 같은 부정적인 생활사건이나 신체학대나 성학대 경험도 자살의 원인이 될 수 있다. 그에 비해 종교적 신념, 학업성취, 가족의 정서적지지, 지역사회의 자살예방 대책 등은 자살의 보호요인으로 알려져 있다.

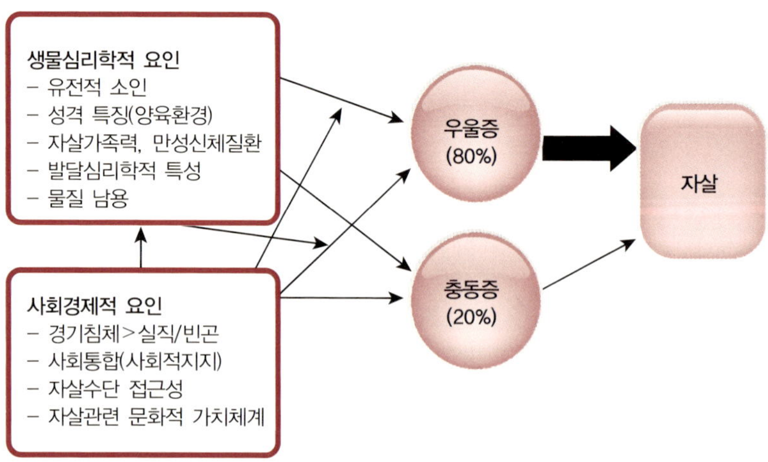


**▌그림 4-2▐ 자살의 위험요인**

자살을 시도하기 전에 자살사고가 선행하는 경우가 많은데 자살사고는 막연한 사고('세상 살기 싫다', '인생은 허무하다')부터 구체적인 것('나 죽고 싶다'), 의도를 갖는 사고('나 자살하려고 해'), 계획이 수반되는 사고('나 약 먹고 자살하려고 계획하고 있어')까지 여러 단계로 이루어져 있으며 청소년시기에 매우 흔히 일어난다. 자살사고는 자살시도를 유도하고 자살시도는 자살로 이어지는 경우가 많이 있다.

청소년 자살의 특성을 살펴보면 첫째, 청소년들의 자살엔 분명한 동기가 있다. 자살을 하는 청소년들은 오랫동안 자살을 준비해 오다 직접적인 동기가 주어질 때 자살을 한다. 이 직접적인 자살동기가 방아쇠의 역할을 한다. 둘째, 청소년들의 자살은 충동성이 강하게 작용하여 순간적으로 이루어진다. 성인의 경우 우울 상태가 자살을 결정짓는 가장 큰 요소인데 반해, 청소년의 경우는 충동성이 매우 큰 결정인지가 된다. 청소년기에는 본능적 충동 및 이성에 대한 관심이 급격히 증가하는 반면, 이를 조절해야하는 자아는 비교적 약한 상태에 있기 때문이다. 청소년 자살의 경우는 예측이 어렵다. 자살계획이나 준비가 안 된 상태에서 "나가 죽어버려라"는 부모의 한 마디에 충동적으로 아파트에서 뛰어내리는 행동을 보인다. 셋째, 청소년기에는 피 암시성이 강하여 동반자살이나 모방자살이 흔히 일어난다. 특히 같은 처지에 있는 여학생들이나 가정, 학교, 또래집단으로부터 소외된 청소년들에서 흔히 일어난다. 또한 청소년들 특유의 현상은 모방자살이다. 《젊은 베르테르의 슬픔》이라는 괴테의 소설작품 주인공을 모방한 권총자살이 한때 유행했던 것처럼 청소년의 자살은 친구나 TV 등 매스컴의 영향을 쉽게 받는다. 청소년들의 내면에는 자살을 미화하고 찬미하는 청소년 특유의 경향이 내재되어 있다. 넷째, 청소년들은 치사율이 높은 자살 수단을 사용한다. 청소년 자신도 죽을 의도가 심각하게 없음에도 불구하고 고층 아파트에서 뛰어내리는 등 자살방법이 치명적이어서 되돌리기 어려운 경우가 많다. 이렇게 청소년들은 그들의 발달과업 단계의 불안정성 때문에 우발적이고 즉흥적인 이유로 자살을 선택하는 경우가 많으며 그 결과는 되돌릴 수 없다.

그렇다면 자살의 위험도(risk of suicide)를 어떻게 평가할 것인가? 첫째, 평소 행동의 변화여부, 신체적인 불편감이나 질병여부, 약물 복용이나 남용 여부, 죽음에 대한 집착, 가족이나 친구의 죽음, 심리사회적 스트레스 여부(동성 및 이성 친구 관계, 부모와의 갈등 등), 학교적응 여부에 대해 알아본다. 둘째, 다음과 같은 질문을 청소년에게 해본다. "인생이 살 가치가 없다고 생각해 본 적이 있는가?", "죽었으면 하고 바란 적이 있는가?", "자살에 대해서 생각해 본적이 있는가?", "자살을 원한 적이 있는가?", "자살하는 방법을 생각해 본적이 있는가?", "자살을 시도해 본 적이 있는가?" 셋째, 자살 가능성을 보이는 청소년에게 현재 겪고 있는 스트레스, 정신 장애의 존재 여부, 가족 및 개인력, 과거 자살 시도 여부, 주변 사람과 가족들의 태도를 평가한다. 자살의 위험도를 평가한 후에는 자살을 막기 위한 인지행동치료, 약물치료, 가족치료 등을 실시하고 청소년의 스트레스 대처능력과 자존감을 높일 수 있는 프로그램을 운영한다.

### 3) 사이버 문화와 인터넷 및 스마트폰 중독

인터넷은 개인들이 정보를 공유하기 위해 시작되었지만 대통령 선거와 촛불시위를 통해 사이버 공간이 현실 공간에 영향을 미칠 수 있으며 권력조차도 좌지우지할 수 있음을 보여 주었다. 이 점에서 사이버 공간의 특성과 그 위험성에 대한 이해는 시급한 문제가 되고 있지만 사이버 공간의 신속성과 광범위성으로 인해 새로운 사회현상들이 끊임없이 생기고 있다. 이 절에서는 인터넷 중독을 중심으로 사이버문화의 특징과 문제점을 다루도록 한다.

#### (1) 우리나라 인터넷 중독의 실태

한국정보화진흥원의 2013년 연구보고서에 따르면 인터넷 중독위험군은 유아와 아동 6.4%, 성인 5.9%에 비해 청소년은 11.7%로 상대적으로 높은 비율을 보이고 있으며 특히 〈표 4-1〉를 보면 유아와 아동 그리고 성인은 인터넷 중독 위험군의 비율이 감소하는 데 비해 청소년은 점차 증가하고 있다. 또한 남성의 인터넷 중독위험군은 7.8%로 여성의 6.1%에 비해 높은 것으로 나타났으며, 청소년도 남학생의 인터넷 중독위험군 비율이 12.8%로 여학생의 10.5%에 비해 높았다. 인터넷중독 위험군에 속한 학생들은 하루 평균 2.1시간 이상을 인터넷 게임을 하느라 지각이나 결석을 반복한다든지 학교생활에 부적응하는 모습을 보일 가능성이 높으며 특정 게임을 중심으로 모임을 구성하고 함께 게임을 하면서 더 심각한 인터넷 중독자로 진행되는 경향을 보인다. 일부 게임 옹호론자들은 이들이 사이버 산업의 개척자라고 말하지만 본인뿐 아니라 가족들은 그러한 비정상적인 생활로 인해 큰 고통을 겪고 있고 게임을 하는 동안 더 높은 레벨을 획득하기 위해 아이템을 구입하고 그것으로 인해 청소년 비행이 발생하기도 한다.

**▌표 4-1▌ 연도별, 대상별 인터넷 중독 위험군**

(단위: 천 명)

| 구분 | | '06 | '07 | '08 | '09 | '10 | '11 | '12 | '13 |
|---|---|---|---|---|---|---|---|---|---|
| 인터넷 중독 위험군 | 전체 | 2,074 | 2,042 | 1,999 | 1,913 | 1,743 | 2,339 | 2,203 | 2,286 |
| | 유아동 | – | – | – | – | – | 160 | 157 | 123 |
| | 청소년 | 980 | 1,047 | 1,035 | 938 | 877 | 677 | 681 | 722 |
| | 성인 | 1,094 | 995 | 964 | 975 | 866 | 1,501 | 1,365 | 1,441 |
| 고위험군 | 전체 | 383 | 381 | 366 | 338 | 317 | 516 | 465 | 540 |
| | 유아동 | – | – | – | – | – | 20 | 16 | 15 |
| | 청소년 | 148 | 168 | 168 | 187 | 218 | 187 | 181 | 173 |
| | 성인 | 235 | 213 | 198 | 151 | 99 | 309 | 268 | 352 |
| 잠재적 위험군 | 전체 | 1,691 | 1,661 | 1,633 | 1,575 | 1,426 | 1,823 | 1,738 | 1,746 |
| | 유아동 | – | – | – | – | – | 140 | 141 | 108 |
| | 청소년 | 832 | 879 | 867 | 751 | 659 | 490 | 500 | 549 |
| | 성인 | 859 | 782 | 766 | 824 | 766 | 1,192 | 1,097 | 1,089 |

### 인터넷 중독 테스트(Young, 1998)

다음의 문항들을 읽고 자신을 잘 나타내는 숫자를 써넣으시오.

1= 전혀 아니다 2= 드물게 그렇다 3= 때때로 그렇다 4= 자주 그렇다 5= 항상 그렇다

1. 원래 마음먹은 생각보다 더 오랫동안 인터넷에 접속해 있었던 적이 있었는가? ( )
2. 인터넷 때문에 집안일을 소홀히 한 적이 있었는가? ( )
3. 배우자와의 애정관계보다 인터넷에서 더 흥미를 느낀 적이 있는가? ( )
4. 온라인상의 친구를 만들어 본 적이 있는가? ( )
5. 온라인 접속 때문에 다른 사람이 불평한 적이 있는가? ( )
6. 온라인 접속 시간 때문에 성적이나 학교생활에 문제가 있는가? ( )
7. 해야 할 다른 일을 하기 전에 먼저 전자우편을 점검한 적이 있는가? ( )
8. 인터넷 때문에 업무 능률(학업)이나 생산성에 문제가 있었던 적이 있었는가? ( )
9. 누군가가 인터넷에서 무엇을 했느냐고 물었을 때 숨기거나 변명을 하며 얼버무린 경험이 있는가? ( )
10. 인터넷에 대한 생각으로 인해 현재 생활상의 어려운 문제를 생각하지 못했던 적이 있는가? ( )
11. 인터넷 사용 후 다시 온라인에 접속할 때까지의 기간을 기다린 적이 있는가? ( )
12. 인터넷이 없는 생활은 따분하고 공허하며 재미없을 것이라고 두려워한 적이 있는가? ( )
13. 온라인에 접속했을 때 누군가가 방해를 한다면 소리를 지르거나 화를 내거나 귀찮은 듯이 행동한 적이 있는가? ( )
14. 밤늦게까지 접속해 있느라 잠을 못 잔 적이 있는가? ( )
15. 오프라인 상태일 때 인터넷에 정신이 팔려 있거나 다시 온라인에 접속해 있는 듯한 환상을 느낀 적이 있는가? ( )
16. 온라인에 접속해 있을 때 "몇 분만 더"라고 말하며 시간을 허비한 적이 있는가? ( )
17. 온라인 접속 시간을 줄이려고 노력했지만 실패한 적이 있는가? ( )
18. 온라인 접속시간을 숨기려 한 적이 있는가? ( )
19. 다른 사람과 밖으로 외출하려고 하기보다 온라인 상태에 더 머무르기 위해 접속하려고 한 적이 있는가? ( )
20. 오프라인 상태일 때에는 우울하고 침울하며 신경질적이었다가 다시 온라인 상태로 오면 이런 감정들이 모두 사라진 적이 있는가? ( )

20~39: 평균적인 인터넷 사용자이며 때로는 웹 서핑에 많은 시간을 소모하지만 통제할 수 있다.
40~69: 인터넷으로 인한 문제를 가끔 경험하고 있는 사용자로 인터넷이 자신의 삶에 미치는 영향을 한번 검토해 봐야 한다.
70~100: 인터넷 사용이 자신의 삶에 심각한 문제를 일으키고 있으며 그 문제를 시급하게 해결해야 한다.

최근 더 큰 문제를 보이는 것은 스마트폰 중독으로서 한국정보화진흥원의 2013년 연구보고서에 따르면 청소년의 스마트폰 중독위험군이 25.5%로 성인 8.9%에 비해 2.9배 높게 나타났으며 매년 급상승하여 인터넷 중독보다 오히려 더 높은 것으로 나타나고 있다.

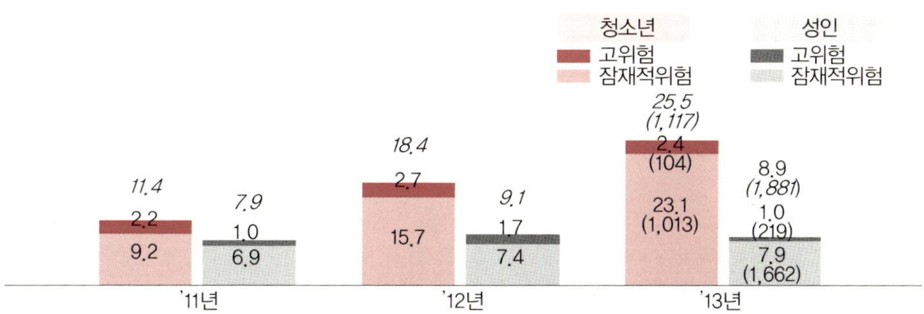


❚그림 4-3❚ 연도별 대상별 스마트폰 중독위험군의 비율

특히, 청소년 중에서도 대학생(18.1%)보다 오히려 중학생(29.3%)이나 고등학생(23.6%), 심지어 초등학생(22.6%)이 중독위험군의 비율이 더 높아 자기 행동을 스스로 조절하지 못하는 아동이나 청소년들이 스마트폰 중독에 더 쉽게 빠져들고 있음을 알 수 있다. 미래부의 조사에 따르면 스마트폰 중독위험군 청소년들은 스마트폰이 없으면 불안하고, 스마트폰에 많은 시간을 보내는 것이 습관화되어 있고, 스마트폰을 그만해야지라고 생각하면서도 계속하는 특성을 보이고 있다. 청소년들이 스마트폰으로 주로 사용하는 서비스는 카카오톡이나 페이스북 같은 SNS 서비스(40.6%)

이고 뉴스검색(17.6%), 온라인게임(8.3%) 순으로 나타났다. 이와 같이 스마트폰을 통한 SNS 서비스에 몰입하는 청소년들이 증가하면서 SNS 사용으로 학업에 집중하지 못하거나 면대면(face-to-face) 대인관계에서 어려움을 느끼고 친구들 사이에서 사이버 따돌림으로 고통을 받는 청소년도 증가하고 있다. 또 다른 문제로 카카오톡 같은 모바일 메신저와 연동된 게임 때문에 스마트폰에 중독되는 경우가 증가하고 있는 것인데 이러한 추세는 게임과 스마트폰에 쉽게 중독되는 청소년들에게 더 큰 문제를 일으키고 있다.

### (2) 청소년들이 인터넷이나 스마트폰에 쉽게 중독되는 원인

① 인터넷 중독

인터넷 중독에는 환경적 요소뿐 아니라 심리적인 요소가 큰 영향을 미친다. 우선 환경적 요소로 우리나라는 세계에서 가장 빠른 통신망이 구축되어 있고 PC방 등 인터넷을 할 수 있는 최적의 환경이 제공되고 있다. 심리적 요소는 첫째로 인터넷은 모든 미디어가 통합되어 있기 때문에 재미있다. 인터넷에는 영화, 연극, 음악, 미술, 오락 등 그동안 인간의 마음을 빼앗아 온 유희적 요소들이 모두 포함되어 있다. 둘째로 인터넷은 정보의 바다로 비유될 만큼 많은 정보를 제공하며 소수의 전문가들만이 점유하던 정보에 대중은 많은 호기심을 느낀다. 셋째로 인간은 무한한 자유로움을 추구하는데 인터넷이 주는 익명성은 이러한 자유로움을 보장해 주며 익명성이 보장된 상황에서 평소에 하지 못했던 새로운 시도를 하면서 짜릿함을 추구한다. 넷째로 인터넷은 평범한 사람에게 가상의 권력을 제공하며 권력욕은 인간의 기본적 욕구이다. 무엇하나 내 뜻대로 안 되는 현실세계와 달리 인터넷에서는 마우스 클릭만으로 가상 세계의 리더가 될 수도 있다. 다섯째로, 인터넷은 의외로 따뜻하여 현실에서 느낄 수 없는 친밀감을 느낄 수 있다. 인터넷에 질문을 올리면 수 없이 많은 답글을 보내 주는 친절한 사람들을 만날 수 있다. 그러나 중독성이 강한 인터넷의 특성 이외에도 우리나라 청소년들은 외국 청소년들에 비해 인터넷에 쉽게 빠져들 수 있는 특성을 가지고 있다. 우리나라 사회는 의사소통이 어렵고, 행동에 대한 억압이 많으며, 다양한 문화가 부족한 사회다 보니 청소년들의 자기표현욕구가 오프라인에서 해소될 수 없기 때문에 인터넷에서 그 돌파구를 찾을 수밖에 없다. 인터넷 중독이 되기 이전부터 아이들은 자신을 표현하고 재미를 느낄 수 있는 수단이 게임밖에는 없다. 많은 부모들은 아이들이 마음껏 뛰놀 수 있는 환경을 만들어주기보다 공부를 잘하기를 바라며 자녀를 학원에 보냈으니 그러한 환경에서 아이들이 할 수 있는 활동은 게임뿐이다. 나이가 든 후에도 교육이 입시중심으로 이루어지고 여러 학원을 전전하다 보니 공부에서 받은 스트레스를 풀 수 있는 방법이 인터넷밖에 없는 상황이 되었다.

② 스마트폰 중독

스마트폰도 인터넷을 사용한다는 점에서 인터넷 중독의 하나로 볼 수 있지만 스마트폰 중독은 나름의 독특한 중독원인을 가지고 있다. 스마트폰은 통화기능 이외에 어디에서든 인터넷에 즉시 접속할 수 있고, 사용자의 취향에 따라서 다양한 앱을 사용할 수 있다. 이러한 특성 때문에 스마트폰은 PC나 기존 미디어보다 사용조절이 어려워 강력한 중독성을 가지고 있다. 또한 이용방식에서도 기존 미디어와 차이를 보이는데, 가령 노트북은 2시간 이내에 일일 사용시간의 95%까지 도달하지만 스마트폰은 8시간이 지나야 누적 90%에 도달하는 이용방식을 보이고 있다. 또한 채팅, 검색, 음악감상, SNS 등의 기능이 통합되어 있어 세대별로 스마트폰 중독양상에도 차이를 보이고 있다. 한국정보화진흥원의 2012년 연구보고서에 따르면 인터넷 중독과 스마트폰 중독은 다음과 같은 유사점과 차이점을 보이고 있다.

**표 4-2** 인터넷 중독과 스마트폰 중독의 유사점과 차이점

| | 유사점 | 차이점 |
|---|---|---|
| 개념 | 금단, 내성, 의존, 초조, 불안, 강박적 사용, 생활장애 등의 특징 | 인터넷 중독은 가상적 대인관계지향성, 긍정적 기대, 현실구분 장애 등을 포함하고 있으나, 스마트폰(휴대폰) 중독은 아직 개념의 확장이 이루어지지 않음. |
| 사용동기 | 즐거운, 외로운, 대인관계 | 인터넷 중독은 현실도피, 도전.성취 동기가 있는데 비해, 스마트폰(휴대폰) 중독은 자기과시, 체면 차리기, 인정에 대한 동기가 있음. |
| 사용결과 | 사용하지 않을 때 금단, 내성의 증상을 보이고 일상생활의 어려움에 영향을 미치며, 인터넷이나 휴대폰을 사용하지 않고 있을 때에도 하고 있는 듯한 환상을 느낌. | 인터넷 중독이 스마트폰(휴대폰) 중독보다 우울, 편집, 반항, 강박 등에서 더 큰 문제를 보이고 있을 가능성이 있으며, 스마트폰(휴대폰) 중독은 우울보다는 산만하고 에너지가 상승하는 문제가 더 심각해 보임(아직 연구가 더 필요함). |

### (3) 인터넷 중독과 스마트폰 중독에 어떻게 대응할 것인가?

① 인터넷 중독에 대한 대응

인터넷 중독에 대응할 수 있는 최선의 방법은 인터넷 공간만큼 재미있고 활기찬 현실을 청소년들에게 제공하는 것이지만 그것은 사실상 불가능하다. 입시위주의 교육환경이 달라지기도 어렵고 인터넷에서 자신의 욕구를 채우는 청소년들을 되돌려 세우기에도 너무 늦은 감이 있다. 일부 사이버문화 전문가들이 말하듯이 오히려 부모들이 인터넷에 대한 관심을 가지고 청소년들과 부모세대 간의 문화적 격차를 줄여나가는 것이 인터넷 중독을 예방할 수 있는 길일 수도 있다. 그러나 청소년들이 겪고 있는 인터넷 중독은 심각한 상황이므로 다음과 같은 방법을 실천해 볼 필요가 있다.

첫째, 자신이 무엇을 잃어버리고 있는지를 확인한다. 인터넷에 빠져 있으면 잃는 것이 너무나 많지만 중독자들은 자신이 무엇을 잃었는지를 파악하지 못하는 경우가

많다. 예를 들어, 학생이 게임 중독에 빠지면, 학교성적은 물론 교우관계, 부모관계가 심각한 손상을 받게 된다. 그동안 인터넷을 과도하게 사용하면서 소홀히 했거나 점점 하지 않게 된 활동이나 습관들을 모두 적고 그 중요성에 따라 상중하를 매겨보자. 목록을 다 만들었으면 인터넷이 중요한지 혹은 현재 인터넷 때문에 하지 못한 일이 중요한지를 신중히 생각해 본다.

둘째, 온라인 접속시간을 파악한다. 인터넷을 사용하다 보면 시간의 왜곡이 일어나는 속성 때문에 자신이 생각한 것보다 훨씬 더 많은 시간을 사용하게 된다. 자신이 얼마나 인터넷을 많이 사용하고 있는지를 인식하는 것이 중요하다. 인터넷 사용시간을 작성할 때 시간뿐만 아니라 어떤 분야를 사용했는지도 기록해서 어떤 부분에 가장 시간을 많이 쓰는지 판단해 보는 것도 중요하다. 각 영역별로 사용시간을 비교하고 좋아하는 용도에 따라 등급을 매기면 주로 사용하는 온라인은 어떤 종류인지 구체적으로 평가할 수 있고, 일상생활에서 각 부분별로 얼마나 시간을 빼앗기고 있는지 파악할 수 있게 된다. 이 방법을 사용하면, 막연하게 인터넷 때문에 자신의 귀중한 시간이 낭비된다는 것에 대한 구체적인 물증을 갖게 된다.

셋째, 인터넷을 많이 사용하게 하는 원인을 찾는다.

가) 인터넷 사용을 촉발하는 기분과 행동을 찾아본다. 일상생활이 따분하거나 피곤할 때 혹은 다른 사람과 갈등이 있는 등의 다른 강렬한 감정을 갖게 될 때 인터넷을 사용한다면 이를 기록하고 대처방식을 찾아보아야 한다. 예컨대 외로움은 인터넷에서 과도한 시간을 사용하게 하는 주요 요인이 될 수 있다. 인터넷 사용이 정말로 필요한지 자신에게 정직하게 물어보고, 인터넷을 스트레스를 느낄 때마다 기분전환용(오락용)으로 사용하는 것을 피한다. 스트레스를 풀기 위해서 인터넷을 습관적으로 사용하는 것은 인터넷 중독의 시작점이라는 것을 잊지 말아야 한다.

나) 습관이 인터넷에 사용하도록 하는 촉발요인이다. 모든 중독증은 중독으로 발전해 가는 과정에서 형성된 행동패턴과 연합되어 있다. 예를 들어 매일 저녁

뉴스를 본 후 6시에 접속하는 경향이 있다고 해 보자. 저녁 6시와 뉴스는 중독을 촉발하는 요인이다. 촉발요인의 영향을 감소시키기 위해 행동패턴과 습관을 피하거나 바꿔 볼 수 있다. 사용자는 사소한 것일지라도 항상 일어날 수 있는 촉발요인을 자각하고 있는 것이 중요하다.

다) 인터넷 사용 패턴 및 습관을 깨고 그 반대로 한다. 만약 아침에 일어나 이메일을 확인하는 습관이 있다면 먼저 샤워를 하고 아침식사를 하는 것부터 하도록 시도한다. 인터넷을 밤에 사용하느라 잠을 못 자고 있다면 이제 낮에만 사용하도록 한다. 주중에 매일 인터넷을 사용한다면 주말에 특정시간을 정해서 그때만 하도록 한다. 또한 실제 생활에서 직접 할 수 있는 일이라면 인터넷을 사용하지 않고 직접 하도록 한다. 예를 들면, 인터넷에서 신문을 읽는 것으로 인터넷 사용을 시작한다면 대신에 인쇄된 진짜 종이 신문을 읽도록 한다.

② 스마트폰 중독에 대한 대응

청소년의 스마트폰 중독은 심각한 상황에 처해 있으며 이를 해결하고 예방하기 위해서는 가정, 학교, 사회가 함께 노력해야 한다. 우선 가정에서는 아이들을 달래려고 마음대로 스마트폰을 사용하도록 놔두기보다 일정 시간을 제한하여 쓰도록 해야 한다. 임소혜와 조연하(2011)의 연구를 보면 부모가 자녀의 게임이용에 대해 간섭과 통제를 할수록 게임이용 시간이 감소한다는 것을 알 수 있다. 즉, 부모가 게임을 하는 시간을 정하는 통제적 중재를 사용하거나, 게임에 대해 부모와 자녀가 대화를 나누는 적극적 중재를 사용하거나, 부모가 자녀와 함께 게임을 하면서 스스로 통제할 때까지 기다리는 공동이용중재를 할 때 자녀는 게임에 중독되지 않을 수 있다. 게임과 마찬가지로 스마트폰도 부모는 자녀가 얼마나 스마트폰을 사용하고 어떤 용도로 사용하는지 대화를 통해 알아내고 자녀가 스스로 스마트폰 사용시간과 용도를 통제할 수 있도록 함께 노력하는 자세가 요구된다. 학교에서도 수업시간에 스마트폰을 이용하는 일부 학생으로 인해 교사와 학생 간의 갈등이 일어나고 수업시간에 스마트폰을 수거하는 학교도 늘어가고 있다. 그러나 학교에서 학생들에게 억제적인 정책을 취할수록 학생들은 은밀하고 스마트폰을 사용하려는 욕구가 함께 증가하므로 스마트폰 중독 설문지를 하는 수준의 교육보다 스마트폰을 활용한 정보검색 활동이나 스마트폰을 사용함으로 인해서 생길 수 있는 학습문제에 대한 안내를 통해 학생들이 스스로 스마트폰 사용을 억제하도록 유도해야 한다.

### 4) 성폭력

우리 사회에서 성폭력은 점차 늘어나는 추세이며, 성폭력은 "신체보다 인격을 상대로 저질러진 폭력적인 죄"라고 볼 수 있다. 왜냐하면 성폭력의 동기가 성적 만족보다 피해자에 대한 힘의 과시인 경우가 많기 때문이다. 그런데도 불구하고 우리 사회에서는 성폭력의 피해자를 정당하게 평가하지 않으려는 경향이 있다.

**표 4-3 성폭력범죄 발생 현황**

| 구분 | 발생건수 | 검거건수 | 검거인원(명) | 조치 | |
|---|---|---|---|---|---|
| | | | | 구속 | 불구속 |
| 2008년 | 15,970 | 14,415 | 15,235 | 3,011 | 12,224 |
| 2009년 | 17,242 | 15,954 | 16,479 | 2,681 | 13,798 |
| 2010년 | 20,375 | 18,065 | 19,712 | 2,973 | 16,739 |
| 2011년 | 21,912 | 18,499 | 20,189 | 2,614 | 17,575 |
| 2012년 | 22,933 | 19,386 | 21,259 | 2,492 | 18,767 |

첫 번째 원인은 성폭력이라는 행위에 대해 실제 행위자(피해자)와 관찰자(사회)의 관점이 다르기 때문이다. 일반적으로 성폭력을 당한 피해자는 피해를 당한 원인을 "싫어도 어쩔 수 없이 술을 먹어야 할 상황"과 같은 상황이나 "너무 무섭게 협박해서 어쩔 수 없었다"라는 등 가해자의 특성에서 찾으려고 하는 데 비해 그것을 보는 주변 사람들은 "평소에 옷을 야하게 입고 다녀서 그렇다"는 등 성폭력 피해자의 개

인적 특성이나 행동 등에서 찾으려는 경향이 있다. 둘째 원인은 대부분의 사람들이 "모든 일에는 그 일이 일어나게 된 합당한 이유가 있다"라는 "공평한 세상에 대한 믿음"을 가지고 있기 때문이다. 즉, "피해자가 밤늦게 다녔기 때문에 그런 일을 당한 것이다"라고 생각한다. 따라서 주변 사람들에게 소리를 지르거나 몸에 상처가 있는 등의 강제로 성행위가 이루어졌다는 증거들이 제시되어야 신뢰받는다. 셋째 원인은 성폭력은 가해자의 의도적 행동이 아니라 성적 충동 때문에 우발적으로 이루어졌다는 인식이 일반화되어 있기 때문이다. 즉, 남성이 성적으로 여성보다 더 강하고 충동적이라는 인식이 존재하여 성폭력을 저지른 가해자에게 정상참작을 하는 경우가 많다. 그러나 강간범과 일반인은 성적 욕구에서 차이가 없으며 공격성에서만 차이를 보인다. 넷째 원인은 여성에 대한 폭력을 정당화하는 사회인식 때문이다. 서울대 학생회의 조사결과에 따르면 남성이 여성의 특정 신체부위를 유심히 쳐다보며 "섹시하다"고 혼잣말을 한 것에 대해 성폭력으로 본 여학생은 60.9%(140명)였으나 남학생은 13.9%(47명)만이 이를 성폭력으로 간주했다. 술자리에서 "여자 옆에 앉아보자", "술 좀 따르라"고 말한 것을 성폭력으로 보는 여학생은 73.9%(161명)였으나 남학생은 34.9%(96명)에 지나지 않았다. 술자리에서 주고받는 음담패설에 대해 남학생은 절반인 147명이, 여학생은 4명 중 3명꼴인 74.5%가 성폭력이라고 규정했다. 데이트 중 남성이 여성에게 키스 등 강제로 신체접촉을 했을 때 남학생 65.5%, 여학생 82.3%가 각각 성폭력으로 간주했다. 남학생은 물리적 폭력만을 성폭력으로 인정하려는 경향을 보인 반면 여학생은 언어폭력이나 성희롱도 넓은 의미의 성폭력으로 규정하는 것으로 보인다.

그렇다면 누가 청소년들에게 성폭력을 행사하는지 알아보자. 한국성폭력상담소의 분석결과 성폭력 가해자의 65.6%가 아는 사람이어서 "성폭력은 낯선 사람에게 당한다"는 인식이 잘못된 것임을 보여 주었다. 즉, 아버지, 오빠 등 직계가족이 22.8%로 가장 많았다. 사촌 등 친인척으로부터 성폭력을 당한 경우는 10.3%였다. 이밖에 피해자가 아는 가해자는 데이트 상대(17.3%) 직장상사나 동료(15.8%) 동네사람(13.8%)

동급생이나 선후배(6.9%) 교사나 강사(4.9%) 순이었다. 성추행의 경우도 62.1%가 아는 사람으로 부터 당한 것으로 나타났다. 아는 사람으로 부터 성추행을 당한 경우 가해자는 동네사람이 29.3%로 가장 많았고 직장상사나 동료(20.3%), 아버지, 오빠(15.8%), 교사나 강사(11.2%) 순이었다.

특히 젊은 연인들 사이에서 데이트 성폭행이 벌어지는 경우가 많은데 데이트 상황에서 일어나는 성폭행의 가능성을 설명하는 요인들은 다음과 같다. 첫째는 둘 사이의 친밀도인데 처음 데이트를 하거나 아니면 아주 친밀해졌을 때 성폭력이 주로 발생한다. 둘째는 권력차이로 연인 간의 나이 차이가 많을수록, 남성이 일방적으로 주도할수록, 남성이 데이트 비용을 전담할수록, 교통편을 남성에 의존할수록 성폭력이 발생할 가능성이 더 크다. 셋째는 의사소통 문제로 성적 욕구에 대한 거부 의사를 분명히 하지 않을 경우에 성폭행이 발생할 가능성이 높다. 넷째는 약물로 술은 성폭력의 가능성을 크게 증가시키는데, 그것은 저항력이 감소하게 되며 강간에 대한 비난이 피해자에게 돌아가기 때문이다. 다섯째는 장소로 남성이 원하는 장소에 쉽게 따라갈 경우, 특히 한적하고 외부와 차단된 장소일 경우에 성폭력의 가능성이 증가한다. 여섯째는 평소의 태도로 강간, 여성, 성 역할에 대해 보수적인 태도를 가진 사람이 강간을 저지를 가능성이 더 크다. 특히, 실제 사례들에 대한 분석결과를 보면 가장 많은 강간이 처음 만난 당일에 벌어지며, 그후 지속적인 강간을 당하는 경향이 있었다.

청소년기에 성폭력 피해를 당한 피해자들은 아직 성장기에 있기 때문에 성인에 비해 불안, 공포, 우울증의 발병률이 더 높으며 더 많은 심리적 문제를 일으킨다(Friedrich, 1990). 주소희(2010)는 성폭력 피해자들이 다음과 같은 심리적 반응을 보인다고 보았다. 첫째, 충격 및 혼란단계에서는 아무도 믿을 수 없다는 불신감과 함께 인생이 끝난 것 같은 좌절감과 이 상황에서 할 수 있는 일이 아무 것도 없는 무력감을 함께 느끼게 된다. 둘째, 부정의 단계에서는 방어기제가 작용하여 성폭력이 일어났다는 사실 자체를 부정하려고 하게 되어 더 큰 불안을 느낀다. 셋째, 우울 및 죄책감 단계에서는 수치심과 자기비난과 절망감이 함께하는 시기이며, 넷째, 공포와 불안감의 단계에서는 다른 사람들이 이 사실을 알게 될 때 보일 반응에 대한 공포와 앞으로의 삶에 대한 불안감이 커지면서 자기 스스로를 약한 존재로 느끼게 된다. 다섯째, 분노의 단계에서는 자신에 대한 분노, 자신을 도와주고 지켜줄 거라고 믿었는데 그렇지 못한 국가나 사회, 주변 사람, 남성 등에 대한 분노를 보인다. 여섯째, 재수용의 단계에서는 성폭력이 자신의 잘못으로 인해 일어난 것이 아니며 앞으로의 삶이 그 사건으로 인해 결정되는 것이 아니라는 희망과 기대감 그리고 자신이 소중하다는 것을 깨닫게 되는 단계이다. 그러나 가족구성원으로부터 성폭력을 당한 경우인지, 피해경험을 노출하지 못하는 경우인지, 피해가 노출되고 주위에서 어떤 반응을 보이는지, 그리고 피해에 대해 어떻게 귀인하는 지에 따라서 성폭력 피해의 증상과 정도가 달라지게 된다(이신영 · 박선영, 2010). 가령, 가족들이 성폭력을 수치로 느끼고 피해자에게도 책임이 있다는 식의 반응을 보이면 피해 청소년의 심리적 문제가 더 강하게 나타난다(박태영 · 박소영, 2007). 또한 성폭력 사건에 대해 자신의 잘못이 컸다는 내적 귀인을 하는 경우가 대부분이며 자기 이미지도 자신의 몸이 더럽혀졌다거나 자존심이 저하되는 경우가 많았다(신기숙, 2011). 또한 성폭력 경험이 자기존중감을 떨어뜨리고 성에 대한 가치관을 혼란시켜 성행동에 부정적인 태도를 갖게 되는 경우도 있지만 오히려 타인의 성적 요구에 적절히 대응하지 못하여 자신의 의지와 무관하게 성관계를 갖게 되거나 부적절한 성행동을 보이는 경우도 있다(권희경 · 장재홍, 2003). 성폭력 피해경험은 이후의 폭력행동이나 문제행동에 부정적인 영향을 미쳐 피해 청소년은 학업수행 능력이 감소하고 약물남용이나 정신적 문제를 겪을 수 있으며 범죄로 경찰에 체포될 확률이 높아진다(Smith & Thomberry, 1995).

이렇게 성폭력 피해 청소년은 다양한 심리적 적응문제를 겪을 수 있기 때문에 체계적인 지원대책이 요구된다. 첫째, 단기증상과 장기증상을 나누어 대응해야 한다. 피해 청소년은 불안이나 공포 같은 단기증상만이 아니라 낮은 자아존중감으로 인해 비행이나 반사회적 행동 같은 장기증상도 나타날 수 있다. 따라서 단기증상에 대한 치료와 상담은 원스톱 지원센터나 해바라기 아동센터 등에서 제공할 수 있지만 일상생활에 복귀한 후에는 거주지역에 서 가까운 상담기관이나 wee센터에서 장기적인 상담 및 심리치료 서비스가 제공되어야 한다. 둘째, 많은 경우 피해 청소년 가정은 경제적으로 어려운 경우가 많으며 피해아동을 치료하기 위해 부모들이 경제활동을 당분간 그만두어야 하는 경우도 있다. 그로 인해 치료나 생활을 위한 경제적 어려움이 발생할 수 있으며 동네에 소문이 퍼져 이사를 가야 하는 경우도 발생할 수 있다. 현재 법무부가 운영하는 범죄피해자 구조금제도가 있으나 가정의 평균소득, 치료기간, 부양가족 수에 따라 지원해주며 심의기간이 필요하기 때문에 즉각적인 지원이 이루어지지 못하고 있어 피해자의 치료와 회복을 위한 긴급자금의 지원방안이 필요하다. 셋째, 성폭력에 대한 피해자 책임론 시각이 강한 한국 사회에서 성폭력 청소년들은 사회의 부정적 시선과 또래의 왕따나 소문으로 인해 이차 피해를 입을 가능성이 높으며 이로 인해 성폭력 신고를 기피하게 된다. 따라서 피해 청소년을 지원하는 사람들은 피해자의 신분노출에 대해 민감하게 대처해 피해자의 개인정보가 학교에 노출되어 성폭력 가해자가 아니라 피해자가 학교를 떠나는 일이 없도록 대응해야 하고, 성폭력 예방교육을 통해 학생들에게 친구의 성폭력 사실을 알았을 때 소문을 내기보다 피해자를 보호해야 한다는 사실을 주지시켜야 한다. 넷째, 성폭력 사건은 다양한 상황과 원인으로 일어나며 어떻게 대응해야 하는지 모르기 때문에 그 사실을 신고하지 않는 경우가 많다. 따라서 신고의무자들이 어떻게 대처해야 할 것인가 그리고 성폭력 수사 과정에서 학교에서 학생을 어떻게 대할 것인 가에 대한 상세한 사례별 가이드가 제공되어야 한다. 다섯째, 성폭력 피해자에 대한 지원은 피해자가 후유증을 극복하고 역량을 가진 성인으로 성장하는 것을 도와주기 위한 것이므로 서비스를 제공하는 과정에서 피해 당사자의 관점과 의견을 존중하는 태도를 가져야 한다. 가령, 심리치료나 상담을 받는 것 자체도 본인에게 문제가 있다는 의미로 해석될 수 있고 부정적인 낙인으로 작용할 수 있으므로 성폭력 피해자에 대한 상담이 전문상담기관에서 진행할 수 있도록 전문상담기관의 확충이 필요하다. 또한 가족 간 성폭력 사건의 경우 피해 청소년이 상담을 원하는데도 불구하고 치료에 협조하지 않는 부모가 있을 수 있는데 이럴 때 치료명령을 보호자에게 처분할 수 있는 방안도 모색되어야 한다. 여섯째, 성폭력 피해 청소년이 가족의 지지 속에서 일상으로 복귀할 수 있도록 해야 한다. 성폭력 피해자 가정은 경제적으로 어렵거나 부모가 자녀에 대한 양육기술이나 갈등조절 기술이 부족한 경우가 많으며, 가족 간의 유대나 애착이 강하지 않거나 음주문제나 가정폭력 문제가 있는 경우가 많다. 이러한 자녀교육 기술의 부족이나 가족 간의 유대감이 약한 가정에게 전문인력을 통해 부모 양육 기술이나 가족유대 강화 프로그램을 제공하여 가정을 올바로 세우는 작업이 필요하다. 일곱째, 성폭력 피해 청소년의 치료과정에는 부모와의 동반상담이 필요한 경우가 많은데 먼 거리의 상담기관을 방문하기 어려운 상황이 많이 있다. 이럴 때 방문상담을 제공하여 피해자와 가족에 대한 상담 서비스를 제공해 주어야 한다.

CHAPTER

# 05 성인기의 정신건강

1. 성인기의 발달특성
2. 성인기의 적응과제
3. 성인기의 부적응문제

CHAPTER

# 05 성인기의 정신건강

성인기는 생애주기에서 가장 긴 시기이며 일반적으로 20대 초반부터 40세 초반까지의 성인 전기와 40대 후반부터 60대 초반까지의 성인 후기로 구분한다. 성인 전기에는 부모로부터 독립하여 직업을 갖고 배우자를 만나 결혼을 하고 자녀를 두며 나아가 사회의 일원으로서 활동하는 것이 중요한 발달과업인데 비해 성인 후기는 직업적으로나 가정적으로 그 결실을 거두는 생의 절정기가 되기도 하고 지난 인생에 대한 회의와 좌절에 직면하는 위기의 시기가 되는 경우도 있다. 즉, 성인은 취업경쟁, 직장 내의 승진경쟁, 가정 내의 갈등, 자녀교육의 책임 등 수많은 스트레스를 겪으며 정신건강에 가장 큰 도전이 주어지는 시기이다. 보건복지부(2011) 조사에 따르면 성인 중 우울증을 경험한 성인이 12.4%, 스트레스 인지율이 28.7%로 나타났을 뿐만 아니라 통계청(2011)의 자료에서 최근 10년간 자살 사망률은 인구 10만 명당 1999년 15.0명에서 2010년 31.2명으로 급격한 증가를 보이고 있으며 그중 성인이 차지하는 비율이 2위로 보고되었다. 이렇게 정신건강에 심각한 문제를 겪는 성인기는 청소년기나 노년기에 비해 비중 있게 다루어지지 못하였으나 성인기의 신체적 심리적 건강은 노년기로 연결되기 때문에 행복한 인생을 이루어나가는 데 성인기의 정신건강은 무엇보다 중요하다.

# 1 • 성인기의 발달특성

## 1) 신체적 특성

성인 전기는 신체적으로나 지적으로 최고의 상태에 도달하는 시기이다. 신체적 발달이 완료되어 신체적 수행능력이 20대 초반에 정점에 도달한다(Roche & Davilia, 1972). 운동선수들의 기록을 보면 일반운동은 25세 전후, 마라톤은 27세 전후, 수영은 18~20세 사이에 가장 많은 챔피언이 배출된다(Schultz & Curnow, 1988). 이 시기는 신체적으로 가장 건강한 시기로 아동기나 성인 후기에 비해 만성적 질병이 가장 적게 보고되고 있다(Turk et al., 1984). 그러나 청소년 후기부터 성인 초기까지 흡연이나 음주 그리고 약물복용이 급격히 증가한다. 20세에서 70세 사이 7,000명의 성인을 대상으로 한 연구에서 성인 초기 생활방식은 노년기 건강을 결정하는 가장 중요한 요인으로 나타났다(Belloc & Breslow, 1972). 그러므로 성인 전기에 흡연과 음주를 통제하는 등 좋은 생활습관을 형성하는 일은 성인 후기의 건강유지에 필수적이라고 할 수 있다. 성인 후기에는 신체적인 측면에서 쇠퇴가 일어나게 된다. 가령, 노안으로 인한 시력 감퇴와 노인성 난청경향이 나타나며, 미각, 후각 등의 감각이 약화되기 시작한다(Davis & Palladino, 1997). 나아가 이전의 시기에 비해 근육조직이 더욱 감소하고 지방조직이 증가하면서 살이 찌고 동시에 힘과 지구력이 감소하는 경향을 보인다. 이러한 경향은 부분적으로 호르몬의 변화 및 식사량과 운동량의 불균형에서 비롯된다. 성인 중기 동안 생식 능력에서도 변화가 나타나기 시작하는데 여성들은 폐경을 경험하게 되며 에스트로겐의 분비가 급격히 감소하여 그 결과 뼈조직이 얇아지고 골절되기 쉬운 상태인 골다공증이 증가하게 된다(Prince et al., 1991). 반면 남성의 경우에는 성인 중기 동안에 나타나는 생식능력에서의 변화가 여성에 비해 적은 것으로 알려져 있다.

### 2) 인지적 특성

피아제(Piaget)는 성인기의 인지능력을 청소년기와 동일한 형식적 조작사고로 개념화하였으나 최근의 연구결과들은 성인기의 사고수준이 청소년기와 상당한 차이가 있음을 보여 주고 있다. 성인들은 청년들에 비해 가설을 설정하고 그 해결방법을 추론하는 문제해결사고에서 더 우수하며, 단편적인 정보들을 통합하는 능력도 더 높다. 청소년들은 어떤 현상에 대해 흑백논리에 빠지기 쉬운 양분적 사고방식을 갖는데 반해 성인들은 여러 측면을 동시에 고려하는 다요인적 사고가 가능하다(Keating, 1990; Perry, 1970). 물론, 성인 후기에는 다소간의 단기기억의 쇠퇴가 나타나지만 장기기억의 감퇴는 크지 않으며(Craik, 1977), 기억전략을 효율적으로 사용할 수 있고 다양한 경험을 가지고 있기 때문에 친숙한 정보를 기억하는 능력은 뛰어나다(Santrock, 1992). 샤이에(Schaie, 1990)는 성인기 인지발달에 대한 종단적 연구에서 성인의 인지능력은 지능지수보다 자신의 사전지식과 지적 능력을 실제상황에 적용하는 능력을 바탕으로 평가해야 한다고 주장하고, 인지능력의 발달단계를 획득단계, 성취단계, 책임단계, 재통합단계의 네 단계로 구분하였다. 영유아기부터 청소년기 사이에는 인지능력의 획득되는 획득단계, 성인기에서 노년기 사이에는 성취단계, 책임단계, 재통합단계에 걸쳐 인지능력의 변화가 이루어진다.

- **성취단계**: 직업선택이나 결혼과 가정 같은 생애의 장기적인 목표를 성취하기 위해 지적 능력을 사용하는 단계이다. 예를 들어 직업을 선택할 때는 월급이나 적성 같은 요인, 배우자를 선택할 때는 성격이나 가치관 같은 요인을 고려할 수 있어야 하며 그 선택의 결과도 예상할 수 있어야 한다. 이 단계에서는 타인에게 의존하기보다 독자적으로 의사결정을 할 수 있는 지적 기능을 갖추게 된다.
- **책임단계**: 가족이나 친구관계 또는 직장 등에서 책임을 갖고 중요한 의사결정을 하게 된다. 예를 들어, 직장의 책임자로서의 역할을 성공적으로 수행하거나

자녀를 양육하고 안정된 가정을 유지하기 위해서는 다양한 정보를 수집하고 결정할 수 있는 능력뿐 아니라 이를 실천하는 실행능력과 책임감도 요구된다.

- **재통합단계:** 노년기에 들어서면 직장이나 가족에 대한 사회적 책임이 급격히 감소되며 일상적인 일에 대한 장기적인 목표를 설정필요가 거의 없게 된다. 따라서 이 단계에서는 개인적인 흥미나 가치를 자신의 지적 기능을 선택적으로 사용할 수 있다. 어떤 노인은 운동이나 친구관계 같은 활동을 선호하는 데 비해 어떤 노인은 봉사활동을 선호할 수 있다.

### 3) 사회정서적 특징

에릭슨(Erikson, 1968)은 성인초기 성격특성을 친근성 대 고립감 간의 위기로 표현하고 있다. 친근성이란 이성친구나 결혼대상자 또는 사회생활에서 우정을 나눌 수 있는 사람들과 친밀한 관계를 유지하려는 자연스러운 욕구를 의미한다. 그러나 자아정체감이 형성되어 있지 않으면 이성이나 친구들과 사회적 거리감을 느끼게 되어 자신의 행동에 대한 주위 사람의 반응에 대해 걱정하고 불안해하기 때문에 원만한 사회적 상호작용을 이루지 못하고 고립감을 느끼기 쉽다. 성인 초기에는 원만한 대인관계의 형성이 삶에서 매우 중요한 의미를 가지는데 폴과 화이트(Paul & White, 1990)는 성인의 인간관계를 세 수준으로 나누어 설명하고 있다. 첫째 단계인 자기위주적 수준에서는 타인과의 인간관계가 자신에게 어떤 영향을 주는지에만 관심을 가지며 타인의 입장이나 감정에 대한 배려가 부족한 수준이다. 둘째 단계인 역할 위주적 수준에서는 개인으로서 타인을 인정하고 타인의 권리를 이해하지만 사회적 역할만을 수행하며 개인적인 이해를 해주지는 못하는 수준이다. 셋째, 개인적 배려수준은 타인의 욕구와 동기를 고려하며 인간으로서 타인을 배려하고 정서적으로 격려해 줄 수 있는 수준을 의미한다. 성인초기의 친근성과 고립감의 위기는 개인적 배려수준에서 인간관계를 할 때 성공적으로 극복할 수 있다.

한편 융(Jung)은 성인 후기에 들어서면 이전에 가치를 두었던 삶의 목표에 의문을 제기하게 되며 그로 인해 위기가 시작된다고 하였는데 에릭슨의 생산성 대 침체감의 위기는 이러한 과정에서 발생하게 된다. 생산성이란 직장에서는 자신이 그 동안 노력해온 일의 결과를 평가받는 것이고, 가정에서는 자신이 자녀에게 얼마나 존중받는 가장으로서 인정받는지를 의미한다. 즉, 자녀를 바르게 교육하는 부모역할과 일을 통해 자신이 속한 사회의 발전에 기여하고자 하는 욕구를 충족시켰을 때 생산성을 느끼게 된다. 생산성을 느끼지 못하면 자기만의 물질적, 신체적 만족을 추구하고 타인에세 관내하지 못함으로써 인생의 목적과 선택에 대한 회의나 회한을 갖게 되어 침체감에 빠질 가능성이 있다.

## 2 성인기의 적응과제

### 1) 직업에 대한 적응

사람들이 일을 하는 이유로 우선 생각해 볼 수 있는 이유는 경제적인 이유 즉, 돈을 벌기 위한 것으로 스스로 자신의 생계를 책임질 수 있을 때 성인으로 인정을 받을 수 있다. 그러나 생활하는데 충분한 돈을 가지고 있다고 하더라도 사람들은 직업을 갖고 일을 하려고 하는데 이것은 일이 경제적 역할만 하는 것이 아님을 보여 준다. 사람들은 보통 자신을 "저는 XX회사 XX과장입니다"라고 소개하는 경우가 많은데 이것은 직업이 사회적 역할을 제공하며 사람들은 이러한 역할을 수행함으로써 정체감을 느낀다는 것을 보여 준다. 그래서 실직을 하거나 취업을 하지 못하면 대인관계만이 아니라 심리적으로도 위축되는 경험을 하게 된다. 그밖에도 인간은 인생에서 사회적으로 성공하고 타인으로부터 인정받고 싶은 욕구를 가지고 있는데 일은 이러한 인간의 욕구를 채워준다. 즉, 직장에서 주어진 업무를 효율적으로 잘 처리하거나 여러 경쟁자들을 물리치고 직장에서 더 높은 지위를 차지했을 경우에 성취감을 느끼게 된다. 한국갤럽의 조사에 따르면 우리나라 사람들은 미국인들보다 일을 통해 주어지는 금전적 보상 자체보다 사회적 지위나 성공을 중시하는 경향이 있다. 그러나 직장에서 사회적 성공만을 추구하면 인생의 대부분을 보내는 직장이 전쟁터가 되기 쉽고 직장생활에 대한 만족도가 낮으므로 직장이 즐거움의 원천이 되려면 자기가 좋아하고 잘 하는 일을 찾아야 한다. 여기에서는 사람들이 자신의 직업을 어떻게 선택하고 어떻게 해야 직장에서 행복해질 수 있는지에 대해 알아보고자 한다.

### (1) 직업의 선택

시대가 변화되면 사회적 요구를 해결할 새로운 직업들이 생겨나고 시대에 적합하지 않은 직업들은 사라지기 마련이다. 가령, 산업혁명이 일어나면서 도시가 형성되고 공장이 증가하면서 농업인구가 감소하고 2차 산업인구가 증가하였듯이 인공지능 기술이 발달하고 산업기술이 고도화되면 단순노동을 요구하는 직업들은 사라지고 다양한 정보를 통합하고 그것을 창의적으로 다루는 직업들이 증가하게 될 것이다. 2014년에 이루어진 대학생의 직업선택에 대한 조사에 따르면 의외로 적성이 안정성이나 소득보다 더 중요한 요인으로 언급되었다. 한번 직업을 선택하면 새로운 분야를 선택하기 어렵기 때문에 오랫동안 자신의 역량을 발휘할 수 있고 즐겁게 할 수 있는 일을 선호하고 있음을 알 수 있다.

슈퍼(Super, 1951)는 직업선택에서 자기개념의 중요성을 강조하고 인간은 자기개념과 일치하는 직업을 선택한다고 주장하였다. 그래서 자기가 활발하고 사람을 만나는 것을 좋아하는 사람이라는 이미지를 가지고 있는 사람은 그러한 이미지에 적합한 영업직이나 서비스업을 선택한다. 슈퍼(Super, 1951)는 진로유형 연구를 통해 다음과 같은 직업발달단계를 제안하였다. 첫째 단계인 성장기(growth stage)는 출생에서 14세까지로 욕구나 환상에 근거한 직업관을 가지지만 가정과 학교에서 다양한

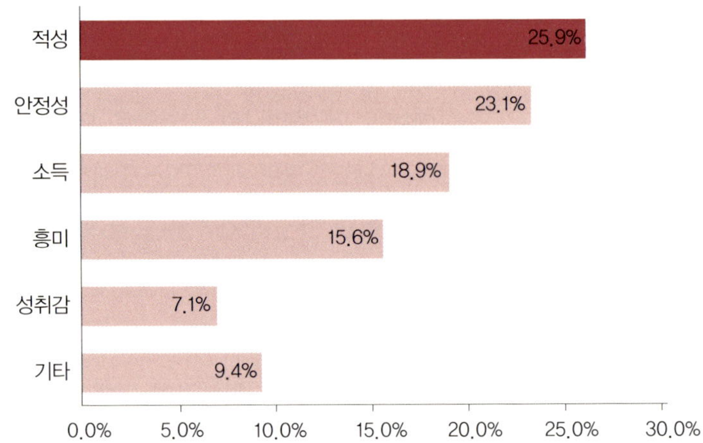


**그림 5-1** 대학생의 직업선택 이유

사람들을 만나고 상황을 겪으면서 자신의 직업관을 검증할 수 있는 기회를 갖게 되고 점차 흥미와 능력의 중요성을 알게 된다. 성장기는 직업선택에서 자신의 욕구나 환상이 중요한 역할을 하는 환상기(fantasy substage), 자신의 취미나 취향이 중요한 역할을 하는 흥미기(interest substage), 직업에서 요구하는 조건과 자신의 능력을 고려하는 능력기(capacity substage)를 포함한다. 둘째 단계인 탐색기(exploration stage)는 15세에서 24세까지로 학교생활, 여가활동, 아르바이트 등을 통해 자기능력을 검증하고, 직업관련 역할을 수행함으로써 직업을 탐색한다. 탐색기는 잠정적으로 진로를 정하고 그것을 상상이나 일 같은 것으로 간접적으로 경험하는 잠정기(tentative substage), 취업을 하거나 취업에 필요한 교육을 받으며 자신의 적성에 맞는지 탐색하는 전환기(transition substage), 자신에게 적합한 직업을 최초로 선택하는 시행기(trial substage)를 포함한다. 셋째 단계인 확립기(establishment stage)는 25세에서 44세까지로 자신에게 적합한 직업분야를 발견하고 그곳에서 안정적인 위치를 확보하기 위해 노력을 하는 시기이다. 이 시기에는 자신이 선택한 직업분야가 적합하지 않을 경우 적합한 일을 발견할 때까지 몇 차례의 직업이동이 있는 시행기(trial substage), 직업이 고정되어 그곳에서 안정된 위치를 차지하기 위해 노력을 하는 안정기

(stabilization substage)가 포함된다. 넷째 단계인 유지기(maintenance stage)는 45세에서 65세까지의 시기로 이미 선택한 직업에서 안정된 위치를 확보하고 그것을 유지하기 위해 노력하며, 마지막 단계인 쇠퇴기(decline stage)는 65세 이후로 정신적으로나 신체적으로 약해짐에 따라서 직업에서 은퇴하여 다른 활동을 찾는 시기이다. 슈퍼 등(Super et al., 1963)은 이러한 슈퍼(Super, 1951)의 직업발달단계에 근거하여 다음과 같은 5단계의 직업발달과업(vocational development tasks)을 제시하였다.

**표 5-1 슈퍼 등(1963)의 직업발달과업**

| 직업발달과업 | 연령 | 일반적인 특징 |
|---|---|---|
| 구체화 (Crystallization) | 14~17 | 자신의 흥미, 가치는 물론 가용자원과 장차 일어날지도 모를 일, 그리고 선호하는 직업을 위한 계획 등을 인식하여 일반적인 직업 목적을 형성하는 단계의 과업이다. 이 과업은 선호하는 진로에 대하여 계획하고 그 계획을 어떻게 실행할 것인가를 고려하는 것이다. |
| 특수화 (Specification) | 18~21 | 잠정적인 직업에 대한 선호로부터 특정한 직업에 대한 선호로 옮기는 단계의 과업이다. 이 과업은 직업 선택을 객관적이고 명백히 하고, 선택된 직업에 대해서 더욱 구체적으로 이해하여 진로계획을 특수화하는 것이다. |
| 실행화 (Implementation) | 22~24 | 선호하는 직업을 위한 교육훈련을 끝마치고 취업하는 하는 것이 이 단계의 과업이다. |
| 안정화 (Stabilization) | 25~35 | 직업에서 실제 일을 수행하고 재능을 활용함으로써, 진로선택이 적절한 것임을 보여 주고 자신의 위치를 확립하는 것이 이 단계의 과업이다. |
| 공고화 (Consolidation) | 35~ | 승진, 지위획득, 경력개발 등을 통하여 자신의 진로를 안정시키는 것이 이 단계의 과업이다. |

### (2) 직장과 행복

현대인은 직장에서 인생의 많은 시간을 보내는데 우리나라 직장인들은 다른 국가들보다 더 많은 시간을 직장에서 보내고 있다. 가령, 2011년 우리나라 근로자의 연평균 근로시간은 2090시간으로 OECD 국가보다 40% 이상 더 길다. 직장에서 많은 시간을 보내는 우리나라 직장인의 행복은 직장생활의 행복에 크게 의존할 수밖에 없다. 최근 들어 직업에서 성취나 돈보다 삶의 질이나 행복을 중시하는 트렌드가 보편화되면서 많은 회사들이 행복한 조직을 만들기 위한 프로그램을 도입하고 있다. 그러나 우리나라의 직장인들은 치열한 경쟁 속에서 생존을 위해 일에만 몰두한 결과 육체적·정신적 건강이 모두 악화되고 있다. 가령, 직장인 중 30.4%가 소화기 장애를, 29.9%가 스트레스성 장애를, 11.2%가 근골격근계 질환을 앓고 있을 만큼 만성질병에 노출되어 있으며 35~44세 대비 45~55세 근로자의 정신질환 비율이 호주 0.75%, 캐나다 1.19%, 미국 1.53%인데 비해 우리나라는 3.52%로 매우 높은 편이다(이승철 외, 2012). 또한 우리나라 직장인들은 친화와 단결을 중시하는 직장문화와 달리 직장 내 따돌림의 발생률이 매우 높으며 비협조적인 조직 분위기 속에서 일하는 경우가 많은 것으로 나타났다. 가령, 서유정(2013)의 조사에 따르면 우리나라 직장인 중 13.4%만이 지난 6개월간 따돌림을 겪지 않았으며 주로 동료(53.3%), 직속상사(26.7%) 순으로 따돌림을 하고 있는 것으로 조사되었다. 이러한 부정적인 직장 분위기는 직무성과나 직무만족에 매우 부정적인 영향을 미치게 된다.

그렇다면 직장인의 행복에서 가장 중요한 것은 무엇일까? 직장인의 행복을 구성하는 대표적 요소는 [그림 5-2]에서 볼 수 있듯이 직장생활의 만족도와 정서 그리고 가치이다(삼성경제연구소, 2013). 즉, 직장생활에 대한 만족도가 높고, 직장에 대해 긍정적인 정서를 가지고 있으며 직장생활이 가치 있다고 느낄 때 행복감을 느낀다는 것이다.

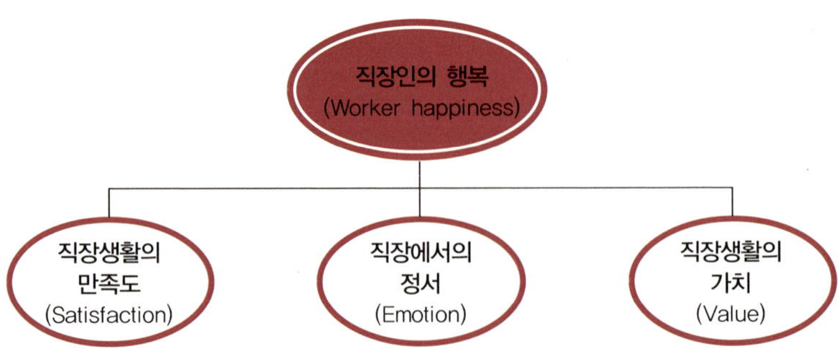


**▌그림 5-2▐ 직장인의 행복을 결정하는 요소**

삼성경제연구소(2013)의 조사에 따르면 직장인의 행복은 100점 만점에 55점이었으며, 구성요소별로 살펴보면 직장생활 만족도는 53점으로 보통수준이고, 정서는 48점으로 행복감보다 걱정이나 불안을 더 많이 경험하였으며, 가치는 65점으로 직장생활이 즐겁지 않더라도 자신의 직장생활에 대해 가치 있게 생각하는 경향을 보였다. 또한 직장인의 행복수준을 보면 20대가 48점으로 가장 낮고 50세 이상이 61점으로 가장 높은 수준을 보이고 있는데 이것은 연령대가 높아질수록 회사 내 직급이 올라가고 권한이 증가하는 직장의 특성을 반영하고 있다. 특히 직장인이 직장과 삶의 전반에서 느끼는 행복을 비교해 본 결과 직장생활에서 느끼는 행복은 55점인데 비해 삶의 전반에서 느끼는 행복은 64점으로 더 높아 직장보다 자신의 삶에서 느끼는 행복이 더 큰 것으로 나타났다. 또한 직장에서의 행복은 연령이 높아질수록 증가하지만 삶의 전반에서 느끼는 행복은 연령별로 별 차이를 보이지 않고 있다.

직장인의 행복이 중요한 이유는 행복이 [그림 5-3]과 같이 조직몰입이나 이직의도와 밀접한 연관성을 가지고 있기 때문이다. 직장인은 행복할수록 회사의 일을 자신의 일처럼 받아들이고 조직에 애정과 소속감을 느끼는 감정적 조직몰입을 보인다. 또한 직장인은 행복할수록 회사를 그만두고자하는 이직의도가 감소하는데 조사결과를 보면 이직의도가 49점으로 나타나 직장인의 절반은 회사를 그만두고자 하는 잠재적 의지를 가지고 있는 것으로 나타났다.

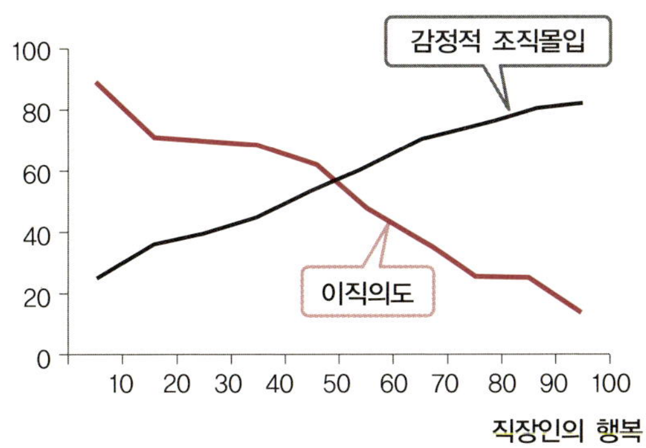


**[그림 5-3] 직장인의 행복에 따른 감정적 조직몰입과 이직의도 간의 관계**

직장생활의 행복에 영향을 미치는 요인으로는 긍정감성, 업무의 의미, 동료나 상사의 지원 순서로 나타났는 데 비해 일상생활에서는 가족관계의 영향이 가장 컸고, 여가시간이나 경제적 여유도 중요한 요인으로 나타났다. 긍정감성은 직장에서 경험하는 다양한 경험을 긍정적으로 받아들이려는 자세를 말하며 평소에 직장생활을 즐겁고 편안하게 받아들이는 직장인은 행복도가 높은 것으로 나타났으며 부정감성이 지배적인 직원의 경우에는 특별히 나쁜 일이 없더라도 직장에 대한 행복도는 낮은 것으로 나타났다. 직무와 관련된 요인들 중에서는 업무에 대한 자신감보다는 업무의 의미감이 직장인의 행복에서 더 중요한 것으로 나타났으며 인간관계와 관련된 요인들 중에서는 조직과 상사의 지원과 동료의 지원이 행복에 중요한 것으로 나타나 상사가 공정하게 행동하고 업무적으로나 감정적으로 지원해 주는 것이 중요하며 동료의 지원을 많이 받을수록 행복해진다는 것을 알 수 있었다. 끝으로 직장인 스트레스의 주요 원인은 [그림 5-4]에서 보는 바와 같이 과도한 업무량이나 업무 비효율로 일과 관련된 요인이 주로 스트레스를 유발하며 회사생활과 개인생활 간의 균형을 찾는데 어려움을 겪고 있음을 알 수 있었다.

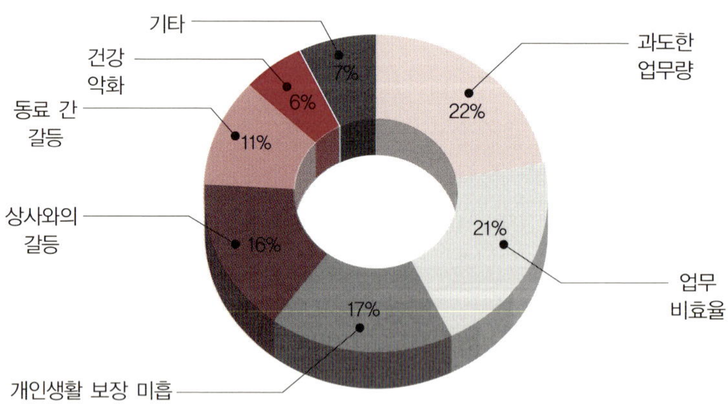


**그림 5-4** 직장인 스트레스의 원인

이상과 같은 직장인의 행복에 대한 조사결과를 보면 행복한 직장인은 긍정적인 감성을 가지고 여가시간을 많이 가지며, 업무를 효과적으로 수행하고 업무가 자신의 성장과 발전에 도움이 된다고 느끼고 있으며, 직장에서 원만한 사회적 관계를 형성하고 가족관계에서도 만족을 느끼는 사람이라고 할 수 있다.

그렇다면 직장에서 행복을 찾으려면 어떻게 해야 할까? 삼성경제연구소의 보고서(2013)에 따르면 〈표 5-2〉에서 보는 바와 같이 직장인의 행복을 위해서는 3대 핵심요소가 요구되며 그것을 이루기 위해서는 여섯 가지의 방안이 요구된다.

**표 5-2 직장인의 행복을 결정하는 요소와 증진방안**

| 영역 | 3대 핵심요소 | 6대 증진방안 |
|---|---|---|
| 나와 '나 자신'<br>(Me & Myself) | 마음의 건강<br>(Mental fitness) | ① 건강한 마음의 기반: 긍정성 높이기<br>② 활력 유지하기: 에너지 충전 |
| 나와 '업무'<br>(Me & Work) | 의미와 성장<br>(Meaningful thriving) | ③ 일에 생명 불어넣기: 의미 창조<br>④ 성장의 디딤돌: 강점 개발 |
| 나와 '다른 사람들'<br>(Me & Other) | 지원적 관계<br>(Mutual support) | ⑤ 행복 전염의 출발점: 감성리더<br>⑥ 함께하는 즐거움: 사회적 관계 |

직장인의 행복을 높이기 위한 첫째 방안은 "마음의 건강"을 증진시키는 것으로 우선 마음의 건강이 기반이 되는 긍정감성을 높이기 위한 노력이 요구된다. 긍정감성은 학습능력과 창의성을 높일 뿐 아니라 긍정적 기대는 원하는 긍정적 결과를 나타낼 가능성을 증가시킨다. 예를 들면, 호텔의 청소직원을 대상으로 절반에게는 청소업무가 육체적으로 힘들지만 많은 칼로리를 소모하기 때문에 유산소 운동과 같은 효과가 있을 것이라고 설명하고, 나머지 절반에게는 아무런 설명을 하지 않았을 때 일정한 기간이 지난 후 설명을 들은 직원의 체중과 콜레스테롤 수치가 크게 감소하는 효과를 보였다(Crum & Langer, 2007). 긍정감성을 갖기 위해서는 가족과의 행복한 시간이나 다른 사람에게 친절을 베푸는 것과 같이 크든 작든 좋은 경험을 자주 해야 하는 등의 개인적인 노력도 요구되지만 직원을 채용할 때 업무에 필요한 능력만이 아니라 긍정적인 분위기에 도움이 되는 성향을 가지고 있는지를 평가하거나

경영진이 긍정적인 조직문화를 조성하는 회사의 노력도 필요하다. 예를 들면, 보험회사인 메트라이프는 영업사원의 급격한 이직률 증가에 대처하기 위해 시험성적보다 상황을 긍정적으로 받아들이는 성향의 직원을 채용하였을 때 이직률도 감소하고 시장 점유율도 증가하였다(Seligman, 2008). 마음의 건강을 증진시키기 위해서 활력을 유지하는 것도 필요하다. 직장인들은 피로감이나 건강이상 등의 신호가 왔을 때 짧게라도 휴식을 취하고 적절한 시간 동안 질 높은 수면을 취해 활력을 유지해야 하며, 회사도 직원들의 건강관리에 관심을 가지고 지원해야 한다. 가령, 구글은 7주 20시간의 명상프로그램인 내면검색(search inside yourself)을 운영하고 있으며 아메리칸 익스프레스는 직원과 가족의 건강관리 프로그램인 "건강한 삶(Healthy living)"을 운영하여 좋은 반응을 얻고 있다. 직장인의 행복을 높이기 위한 둘째 방법은 "의미와 성장"으로 먼저 일에 의미를 부여하는 일이 필요하다. 즉, 주어진 업무를 그대로 받아들이는 대신 일에 의미를 부여하도록 하여 자기결정감을 높이면 직무에 대한 만족감이 높아지고 생산성도 높아져 행복도가 상승한다. 클랜스톤과 켈러(Kranston & Keller, 2013)는 일에 몰입할 때 일에 대한 만족도가 높아지고 요구되지 않은 업무라도 필요하다고 느끼는 일을 스스로 하게 되는데 일에 대한 몰입을 높이는 것이 IQ나 EQ보다 MQ(meaning quotient, 의미지수)라고 주장하였다. 일에 의미를 부여하기 위해서는 업무를 수행하는 데 독립성과 재량을 갖도록 해야 하며 자신의 일과 관련된 의사결정을 능동적으로 할 수 있도록 해야 한다. 최소한 근무시간의 일부를 자유와 창의력을 발휘할 수 있는 새로운 아이디어를 찾거나 그동안 해결하지 못했던 문제를 해결하는 데 활용하도록 해야 한다. 그리고 "의미와 성장"을 위해서는 개인이 가진 약점을 고치려고 하기보다 강점을 개발하고 업무에 활용하여 몰입과 행복감을 높이는 것이 필요하다. 일반적으로 자신의 업무에 강점을 활용하는 사람은 그렇지 않은 사람에 비해 업무에 몰입할 확률이 6배 높은 경향이 있으며 강점에 집중하게 되면 자신에게 요구되는 것 이상으로 성취를 이루어 낼 가능성이 생기게 된다. 직장인의 행복을 증진하는 세 번째 방안은 "지원적 관계"로 우선 직장생활에 중요한 영향을 미치는 리더가 긍정적인 말과 피드백을 통해 직원들에게 긍정적 감성경험을 제공해야 한다. 리더의 인정과 격려는 직원을 행복하게 하고 성과에도 긍정적 영향을 미치게 되는데 리더가 자주 격려하는 조직은 그렇지 않은 조직에 비해 31% 높은 성과를 이루어 낸다고 한다(Arakawa & Greenberg, 2007). 이렇게 직원들에게 긍정적 감정을 유발하는 리더가 되려면 리더 스스로 "자기조절 능력"을 강화할 필요가 있으며 직원 스스로도 자신의 감정을 잘 통제하고 타인의 감정에 공감할 줄 알아야 한다. "지원적 관계"를 향상시키기 위한 또 다른 방안은 직장에서 타인과 좋은 사회적 관계를 구축하는 것으로 이렇게 되면 직장생활에 활력이 생기고 힘든 일로 인한 스트레스가 줄어들게 된다. 직장에 친한 친구가 있을 경우에는 업무에 대한 몰입도도 증가시키고 직장에 대한 긍정적 감정도 증가한다. 물론 이러한 사회적 관계는 자동적으로 이루어지기는 어려우며 좋은 일이 주어지면 감사하고 동료에게 친절을 베풀며 자기가 맡은 일에 최선을 다하는 과정에서 나타나게 된다.

### 여성과 직장생활

직장생활은 누구에게든 도전적인 환경이지만 여성에게는 특히 힘든 상황이다. 이내찬(2013)의 연구에 따르면 우리나라의 양성평등 순위는 OECD 34개 회원국 중 31위로 칠레, 터키 및 멕시코를 제외하면 실질적 최하위로 사회에 나가면 능력 있는 여성으로 활동하겠다는 결심이 남성 위주의 사회현실에 부딪히면 좌절감을 느끼는 경우가 많다. 50대 그룹에 취업한 대졸자 비율에서도 여자가 남자의 절반에 불과하며 많이 사라지긴 했지만 아직도 여자의 취업에는 외모라는 기준이 중시되고 있다. 설사 취업에 성공했다고 하더라도 승진이나 임금에서 남자에 비해 차별을 받기 쉬워 여자의 평균임금은 남자의 59.6%로 상대적으로 낮다. 요즘 들어 젊은 남성들이 직장생활을 하는 여성을 이상적으로 생각하는 배우자로 생각하는 경향이 있지만 경제적인 안정을 위해서는 남녀평등을 원하지만 가사분담에 가면 아버지 세대와 똑같은 사고방식을 가지는 경향이 있다.

## 2) 결혼

이성교제를 통해 서로에 대한 사랑을 확인하고 가족의 동의를 받으면 대부분의 청춘남녀들은 준비과정을 거쳐 결혼을 하게 된다. 개인에게 결혼은 몇 가지 중요한 의미를 갖는다. 첫째, 결혼은 서로 보살펴 주고 행복한 삶을 함께하고자 하는 정서적 관계이다. 둘째, 결혼은 사회적으로나 법적으로 인정된 일부일처의 관계로 서로에 대한 도덕적 책임을 갖는 관계이다. 셋째, 결혼은 혼인신고를 통해 상대방의 재산을 공유할 수 있는 권리를 부여한다. 성인은 결혼을 통해 다양한 이점을 얻는데 우선 더 많은 경제적 자원과 낮은 지출을 통해 경제적 안정을 이루게 되고, 자녀를 출산하여 가족을 형성하게 되며, 법적으로 인정된 성생활을 유지할 수 있고, 미혼자에 비해 더 건강하고 약물복용의 비율도 낮아진다(Knox & Schacht, 1999).

결혼을 바라보는 관점은 부모세대와 크게 달라졌다. 과거에는 남녀의 사랑보다 대를 잇거나 노동력을 얻고자 결혼을 하는 경우가 많았으나 지금은 사랑과 같은 정서적 욕구를 충족시키기 위해 결혼을 하는 경우가 대부분이다. 또한 과거에는 부부간의 권력구조에서 아내가 남편에게 종속되는 수직적 구조가 대부분이었으나 지금은 부부가 서로 동등한 수평적 구조가 보편화되었다. 이러한 결혼제도의 변화로 인해 과거에는 집안 간 중매를 통해 결혼하는 경우가 많았고 부부관계가 좋지 않더라도 이혼을 기피하는 경우가 많았지만 현재에는 연애를 통해 결혼하는 경우가 많아졌고 부부간 갈등이 있을 경우에는 이혼을 쉽게 선택하게 되었다(Rice, 1979).

### (1) 배우자의 선택

결혼에 대한 관점이 변화되면서 배우자를 선택하는 과정도 개인마다 조금씩 다를 수 있지만 대표적인 이론에는 다음과 같은 것들이 있다. 첫째, 동질혼 원리(homogamy principle)에 따르면 가족배경, 교육수준, 사회경제적 수준, 종교 등이 유사한 사람끼리 결혼하는 경향을 보인다. 그것은 가족 등 주변사람들의 사회적 압력에서 자유로

우며, 만나서 대화를 할 때 주제나 가치관 등에서 심리적 편안함을 느끼고, 가족배경이나 사회경제적 수준의 차이로 인한 이질감을 덜 느끼기 때문이다. 둘째, 보완욕구이론(complementary needs theory; Winch, 1958)에 따르면 사람들은 자신과 뭔가 다른 사람에게 끌리는 경향이 있는데 그것은 성격이나 욕구의 차이가 보완적 역할을 하여 서로에게 매력을 느끼기 한다고 주장하였다. 가령, 지배적 경향을 보이는 사람은 복종적 경향이 있는 사람에게, 지배적 경향을 보이는 사람은 의존적 경향을 보이는 사람에게 끌린다는 것이다. 보완욕구이론이 동질혼 원리와 모순되어 보이지만 이성간에는 동질적인 면과 이질적인 면이 섞여 있기 때문에 관심분야나 특성에서 보완적일 때 상대에게 매력을 느낄 수 있다. 셋째, 여과망이론(fileter theory)은 동질혼 원리와 보완욕구이론을 잘 통합한 이론으로 배우자의 선택이 유사성이나 보완성만으로 결정되는 것이 아니라 다양한 특성을 비교하는 여과과정을 통해 이루어진다고 본다.

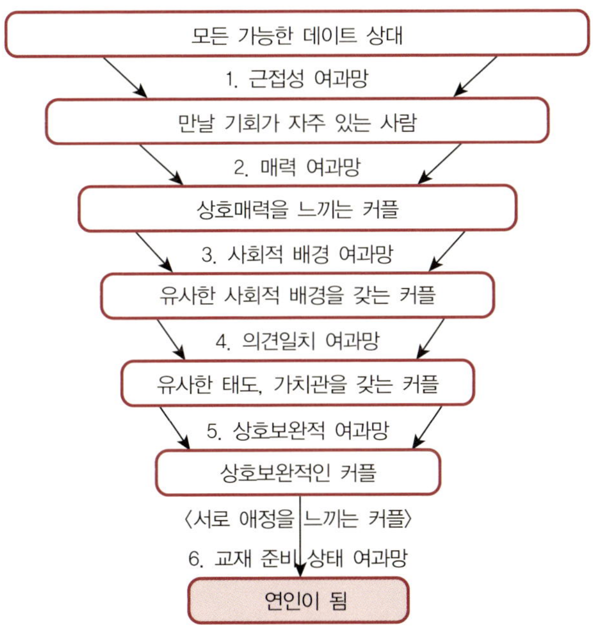


**▮그림 5-5▮ 여과망이론**

[그림 5-5]에서 보는 바와 같이 남녀가 서로 지리적으로 가까워야 하고(근접성), 서로 매력과 호감을 느껴야 하고(매력), 인종, 나이, 교육수준, 사회계층 등에서 유사해야 하고(사회적 배경), 인생관, 가치관 등에서 의견과 태도가 일치해야 하고(상호의견 일치), 서로의 욕구를 충족시키고, 단점을 보완할 수 있어야 하고(상호보완), 경제적 독립이나 직업 등 결혼에 필요한 준비가 되어 있어야 결혼에 도달하게 된다(결혼준비 상태). 여과망이론에 따르면 이성교제 초기에는 사회적 배경이나 매력에서 유사한 남녀가 서로에게 매력을 느끼는 경우가 더 많지만 후기에는 보완적인 특징들이 중요해진다. 넷째, 사극-가치-역할 이론(stimulus-value-role theory)에 따르면 배우자의 선택은 자극단계, 가치비교단계, 역할단계를 거쳐 이루어진다. 자극단계에서는 성적 매력이나 지적 매력 등에 의해 서로 끌리게 되고 가지고 있는 매력이나 개인적 자원이 공정하게 교환된다고 느껴지면 계속 만나게 된다. 가치비교단계에서는 인생관, 결혼관, 성역할 등의 가치관이 서로 유사한지를 비교하여 가치관이 일치하게 되면 다음 단계로 진전된다. 역할단계에서는 서로에게 부여하는 역할에 대한 기대가 자신의 욕구나 성향과 일치하는지를 점검하여 역할과 기대가 일치하면 결혼으로 발전된다. 세 단계는 단계적으로 이루어지기도 하지만 때로는 동시에 이루어지기도 한다. 물론 이론적으로는 배우자의 선택에 다양한 변수가 고려되지만 배우자 선택에서 남녀가 실제로 중요하다고 생각하는 기준으로 고려하는 기준은 [그림 5-6]과 같다.

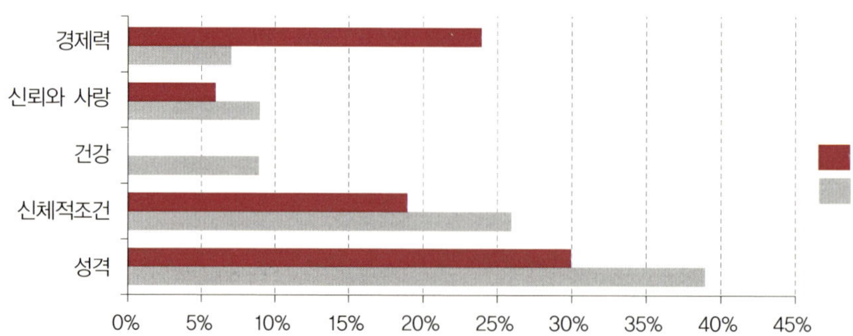


**▌그림 5-6▐ 배우자 선택에서 남녀가 중요하게 생각하는 기준**

성격은 미혼자 집단에서는 가장 중요하게 여겨지지만 이는 일단 다른 요인들 간의 일치가 이루어진 경우에만 한정되며 다른 요인들에서 차이가 있으면 성격은 고려되지 않는 경우가 많다. 여성은 남성의 경제적 능력을 중요하게 여기는 데 비해 남성은 건강이나 신체적 조건을 더 중요시하는 경향을 보인다.

### (2) 부부관계의 성장

결혼을 통해 부부가 되면 결혼 전에는 경험하지 못했던 다양한 사건에 직면하고 그것을 함께 해결해 나가면서 부부관계가 성장하게 된다. 첫째, 의사소통 방식이나 성격의 차이로 인해 갈등과 해결을 반복하면서 서로의 감정과 생각을 이해하게 된다. 서로 다른 환경에서 자란 남녀는 사용하는 언어만이 아니라 침묵, 몸짓, 표정 같은 비언어적 수단에서도 차이가 있기 마련이며 그것으로 인한 의사소통의 어려움은 갈등의 원인이 될 수 있다. 또한 가치관이나 습관 그리고 반응방식 같은 다양한 심리적 특성들로 이루어진 성격에서 행복한 결혼생활은 서로 다른 환경에서 자란 두 남녀가 대화를 통해 서로를 이해하고, 상대방과 자신의 욕구를 충족시키며, 단점을 보완하면서 살아감으로써 가능한데 이러한 과정을 통해 부부는 인격적으로 성장하게 된다. 우리나라 부부들은 경제적 안정(28.6%)을 부부 만족도에서 가장 중요한 요인으로 보는데 이것은 아직도 우리가 가족이 서로 이해하고 존중하는 데서 오는 행복보다 물질적인 삶의 질로 결혼생활의 행복수준을 평가한다는 것을 의미한다.

**부부관계의 위험신호**

부부는 헤어지면 남남이라는 옛말도 있지만 서로 다른 성장배경을 가진 부부가 서로를 이해하면서 살아가는 것은 그렇게 쉬운 일이 아니다. 부부가 서로를 이해하고 보다 가까워지려면 다음의 네 가지 행동을 주의해야 한다.

① "남편(아내)이라면 이렇게 해야 한다" 또는 "이것은 남편(아내)의 잘못이다"라는 태도로

손가락질을 하는 행동: 부부관계에 불만을 갖고 있는 부부들은 상대방의 잘못은 잘 지적하지만, 상대방의 행동을 유지하는 것이 자신이라는 사실을 깨닫지 못한다. 자신이 변해야 상대방도 변한다.

② 자신의 존재를 부인하거나 그런 사실을 깨닫지 못하는 행동: "나"라는 말 대신 "우리"라는 말을 항상 사용하는 부부는 이러한 오류를 범하기 쉽다. 누군가와 삶을 공유한다는 느낌을 받기 위해서는 어느 정도 감정적 프라이버시가 있어야 하고 "자신"이라는 느낌을 가지고 있어야 한다.

③ 배우자의 영역에 침범하여 상대방에게 자유를 허락하지 않는 행동: 상대방의 영역을 허용하지 않고 모든 것을 함께 나누어야 한다는 생각은 잘못된 것이다. 완전한 공유란 있을 수 없다. 사람은 누구나 자신만의 영역이 필요하며 잠시도 쉬지 않고 함께 있는 것은 구속이다.

④ 자신의 영역을 지나치게 주장하여 배우자와 거리감을 만드는 행동: 친밀한 관계에서 완전한 자유란 있을 수 없다. 독단적인 행동은 상대방을 긴장이나 불안으로 밀어 넣을 수 있다.

둘째, 자녀의 출산과 양육을 통해 부모로서의 자질과 경험을 쌓는다. 좋은 부모는 부모로서의 권위를 잃지 않으면서도 자녀를 독립된 인격체로 존중함으로써 자녀와 친밀하고 상호 존중하는 관계를 유지하는 부모라고 할 수 있다. 과거 "좋은 엄마"는 요리나 빨래를 해주고 자녀의 나쁜 습관을 교정하며 교육에 헌신하는 존재였으나 지금은 자녀의 사회성 발달에 도움이 되고 지적 자극을 주는 양육환경을 제공하면서 대화를 통해 자녀를 이해하는 존재이다. 셋째, 가사와 육아를 적절하게 배분하고 수행하면서 부부역할을 이해한다. 그 동안 전통적인 가정에서는 여성이 가사를 전담하는 것을 당연하게 생각하였으며 맞벌이를 하는 경우에도 대부분의 가사를 여성이 맡는 경우가 많아 부부간 갈등의 원인이 되는 경우가 많았다. 그러나 최근 부부역할이 변화되고 있는데 부부간의 역할구분이 뚜렷하고 서로 다른 역할을 수행했던 전통주의적 부부역할에서 여성의 사회진출이나 사회적 역할은 인정하되 남성이 가정에서 가사를 분담하는 경우가 많지 않은 신 전통주의적 부부역할을 지나 다시 부부가 한 사람의 인간으로써 삶의 목표나 능력에 따라 원하는 역할을 선택적으로 수행하고 가정에서 빈자리는 나머지 배우자가 보완하는 평등주의적 부부역할로 변화되고 있다. 넷째, 수입과 지출에 대한 조정과 합의를 통해 재정적 안정과 미래의 계획을 추구한다. 결혼을 하게 되면 부부는 서로의 욕구나 기호를 고려하면서 소득과 소비를 조절할 필요가 있으며 이러한 과정에서 결혼 전보다 재정적 안정을 이룬다. 우리나라 부부는 재정적인 재정적 영역에서 체계적인 계획을 세우고 부부가 서로 이해하지 않으면 갈등이 발생할 가능성이 높다. 즉, 우리나라 부모들은 학비와 결혼비용 등 자녀를 위해 많은 비용을 지출하고 있으며, 경제적 상황이 어려워짐에 따라서 조기퇴직이나 감원으로 인한 소득 중단의 가능성이 증가하고 있고, 연금이 노후생활을 충분히 뒷받침해주지 않기 때문에 노후를 위한 재정적 준비를 미리 해야 한다. 다섯째, 부부 외의 친인척 관계가 가정생활에 개입하기 때문에 친인척 관계로 인한 갈등을 해결해야 한다. 일반적으로 노인이 된 부모들은 자녀의 부부생활에 적든 크든 개입을 하게 되며 이 과정에서 부부간의 갈등이 발생할 수 있다. 대표적인 사례가 "고부간 갈등"으로 며느리는 노인의 특성과 요구를 이해하고 시어머니에게 적절한 역할수행의 기회를 주며 남편은 중립적 입장에서 양측의 요구를 중재할 필요가 있다. 그러나 최근에는 과거와 같이 부모나 자녀에게 의지해서 노년을 보내기보다 실버타운 같은 대안을 찾는 경향이 있다.

그렇다면 성공적인 결혼생활을 이루기 위해서는 어떻게 해야 할까? 첫째, 부부의 공통된 관심이 돈, 명예, 오락보다 가정, 자녀, 종교 등에 주어지는 가족중심 생활방식을 유지할 수 있어야 한다. 둘째, 행복한 가족 내에서 자라난 서로 비슷한 사회적 문화적 배경을 지닌 사람과 교제하고, 결혼하기 전에는 오랫동안의 교제기간을 통해 상대방에 대해 정확하게 알아야 결혼한 후에도 행복할 수 있다. 셋째, 결혼은 서로 적응하는 과정이라고 말을 하지만 서로 적응한다고 반드시 행복한 결혼은 아니다. 예를 들어, 성욕이 없는 아내에게 적응한 남편이 행복한 결혼생활을 하리라고 기대하기는 어렵다. 부부는 상대방이 나에게 바라는 행동이 무엇인가 주의를 기울이는 습관을 가져야 하며, 자신이 상대방에게 바라는 행동을 상대방이 자주 하게 하려면 어떻게 해야 하는지 주의를 기울일 필요가 있다. 넷째, 무엇보다도 부부간의 갈등이나 다툼은 심각한 문제보다 사소한 문제에서 출발하는 경우가 많다. 특히 부부관계에서 대화기술이 부족하고 서로 관심이 없는 태도를 가지면 문제가 더욱 심각해지는 경향이 많다.

**위기에 처해 있는 결혼관계의 유형(Cuger & Garroff, 1965)**

① 습관적 갈등관계: 잔소리와 말다툼을 습관적으로 하는 전형적인 부부로서 이러한 습관이 생활화되어 항상 일치점을 찾지 못하지만 결합상태를 유지하는 것도 이런 차이점과 갈등에서 비롯되는 자극이며 만족스러운 성생활의 도움을 받기도 한다.

② 약화된 관계: 한때는 깊은 사랑을 느꼈지만 공허한 결혼생활로 전락하여 자녀나 사회적 지위 때문에 결혼을 유지한다. 이러한 부부 중에는 자신들이 불행하다고 느끼지 않고 이러한 생활이 자연스러운 현상이라고 생각하는 사람들이 많으며 가장 일반적인 결혼관계이다.

③ 수동적 무감동적 관계: 약화된 관계와 비슷하지만 한번 이라도 깊은 사랑을 느끼지 못한 것이 다른 점이다. 결혼을 개인적 관계라기보다 사회적 경제적 약속으로 생각하며 타산적이고 이성적인 측면에서 결혼을 유지한다. 서로에 대해 체념하는 부부

④ 활기찬 관계: 많은 활동을 공유하고 서로에 대해 많은 관심을 기울여 대화를 한다. 개방적이고 갈등이 있으면 곧 해결하는 형인데 매우 드물다.

### (3) 결혼의 대안

최근 들어 젊은 세대뿐 아니라 일반인들도 결혼을 필수가 아니라 선택사항이라고 생각하는 경향을 보인다. 2012년 서울시민을 대상으로 한 조사에서 "결혼해야 한다"는 견해는 2008년 68%에서 62.2%로 감소했고 "선택사항"이라는 견해는 여성(39.9%)이 남성(27.9%)보다 많았으며, 미혼여성 2명 중 1명은 결혼이 필수적인 것이 아니라는 생각을 가지고 있었다. 그동안 우리 사회에서는 독신자에 대해 사회적 관습에서 벗어난 비정상적이고 결혼하기에 무엇인가 결함이 있는 사람이나 미성숙하거나 변덕스럽거나 의기소침한 사람으로 여겨왔다(Kim & Kim, 2005). 특히, 일부일

처제 사회에서는 독신자에 대해 자유, 방종, 무절제, 부도덕함 같은 부정적 이미지가 있으며, 독신남성보다 독신여성에게 더 부정적인 이중기준도 존재한다(Lee, 2000). 그러나 독신여성에 대한 이미지가 과거에 비해 긍정적으로 변화되고 있는데 특히, 대학생에 대한 조사(Wang, 2010)에서는 독신여성이 "자기관리를 잘하는 화려한 전문직 여성"이라는 긍정적 이미지가 나타나기도 하였다. 이렇게 독신생활에 대한 긍정적 시각은 결혼으로 인해 능력 있는 여성이 포기하거나 부담해야 하는 다양한 기회비용에 대한 인식과 함께 결혼을 기피하게 만들고 있다. 또한 자신들의 일이 있고, 독립적으로 살아갈 경제적 능력이 있으면 자아실현 욕구가 강해지면서 불평등한 결혼을 주저하게 됨에 따라 만혼도 증가하고 있다. 어떻게 생각하면 미숙하고 철없는 20대에 결혼을 하는 것보다, 나이 먹고 안정되고 어른이 된 상태에서 결혼을 하는 것이 정신적, 육체적으로 좋다고 생각이 일반인들 사이에서도 보편화되고 있다. 결혼을 하든, 안 하든 간에 어느 쪽이 더 설득력을 갖는지는 개인에 따라 다르다. 하지만 결혼적령기를 지키지 않는 사람이 많다는 것은 현재 세계적인 추세이다. 현재 동거는 제2의 결혼형태라 부르고, 독신생활은 제3의 형태로 분류되고 있다. 그럼에도 불구하고 결혼을 통해 형성되는 가족은 우리 사회를 지탱하고 있는 가장 기본 단위이며 결혼의 가치는 존중되어야 한다.

### 결혼의 대안: 동거

최근 들어 결혼을 꼭 해야 하는지에 대해 의문을 가지는 청년들이 늘어나고 있다. 2014년 서울시에서 조사한 자료에 따르면 결혼은 반드시 해야 한다고 응답한 사람은 13.4%, 결혼을 하는 것이 좋다고 응답한 사람은 42.0%, 결혼은 선택사항이라고 응답한 사람은 41%로 2012년에 비해 크게 증가하여 결혼을 선택사항으로 여기는 사람들의 숫자가 늘고 있다. 이렇게 결혼에 대한 청년들의 시각이 달라지면서 그 대안으로 동거나 싱글생활을 선택하는 비중이 증가하고 있다. 또한 미혼남녀 720명을 대상으로 한 설문조사(매일신문, 2012)에서 혼전 동거를 찬성한다는 의견이 전체 63%를 차지했으며 그 찬성이유로는 "결혼할 사이라면 괜찮다"(35%), "사랑하는 사이면 문제될 것이 없다"(15%), "경제적 문제 때문에 할 수 있다"(10%) 등이었고, 반대이유로는 "성에 대한 무책임 때문이다"(20%), "사회 통념상 그러면 안 된다"(10%), "재혼과 다를 것이 없다"(7%) 순이었다. 이렇게 청년들 사이에는 동거가 결혼의 대안으로 가능하다는 생각이 보편화되고 있다.

동거는 다양한 형태로 이루어지는데 청소년기에 집을 나와 시작하는 가출형, 임대료 등 경제적 이유로 잠시 동거하는 생계형, 결혼은 부담스럽지만 좋아하는 사람과는 같이 있고 싶어 선택하는 결혼 회피형, 결혼 전에 결혼을 위한 준비과정으로 선택하는 실험형도 있다. 동거는 결혼과 달리 두 집안 사이에 구조화된 관계가 이루어지지 않기 때문에 개인생활에 큰 변화를 가져오지 않으며 권리와 의무가 모호하다. 또한 동거는 애정만이 관계유지의 조건이 되며 사랑하는 두 사람의 결합보다 독립을 근거로 생활이 유지되기 때문에 결혼보다 오래 유지되기 어렵다. 그러나 동거에서도 상대방에 대한 헌신과 혼자만의 자유사이에 긴장이 발생하며, 가사에서 성역할 기대도 발생하고, 동거경험이 결혼생활에 더 긍정적인 영향을 미치는 것도 아니다. 그렇기 때문에 동거 전에 동거하는 이유와 지켜져야 하는 규칙을 두 사람이 충분히 의논하여 일시적 기분으로 행해지지 않도록 해야 하며 서로에 대해 현실적인 기대를 가지고 시작하는 것이 좋다. 그러나 동거에 대해 "신성한 결혼의 의미가 퇴색될 수 있다"나 "결혼에 대한 책임을 회피하는 동거가 오히려 더 큰 불행을 초래할 수 있다"고 반박하는 사람들도 있다.

### 3) 부모역할

결혼을 통해 부부관계가 형성되더라도 자녀가 있을 때 비로소 가족이라는 사회의 기본단위가 형성된다. 임신과 출산을 통해 자녀를 갖게 되면 부모는 자녀를 양육하고 보호하며 지도하는 과정을 통해 자녀의 신체적 · 사회적 · 정서적 · 인지적 발달에 영향을 미치는데 이것이 부모의 역할이다. 그렇다면 부모역할은 다른 사회적 역할과 어떻게 다를까? 첫째 부모역할은 싫다고 해서 거부할 수 있는 것이 아니다. 임신과 출산을 통해 자녀가 생기면 부모역할을 포기하는 것은 배우자와 헤어지는 것에 비해 훨씬 어렵다. 둘째, 자녀양육에서 여성이 남성에 비해 더 중요한 역할을 수행하는데 이것은 여성이 자녀의 양육을 책임져야 한다는 우리 사회의 성역할 고정관념에 기인한다. 셋째, 부모역할은 이에 대한 교육이나 훈련을 받지 못하고 받아들여야 하기 때문에 많은 시행착오와 어려움을 겪게 된다. 우리 사회에는 부부가 될 남녀에게 특별히 부모역할에 대해 교육을 하거나 훈련을 하는 제도가 제공되어 있지 않기 때문에 스스로 선택하기 전에는 부모역할을 잘 하기 위해서 어떻게 해야 하는지 알지 못하고 부모가 된다.

그동안 사회가 변화되면서 부모역할에도 많은 변화를 가져오게 되었는데 부모역할에 영향을 미친 변화에는 어떤 것들이 있는지 살펴보자. 첫째, 핵가족화로 인해 부모가 자녀에게는 유일한 역할모델이 되었다. 대가족제도에서는 부모 이외에도 많은 역할모델이 존재하였지만 핵가족에서는 부모가 유일한 역할모델이 된다. 이때 부모가 적절한 역할모델이 되어주지 못하면 가족 내에서 갈등이 발생할 수 있다. 가령 우리 사회가 수평적 가족구조로 변화되고 있는데도 부모가 권위적인 수직적 가족구조를 유지하려고 하면 자녀와의 갈등이 불가피하다. 둘째, 여성이 사회생활에 적극적으로 참여하게 되면서 자녀양육을 어머니가 전적으로 책임지지 않게 되었으며 아버지도 자녀양육에 참여하게 되었다. 또한 결혼이 자손을 얻는 수단으로 여겨졌던 과거와 달리 부모의 사회적 성취가 자녀양육보다 중요하게 여겨지면서 부모와 자녀 간의 친밀감이 약화되고 있다. 셋째, 개인의 행복이 가족적 가치보다 더 중요하게 여겨지면서 우리 사회에서 가족의 안정성이 떨어지고 있다. 따라서 이혼율이 증가하고 재혼가족이나 편부모가족이 증가하고 있는데 이러한 상황에서 자녀들에게 부모는 역할모델로서의 기능을 제대로 하기 어렵다.

### (1) 아버지와 어머니의 역할

자녀의 성장과 발달에서 아버지와 어머니는 서로 다른 영향을 미치게 된다. 어머니는 자녀의 성장과정에서 가장 친밀한 상호작용 대상이므로 자녀에게 다음과 같은 역할을 수행한다. 첫째, 어머니와 자녀 간의 정서적 유대감인 애착은 자녀의 인성발달의 기반이 되고 인간관계에서 중요한 신뢰감의 기초가 된다. 둘째, 어머니는 자녀의 사회화 과정에서 가장 큰 영향을 미치는 모델이 된다. 즉, 자녀는 어머니의 행동이나 태도를 모방함으로써 타인과의 인간관계에서 중요한 대인기술을 배운다. 셋째,

어머니는 자녀와 아버지, 자녀와 사회 간의 교량적 역할을 한다. 어머니는 가정에서 발생하는 다양한 갈등의 조정자 역할을 하며, 칭찬과 통제를 통해 자녀가 사회에 적응할 수 있도록 도움을 준다. 아버지는 어머니와 달리 자녀의 성에 따라서 차별적 상호작용을 보이는데 이러한 특성이 자녀에게 영향을 미친다. 첫째, 남아에게 보이는 남성적 행동이나 태도는 남아의 남성성 발달에 영향을 미치며 여아와의 정서적 상호작용은 여아가 다른 남성과의 관계에서 보이게 될 여성성의 발달에 기초가 된다. 둘째, 자녀의 행동에 대한 훈육적 태도는 자녀의 내면화된 도덕성을 형성하도록 돕는다. 가령, 아들은 자신에 대한 아버지의 태도를 동일시하려고 하기 때문에 이 과정에서 도덕성 발달의 기반을 형성한다. 셋째, 긍정적이고 도전을 장려하는 아버지의 태도는 자녀의 성취동기를 높이고, 당면한 일에 문제해결적 대처를 하는 아버지의 모습은 자녀가 문제해결능력을 키우는 데 도움을 준다.

### (2) 발달단계별 부모의 역할

- 태내기: 임신기간을 말하며 이 시기에 일부 산모는 우울증을 겪기도 하는데 우울증은 태내에 있는 아기에게 좋지 않기 때문에 임신 자체를 긍정적으로 받아들이고 명랑한 기분을 유지하도록 노력해야 한다. 또한 충분한 영양섭취를 하고 흡연이나 음주 등을 피해야 하며 질병에 감염되지 않도록 적절한 휴식과 운동을 병행한다. 임신기간 중 대부분의 남편은 아내에게 정서적 위안을 제공하며 아내의 의견에 순응하는 자세를 보이는데 이러한 태도는 아내가 임신을 긍정적으로 받아들이는데 도움을 줄 뿐 아니라 자신에게도 변화를 초래하여 부모-자녀 관계나 부부관계에도 긍정적 영향을 미친다.
- 영아기: 출산 후의 적응은 임신기간의 적응과 밀접하게 관련되어 있어서 임신에 대해 긍정적으로 생각하는 여성들은 출산 후 어머니로서의 역할에 더 쉽게 적응하며 아기도 신체적 정서적 인지적 발달에서 좋은 영향을 받는다. 영아에게 가장 중요한 것은 아기에게 필요한 영양을 공급하고 배변을 해결해 주는 것

이지만 이시기 어머니는 이러한 영아의 욕구에 민감하게 반응하고 충족시켜 줌으로써 세상과 인간에 대한 신뢰감을 갖도록 도와야 한다. 또한 영아는 주변환경의 자극을 통해 대뇌가 왕성하게 성장하는 시기이므로 시각적, 청각적, 촉각적 자극을 유발하는 다양한 놀이감을 제공하고 함께 놀아줌으로써 대뇌발달을 촉진시켜야 한다.

- 유아기: 유아는 상상력이 커지고 의사소통이 가능해져 자신의 주변 환경을 탐색하고 놀이에 몰두하는 시기이다. 부모는 유아가 안전하고 자유롭게 환경을 탐색하고 놀 수 있도록 위험한 상황에 대해 충분히 설명해주고 가급적 안전한 놀이장소를 제공하는 보호자 역할과 식사하기, 배변 가리기, 수면습관 등 일상생활과 관련된 바람직한 습관형성이 이루어질 수 있도록 하는 훈육자의 역할도 해야 한다. 특히, 이 과정에서 아이에게 지시하기보다 아이가 원하는 것이 무엇인지 이야기를 많이 들어주고 다양한 지적 자극을 받고 사회성을 키울 수 있도록 유치원이나 어린이집에 보내는 방법을 선택하는 것도 좋다. 특히 3~4세 경 아이들은 자신의 일을 방해하거나 못하게 하면 반발이나 반항을 하는 "반항기"의 특성을 보이는데 이 시기에는 아이에게 어떤 일을 하면 왜 안 되는지를 충분히 설명하고 일관성 있게 대해야 한다.
- 아동기: 아동기는 자녀가 초등학교에 다니는 시기로서 생활의 중심이 가정에서 학교로 이동하게 되며 인간관계에서도 가족보다 또래집단의 중요성이 더 커지는 시기이다. 이 시기 아동은 자신이 무엇을 할 수 있는지를 근거로 자신을 평가하고 자기기준에 부족하면 열등감과 부정적 자아개념을 형성하게 되므로 부모는 아동에게 성취감을 경험할 수 있는 적절한 수준의 과제를 제공하는 것이 필요하다. 또한 부모는 자녀가 또래집단에서 어떻게 지내고 있는지를 잘 살펴서 친구들로부터 거부를 당하는 경우에는 친구관계에서 지켜야 할 규율이 있음을 이해시키고 친구들과 의사소통을 하는 방법을 알려주는 것이 필요하다. 또한 학교생활에서 학업과 관련된 좌절감을 이해하고 부모의 사랑이 조건적인 것

이 아니라는 것을 납득시켜 용기를 갖고 노력할 수 있도록 도울 필요가 있다.

- 청소년기: 청소년들은 부모로부터 독립하고자 하는 욕구를 가지고 있으므로 아동기와는 다른 관점에서 자녀들을 대해야 한다. 신체적 성장으로 부모의 체벌이나 통제가 어려워지기 때문에 부모의 권위가 도전을 받게 되고 형식적 사고가 가능한 청소년은 부모가 설정한 규칙이나 가치관의 모순을 발견하고 의문을 제기하고 부모가 시키는 대로 하지 않는다. 대부분의 청소년들은 부모로부터 독립하고 싶어 하지만 동시에 부모에게 의존해야 한다는 것을 알기 때문에 갈등을 느낀다. 부모와의 갈등은 청소년 초기에 심하다가 중기에 안정을 찾다가 후기가 되면 감소한다. 부모와 자녀 간의 갈등을 해결하는 효과적인 방법은 가족의 중요한 의사결정에 청소년을 참여시키고 그들의 의견을 존중하고 일관성 있는 규칙을 적용하는 일이다. 또한 부모는 자녀가 대화를 원할 때 진지하게 귀를 기울이고 자녀의 행동이 마음에 들지 않더라도 그들의 감정을 이해하려고 노력해야 한다. 특히 십대들이 좋아하는 일에 관심을 보이고 지원해 줌으로써 부모와 자녀 간의 갈등을 줄일 수 있다.

# 3 • 성인기의 부적응문제

## 1) 가정폭력

가정폭력은 가족 구성원 누군가에 의해 다른 가족 구성원에게 가해지는 폭력으로 인간에 대한 기본적 신뢰와 인간성을 파괴하는 서서히 진행되는 살인행위와 같다. 가정폭력의 피해자는 대부분 아내나 자녀들이며 이들은 우울과 불안 그리고 공포 등으로 인해 일상생활을 유지하는 데 어려움을 겪게 된다. 가해자는 다른 가족 구성원들에 대해 자신의 지배력과 통제를 유지하기 위하여 다양한 형태의 강제적 수단들을 상습적으로 사용하는데, 신체적 구타뿐만 아니라 심리적 학대, 성적 폭력, 재산갈취 등의 다양한 수단들을 장기간에 걸쳐 반복적으로 사용한다. 가해자들은 자신의 행동을 합리화하는 데 익숙하고 자신의 행위가 결코 잘못된 것이 아니라고 정당화하는 왜곡된 관점을 가지고 있다.

가정폭력이 심각한 문제인 이유는 폭력이 장기화될수록 희생자에게 심각한 정신적 장애와 신체적 질병을 일으킬 뿐 아니라 다른 가족 구성원 전체에게 파급되어 병리적 현상을 유발하기 때문이다. 가령, 아내학대가 상습적으로 일어나는 가정은 아동학대가 함께 발생하고 피해여성만이 아니라 자녀들도 정서불안과 공황, 대인관계 기피, 성장 후 성기능장애 등과 같은 정신장애를 보일 수 있다. 실제로 부부싸움으로 인해 불화가 심한 가정일수록 자녀에 대한 구타가 더 많이 일어나며(이미애, 1998), 아내를 구타하는 남편의 70%가 자녀에게도 폭력을 행사한다고 알려져 있다. 또한 가정폭력은 가족을 공포에 떨게 하고 아내나 자녀의 가출이나 자살 심지어 살인에 이르기까지 불행한 결과를 가져올 수 있다. 그렇다면 우리나라에서 아내구타는 얼마나 일어나고 있는가? 한국 여성의 전화가 조사한 바에 따르면 가정 내 구타와 성폭력에 시달리는 여성이 전체의 38%에 이르며 외도 및 부부갈등, 시댁과의 갈등이 26%, 폭력으로 인한 이혼문제 및 법률상담이 14%이다. 구타의 시기는 결혼 3개월 이내가 49%로 가장 높고, 2년 이내에 폭력을 경험한 경우가 80%, 결혼 전에 구타를 한 경우도 11%이다. 구타가 일어나는 상황은 남편이 술을 마셨을 경우가 39.4%, 남편의 기분에 따라 이유 없이 구타하는 경우가 53%로 특별한 이유도 없이 아내를 구타하는 경우가 많음을 알 수 있다. 폭력을 휘두르는 이유를 남편은 아내의 말대꾸(57.3%), 시부모 공경을 잘 못해서(14.7%), 그리고 살림을 잘 못해서(14.0%) 순서로 응답하여 폭력의 이유가 매우 가부장적인 근원에 있음을 알 수 있다.

그 심각성에도 불구하고 가정폭력은 유교문화의 가부장적 전통과 체면 그리고 여성의 불안한 경제적 지위로 인해 숨겨져 왔다. 일반적으로 여성이 경제적 능력을 가지고 있으면 폭력을 저지르는 남편으로부터 독립하는 경향이 높은 것으로 알려져 있으나 조선일보(1994)의 조사에 따르면 남편이 재산이나 직업이 없을 때 폭력빈도가 높고 폭력행위가 심할수록 그것에 예속되어 그것에서 벗어날 엄두를 내지 못한다고 한다. 여기에서는 가정폭력 중 아내에 대한 폭력을 중심으로 그 원인과 대책에 대해 알아보도록 한다.

**표 5-3 가정폭력의 발생, 검거 현황(2004년~2011년)**

(단위: 건, 명)

| 구분 | 발생건수 | 검거인원 | 조치 | | | 가정보호사건 의견송치 | |
|---|---|---|---|---|---|---|---|
| | | | 구속 | 불구속 | 기타(계도) | 건수 | 인원 |
| 2004년 | 13,770 | 15,208 | 329 | 13,969 | 910 | 2,587 | 2,616 |
| 2005년 | 11,595 | 12,775 | 181 | 11,800 | 794 | 1,881 | 2,022 |
| 2006년 | 11,471 | 12,837 | 113 | 12,011 | 713 | 1,722 | 1,913 |
| 2007년 | 11,744 | 13,165 | 87 | 12,587 | 491 | 1,455 | 1,629 |
| 2008년 | 11,461 | 13,143 | 77 | 12,748 | 318 | 940 | 1,044 |
| 2009년 | 11,025 | 12,493 | 87 | 12,064 | 342 | 657 | 756 |
| 2010년 | 7,359 | 7,992 | 60 | 7,719 | 213 | 425 | 450 |
| 2011년 | 6,848 | 7,272 | 51 | 6,925 | 296 | 336 | 341 |

### (1) 가정폭력의 유형

우리나라에서 아내구타에 대한 관심이 생기기 시작한 것은 1983년 "한국 여성의 전화"가 구타와 폭력으로 희생되고 있는 여성들을 위해 상담 및 인권운동을 시작하면서부터이다. 아내에 대한 남편의 폭력은 신체적, 성적, 언어적, 정서적 폭력 등 다양한 형태로 일어난다.

#### ① 신체적 폭력

남편들이 아내에게 폭력을 사용하는 이유는 〈표 5-4〉에 나와 있듯이 "남편에게 말대꾸하거나 무시한다", "남편의 행동의 간섭한다", "살림을 제대로 못한다" 등 가부장적 의식을 가진 남편이 아내를 통제하려는 의도 때문에 발생한다. 즉, 자기 소유물인 아내가 자신의 통제를 받아야 하는데 이를 거부하면 폭력으로 이를 제지하려고 하는 것이다. 폭력기간이 장기화할수록 아내의 저항 없이도 남편의 폭력은 점점 강도가 강해지고 빈도도 증가하게 되는 경향이 있는데 이것은 남편 자신이 아내를 통제하고 있음을 확인하려고 하기 때문이다. 이런 상황에서 폭력을 행사하는 사람은 대부분 남편이며 폭력의 상호성이 보이지 않는데 그렇기 때문에 아내 구타는

**표 5-4** 남편이 말하는 아내구타의 동기와 남편의 폭력에 대한 여성의 생각

| 폭력에 대한 남편의 이유 | | 남편 폭력에 대한 여성의 생각 | |
|---|---|---|---|
| 남편에게 말대꾸 | 54(61.4) | 성격 난폭 | 25(32.1) |
| 남편을 무시 | 33(37.5) | 권위주의적 사고방식 | 22(28.2) |
| 남편 행동 간섭 | 18(20.5) | 열등감 | 14(17.9) |
| 살림을 못한다 | 16(18.2) | 주벽 | 8(10.3) |
| 시댁과의 갈등 | 12(18.2) | 의처증 | 8(10.3) |
| 자녀 문제 | 9(10.2) | 구타가정에서 자람 | 1(1.3) |
| 사랑하기 때문에 | 9(10.2) | 경제적 무능력 | 0(0.0) |
| 아내의 외도 | 4(4.5) | - | - |
| 합 계 | 78(100.0) | 합 계 | 78(100.0) |

부부싸움이 아니며 일방적인 폭력이라고 할 수 있다.

② 성적 학대

구타를 당하는 아내들 중 많은 수가 성적 학대를 함께 당하는 경우가 많은데 성적 학대란 남편의 외도, 의처증, 성추행, 강제 성행위 등을 포함한다. 남편은 외도 사실을 공공연하게 아내에게 이야기함으로써 아내를 비하하고 성적 수치심을 자극하며 모멸감을 느끼게 한다. 또한 남편은 자신의 외도를 근거로 아내의 외도를 의심하는 의처증을 보이기도 한다. 더 심각한 것은 폭력 후 아내에게 강제적인 성관계를 요구하는 것으로 이러한 성관계는 남편에게는 "부부싸움 후 화해"를 의미하지만 아내에게는 "구타 후 강간"을 의미한다. 아내가 남편의 성관계 요구를 거절하지 못하는 것은 폭력을 피하기 위해서인데 남편은 이것을 화해의 표시라고 받아들인다.

③ 정서적/언어적 학대

남편의 폭력은 대부분 정서적 학대를 동반하는데 남편은 폭력을 행사하는 이유를 "아내가 인격적으로 덜 성숙했거나 성격이 못되서"라고 이야기하며 이런 이야기를 자주 듣게 되는 아내는 자신이 잘못되고 문제가 있는 사람이라고 생각하는 경우도 있다. 정서적 학대에는 아내가 두려움과 공포를 갖도록 하기, 자존심을 상하게 하기, 친지와의 교류를 비롯한 사회활동을 금지하기 등이 있다. 가령, 신체적 공격을 가하지 않더라도 물건을 던지거나 흉기를 들이대 공포 분위기를 만든다. 폭력을 저지르는 남편은 자주 언어적 폭력을 사용하여 공포 분위기를 조성하며 아내가 자기를 떠나면 아내나 아이들 또는 친정식구들을 죽이거나 해치겠다고 위협한다.

### (2) 가정폭력의 영향

지속적 학대로 인해 신체적 심리적 장애가 발생했는데도 불구하고 아내는 그 원인을 자신에게 찾거나 부부간에 있을 수 있는 일이라고 받아들이려고 하는데 그것은 진실을 받아들이면 사회적으로나 개인적으로 감당해야 할 부담이 크기 때문이다. 그렇다면 남편의 폭력에 대해 아내들은 어떤 대응을 하는가? 일반적으로 아내들은 남편의 폭력에 처음에는 적극적으로 대응하지만 폭력이 반복되면 공포와 두려움 때문에 자존감을 잃고 무기력해지는 경향을 보인다. 그 구체적인 과정을 살펴보면 다음과 같다.

- **분노의 시기**: 폭력을 당하는 초기에는 분노와 수치심, 자존심의 손상으로 가득 찬다. 수치심과 자존심 때문에 누구에게도 그 사실을 말하지 못한다.
- **공포의 시기**: 폭력이 반복되면, 또다시 폭력과 보복을 당할까봐 공포와 두려움에 떤다. 이 시기부터 죽음(공포)의 재경험이 일어나는데 폭력 상황 또는 가해자와 관련된 상황을 회상하며 공포에 휩싸인다. 전형적인 외상 후 스트레스 장애가 생긴다.
- **무기력의 시기**: 폭력에 계속 시달리면 자존심의 손상과 공포 때문에 독립심이 전혀 없고 아주 무기력하게 된다. 매사에 결단을 못 내리고 남편의 폭력에 대처할 아무런 힘도 없고, 맞아 죽더라도 남편에 의지해서 살 수밖에 없다는 체념 속에서 산다. 더러는 자살하거나 이성을 잃고 남편에게 대항해서 살해되는 경우도 있다.

가부장적 사회구조 속에서 여성에 대한 폭력은 가족 내에서 일어나는 일이라는 점 때문에 폭력으로 인식되지 않는 경향을 보인다. 또한 아내도 가정을 떠나지 않으면서도 심각한 폭력을 견디기 위해서는 자신이 당하는 폭력을 남들과 비교함으로써 끊임없이 상대적 심각성을 절하하려고 한다. 즉, 일단 폭력을 견디기로 작성한 이상 아내는 가정에 머물러 있는 상황을 더 최악의 상황과 비교하여 스스로에게 설득하거나 남편이 언젠가는 나아지리라는 학습된 희망(learned hopefulness)을 갖는다. 이렇게 볼 때 가정폭력이 빈번하게 일어나는데도 아내들이 결혼생활을 유지하는 것은 아이들과의 헤어짐이나 경제적 독립의 어려움 그리고 이혼에 대한 사회적 인식 같은 요인과 막연하지만 남편이 앞으로 나아질 것이라는 기대 때문으로 보인다.

아내에 대한 폭력은 자녀에 대한 폭력을 함께 수반하는 경우가 많이 있으며 자녀들은 가정폭력의 또 다른 피해자가 된다. 가령, 남편에게 폭력을 경험한 아내는 자녀에게 폭력을 행사하는 경우가 자주 있다. 또한 폭력이 장기화되면 가정이 해체되고 폭력에 무감각해지면서 자녀들이 타인에게 폭력을 행사하여 폭력이 대물림되는 악순환을 낳게 된다.

### (3) 가정폭력의 원인

가정폭력을 설명하기 위한 이론으로는 가정폭력을 폭력을 행사하는 개인특성으로 설명하는 정신병리이론, 가정폭력에 대한 과거의 학습경험에 의해 설명하는 사회학습이론, 스트레스에 대한 관리실패로 설명하는 스트레스이론 등이 있다. 그러나 가정폭력은 어느 한 가지 원인에 의하여 발생하기보다는 다양한 요인이 복합적으로 상호작용하여 발생한다고 할 수 있다.

- 정신병리이론: 가정폭력을 저지르는 남편들에게서 정신분열증이나 편집증 또는 성격장애 같은 정신장애가 자주 발견되며(김광일, 1992) 알코올이나 약물에 중독된 사람이 가정폭력을 저지르는 경우가 많이 발견되는 것을 볼 때 가해자의 정신병리가 가정폭력의 원인이 될 수 있다. 또한 대상관계이론에서는 가정폭력 가해자나 피해자는 인생의 초기에 부모와의 대상관계 형성실패에 기인한 유기불안을 가지고 있으며 그로 인한 무력감과 거부감 때문에 가정폭력의 가해자나 희생자가 되는 경향이 있다고 본다(임종렬, 1998). 그러나 정신병리이론은 가정폭력의 원인을 개인의 정신장애 때문이라고 봄으로써 가정폭력을 가족관계 요인이나 사회구조적 요인을 고려하지 못하게 한다는 점에서 한계를 지닌다.
- 사회학습이론: 어린 시절에 목격한 가정폭력이나 피해경험은 성인이 되었을 때

가정폭력의 가해자 혹은 피해자가 되는 것과 상관관계가 있는 것으로 보인다. 일반적으로 인간은 타인의 폭력행동을 관찰하고 모방함으로써 새로운 공격기술을 습득하며 양심의 가책이나 죄의식 없이 폭력을 사용하게 된다(홍대식, 1986). 즉 어린 시절에 가정폭력을 목격하거나 피해를 당했을 경우에는 성인이 되었을 때 문제를 해결하는 데 효과적인 방법으로 폭력을 사용하게 된다. 가정폭력을 보이는 가정 중 50% 이상이 결혼 전에 가정폭력이 심한 가정에서 성장한 것으로 나타났으며, 심하지 않은 가정폭력조차 학습되어 대대로 계승될 수 있다(김경희, 1995).

- 스트레스이론: 스트레스에 대한 대처실패는 가족 내에서 폭력이 발생하는 주요 요소의 하나이다(박경규, 1994). 즉, 어떤 스트레스를 경험했을 때 그것을 효과적으로 대처할 방도가 없다고 느껴지면 폭력을 사용하기 쉽다. 가령, 가해자가 부부갈등, 실직, 경제적 어려움 등의 스트레스에 적절히 대처하지 못하면 주변 가족들에게 폭력을 사용하게 된다. 가정폭력이 저소득층에서 더 많이 발생하는 이유도 경제적 경제적 어려움 자체에 원인이 있는 것이 아니라 경제적 어려움이 스트레스를 유발하고 그것에 제대로 대처할 수 없기 때문이라고 생각할 수 있다. 스트레스이론은 가정폭력에 대한 정신병리이론의 한계를 극복할 수 있는 접근이기는 하지만 동일한 스트레스 상황에서도 폭력을 사용하는 사람과 사용하지 않는 사람 간의 차이를 설명하지 못하는 문제를 가지고 있다.

**가정폭력 가해자의 특성**

가정폭력을 행사하는 사람들은 몇 가지 특징을 가지고 있다. 첫째, 일반적으로 아내를 학대하는 남성들은 자존감이 낮고 자기표현 능력이 낮다. 아내가 자신의 권리를 주장하는 것을 자신의 자존감을 손상하는 것으로 받아들이는 경향이 있다. 특히 이런 남자는 아내가 자신보다 능력이나 지위가 능가하는 것을 위협적인 것으로 지각하고 폭력을 사용하곤 한다. 둘째, 학대하는 남편은 아내에게 전통적인 성 역할 기대를 가지고 있어서 아내에게 가사일과 양육을 책임지기를 기대하고 복종하고 추종하기를 원한다. 셋째, 어려서 학대를 경험한 사람들은 성인이 된 후에 자녀 학대나 배우자 학대를 하는 경향이 있다. 넷째, 아내학대 남성들의 내면에는 적개심이 항상 자리 잡고 있어 이성적으로 따지는 능력이 낮고 작은 좌절에도 쉽게 굴복하고 스트레스 관리능력이 낮아서 쉽게 폭력이라는 방식을 동원한다. 다섯째, 아내를 학대하는 남성들에게 있어서 가족은 그들의 세계의 전부이며 아내는 그 중심을 형성하고 있다. 아내구타 남성들은 대개 사랑, 지지, 친밀감, 문제해결의 유일한 근원으로서 아내에게 의존하며 아내를 분리된 실체로서 느낄 수가 없다. 그래서 아내를 집안에 고립시켜두고 친구나 친척들로부터 단절시키면서 끊임없는 확인을 요구하게 된다.

### (4) 가정폭력을 어떻게 해결해 나갈 것인가?

가정폭력은 사적인 환경에서 일어나는 것이기 때문에 법적인 대응책만으로 해결되기 어려우며 사회적 문화적 법적 대응책이 모두 강구되어야 한다. 첫째, 불평등한 가족관계를 가져온 가부장적 문화를 변화시켜야 한다. 문화를 변화시키는 것은 교육을 통해서만 가능하며 오랜 시간이 걸리지만 공교육에서 이루어지는 성교육에서 가부장적 문화의 폐해를 다루고 있는 것은 한 걸음 나아간 것이라고 할 수 있다. 앞으로 학교 또는 매스컴에서 인간의 존엄성에 대한 교육을 강화하고 성차별의 철폐를 위한 인권운동이 더 범사회적 차원에서 이루어져야 한다. 둘째, 가정폭력을 가족 내의 문제로만 다루지 말고 법적 처벌을 강화해야 한다. 현재 법이 개정되어 가정폭력이 우려되는 경우에는 피해자에 대한 접근금지를 신청하거나 경찰에 도움을 요청할 수 있고 치료비나 부양료 같은 비용은 정부나 지자체에서 우선 지급할 수 있도록 하고 있다. 그러나 실제로는 가정폭력 사건에 대해 경찰이 소극적으로 대처하는 경우가 많으며 법원에서도 재범에 대한 가중처벌이 이루어지지 않는 경우가 많다. 셋째, 부모로부터 바람직한 부부관계에 대해 배우지 못한 사람들을 위해 부부역할과 부모역할 훈련을 제공하여 가족 내에서 갈등을 해결하고 의사를 전달하는 방법을 배우도록 도와야 한다.

## 2) 이혼

이혼(divorce)은 혼인한 남녀가 살아 있는 동안 그들의 결합관계를 중단하는 것으로서 법적으로 결혼한 부부가 더 이상 함께 살 수 없음을 결정하고 종래의 가족을 해체하여 남이 되는 것이다. 이혼에는 특별히 누군가의 잘못이 없는 상황에서 부부가 이혼에 합의하는 협의이혼과 위자료나 자녀양육권 등에 대한 당사자 간 합의가 이루어지지 않아 법원의 조정을 통해 이혼하는 조정이혼과 한쪽 배우자의 소송으로 판사가 이혼을 결정하는 재판이혼이 있다. 이혼 건수는 지속적으로 상승해 1998년에 10만 건을 넘었고 2003년에는 역대 최고치인 16만 건을 넘어 정점을 찍었다. 2010년 이후에는 이혼건수가 11만 건 내외로 소폭 감소한 상황이지만 아직 높은 이혼율을 유지하고 있다. 연령별로 보면 20대에서 40대까지는 이혼율이 꾸준히 감소하는 추세를 보이고 있지만 50대 이후는 꾸준히 증가하는 추세를 보이고 있다. 한국의 이혼율은 다른 경제협력개발기구(OECD) 회원국들과 비교해 봐도 상당히 높은 수준인데 인구 1,000명당 이혼건수로 보면 2011년 한국은 2.3명으로 OECD 전체 평균 1.9명보다 높으며 전체 34개 회원국 중 9위에 해당하고 아시아 회원국 중에선 1위에 해당한다. 여기에서는 우리나라에서 이혼율이 증가하게 된 원인과 이혼 사유를 살펴보고 이혼 후 가족이 겪게 되는 문제에 대해 알아보도록 한다.

### (1) 이혼증가의 원인

우리나라에서 이혼율이 이와 같이 증가하게 된 이유는 무엇 때문일까? 첫째, 결혼의 의미에 대한 사회적 인식이 변화되었다. 과거에 결혼은 개인의 일이라기보다 집안 간의 일이었고 결혼을 집안의 대를 잇기 위한 수단으로 생각하였으나 지금은 결혼이 애정을 바탕으로 이루어지는 관계로 바라보게 되었다. 특히, 가족관계가 부부 중심으로 이루어지면서 무엇보다 부부간의 애정이 가장 중요하게 여겨지고 애정이 없는 부부관계란 더 이상 무의미한 것이라는 생각이 자리를 잡게 되었다. 그에 따라 이혼이 애정 없는 불행한 결혼관계를 해결할 수 있는 방안으로 인식되고 있으며, 이혼여성에 대한 사회적 인식이 변화되어 이혼을 자신의 삶을 찾으려는 시도로 인식하게 되었다. 둘째, 여성의 사회적 지위향상과 성역할기대의 차이로 인한 갈등이 발생하게 되었다. 여성의 사회적 지위가 향상되어 사회참여와 의식수준이 높아짐에 따라서 여성은 가부장적 결혼제도에 따른 성적 불평등에 저항하고 결혼생활의 질적 변화를 요구하고 있지만(김혜련, 1995) 가부장적 역할기대에 익숙한 남성들은 이러한 요구에 대해 불만을 갖게 되어 갈등이 발생하게 되었다. 가령, 이혼에 대한 견해나 맞벌이 가정의 가사분담 태도에서 남성은 보수적이고 여성은 진보적인 경향을 보인다(여성부, 2004). 셋째, 가정의 사회경제적 상황이 변화되었다. 맞벌이 하는 여성이 늘어나고 직업적 차별도 줄어듦에 따라 여성도 혼자 독립해서 살 수 있는 조건이 갖추어져 불행한 결혼생활보다 개인의 행복을 추구하기 위해 이혼을 선택하는 경우가 증가하게 되었다. 맞벌이로 인해 대면접촉의 기회가 줄어들고 자녀양육이나 가사분담에 대한 갈등이 증가함에 따라서 부부간의 유대감과 친밀감이 약화되어 이혼에 이르는 경우도 증가하게 되었다. 넷째, 민법의 개정으로 이혼 시 여성의 권익이 보호받게 되었다. 1991년 시행된 민법은 이혼 시 여성의 가사노동 가치를 인정하고 자녀의 면접교섭권 신설, 자녀양육권 선택 및 조정 등 이혼과 관련된 불평등 조항이 대폭 개정되었다. 그로 이해 가정폭력을 참고 살던 여성들이 이혼할 수 있는 법적 근거와 지원체제가 마련되었고 이혼이 실제로 증가하게 되었다. 다섯째, 부부간 갈등을 해결하기 위한 지식이 부족하고 이를 도와줄 상담시스템이 갖추어져 있지 않다. 서로 다른 성장환경으로 인해 가치관이나 성역할 기대가 다른 부부는 자연스럽게 갈등을 겪게 되는데 이를 효과적으로 해결하기 위한 대화방법을 모르는 경우가 많고 그것으로 인해 갈등이 심화되어 이혼으로 이르게 된다. 고트먼(Gottman), 1994)은 이혼이 얼마나 사랑하는 상대를 만났는가보다 결혼한 후 갈등을 어떻게 해결하고 신뢰관계를 어떻게 유지하는지에 달려있다고 보았다. 또한 김소야자(2005)의 조사에 따르면 기혼남녀 중 45.8%가 이혼을 고려 중이고 이 중 92.8%가 상담의 필요성을 인식하고 있는데 실제로는 부부간 갈등을 조정해 줄 수 있는 상담기관이 부족하고 상담에 대한 인식도 낮은 편이다. 현재 이혼 전에 이혼숙려기간을 두고 상담을 받는 이혼숙려제도가 운영되고 있는데 2005년에 이루어진 조사에서 법원이 정한 상담위원과 상담한 이혼신청부부의 14.08%가 이혼을 취하했다고 한다(한겨레신문, 2005).

### 부부간 갈등에 대처하는 방법

**• 감정이 격앙되어 있을 때는 잠시 회피하는 것이 도움이 된다.**

우리는 늘 갈등이 생기면 직면해서 해결해야 한다는 생각을 가지고 있다. 그래서 자기와 전혀 다른 생각을 가지고 있는 상대방을 설득하려고 애쓰기도 하고 목소리를 높여가며 말다툼을 하기도 한다. 그러나 갈등 당사자들이 감정적으로 격앙되어 있을 경우에는 갈등을 일으키는 사람이나 상황을 회피하는 것이 갈등을 해결하는 데 도움이 된다. 왜냐하면 감정이 격앙되어 있을 때 대화를 시도하면 갈등을 일으킨 문제를 이성적으로 바라보기 어려운데다가 갈등을 일으킨 문제보다 대화를 하면서 불거지기 쉬운 감정적 표현들에 더 마음을 상하기 쉽기 때문이다. 잠시 피해 있으면 감정이 진정되어 갈등이 쉽게 해결될 수 있다. 게다가 키가 작다든지 성격이 소극적이라든지 하는 상대방의 정체감과 관련되거나 변화되기 어려운 문제들은 아예 언급을 피하는 것이 싸움을 피하는 최상의 방법일 수 있다. 그러나 직면해야만 해결될 수 있는 갈등에 대해서도 계속 회피를 하게 되면 대화가 점점 어려워져 서로 사이가 나빠진다.

**• 건설적 갈등과 파괴적 갈등의 차이를 인식한다.**

부부간 갈등은 부부에게는 많은 스트레스를 안겨주기 때문에 누구나 피하고 싶어 한다. 역이론(threshold theory)에서 지적된 바와 같이 집단에 갈등이 존재하지 않으면 그 집단은 잠재된 불만으로 인해 제 기능을 다하기 어렵기 때문에 갈등은 어느 집단이나 필요하다. 문제는 갈등이 있느냐 보다는 어떤 문제로 인해 갈등이 발생하느냐 하는 것이다. 갈등에는 건설적 갈등과 파괴적 갈등이 있는데 건설적 갈등이란 문제 중심으로 일어나는 갈등으로 상호 이해와 의견의 일치를 통해 해결된다. 예를 들어, 여름에 휴가를 가려고 하는데 남편이 일방적으로 등산을 가자고 하고 아내는 불만이 있으면서도 따른다면 겉으로는 갈등이 없지만 즐거운 휴가가 되기 어려울 것이다. 서로 휴가지에 대해 격렬하게 논란을 벌인 후에 깨끗하게 타협할 수 있다면 즐거운 휴가가 될 것이다. 그렇지만 갈등이 문제 자체보다 상대방의 인간성이나 성격 등을 비난하는 것이 되면 부부간의 관계는 악화될 수밖에 없다. 휴가지를 정하기 위해 서로 이야기를 하다가 아내가 남편에게 "당신은 늘 자기 주장만 내

세우는 사람이에요!"라고 말한다면 건설적인 갈등이 파괴적인 갈등으로 변질된 것이다. 이렇게 되면 서로 자존심을 지키려고 상대방에게 상처를 주는 말을 하게 된다.

**• 부부싸움을 해야 한다면 효율적으로 한다.**

아무리 성인군자라도 부부가 같이 살다보면 불만이 쌓이게 되어 부부싸움을 피하기 어렵다. 부부싸움을 피할 수 없다면 어떻게 하는 것이 서로에게 상처를 주지 않고 후유증을 피할 수 있을까? 첫째, 불만스러운 일은 오래 참지 않는 것이 좋다. 불만을 오래 가지고 있으면 불만을 일으킨 원래 문제보다 그것을 알아주지 않는 배우자에게 감정을 더 크게 갖기 때문에 부부싸움이 파괴적 갈등으로 비화되기 쉽다. 둘째, 싸울 때마다 지난 일을 모조리 들추는 것은 현명하지 않으며 현재 문제가 된 일을 중심으로 다투어야 한다. 부부싸움을 할 때마다 배우자가 지금까지 자기에게 어떻게 했는지를 조목조목 열거하는 사람이 있는데 이것이 바로 파괴적 갈등의 대표적인 경우이다. 과거의 일을 들추는 것은 상대방의 인간성을 비난하는 것이 되므로 상대방은 방어적으로 대응하기 쉽고 그에 따라 갈등은 더 깊어진다. 따라서 과거를 들추기보다 현재 문제가 되고 있는 일에 대한 상대방의 행동을 지적하고 자신의 감정을 나(I)-메시지를 통해 표현하는 편이 더 좋다. 셋째, 부부싸움을 하게 되면 상대방의 말을 왜곡하여 받아들이거나 상대방이 대답할 틈을 주지 않고 자신의 말만 퍼붓는 경우가 많은데 효율적인 부부싸움의 관건은 바로 차분하게 상대방의 말을 들어주는 데 있다.

### (2) 이혼사유

폰제티(Ponzzetti, 1992)는 이혼사유를 다음 네 가지로 구분하고 있다. 첫째는 개인적 사유로 신체적 정서적 언어적 폭력, 외도나 도박, 경제적 무책임이나 불성실, 의처증 등이 포함된다. 둘째는 부부 상호 간의 관계 사유로 성격이나 가치관 차이, 애정상실, 성적 불만, 신앙 불일치, 부부역할기대의 불일치 등이 포함된다. 셋째는 제3자와의 관계 사유로 혼수문제, 시가나 처가의 간섭이나 학대, 시부모나 친정부모에 대한 학대나 부양거부 등이 포함된다. 넷째는 상황적 사유로서 경제파탄, 자녀출산 불능, 신체결함 및 질병, 장기 별거 등을 포함한다. 한국보건사회연구소의 2009년 조사에 따르면 이혼사유로 성격차이(28%)가 가장 응답이 많았고, 배우자의 외도(25%), 경제문제(22%), 학대 · 폭력(7%) 순이었다. 과거에는 자녀나 가정을 지켜야 한다는 통념 때문에 여성이 참고 사는 경우도 많았지만 개인의 행복을 중시하는 쪽으로 인식이 바뀌면서 성격차이나 외도에 따른 이혼이 많다는 것을 알 수 있다. 2012년 조사에서는 이혼사유로 경제적 이유(26%)가 가장 많은 응답을 보이고, 배우자의 외도(24%), 성격차이(22%), 학대 · 폭력(12%) 등이 뒤를 이었는데 이것은 2008년 금융위기의 영향 때문에 경제적 문제가 심각해졌음을 보여 준다. 특히, 연령별로 보면 20~30대의 이혼사유에는 배우자의 외도와 성격차이가 주를 차지하는 반면 40~50대는 경제문제나 가정의 충실도 때문에 이혼이 많은 것으로 드러났다. 이것은 젊은 부부일수록 자신의 행복과 애정을 중시하는 경향이 있음을 보여 준다.

### (3) 이혼 후 부부가 겪게 되는 문제

이혼 후 부부는 경제적 어려움만이 아니라 자녀양육이나 인간관계 등 다양한 문제를 겪게 되며 대표적인 문제는 다음과 같다. 첫째, 이혼을 하는 과정에서 재산분할, 위자료, 양육비 등 재정적 문제에 대한 결정을 내려야 하는데 이 과정에서 부부는 이혼 전에 비해 경제적 어려움에 처할 수 있다. 일반적으로 여성이 경제적 어려움을 더 겪게 된다고 생각하지만 이혼은 남녀 모두에게 재산의 감소나 위자료 또는 양육비 부담 같은 경제적 어려움을 야기한다. 특히 자녀양육을 책임지게 된 측에서는 더 큰 경제적 부담을 지게 되며, 여성이 경제적 자립능력이 없을 경우에는 이혼으로 인해 겪게 되는 경제적 어려움은 더 심각하다. 우리 사회에는 이혼자를 위한 사회보장제도가 아직 갖추어져 있지 않으며 저소득 모자가정 혹은 부자가정이 생활보호대상자로서 지정되었을 때 임대주택의 우선권 혹은 자녀교육비를 보조받을 수 있을 정도이다. 그러나 남편으로부터 위자료나 재산 분할을 제대로 받지 못했거나, 생활보호대상자로 지정을 받지 못한 여성의 경우는 심각한 경제적 어려움을 겪게 된다.

둘째, 이혼한 부부는 서로 다른 이유로 스트레스를 경험하게 된다. 이혼을 선택한 여성들은 남성들에 비해 일상생활에 빨리 적응하지만 심리적 스트레스를 더 많이 받는 경향이 있다. 대부분의 여성들은 이혼의 원인이 어디에 있건 자신이 이혼에 책임이 더 있다는 자책감이나 미래에 대한 불안감을 더 많이 느끼는 경향이 있다. 또한 이혼하기를 원하는 여성도 자식 때문에 망설이기 마련이며 이혼을 한 후 자녀와 떨어져 살아야 한다면 고립감과 외로움을 더 느끼게 된다. 특히 한 남자의 부인과 가정의 엄마 역할에 충실했던 여성은 이혼 후 이러한 심리적 스트레스를 더 많이 경험하게 된다. 그에 비해 남성은 자녀양육이나 가사 등의 가정생활에서 배우자에게 더 많이 의존했기 때문에 이혼하게 되면 생활 스트레스를 더 많이 경험한다. 우리 사회는 남자 혼자 자녀를 양육하기 위한 환경이 제공되지 않기 때문에 이혼 후 혼자 자녀를 키워야 한다면 주변가족의 도움 없이 해결하기 쉽지 않다. 또한 식사를 비롯한 가사문제를 남성 스스로 해결해야 하는 상황에서 많은 남성들이 스트레스를 경험한다.

#### (4) 부모의 이혼이 자녀에게 미치는 영향

이혼하는 부부의 70% 이상이 미성년 자녀가 있으며 부모의 이혼을 경험하는 미성년 자녀의 수 또한 급격하게 증가하고 있다. 부모의 이혼은 자녀에게 매우 큰 정서적 행동적 문제를 야기할 수 있다. 우선 정서적 측면에서 이혼가정의 자녀들은 집에서는 우울하고 학교에서는 외로움을 느끼는 경향이 있으며(황옥자, 1980), 다른 학생들에 대해 열등감이나 불편함 그리고 자격지심 같은 감정을 느끼게 되고(주소희, 1992) 자신의 상황을 친구들이 알지 모른다는 것에 대해 두려움이나 거부가 생겨 대인관계가 위축된다. 행동적 측면에서는 부모와 함께 살지 못하고 살던 집도 옮겨야 하는 상황에 처할 가능성이 있기 때문에 달라진 상황에 제대로 대응하지 못하게 되면 비행청소년이 될 확률이 증가하며(이명숙 외, 1993), 부모의 이혼이 배우자의 부정에 의한 것인 경우에는 성에 대한 부정적 인식이 생기기도 한다(송성자, 1995). 특히 부모의 이혼에 대한 반응은 〈표 5-5〉와 같이 연령에 따라 다르게 나타날 수 있다.

**▌표 5-5▐ 자녀에게 미치는 부모이혼의 영향**

| 연령 | 특징 |
|---|---|
| 학령 전기<br>(1~6세) | • 부모의 이혼에 대해 분노와 슬픔을 느끼며, 가끔 퇴행적인 행동 보이며, 유기불안이나 두려움을 경험한다.<br>• 부모의 이혼을 자기중심적으로 받아들여 과거 자신의 잘못으로 인해 부모가 떠났다고 생각하거나, 한 부모가 다른 부모를 내쫓았다고 생각하는 등 왜곡된 방식으로 지각한다.<br>• 부모의 이혼을 이해할 능력이 부족하기 때문에, 자신도 유기될 수 있다는 두려움과 무력감을 느끼며, 심한 경우에는 급성적인 분리불안을 느낀다. |
| 학령 초기<br>(7~8세) | • 매우 슬퍼하거나 쉽게 울고 거절당했다고 느끼며 비양육부모를 그리워한다.<br>• 오랫동안 부모의 재결합에 대한 환상을 가진다.<br>• 어느 정도 자기중심적으로 받아들이지만 부모 사이의 어떤 갈등이 이혼을 초래했다고 믿는다. |
| 학령 후기<br>(9~12세) | • 타인에 대한 공감능력이 증가하므로, 부모의 이혼에 대해 이해할 수는 있지만 부모의 이혼을 수용하지는 못한다.<br>• 자녀 스스로가 중재하거나 조정해야 한다고 느낀다. 따라서 이 시기에 부모가 이혼하는 경우에는 자녀가 한쪽 부모 편을 드는 경향을 보인다.<br>• 부모로 인한 분노와 슬픔의 감정을 숨기고, 사랑스럽고 긍정적인 면들을 보이려고 애쓰는 경향 있다.<br>• 부모의 데이트나 성관계에 대해 인식함에 따라 자신의 성정체감에 방해를 받기도 한다. |
| 청소년기<br>(13~18세) | • 자신의 개인적 감정과 부모의 고민 사이에 거리를 유지할 수 있으며 에너지를 가정 밖의 생활에 집중할 수 있기 때문에, 부모 간 갈등에 연루되지 않고 회피하려는 노력을 한다.<br>• 안전한 가족이란 기지로부터 독립성을 키워나갈 시기이므로 가족구조의 결함이 매우 민감하게 작용한다.<br>• 종종 화가 나 있고, 가족들로부터 개입당하지 않으려 하며 불복종하거나, 공격적 행동을 보이므로 적응문제가 증가되는 경향이 있다.<br>• 부모에 대해 배신감 느끼고, 자신의 미래에 대한 불안감 느낀다.<br>• 부모가 이혼한 사유를 이해함에 따라 상실감을 다루는 데 도움이 된다. |

### (5) 이혼의 예방과 대책

사회가 산업화 · 도시화, 그리고 서구의 개인주의 사상이 도입됨에 따라 가족집단의 중요성뿐만 아니라 개인의 존엄성도 중요하다는 인식이 보편화되고 가족 내에서 부부간의 갈등을 해결할 수 없을 때에는 이혼도 하나의 해결 방법으로서 가능하다는 방향으로의 가치관의 전환이 이루어지고 있다. 부부간의 갈등은 이혼으로 해결하는 선택에 대해서는 긍정적 · 부정적 평가가 모두 있을 수 있지만, 이혼이 그 가족구성원에게 심대한 영향을 미칠 수 있음을 부인할 수는 없다. 특히 부모의 이혼이라는 중대한 의사 결정에 전혀 참여할 수 없으면서도, 그 결과의 피해는 어느 누구보다도 크게 입게 되는 자녀들은 그 상처와 충격이 아마 그들 평생의 다른 어떤 사건보다 클 것임을 짐작할 수 있다. 이에 따라 이혼이 급속히 증가하고 있는 현 시점에서 이혼 남성, 여성, 자녀들이 경험하는 문제를 정확하게 파악하고 이들을 돕는 정책 마련이 무엇보다도 시급하다. 우리나라에서도 통계적으로 이혼율은 급속한 증가추세를 보이고 있으며 앞으로도 계속 증가할 전망이다. 이혼 연령도 일정한 연령층보다는 모든 연령층에서 행해지고 그 원인도 다양해지고 있다. 이것은 부부가 오래 살았다고 헤어지지 않을 것이라는 기존의 고정관념에서 벗어나 더 이상 관계를 유지할 수 없을 때 부부는 헤어질 수 있다는 것을 의미한다. 따라서 이혼은 가능한 한 하지 않는 것이 좋으므로 이혼 예방을 위한 상담소의 활성화 방안의 모색과 더불어 이미 이혼한 사람에 대한 부정적 이미지의 변화 또한 함께 요구되고 있다.

이혼 예방을 위해서는 혼인 적령기 성인을 위한 혼인 준비교육에서 부부 대화와 이해의 중요성을, 예방적 차원에서 부부간의 갈등을 처리를 위해 대화와 타협을 위한 교육이 있어야 하며, 일단 결혼을 한 부부가 당사자만이 해결하기 어려우면 전문가의 도움을 받아 상호이해와 대화를 가능하게 할 수 있도록 가정상담소의 부부대화교육의 활성화가 필요하다. 이혼자가 경험하는 문제에서 여성은 이혼으로 인한 빈곤화 경향, 자녀양육의 어려움이 남성에게는 생활상의 어려움이 주로 지적되어 왔다. 따라서 이혼 여성을 위한 취업교육기회의 확대, 아동보육시설의 우선 입소, 급식의 실시 등과 같은 자녀 양육의 사회화 확대, 이혼 남성을 위한 상담기관의 활성화가 요구되며, 이와 더불어 영구주택 입주권확대, 공적 보조의 확대실시 방안이 마련되어야 한다. 이혼 후 개인이 경험하는 심리적 충격은 대단히 크며, 여성뿐만 아니라 남성에게도 고통이다. 우리사회에는 이혼자를 위한 사회적 지원체계는 활성화되지 않고 있다. 특히 이혼자 상담기관의 수는 매우 적으며 대부분 민간이 운영하고 있는 실정이다. 그러므로 적응단계에 대한 올바른 이해의 확산과 상담기관에서의 이혼자 적응프로그램의 활성화가 요구된다.

### 재혼가족과 적응

재혼은 한쪽이나 양쪽 배우자가 이전에 결혼했었던 경험이 있었던 상황에서 결혼관계를 다시 형성하는 것을 말하는데 이혼이 증가하면서 재혼가정도 증가하는 추세를 보이고 있다. 재혼을 선택할 때 대부분의 사람들은 이전 배우자의 자녀를 가지고 있는 경우가 많기 때문에 결혼에 더 신중하게 접근하는 경향을 보인다. 일반적으로 재혼을 하려는 욕구는 여성보다 남성이 크며 상대방에게 성적 매력과 함께 자녀를 위한 모성 역할을 기대하게 되는 데 비해 여성은 주로 경제적 이유로 재혼을 결심하게 된다. 재혼의 경우에는 자신의 기호나 성향에 맞는 대상자가 많지 않고 유사한 결혼조건을 선택하려 하기 때문에 이혼한 사람끼리 재혼하는 경향을 보인다.

결혼에 실패해 봤기 때문에 재혼 시에는 더 현명하게 배우자를 선택할 수 있을 것이라고 생각하지만 의식하지 못하는 사이에 전혼과 유사한 선택을 다시 하게 될 가능성이 있다. 재혼에서 전 배우자 사이에서 태어난 자녀의 유무는 재혼결정에서 중요한 역할을 하는데 자녀를 양육하고 있는 남성이 여성을 맞아들이는 재혼이 보편적이며 자녀가 있는 여성은 재혼에 성공하기 어려운 경향이 있다.

재혼가족에서는 다양한 갈등이 일어날 소지가 있는데 우선 이전 배우자와의 무의식적으로 비교하거나 이전 배우자와의 관계가 유지되고 있거나 이전 배우자와의 생활패턴을 고집하는 경우에 부부관계에 갈등이 발생할 수 있으며 더 큰 문제는 계부모에 대한 자녀의 반항과 본인 자녀에 대한 편애 같은 자녀양육 문제로 계부모가 배우자의 자녀에게 어떻게 대응하느냐에 따라서 부부관계도 달라질 수 있다. 재혼가족이 적응하는 과정을 보면 처음에는 재혼을 하면 친부모의 이혼과 관련된 문제나 고통에서 자녀들을 구할 수 있을 것이라고 환상을 갖게 되고 좋은 엄마와 좋은 아빠가 될 것이라고 기대한다. 그러나 의붓자녀는 충성갈등 때문에 계부모의 노력을 자주 거절하여 계부모는 의붓자녀와의 관계를 형성하는 데 상당한 어려움을 겪게 된다. 시간이 지나면 계부모는 자신의 감정과 그 이유를 정확하게 알게 되고 의붓자녀와 점진적으로 소통하게 된다. 이 과정에서 계부모는 동성 친부모와 자녀 간의 동맹을 약화시키기 위해 타협을 요구하는데 이것을 성공적으로 해결하면 새로운 계부모가족을 발전시켜 나갈 수 있게 된다. 이 경우에 새로운 가족의례나 전통을 제안하는 것이 계부모가족 간의 정서적 유대를 촉진시킨다. 이제 계부모는 동성의 친부모와 경쟁하지 않으며 이것이 다른 가족 구성원(특히 친부모)에 의해 인정받게 되어 친밀감이 확보되고 의붓자녀는 친부모와의 관계가 지속된다는 것을 깨닫게 된다. 이렇게 되면 가족구조와 관계없이 자녀가 자라고 더 친밀한 관계를 유지하게 된다.

CHAPTER

# 06

# 노년기의 정신건강

1. 노년기의 발달특성
2. 노년기의 적응과제
3. 노년기의 부적응문제

CHAPTER

# 06 노년기의 정신건강

전 생애발달에 대한 관심이 증가하면서 노년기의 정신건강에 대한 관심이 증가하고 있다. 또한 의학의 발달로 수명이 길어져 2050년이 되면 한국인의 평균수명이 83.3세까지 연장될 것으로 예상되고 있으며 이렇게 기대여명이 증가하면서 노년기의 "삶의 질"에 관한 관심이 커지게 되었다(서경현, 2006). [그림 6-1]에서 볼 수 있듯이 노인인구가 전체에서 차지하는 비율도 급격하게 증가하고 있다. 1970년 1.8%에 불과했던 노인인구는 2017년이 되면 노인인구가 유소년 인구를 추월하게 되며 2028년이 되면 인구의 20%가 넘는 초고령화 사회로 진입하게 될 것으로 보인다.

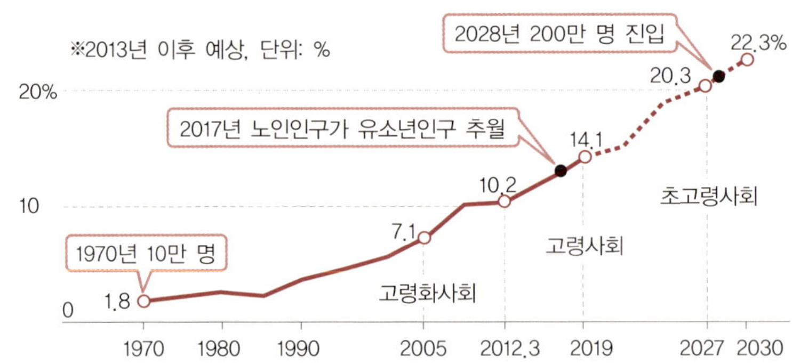


**그림 6-1** 서울시 65세 노인인구의 비율

생애주기에 따라 다양한 스트레스가 주어지는데 성인기에는 결혼과 직업적 성공과 관련된 스트레스가 주를 이루었다면 노년기에는 은퇴로 인한 경제력의 감소, 신체적 약화, 친한 친구나 배우자와의 사별, 외로움, 죽음 등 다양한 스트레스가 주어지며 이러한 스트레스를 어떻게 대처하느냐에 따라 노년기 삶의 질이 달라진다. 이 장에서는 노년기의 발달특성과 적응과제 그리고 부적응문제를 같이 다루어보기로 한다.

## 1 • 노년기의 발달특성

### 1) 신체적 특성

노인이 되면 신체적 생리적 기능이 쇠퇴하기 때문에 스트레스에 효율적으로 대응하기 어렵고 면역력도 약해져 쉽게 질병이 걸리게 되어 노인들 중 86.7%가 한 가지 이상의 만성질환을 앓게 된다. 또한 노화로 인해 시력 및 청력이 쇠퇴하여 일상생활에서 어려움을 느끼게 되고 미각 또는 후각에서도 점진적인 감퇴가 진행되어(Doty, 1984) 과거에 좋아하던 음식을 맛있게 먹지 못하여 삶의 질이 떨어진다. 그밖에도 자극에 대한 신체적 반응 시간 및 정보를 처리하는 시간이 길어지기 때문에 교통사고를 비롯한 사고를 경험할 가능성이 더욱 증가한다(Sterns, Barrett & Alexander, 1985). 노인들에게 심각한 스트레스로 여겨지는 신체적 변화는 불가피하지만 그것을 어떻게 받아들이고 대처하느냐에 따라 나이에 비해 젊고 활기차게 삶을 즐길 수 있다. 물론 운동이나 적절한 음식섭취 같은 자기관리도 중요하지만 자기가 가진 자원들을 사용하여 자신의 문제를 적극적으로 해결하려는 자세가 필요하다(서경현, 2006). 가령, 청력에 문제가 생기면 남의 말을 잘 알아듣지 못해 의사소통에 어려움을 겪게 되는데 이런 경우에 자신의 노화를 탓하기보다 보청기를 구매하거나 상대방의 입술을 읽는 방법을 배워 삶의 질을 향상시켜야 한다(손정락, 2002). 노인들은 가사일 돕기, 산책, 간단한 운동 등을 통해 신체적 활동을 꾸준히 함으로써 신체적 약화에 대응해야 한다.

### 2) 인지적 특성

노년기에는 지능이나 기억력 같은 지적 능력이 전반적으로 쇠퇴한다고 알려져 있지만 개인의 교육수준이나 환경적 요인에 따라 그리고 지능을 어떻게 규정하느냐에 따라 노년기 지적 능력의 변화를 보는 입장이 다를 수 있다. 가령, 일반상식이나 어휘력 또는 이해력과 같은 언어성 지능은 노년기가 되더라도 크게 쇠퇴하지 않는 데 비해 빠진 곳 찾기나 모양 맞추기 등 감각이나 지각속도를 요구하는 동작성 지능은 노년기에 크게 쇠퇴하는 것으로 알려져 있다(Siegler & Botwinick, 1979). 또한 혼과 커텔(Horn & Cattell, 1966)은 지능을 지각능력이나 기억용량과 같이 정보처리의 양과 속도와 관련되는 유동 지능(floating intelligence)과 분석 · 통합 · 비판 및 문제해결능력과 같이 경험이나 훈련 또는 교육에 의해 획득되는 결정화 지능(crystallized intelligence)으로 구분하고, 유동 지능은 청년기부터 감퇴하나 결정화 지능은 노년기에도 꾸준히 증가하는 경향을 보인다고 주장하였다.

노년기에는 대부분의 노인들이 기억력의 감퇴를 느끼게 된다. 노인들은 기억할 내용을 의미적 관련성에 따라 조직화하고 체계화하는 능력이 감퇴되고, 단기기억에서 장기기억으로 정보를 전이하는 능력이나 속도도 감소되는 것으로 알려져 있다. 또한 노인은 긴 생애동안 저장해둔 정보들이 기억단서로 작용하며 이들 단서들이 서로 간섭하기 때문에 기억력이 감퇴된 것으로 느껴지지만(Schoufiell & Stones, 1979), 단기기억 자체의 저장용량이나 저장기간은 노년기에 크게 감퇴하지 않는 것으로 보인다(Craik, 1977). 한편 노인의 학습능력은 학습역량 자체가 감퇴해서라기보다 학습속도가 둔화되고 학습에 대한 심리적 요인에 기인하는 것으로 알려지고 있다(Ross, 1968). 노인들은 일반적으로 학습에 대한 불안감이 높고 학업적 자아개념이 낮으므로 학습동기를 높이는 지적 학습환경이 요구된다.

### 3) 사회정서적 특성

노년기에는 은퇴와 그로 인한 대인관계의 위축으로 인해 사회적 지위와 역할에서도 큰 변화가 나타나게 된다. 대부분의 노인들은 60세를 전후하여 직장에서 은퇴하게 되며 사회적 지위와 경제적 능력에서 이전보다 낮아지게 되고 이러한 변화는 자아존중감이나 대인관계에 부정적인 영향을 미친다. 특히, 배우자나 친구가 사망하게 되어 겪게 되는 상실경험은 대인관계의 위축만 가져올 뿐 아니라 심리적으로도 큰 충격을 주게 된다. 에릭슨(Erikson)은 노년기를 "자아통합 대 절망감의 위기" 시기라고 불렀다. 노인이 되면 자신의 지난 삶을 되돌아보게 되는데 자신의 삶에 좋은 일만이 아니라 나쁜 일도 있었지만 "최선을 다했고 행복했던 삶"이었다고 균형 잡힌 시각으로 바라볼 수 있는 "지혜"를 얻을 수 있다면 자아통합을 획득했다고 할 수 있다. 자아통합을 획득한 노인은 은퇴로 인한 경제적 어려움, 배우자나 친구와의 사별로 인한 외로움, 신체적 질병 같은 환경적 스트레스나 죽음에 대한 직면 같이 노년기에 경험할 수 있는 절망감을 극복하고 정신적으로 건강한 삶을 유지할 수 있다.

또한 노년기에는 불가피하게 성격적인 변화가 일어나게 되는데 그 양상은 다음과 같다(윤진, 1985). 첫째, 노년기에는 내향성과 수동성이 증가하고, 매사에 신중하고 조심스러워질 뿐 아니라 자신감이 저하되어 타인에 대한 의존심이 커진다. 특히 노년기에 일어나는 수동성의 증가는 여성보다 남성에게서 현저한 것으로 알려지고 있다. 둘째, 노년기에는 사고의 융통성이 감소되는데 비해 사고의 경직성은 증가된다. 따라서 노인들은 자기에게 친근한 사물과 자신이 그 동안 해온 생활양식에 대한 애착심이 높고 변화에 대한 두려움이 크다. 셋째, 노년기에는 우울증이 현저히 증가한다. 본인의 질병이나, 배우자의 죽음 그리고 외로움, 삶에 대한 회한 등이 우울증의 주요 요인이 된다.

## 2 • 노년기의 적응과제

### 1) 은퇴

은퇴와 죽음은 노년기에 들어선 노인들이 직면해야 하는 가장 중요한 생활사건 중의 하나이다. 노년기에 은퇴를 어떻게 받아들이느냐에 대해서는 상반되는 이론적 관점을 찾아볼 수 있다. 정신건강에 은퇴가 어떤 영향을 미치는지를 검증한 연구들에 따르면 은퇴가 정신건강을 저해한다는 연구(Walker Kimmel & Price, 1981; Bosse et al., 1995)도 있지만 은퇴로 인한 정신건강 상의 변화가 유의하지 않다는 연구(George & Maddox, 1977; Ross & Drentea, 1998)도 있어 일관된 결과를 보이지 않는다. 은퇴가 정신건강에 부정적 영향을 미친다는 입장은 역할 정체감이론에 의해 설명되는데 은퇴는 삶의 의미와 목적을 찾는 준거로 삼는 직업의 상실을 의미하므로 은퇴자는 삶에서 중요한 역할 정체감을 상실했다는 느낌으로 인해 심리적 스트레스를 경험하게 된다(George, 1993). 그에 비해 은퇴가 정신건강에 영향을 미치지 않는다는 결과들은 연속성이론(continuity theory; Atchley, 1989)의 관점에서 설명될 수 있는데 개인은 은퇴 후에도 이전의 생활방식이나 가치관 그리고 자존감 수준을 유지하려고 하기 때문에 은퇴가 반드시 심리적 부적응이나 스트레스를 초래하지는 않는다고 본다. 이렇게 연구마다 일관되지 않는 결과를 보이는 것은 은퇴가 정신건강에 미치는 영향이 은퇴 후 기간에 따라 달라지기 때문일 수 있다. 가령, 남성의 경우에는 은퇴 후 2년까지는 긍정적 정서 상태를 보이지만 기간이 장기화되면 우울감이 증가하였다(Kim & Moen, 2002).

인생의 후반기인 50대 후반부터 누구나 사회적 활동에서 점차 은퇴를 하게 된다. 은퇴는 개인의 일생에서 중요한 사건으로 지금까지 직업을 통해서 형성된 자기정체감에 변화를 가져오게 되므로 새로운 생활과 역할에 대한 적응이 요구된다. 애칠리(Atchely, 1988)는 대부분 사람들이 은퇴와 더불어 〈표 6-1〉에 소개하는 여섯 가지 유형의 사회 심리적 변화를 겪게 된다고 보았다. 물론 사람마다 아래 여섯 가지 모두를 차례로 경험하는 수도 있고 그중 한두 가지만 경험하는 경우도 있다.

**▌표 6-1▌ 은퇴에 따른 사회심리적 주요 변화들**

| 단계 | 내용 |
|---|---|
| 은퇴 준비 혹은 사전 은퇴 (퇴직전 단계) | 원거리 사전 은퇴: 은퇴 3~5년 전에 나타나며 막연하고 들뜨고 흥분된 상상을 하며 다소 비현실적인 계획을 세움. 대부분은 아주 긍적적이고 희망에 찬 태도를 보임 |
| | 근거리 사전 은퇴: 은퇴 6개월~1년 전부터 은퇴직전까지 나타나는 반응. 해오던 일, 알게 된 사람들과의 관계를 계속 유지할 것인지 혹은 단절하고 새로운 관계를 구축할 것인지를 결정함 |
| 제2의 신혼 (밀월 단계) | 은퇴 수개월 전부터 은퇴 후 1~2년까지 지속되는 시기인데 아주 달콤한 시기를 의미함. 여가시간이 많아지면서 여행, 외식, 결혼하여 분가한 자녀 방문, 부부동반 사교모임 참석을 하면서 극도의 행복을 느낌 |
| 휴식과 안정 (환멸 단계) | 은퇴 후 활동이 줄어들고 휴식을 많이 하고 마음이 안정된 상태로 지속되는 기간을 의미함. 대부분 사람들은 은퇴 후 3~4년간 휴식과 안정기를 보내는데 특별히 짜인 계획 없이 여유 있는 하루를 보내며 무슨 일이든 여유 있고 긍정적인 태도를 보임 |
| 좌절과 절망 (재지향 단계) | 은퇴한 노인들을 한 시점에서 조사해 볼 때 10% 정도가 좌절과 절망의 상태에 있는 것으로 나타남. 무료한 휴식과 안정기를 보내면서 서서히 진행되거나 배우자 사망의 건강 악화, 새로운 시도의 실패를 계기로 갑자기 생기기도 함, 큰 변화일 수도 있다. 알코올 중독, 자살, 범죄로 이어지거나 혹은 종교에 깊이 몰두하는 변화로 이어지기도 함 |
| 획기적인 변신의시도 (안정 단계) | 좌절과 절망의 시기를 경험하면서 이러한 좌절과 절망을 극복하려는 강한 의지에서 비롯됨. 무엇을 새로 시작해 보려고 노력하는 특성을 보이며 여기저기 찾아다니며 많은 사람들에게 집요하게 질문을 하는 경우가 많음 |
| 일상화 (종결 단계) | 규칙적인 스케줄이 정해지고 안정된 정서를 유지하기에 주위에서 지켜보는 사람들도 하루하루 "예측 가능한(predictable)" 상태임 |

그렇다면 은퇴 후 어떻게 살아야 행복한 노년기가 될 수 있을까? 사회분리이론(social disengagement theory; Cumming & Henry, 1961)에 따르면 노인이 생활에 만

족하고 스트레스를 받지 않기 위해서는 자신이 해 오던 일을 줄이거나 정리하면서 사회적 분리가 이루어져야 한다. 즉, 노년기에는 사회적 역할과 책임을 후속세대에게 점차 물려주고 자신의 사회적 역할을 점진적으로 줄여 나가는 것이 성숙한 적응방식이다. 그러나 사회 분리설은 은퇴 이후에도 노인들이 일자리를 구하려고 하고, 일을 하면서 만족과 보람을 느낀다는 것을 설명하지 못하며 의학의 발달로 노인들의 신체적, 인지적 능력이 과거에 비해 좋아졌다는 사회적 현실을 제대로 설명하지 못한다. 이에 비해 사회 활동설(social activity theory; Havighurst, 1961)에서 은퇴란 청년중심 사회의 강요된 산물이며 노인도 활동을 해야 스트레스를 경험하지 않고 생활만족도가 높아진다. 은퇴한 후에도 적극적으로 사회활동을 지속하고 대인관계를 유지하는 것이 필요하며 제2의 인생을 맞이하여 새로운 경험과 도전을 추구하며 활동적으로 사는 것이 적응적이며 사회적으로 위축된 삶을 사는 것은 노화를 가속화하는 것이므로 바람직하지 않다. 그러나 활동하는 것으로 행복감을 느끼는 노인들이 있는가 하면 그것을 스트레스로 받아들이는 노인들도 있다. 지속이론(continuity theory; Atchley, 1989)에 따르면 과거에 많은 활동을 하던 사람은 노인이 되어도 활동을 할 때 스트레스를 경험하지 않는데 비해 그렇지 않은 노인은 활동을 줄임으로써 행복감을 느낀다고 보았다. 그러나 노인의 스트레스나 생활만족에서 결정적인 것은 활동여부나 대인관계만이 아니라 자원이론(resource theory; Dowd, 1980)에서 주장하듯이 사랑, 지위, 물질적 풍요, 사회적지지 등의 다양한 자원이 충족될 때 노인들도 행복감을 느끼게 된다.

이론적 관점에서 볼 수 있듯이 노년기의 활동은 노인의 정신건강에 중요하므로 은퇴 이후에도 적합한 직업을 갖거나 자원봉사 등으로 일을 꾸준히 하는 것은 활동수준을 높이고 자기정체감을 유지하도록 도와준다. 또한 노년기에 경제력을 잃으면 스트레스를 경험할 가능성이 높기 때문에 은퇴 후에도 어느 정도의 수입을 가질 수 있는 사회구조를 만들어야 하는데 현재 성인세대는 자녀교육과 부모부양에 대부분의 경제력을 소모하여 연금으로 노년기를 보내기 사실상 어려운 상황에 있다. 따라서 노인의 활동수준에 적합한 직업을 창출하여 활동수준을 높이고 경제력을 유지하도록 사회적 뒷받침이 필요하다.

## 2) 죽음

인간은 누구나 죽음을 피할 수 없으며 본인이나 가까운 사람의 죽음은 매우 슬픈 일로서 노인의 정신건강에 많은 영향을 미친다. 특히, 대가족제도 하에 살았던 사람들보다 현대인들은 죽음에 대한 공포를 더 많이 느끼므로 이에 대한 심리적 준비가 필요하다(이장호 · 김영경, 2006). 또한 과거와 같이 사망률이 높았던 사회에서는 죽음이 모든 연령범위에 걸쳐 발생하기 때문에 죽음을 반드시 노년과 연관된 것으로 생각하지는 않았지만 현재와 같이 사망률이 낮은 사회의 경우에는 사람들이 노년까지 생존하게 되기 때문에 죽음을 노년과 관련을 짓게 된다.

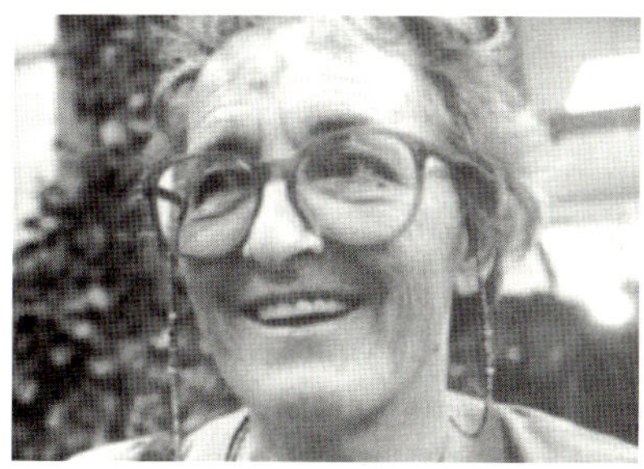
퀴블러-로스(Kubler-Ross)

퀴블러-로스(Kubler-Ross, 1969)는 환자들을 관찰한 결과를 통해 죽어가는 사람들이 일반적으로 몇 개의 단계를 거쳐 죽음에 이르게 된다는 것을 발견하였다. 첫째 단계는 부정의 단계로 환자는 처음에 "아냐, 그럴 리가 없어"라면서 자신의 죽음이 임박했음을 부인한다는 것이다. 두 번째 단계는 분노의 단계로서 이 단계에 가면 환자는 "왜 내가 죽어야 하나?"라며 분노의 감정을 보이고 건강한 타인들에게 시기, 질투, 분노의 감정을 표현하게 된다고 한다. 세 번째 단계는 타협의 단계로서 이 단계에 들어서면 어떤 불가사의한 힘과 타협하고자 한다. 즉, "내가 죽어가고 있음을 알고 있다. 그러나 딸아이가 학교를 졸업하고 아들 녀석이 결혼할 때까지만 살게 해달라"는 식의 타협을 시도하게 된다고 한다. 네 번째 단계는 우울단계로서 죽을 수밖에 없는 자신의 현실을 수용하고 자신의 인생에서 가까이 해 오던 모든 것들과 헤어져야 한다는 생각을 하면서 우울기로 접어들게 된다. 끝으로 다섯 번째는 수용의 단계로서 죽음 그 자체를 수용하면서 마음의 평안을 찾는 시기이다. 이전까지는 방문객을 잘 맞지 않으려 했으나 이제는 가까운 지인들을 맞으며 자신의 곁에서 간호해 주는 사람을 통해 고독감을 덜고 위안을 받게 된다. 그러나 퀴블러-로스(1969)의 견해가 반드시 옳은 것은 아니며 죽어가는 사람들이 이러한 단계를 모두 거치는 것은 아니다. 어떤 사람은 처음부터 죽음을 사실로 받아들이고 침착하게 대처하는 데 비해 어떤 사람은 자신이 왜 죽어야 하는지 모르겠다며 끝까지 분을 삭이지 못하고 죽는다. 즉, 죽음과 관련된 스트레스 수준이 사람마다 다를 수 있고 그것에 대처하는 방식도 다를 수 있다.

인간의 심리적 고통은 그 상태의 의미를 깨달을 때 치유될 수 있으므로 죽음도 죽음의 의미를 깨달았을 때 죽음에 대한 공포로부터 자유로워질 수 있다(Frankl, 1963). 그러나 현재 우리나라의 노인들이 겪는 걱정거리는 죽음에 대한 공포보다 장례문제, 혼자 죽고 싶지 않다는 것, 아프면서 죽기 싫다는 것 등이다(손정락, 2002). 많은 노인들이 집에서 임종을 하고 싶어 하므로 죽음이 임박한 노인에게 병원보다 집에서 가족과 함께할 수 있는 시간을 제공하는 것은 그들이 죽음의 공포를 극복하는 데 도움이 된다.

### 3) 배우자와의 사별

노년기에 들어서면 어쩔 수 없이 배우자와의 사별을 준비해야 한다. 홈즈와 라헤(Homes & Rahe, 1967)에 따르면 인간이 적응해야 하는 생활사건 중 가장 스트레스 수준이 높은 것이 배우자의 죽음이다. 일생의 동반자였던 배우자와의 사별은 남은 노인에게 견디기 어려운 심각한 스트레스를 가하며 상실로 인한 슬픔이 우울로 이어지거나 때로는 죽음에 이르기도 한다. 또한 사별한지 두 달이 지났는데도 71%의 사람들이 사망한 배우자가 아직도 자신과 함께 있다고 느끼며, 61%의 사람들은 사망한 배우자가 자신을 지켜보고 있다고 생각한다(Schuchter & Zisook, 1993). 배우자와의 사별에 대한 노인들의 반응을 네 단계로 구분하였다.

- 무감각(numbness): 배우자가 사망한 노인들은 보통 멍해지고 어리둥절해진다. 가슴이 답답해지거나 목구멍에서 구토감이 나타나는 신체적 반응을 경험하기도 한다. 이러한 반응은 몇 일간 지속되는데 예상하지 못한 사망인 경우에는 몇 주 동안 지속되는 경우도 있다.
- 그리움(yearning): 이 단계에서 노인들은 죽은 배우자를 보았다고 생각하거나 마치 사랑하는 사람을 찾는 것처럼 찾아 헤매기도 한다. 좌절과 죄책감을 느끼기도 하고 통제할 수 없을 만큼 심한 슬픔을 느끼기도 한다. 때로는 식욕감퇴와 불면증으로 고통받기도 한다.
- 분열과 절망(disorganization and despair): 사별을 현실로 받아들임에 따라 배우자를 찾아 헤매는 것은 중지되지만 무력감과 우울함이 찾아온다. 극심한 피로를 경험하거나 평상시보다 더 많은 잠을 자기도 한다.
- 재조직(reorganization): 정상적인 생활로 돌아가는 시기로 우울감이 줄어들고 규칙적인 수면을 하게 됨에 따라서 활력이 증가한다. 배우자를 생각하면 우울해지지만 심각하지는 않다.

그러나 배우자가 사망했을 때 모든 노인들이 보울비(Bowlby, 1980)가 제안한 단계와 유사한 반응을 보이는 것은 아니다. 워트맨과 실버(Wortmann & Silver, 1990)에 따르면, 정상유형에 해당하는 사람들은 배우자와 사별한 후 즉시 높은 수준의 비탄이 나타나지만 시간이 지남에 따라 점차 비탄수준이 감소하고, 만성유형은 배우자와 사별한 후에 보이는 높은 수준의 비탄이 상당히 오랜 기간 동안 유지된다. 또한 지연유형은 배우자와 사별했을 당시에는 낮은 수준의 비탄을 보이지만 점진적으로 비탄수준이 증가하며 결여유형은 배우자와 사별한 직후와 시간이 지난 후 모두 낮은 수준의 비탄을 보인다. 배우자와의 사별에 대처하기 위해 노인들은 시간의 경과뿐 아니라 가족들이나 친구들의 온정과 지지를 필요로 한다. 특히 비슷한 경험을 한 친구와의 대화는 마음을 다스리는 데 큰 도움이 된다.

## 3 • 노년기의 부적응문제

### 1) 치매

치매는 노년기에 주로 나타나는 정신장애이지만 모든 연령층에서 나타날 수 있기 때문에 특별히 노년기 정신장애로 국한시키지는 않는다. [그림 6-2]에서 볼 수 있듯이 치매환자는 급격하게 증가하는 추세에 있으며 치매환자를 돌보는 데 들어가는 사회적 비용과 시간손실도 막대하다. 치매 환자를 이해하기 위해서는 치매의 증상을 잘 이해하는 것이 중요한지만 치매의 증상은 그 원인과 유형에 따라 차이가 있을 뿐만 아니라 개인차가 있어 간단하게 정리하기 어렵다.

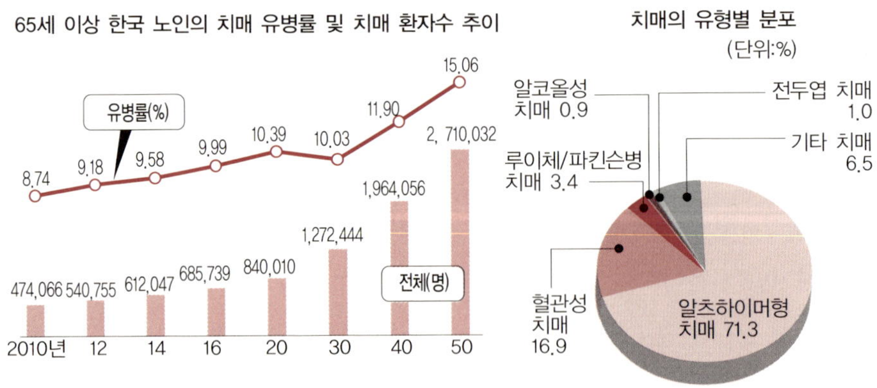


**▌그림 6-2▌ 노인의 치매 유병률 및 유형별 분포**

치매의 유형에는 알츠하이머형 치매, 혈관성 치매, 기타 질병에 의한 치매 등이 있다. 알츠하이머형 치매는 치매의 50% 이상을 차지하며 뇌에서 발생하는 베타아밀로이드 등의 독성물질로 인해 뇌세포가 점진적으로 파괴되는 것으로, 미세한 기억장애나 언어장애로 시작되지만 뇌세포의 파괴가 진행되면서 심각한 치매상태가 된다. 가까운 가족 중에 치매에 걸린 사람이 있고, 65세 이상이며, 여성이면서 과거에 뇌손상을 당한 경험이 있는 사람들에게서 발생할 가능성이 높다. 혈관성 치매는 뇌출혈이나 뇌졸중 등에 의해 의한 뇌혈관 파열로 뇌세포가 손상되어 나타나는 경우로 뇌혈관 파열을 일으킨 원인이 치료되면 치매증상도 완화되는 경향을 보인다. 그밖에도 파킨슨병, 헌팅턴병 등의 질병에 의해서도 치매가 발병할 수 있다. 치매는 병명에서 나타나듯이 기억력, 언어능력, 판단력 등 인지 기능의 손상이 핵심적인 증상이다. 정신장애 분류체계인 DSM-IV에서는 다섯 가지 인지장애, 즉 기억장애, 실어증, 실행증, 실인증, 실행 기능의 장애가 치매의 주요한 진단 기준으로 제시되어 있다. 특히 치매로 진단되기 위해서는 기억장애가 반드시 존재해야 하며 실어증, 실행증, 실인증, 실행기능 장애의 네 가지 장애 중 한 개 이상이 존재해야 한다.

- 기억장애: 인지적 기능의 손상 중에서 가장 먼저, 그리고 가장 흔히 나타나는 증상이 기억장애이며 치매의 진단에 있어서 필수적인 증상이다. 초기에는 최근에 있었던 일을 잘 잊어버리고 조금 전에 들은 말도 잘 기억나지 않는 등 노년기에 흔히 나타나는 건망증과 비슷하지만 시간이 지날수록 기억의 감퇴가 점차 광범위하게 나타나 가스레인지에서 음식을 올리고 있는 중임을 잊어버리거나, 낯선 동네에서 길을 잘 잃어버리기도 한다. 치매가 진행됨에 따라 오래 전에 있었던 일에 대해 기억을 못하게 되어 자녀나 가족의 이름을 기억하지 못하거나 자신의 이름이나 직업까지도 망각하게 된다.
- 언어장애: 치매 초기에는 단어의 유창성이 떨어지고 복잡한 문장에 대한 이해력이 저하되어, 사물(예: 냉장고)의 정확한 명칭을 찾지 못하여 대명사로 지칭하

거나("저것") 용도로 표현하는 경향("음식 넣어두는 곳")이 증가한다. 치매 초기에는 이렇게 언어를 표현하는 기능에 장애가 나타나지만 점차 언어를 이해하는 기능에서도 장애가 나타나게 된다.

- 실인증(agnosia): 감각 기능에 이상이 없음에도 불구하고 사물을 인지하지 못하여, 사물("사과")의 모양("둥근 것")이나 색깔("빨간 것")은 뭔지 알지만 그 사물이 "사과"인지, 무엇에 쓰는 것인지를 인식하지 못한다. 시력이 정상임에도 불구하고 책상이나 자동차 등의 사물을 인식하지 못하며 심지어 가족이나 거울에 비치는 자신의 모습도 인식하지 못하게 된다.
- 실행증(aprexia): 일상생활을 영위하는 데 필요한 빗질하기, 옷 입기, 목욕하기, 요리하기 같은 일상적인 과제를 제대로 수행하지 못하고 실수를 자주한다. 운동 기능이나 감각 기능, 그리고 이해력이 정상인데도 동작을 통해 어떤 일을 실행하는데 문제가 있다.

치매노인의 치료 방법은 의학적 치료와 정신·사회학적 치료가 있다. 의학적 치료는 임상에 이용할 수 있을 정도로 인지기능을 호전시킬 수 있는 약물은 아직 없지만 뇌세포를 파괴하는 독성물질인 베타아밀로이드를 제거하거나 생성을 억제하는 치료물질이 개발되고 있는 상황이다. 인지기능 이외의 증상들은 증상별 약물요법이나 심리 사회학적 개입이 가능하다. 가령, 불면증에 대해서는 수면제, 망상 같은 정신장애 증상이 나타나면 항정신병 약물, 우울증이 심하면 항우울제 등을 투여한다. 심리 사회학적 치료로는 환자가 병원에 입원하여 치료받는 방법과 간호사나 물리치료사, 작업치료사 등의 전문가가 환자가정을 방문하여 치료하는 가정방문서비스 그리고 주간보호시설에서 치료를 받는 방법이 있다. 우리나라에서는 노인 종합 복지관과 요양시설 등에 치매환자와 그 부양자들을 위한 주간보호 또는 단기보호 프로그램 서비스를 제공하고 있다. 대부분의 치매는 현재 약물이나 심리 사회학적 치료만으로는 개선되기 어렵기 때문에 치매를 예방하기 위한 개입이 강조되고 있다. 우선 사회적 고립이 인지적 손상을 가속화하기 때문에 정서적 자극을 제공하는 가족이나 친구와 친밀한 관계를 유지하도록 하고, 간단한 게임이나 노래하기 등 인지기능을 반복하여 사용할 수 있는 활동을 체계적으로 실시하며, 무엇보다 은퇴 이전부터 노후생활에 대한 계획과 준비를 하는 것이 필요하다.

## 2) 노인 우울증

노년기는 지병과 배우자의 사망 그리고 은퇴로 인한 소외감까지 다양한 생활사건이 일어나는 시기이므로 우울증의 발병 가능성이 높다. 또한 노인은 본인조차 자신이 우울증에 걸렸다는 사실을 자각하지 못하고 가족이나 친구들도 우울증을 나이 탓으로 돌리기 때문에 우울증을 조기에 발견하지 못하는 경우가 많이 있다. 노인이 주요 우울장애로 진단 받는 경우는 일반 성인의 1/4 정도로 적지만 우울증 증상을 보이는 노인의 비율은 전체 노인의 15%에 이르는데 그 이유는 노인 우울증 중 상당수가 반응성 우울증인 경우가 많기 때문이다. 즉, 노년기에 발생하는 우울장애는 청장년 시기부터 가지고 있던 우울증이 재발하는 조발성 우울증도 있지만 신체적 인지적 기능상실과 죽음에 대한 공포 등으로 인한 반응성 우울증의 비율이 높다.

### (1) 노인 우울증의 증상

노인 우울증은 다른 시기에 나타나는 우울장애와 다음과 같은 차이점을 보인다. 첫째, 노인 우울증 환자는 우울한 기분에 대해서는 부정하지만 수면장애, 식욕상실, 활력상실 등 같은 신체증상에 대해서는 민감하다. 이러한 신체증상은 젊은 환자들에게서는 우울장애의 증상으로 인정되지만 노인의 경우에는 흔히 나타나는 증상이기 때문에 신체증상에 대한 호소가 노화에 의한 것인지 우울장애의 증상인지 구분해야 한다. 둘째, 죄책감, 건강염려증, 피해망상, 질투망상 등의 우울 망상이 입원한 노인 환자의 20~45%에서 발생하며 젊은 환자에 비해 흔하다. 셋째, 노인 우울증 환자에게서 인지기능장애가 발생하는데 집중력이나 기억력의 저하가 특히 심각하여 치매로 오인되는 경우가 있어 가성치매라고도 부른다. 가성치매 환자는 인지능력의 저하를 숨기기보다 강조하며 우울증상이 없어지면 인지기능의 손상이 호전되거나 완전히 없어질 수 있다. 그러나 노년기에는 가성치매가 발생하는 경우가 그렇게 많지 않으며 치매와 우울장애가 동반된 경우가 더 흔하다. 넷째, 자극에 대한 반응이 늦어서 멍한 상태가 되거나 지나치게 흥분하여 주위에 주의를 기울이지 못해 시간이나 장소 또는 사람을 인지하거나 기억하지 못하는 경우가 있다. 다섯째, 자신이 아무데에도 쓸데가 없다는 생각에 부정적 자아개념을 가지고 자살에 대한 생각을 반복적으로 한다.

### (2) 노인 우울증의 원인

노인 우울증이 나타나는 원인은 다양하지만 인구 통계학적 요인, 사회심리적 요인, 생물학적 요인으로 구분해볼 수 있다. 첫째, 인구통계학적으로 볼 때 노화가 우울증의 발생 가능성을 높이며, 성역할에 대한 불만, 신체질환, 부부갈등 등과 관련된 스트레스를 많이 받는 여성 노인이 남성 노인에 비해 우울증이 더 많이 발생한다. 그에 비해 가족력은 노인 우울증과 거의 상관을 보이지 않는다. 둘째, 사회심리적 원인으로는 신체적 질병이나 기능상실, 배우자와의 사별 같은 생활사건, 사회적 지지체계의 상실, 재정적 어려움, 성격적 특성이 우울증이 영향을 미친다. 가령, 배우자나 친구의 죽음, 파산 같은 생활사건을 경험한 후 우울증을 경험할 위험도가 높아진다. 또한 강박적이거나 히스테리성 성격을 가진 노인은 그렇지 않은 노인에 비해 우울증을 보일 가능성이 더 높다. 셋째, 노인 우울증의 생물학적 원인은 아직 분명하지 않지만 신경화학적 변화에서 그 원인을 찾아볼 수 있다. 가령, 세로토닌과 같이 감정조절에 작용하는 신경전달물질의 저하가 나타나면 우울증이 발생할 수 있다. 일반적으로 노년기에는 생물학적 원인보다 사회심리적 원인으로 인한 반응성 우울증이 더 많이 발생하므로 우리나라와 같이 고령화가 급격하게 일어나고 노후에 대한 대책이 잘 되어 있지 않은 나라에서는 노인 우울증의 발생비율이 급격하게 증가할 가능성이 있다.

### (3) 노인 우울증의 치료

노인 우울증은 대체로 생물학적 원인과 사회심리적 원인이 함께 작용하여 발생하므로 생물학적 원인은 약물치료, 사회심리적 원인은 심리치료를 통해 개입이 동시에 이루어져야 한다. 만약 신체질환이 우울증의 직접적인 원인이 된 경우에는 신체질환의 치료도 이루어져야 한다. 첫째, 약물치료는 감정과 관련된 신경전달물질인 세로토닌의 농도를 정상화시켜 주는 항우울제를 주로 투여하게 된다. 항우울제 중 선택적 세로토닌 재흡수 억제제(SSRIs)는 약물치료에 주로 사용되는데, 노인에게 해가 되는 항콜린작용과 저혈압의 부작용이 없어 가장 광범위하게 사용된다. 일반적으로 환자들은 정신과에서 처방하는 약물들이 부작용이 심할 것으로 생각하고 약물복용을 기피하지만 요즘 처방되는 약물들은 이러한 부작용을 억제하도록 만들어져 있기 때문에 안전하게 사용할 수 있다. 환자의 상태가 위중하여 약물치료보다 더 신속한 치료가 필요할 경우 전기 충격 치료가 시행되기도 한다. 전기충격치료는 일반의 통념과는 달리 매우 안전하고 효과가 빠른 치료법이며, ① 자살가능성이 높은 경우, ② 식사를 거부하는 심한 우울증, ③ 항우울제의 위험성이 크거나 효과가 없는 경우, ④ 빠른 임상적 호전이 필요한 경우 등에 사용된다. 둘째, 심리치료는 화상치료, 인지치료, 문제해결치료, 대인관계치료, 운동 등 다양한 기법을 통해 이루어지는데, 치료의 초점은 노인 우울증의 사회심리적 원인이 되는 실제적이거나 가상적인 상실(대인관계의 상실, 건강의 상실, 경제능력의 상실 등)이나 이와 연관된 자존감의 저하에 맞춰지게 된다. 그중에서도 화상치료나 집단인지치료의 효과가 특히 뛰어난 것으로 알려져 있다. 가령, 화상치료는 노인들로 하여금 노인들이 경험한 과거 사진들 중 긍정적이고 유쾌한 경험을 기억해 내어 다른 노인들과 이야기를 통해 이러한 기억을 공유함으로써 영향을 주는 치료법이다. 이 치료법은 과거경험을 토대로 자아정체감을 확보하는 것이며 회상하는 내용을 공감해주고 지지해 줄 수 있는 상호작용이 있을 때 더욱 회상의 효과가 나타난다. 그리고 집단인지치료는 자신을 우울증에 빠지게 했던 믿음과 비관적인 사고를 확인하고 변화시키도록 격려하는 것으로 집단으로 이루어질 때 더 효과적이다. 우울증 치료 시작 후 1~2주 정도 지나면 잠을 잘 자게 되고 식욕이 호전되기 시작하며 한 달을 전후해서는 우울한 기분도 해소되는 등 주요 증상들이 호전되지만 증상이 호전된 후에도 일정 기간 치료를 지속해 주는 것이 증상 재발을 예방하는 데 도움이 된다.

PART

# 02 스트레스와 정신건강

스트레스가 발생하는 원인과 그 반응 그리고 스트레스에 대처하기 위한 방략들을 알아본다. 그리고 스트레스와 관련하여 발생할 수 있는 정신장애와 그 치료방법에 대해 설명하고 행복한 삶을 이루는 방법에 대해 소개한다.

CHAPTER

# 07 스트레스의 원인

1. 스트레스란 무엇인가?
2. 스트레스를 유발하는 원인
3. 스트레스 지각에 영향을 미치는 요인

CHAPTER

# 07 스트레스의 원인

## 1 • 스트레스란 무엇인가?

일반적으로 스트레스는 내적 혹은 외적 요구에 대한 정신적 신체적 각성반응이다. 우리는 일생생활에서 목이 마르거나 친구를 기다리는데 오지 않는 경우 같이 사소한 일부터 중요한 시험을 망치거나 배우자와 사별하는 경우 같이 심각한 일까지 다양한 이유로 스트레스를 느끼게 된다. 이렇게 본다면 스트레스는 인간의 삶에서 떼어놓을 수 없는 삶의 일부이며, 특히 우리나라의 경우 전체의 81%가 스트레스로 일상생활에서 어려움을 겪고 있다고 응답할 만큼 다른 나라에 비해 높은 스트레스 수준을 보이고 있다.

### 1) 스트레스의 특성

우리의 삶과 함께 하는 스트레스는 다음과 같은 특성을 가지고 있다. 첫째, 우리의 마음과 몸은 상호작용하기 때문에 신체적 스트레스와 심리적 스트레스는 서로 영향을 미친다. 예를 들면, 몸이 아프거나 피곤하면 아무 것도 하기 싫어지고 다른 사람들에게 쉽게 짜증을 내는 경향을 보인다. 또한 부정적이고 경쟁적인 성격을 가진 사람은 심혈관 질병에 걸릴 가능성이 높다. 둘째, 스트레스가 우리에게 미치는 영향은 스트레스 자체의 객관적 심각성보다 그것을 받아들이는 사람의 자세에 의해 결정된다. 수술을 기다리는 환자에 대한 연구(Janis, 1956)를 보면 수술에 대한 환자의 공포는 수술의 객관적 심각성과 큰 상관을 보이지 않으며 환자가 그것을 얼마나 위협적인 것으로 보는지에 달려있다. 즉, 어떤 사람은 자신에게 주어지는 스트레스를 의연하게 받아들이고 심지어 스트레스를 자기발전을 위한 계기라고 생각하는데 비해 어떤 사람은 사소한 스트레스조차 민감하게 받아들이고 자기가 한없이 불행한 사람으로 여기기도 한다. 셋째, 스트레스의 영향은 누적적이므로 사소한 스트레스라도 누적되면 건강에 해로울 수 있다. 가령, 매일 일어나는 사소한 말다툼이 점차 누적되면 부부간의 사이가 멀어지고 이혼에 이를 수 있으며, 더운 날에는 사소한 일로도 쉽게 화가 나고 다툼이 생기게 된다.

스트레스가 피할 수 없는 삶의 일부분이라면 스트레스에 잘 대응하기 위해서는 다음과 같은 태도를 갖는 것이 필요하다. 첫째, 스트레스를 자기만이 겪게 되는 불행으로 여기기보다 누구나 겪는 하나의 문제로 받아들이는 자세가 필요하다. 예를 들면, 친구가 여러분에게 돈을 빌린 다음에 돌려줄 생각을 하지 않는다고 생각을 해보자. 어떻게 생각하면 개인적으로 굉장히 불쾌한 일이고 억울한 일이지만 뭔가를 빌려가고 돌려줄 생각을 하지 않는 사람에게 그것을 어떻게 받아낼 것인가라는 문제로 인식할 필요가 있다. 일생을 살아가다 보면 이런 상황을 다시 겪을 가능성이 있으며 이러한 상황에 대처하는 방법을 배울 좋은 기회로 여길 수도 있다. 즉, 우리 삶에서 스트레스를 떼어놓을 수 없기 때문에 그것을 다루는 방법을 배워야 하며 스트레스를 극복하는 과정에서 인간이나 삶에 대한 통찰을 얻을 수도 있다. 둘째, 스트레스는 신체적이거나 심리적인 문제를 일으키는 부정적인 측면도 있지만 우리가 무엇인가를 열심히 하도록 동기화시킨다는 점에서는 긍정적인 면도 있다. 여러분도 잘 알다시피 우리는 뭔가 급한 일이 생기지 않으면 해야 할 일도 잘하지 않는 경향이 있다. 즉, 공부를 해야 한다는 것을 알고 있는 학생들도 시험이라는 스트레스가 주어지지 않으면 열심히 공부하려고 하지 않는다. 셋째, 스트레스를 무리하게 견디려고 하기보다 적절하게 대처하여 스트레스를 짧게 느끼고 스트레스가 드물게 일어나도록 자신과 주변의 조건을 조절할 줄 알아야 한다. 스트레스는 우리가 빠지게 되면 헤어나기 어려운 늪이 아니라 우리에게 던져진 해결해야 할 문제이다. 따라서 우리가 자신에게 주어지는 스트레스를 효율적으로 다룰 수 있는 방법을 늘 생각하고 적용해 보는 경험을 갖게 되면 스트레스는 더 이상 우리를 구속하지 않으며 우리 삶도 세상살이의 고난에서 자유로울 수 있다.

## 2) 한국인의 스트레스 실태와 원인

우리나라 사람들은 입시와 취업난, 과중한 업무량과 가계부채, 구조조정 및 조기퇴직, 체면문화 등 한국사회의 전형적 스트레스 특성으로 인해 고통을 받고 있다. [그림 7-1]에서 보는 바와 같이 아동기와 청소년기에는 80%가 과도한 입시경쟁, 학력과 일자리 격차로 인한 취업난 때문에 고통을 느끼고 있고, 30~40대는 감당하기 어려운 결혼비용, 엄청난 사교육비와 집값 등 경제적 스트레스로 낮은 혼인율과 출산율을 보이고 있다. 또한 50~60대는 사회적 체면 때문에 부담해야 하는 높은 관혼상제비, 노후불안 등으로 높은 자살율을 보이고 있다.

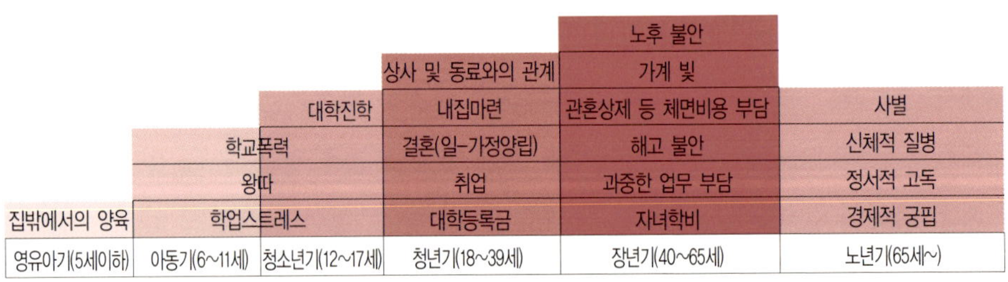


**▌그림 7-1▐ 연령별 스트레스**

실제로 일상생활에서 스트레스를 "자주" 혹은 "때때로" 느낀다고 응답한 한국인은 81%로 스트레스 수준이 OECD 국가 중 최고 수준으로 나타났다. 견디기 힘든 수준의 스트레스를 받고 있다고 응답한 사람은 남성(6.2%)보다 여성(9.7%)이 더 높고, 연령별로는 20대(11.7%)가 소득수준별로는 월 100만 원대의 저소득층(13.0%)이 가장 높게 나타났다. 이러한 극심한 스트레스로 인해 정신적 신체적 질환을 가진 환자들이 2007년 9만 8천 명에서 2011년 11만 5천 명으로 급증하고 있으며 인구 10만 명당 환자수가 가장 크게 증가한 연령대는 20대 남자로 연평균 8.8% 증가하고 있다. 또한 스트레스를 해소하기 위해 많은 사람들이 음주(연간 4.5조 원), 운동(3.2조 원), 친구나 동류와의 대화(2.5조 원), 여행(2.4조 원) 등에 의존하고 있으며 이를 더하면 연간 13.4조 원에 이른다.

## 3) 스트레스의 측정

자신의 스트레스를 측정하는 방법에는 크게 생리학적 측정방법과 자기보고식 방법이 있는데 생리학적 측정방법은 현재 자신의 스트레스 수준을 정확하게 아는 데 도움이 되지만 시간과 비용이 요구되며 무엇이 스트레스를 유발하는지 알아내기 어렵다는 한계가 있다. 자기보고식 방법은 측정이 용이하지만 스트레스 사건에 대한 자신의 기억에 의존하기 때문에 신뢰성이 떨어지고 스트레스 사건을 과도하게 보고하거나 누락하는 경향이 있기 때문에 타당성이 부족하다는 한계가 있다. 그러나 자기보고식 스트레스 측정방법은 자신의 스트레스 수준을 간단하게 파악할 수 있는 가장 좋은 방법이며 여기에서는 스트레스로 인한 신체적 심리적 반응으로 스트레스 수준을 파악해 보는 방법과 최근 6개월 사이에 자신이 경험한 생활사건의 빈도와 강도에 의해 스트레스 수준을 파악하는 방법을 알아보도록 한다.

### (1) 스트레스 반응에 의한 측정

스트레스는 스트레스의 강도와 기간, 예측가능성과 통제가능성, 자신감 등 다양한 요인의 영향을 받지만 현재 자신이 느끼는 스트레스 수준은 스트레스 반응에 의해 간단하게 측정될 수 있다. 스트레스의 영향은 심리적 반응과 신체적 반응을 통해 나타나며 두 가지 반응을 통해 자신의 스트레스의 수준을 〈표 7-1〉의 설문지를 통해 알아보자.

**▌표 7-1▐ 스트레스 반응에 근거한 설문지**

다음의 검사는 우리가 스트레스를 얼마나 받고 있는지를 측정하기 위한 것입니다. 최근 1개월 동안 아래 항목에 대해 어느 정도 느끼고 있었는지 해당되는 번호에 ○표를 합니다. 그리고 끝 부분에 있는 해석을 읽으시면 됩니다.

1. 심리적 스트레스

| | 항상 느꼈다 | 자주 느꼈다 | 가끔 느꼈다 | 전혀 없었다 |
|---|---|---|---|---|
| 1. 매우 긴장되거나 불안하였다. | 3 | 2 | 1 | 0 |
| 2. 기분이 매우 동요되었다. | 3 | 2 | 1 | 0 |
| 3. 사소한 일에 매우 신경질적이었다. | 3 | 2 | 1 | 0 |
| 4. 무기력감이나 나약함을 느꼈다. | 3 | 2 | 1 | 0 |
| 5. 침착하지 못하고 초조했다. | 3 | 2 | 1 | 0 |
| 6. 아침까지 피로가 남고 일할 힘이 나지 않았다. | 3 | 2 | 1 | 0 |
| 7. 화가 나서 내 감정을 억제할 수 없었다. | 3 | 2 | 1 | 0 |
| 8. 생각지도 못한 일 때문에 곤욕을 치렀다. | 3 | 2 | 1 | 0 |
| 9. 심각한 고민이 머리에서 떠나지 않았다. | 3 | 2 | 1 | 0 |
| 10. 모든 일이 생각대로 되지 않아 욕구불만에 빠졌다. | 3 | 2 | 1 | 0 |
| 11. 어떤 일에도 마음을 집중할 수가 없었다. | 3 | 2 | 1 | 0 |
| 12. 남 앞에 얼굴을 내미는 것이 두려웠다. | 3 | 2 | 1 | 0 |
| 13. 남의 시선을 똑바로 볼 수 없었다. | 3 | 2 | 1 | 0 |
| 14. 똑같은 실수를 반복했다. | 3 | 2 | 1 | 0 |
| 15. 가족이나 친한 사람과 함께 있는 시간도 편안하지 않았다. | 3 | 2 | 1 | 0 |

2. 신체적 스트레스

| | 항상 있었다 | 자주 있었다 | 가끔 있었다 | 전혀 없었다 |
|---|---|---|---|---|
| 1. 잠이 잘 오지 않았다. | 3 | 2 | 1 | 0 |
| 2. 갑자기 심장이 두근거렸다. | 3 | 2 | 1 | 0 |
| 3. 얼굴이나 몸의 일부가 경련을 일으켰다. | 3 | 2 | 1 | 0 |
| 4. 어지럽고 현기증이 났다. | 3 | 2 | 1 | 0 |
| 5. 땀이 많이 났다. | 3 | 2 | 1 | 0 |
| 6. 몸이 근질거리거나 따끔따끔한 통증을 느꼈다. | 3 | 2 | 1 | 0 |
| 7. 허리에 요통을 느꼈다. | 3 | 2 | 1 | 0 |
| 8. 눈이 몹시 피로했다. | 3 | 2 | 1 | 0 |
| 9. 목이나 어깨가 결렸다. | 3 | 2 | 1 | 0 |
| 10. 심한 두통으로 고생했다. | 3 | 2 | 1 | 0 |
| 11. 감기나 몸살로 고생했다. | 3 | 2 | 1 | 0 |
| 12. 변비가 생겼다. | 3 | 2 | 1 | 0 |
| 13. 갑자기 열이 심하게 났다. | 3 | 2 | 1 | 0 |
| 14. 소화가 안됐다. | 3 | 2 | 1 | 0 |
| 15. 갑자기 설사가 났다. | 3 | 2 | 1 | 0 |

※ 평가방법: 합계점수 0~5점 = 평균치 이하로 특별히 문제가 없는 편.
6~12점 = 일반적인 성인남녀의 평균수준.
13~19점 = 주의수준으로 평균보다 조금 높으므로 약간의 주의가 필요.
20점 이상 = 경고수준으로 상당한 주의 또는 의사와의 상의가 필요.

※ 주의할 사항: 심리적 스트레스가 평균수준 이상인 사람은 무리하지 않아야 합니다. 특히 경고수준인 사람은 공부를 하거나 일을 할 때 중간에 5분 정도 휴식을 취하거나 기분을 전환하는 것이 필요합니다. 또 하루1회 15분 정도는 공부나 일을 완전히 잊는 이완훈련을 통해 심리적 피로를 회복시켜야 합니다. 신체적 스트레스가 평균수준 이상인 사람은 점심시간을 이용, 하루 1회 15분 정도의 스트레칭(팔과 다리 등 온몸을 굽혔다 쭉 펴는 운동)으로 근육 이완훈련을 하는 것이 좋습니다. 휴일이나 공부 후에도 적절한 운동이 필요합니다.

### (2) 생활사건에 의한 스트레스 측정

외적 스트레스와 내적 스트레스를 어느 정도 경험하는지를 통해 스트레스 수준을 대략적으로 평가하는 방법도 있지만 일정기간 동안 경험한 스트레스 사건의 심각성과 빈도로 스트레스수준을 알아보는 사회재적응평가척도(social readjustment rating scale: SRRS)도 있다. 사회재적응평가척도는 일상생활 속에서 경험하는 다양한 사건에 적응하는 과정에서 스트레스가 발생한다는 가정(Holmes & Rahe, 1967)에 따라 설문지에서 최근 6개월 내지 24개월 사이에 자신이 겪은 생활사건을 표시하여 스트레스 수준을 측정하는 것이다. 〈표 7-2〉에 제시된 사회재적응척도를 보고 최근 1년 내에 자신에게 일어났던 사건들을 찾아서 그 생활변화단위(life change unit: LCU) 값들을 모두 더한 후에 표의 하단에 있는 분석방법에 따라 생활변화에 의해 얼마나 스트레스를 받고 있는지를 알아보자.

그러나 생활사건과 스트레스수준 간의 관계를 지나치게 단순하게 설명하기 때문에 사회재적응척도의 결과를 액면 그대로 받아들이는 데는 몇 가지 주의할 점이 있다. 첫째, 〈표 7-2〉에 제시된 생활변화 사건의 비중이 미국문화에 근거한 것으로 우리에게는 안 맞을 수 있다. 예를 들면, 시댁이나 처가와의 갈등과 같은 사건은 개인주의적인 성향이 강한 미국보다 집단주의적인 성향이 강한 우리나라에게 더 큰 LCU값을 가질 수 있다. 둘째, 같은 사건이 사람마다 서로 다른 스트레스를 줄 수 있다. 즉, 사회재적응척도에서 "이혼"은 73점의 LCU값을 가지고 있지만 이혼을 요구한 측보다는 당한 측이 더 큰 스트레스를 받을 가능성이 높다. 셋째, 사회재적응평가척도에서는 긍정적 사건이나 부정적 사건이 모두 스트레스의 원인이 될 수 있다고 하였지만 부정적 사건은 더 오래 지속되고 공포심이나 자기회의와 같은 이차적 악영향을 미칠 수 있다. 넷째, 변화자체가 스트레스가 되지 않는 경우도 있다. 즉, 긍정적 생활변화는 건강에 부정적인 영향ㅇㄹ 미치지 않으며 오히려 지루함이 스트레스를 유발할 수 있다.

**표 7-2** 사회재적응평가척도

| 순위 | 주요 생활사건 | 생활 변화 단위 | 순위 | 주요 생활사건 | 생활 변화 단위 |
|---|---|---|---|---|---|
| 1 | 배우자의 사망 | 100 | 23 | 자녀의 출가(결혼, 대학입학 등) | 29 |
| 2 | 이혼 | 73 | 24 | 시댁 또는 처가와의 갈등 | 29 |
| 3 | 부부의 별거 | 65 | 25 | 두드러진 개인적인 성취 | 28 |
| 4 | 감옥에 구금 | 63 | 26 | 아내가 직장을 새로 시작 또는 중단 | 26 |
| 5 | 가까운 가족이나 친척의 사망 | 63 | 27 | 학교를 시작하거나 중단 | 26 |
| 6 | 개인적 상해나 질병 | 53 | 28 | 생활 환경에서의 주요 변화 | 25 |
| 7 | 결혼 | 50 | 29 | 개인적 습관의 변화 | 24 |
| 8 | 해고 | 47 | 30 | 상사와의 갈등 | 23 |
| 9 | 부부간의 화해 | 45 | 31 | 직장시간이나 조건의 주요 변화 | 20 |
| 10 | 은퇴 | 45 | 32 | 주거에서의 변화 | 20 |
| 11 | 가족 건강이나 행동의 큰 변화 | 44 | 33 | 새로운 학교에 대한 변화 | 20 |
| 12 | 임신 | 40 | 34 | 취미 활동에서의 주요 변화 | 19 |
| 13 | 성 생활 문제 | 39 | 35 | 교회 활동에서의 주요 변화 | 19 |
| 14 | 새로운 식구의 증가 | 39 | 36 | 사회 활동에서의 주요 변화 | 18 |
| 15 | 사업에서의 주요 재적응 | 39 | 37 | 1000만 원 이하의 저당이나 융자 | 17 |
| 16 | 재정상태에서의 주요 변화 | 38 | 38 | 수면 습관에서의 주요 변화 | 16 |
| 17 | 친한 친구의 사망 | 37 | 39 | 가족 모임 횟수에서의 주요 변화 | 15 |
| 18 | 부서 이동 | 36 | 40 | 식사 습관에서의 주요 변화 | 15 |
| 19 | 배우자와 다투는 횟수의 큰변화 | 35 | 41 | 휴가 | 13 |
| 20 | 1000만 원 이상의 저당이나 융자 | 31 | 42 | 크리스마스 | 12 |
| 21 | 저당권 상실 | 30 | 43 | 사소한 법률 위반(교통위반 등) | 11 |
| 22 | 직장에서의 책임의 변화 | 29 | 계 | | |

*분석방법

1) 0~149점: 질병 가능성이 없음.
2) 150~199점: 약한 정도의 생의 위기로 35%에서 질병 발생 가능함.
3) 200~299점: 중간 정도의 생의 위기로 50%에서 질병 발생 가능함.
4) 300점 이상: 심각한 정도의 생의 위기로 80%에서 질병 발생 가능함.

### 일상생활의 골칫거리들과 스트레스

라자러스(Lazarus, 1964)는 매일의 생활의 자잘한 골칫거리들이 홈즈와 라헤(1967)가 언급한 외부의 중요 사건들보다 더 우리를 심하게 괴롭히는 스트레스원이 된다고 주장했다. 매일의 자잘한 일상들의 어떤 것들이 스트레스의 원인이 될까? 열쇠나 핸드폰 등 물건을 잃어버린 것, 외모에 대한 관심, 돈 걱정, 계속되는 업무 압박, 혹은 학생이라면 자신이 하고 싶은 일을 다 하지 못하는 것, 외로움 등이 일상적인 스트레스의 원인이 될 수 있다. 이런 것들은 사랑하는 사람과의 헤어짐이나 만남과 같은 생활의 중요 변화가 아니라 상당히 평소 생활에서 줄곧 고민해왔던 일들일 것이다. 라자러스 등(Lazarus et al., 1988)은 이러한 소소한 일상의 스트레스가 쌓여서 신체적 건강과 심리상태에 매우 좋지 않은 영향을 미친다고 주장하고 53문항으로 이루어진 일상의 골칫거리 척도를 제시하였다. 골칫거리 척도에 대한 연구(Fernandez & Sheffield, 1996)에서 두통의 빈도와 강도를 예측하는 데 사회재적응평가척도보다 우월하다는 것이 증명되었으며, 골칫거리의 지각된 심각성이 골칫거리의 수보다 두통을 잘 예언한다는 것이 발견되어 사건 자체보다 그 사건에 대한 지각이 중요하다는 점을 알게 되었다. 따라서 평소 스트레스를 받을 경우 사소한 일이라고 그냥 넘기지 말고 작은 일이라도 항상 그때그때 해결하고 스트레스를 해소하려는 노력이 필요하다.

## 2 • 스트레스를 유발하는 원인

우리가 세상을 살아나가다 보면 우리에게 스트레스를 주는 수많은 사건들을 경험하게 된다. 어떤 경우에는 그것이 자신의 의지와 무관하게 발생하는 외적인 스트레스일 수도 있지만 어떤 경우에는 자신의 마음 때문에 스스로가 자초하는 경우도 있다. 이 절에서는 우리에게 스트레스를 주는 원인들을 내적 원인과 외적 원인으로 구분하여 알아보도록 한다.

## 1) 스트레스의 내적 원인

### (1) 과잉부담

과잉부담은 외부에서 주어지는 요구가 자신의 능력으로 감당하기 어려운 경우에 발생한다. 과잉부담을 주는 주된 원인은 우선 정해진 시간 내에 어떤 일을 해야 하는 시간적 압력, 자신에게 맡겨진 일로 인한 과중한 책임, 인터넷이나 미디어를 통해 우리에게 전해지는 과도한 정보, 그리고 부모나 주변 사람들의 지나친 기대 등을 들 수 있다. 과잉부담을 느낄 때 사람들은 독특한 반응을 보인다(Milgram, 1967). 첫째, 과잉부담으로 인한 스트레스를 줄이기 위해 사람이나 자극에 대한 대응시간을 가능한 한 짧게 하려고 노력한다. 예를 들어, 은행이나 민원부서의 창구에서 근무하는 직원들은 많은 사람들을 상대해야 하기 때문에 가능한 한 말을 짧게 하려고 하는데 그러다 보면 민원인들에게 불친절하다는 인상을 줄 수 있다. 둘째, 자기에게 별로 중요하지 않은 사람이나 자극은 무시한다. 도시에 사는 사람들이 타인에 대해 무관심한 이유도 과잉부담이 높은 도시생활에 적응하기 위한 도시사람들의 대응방식이라고 할 수 있다. 밀그램(Milgram, 1967)에 따르면 도시생활은 매스컴이나 대중교통 등과 같은 잠재적 스트레스 유발인들로 가득 차 있기 때문에 사람들은 다른 사람들에 대한 관심을 차단하여 대처하려 한다. 셋째, 과잉부담을 느끼면 주어진 일이나 상황에 대한 책임을 자기가 지려고 하지 않고 다른 사람에게 전가하려는 경향을 보인다. 따라서 곤란한 처지에 있는 사람을 도우려고 하지 않고 문제가 발생하면 직접 해결하기보다 경찰과 같은 제3자를 불러 해결하려는 경향이 있다. 그렇기 때문에 미국 뉴욕에서 발생했던 제노비스 사건과 같이 많은 사람들이 보고 있는 가운데서 잔인한 범죄가 저질러질 수 있는 것이다.

### (2) 갈등

갈등은 우리가 사회를 살아가면서 피할 수 없으며 우울이나 부정적 자기개념 또는 인간관계의 해체를 가져올 수 있는 스트레스 요인이다. 갈등의 원인은 다양하지만 개인적 갈등과 대인관계의 갈등으로 나누어 살펴보도록 한다. 개인적 갈등은 두 개 이상의 양립할 수 없는 대안을 결정해야 할 때 발생하는데 밀러(Miller, 1959)는 갈등을 세 가지 기본적 형태로 구분하였다. 첫째는 접근/접근(approach/ approach) 갈등으로 두 가지 매력적인 목표 중 하나를 결정해야 할 때 나타난다. 가령, 점심으로 피자를 먹을 것인지 스파게티를 먹을 것인지를 결정해야 할 때 접근/접근 갈등이 발생한다. 둘째는 회피/회피(avoidance/avoidance) 갈등으로 두 개의 혐오적인 목표 중 하나를 결정해야 할 때 나타난다. 가령, 치명적인 병으로 시달리고 있을 때 수술을 해야 할 것인지 아니면 고통을 그냥 견뎌야 할 때 회피/회피 갈등이 발생한다. 셋째는 접근/회피(approach/avoidance) 갈등으로 긍정적 목표와 부정적 목표 중 하나를 결정해야 할 때 나타난다. 가령, 바쁜 직장에 취직을 해야 할 때 월급을 많이 받는 것은 긍정적인 것이고 바쁘다 보니 개인시간을 가질 수 없다는 것은 부정적인 것이다. 삶에서 중요한 결정들은 이러한 세 가지 갈등을 포함하고 있으며 특히 접근/회피 갈등은 자기 원하는 결과를 얻기 위해 모험을 감수해야 하는 경우에 발생하게 된다. 밀러(1959)가 제안한 세 갈등상황 이외에도 신념들이나 가치들이 양립 불가능할 때 나타나는 갈등이 있으며 이것을 인지부조화(cognitive dissonance) 갈등이라고 부른다. 인지부조화는 둘 이상의 생각이 반대되거나 일관성이 없는 것으로 간주될 때 일어나는 부정적 감정 상태를 말하는데 예를 들어, "내가 증권에 투자를 했다"는 행동과 "증권투자는 위험하다"는 생각은 서로 불일치하기 때문에 이미 증권투자를 한 행동보다 "증권투자는 위험하다"는 생각을 "증권투자가 위험하다는 것은 일부 증권투자에 실패한 사람들이 그렇게 생각하는 것이다"라고 생각으로 바꿀 것이다. 왜냐하면 행동은 되돌리기 쉽지 않지만 생각은 바꾸기 쉽기 때문에 생각을 바꾸게 된다.

대인관계의 갈등에는 의사소통이 어려워서 생기는 갈등과 역할기대로 인한 갈등, 그리고 불평등한 권력관계로 인한 갈등 등이 있다. 특히 권력관계로 인한 갈등은 부부나 조직에서 한쪽이 일방적으로 의존하거나 서로 의존하더라도 권력의 균형이 한쪽으로 쏠릴 때 나타난다. 대인관계 갈등은 우울이나 삶의 만족도 같은 심리적 안녕에 부정적인 영향을 미친다(Williams, 2003). 대인관계 갈등은 지속적인 근심을 유발하며 뇌는 아드레날린을 분비하는 부신수질을 자극하여 면역기능을 낮춘다(Selye, 1976). 또한 갈등은 우울을 증가시키고 흡연이나 음주 같은 건강위해 행동을 증가시켜 건강에 악영향을 미친다(Wickrama, Lorenz, Conger, & Elder, 1997). 가령, 가족관계에 만족할수록 음주나 흡연 등의 건강위해 행동을 덜 하는 경향이 있으며 가족 간 갈등수준이 높을수록 음주나 흡연 등의 건강위해 행동이 증가한다(송예리아 · 김진영, 2013). 대인관계의 갈등을 해결하기 위해서는 갈등이 반복되는 친구나 연인과의 관계를 청산하거나 갈등이 언젠가 개선이 되기를 기다리면서 갈등을 피할 수 있지만 더 바람직한 것은 대화를 통해 갈등상황을 함께 논의하여 해결을 모색하는 것이다.

### (3) 좌절감

좌절감은 우리 일상에서 자주 일어나는 스트레스이며 자신이 추구하는 목표가 상황이나 타인에 의해 억제되었을 때 가장 많이 나타난다. 가령, 배가 고파서 식당에 갔는데 많은 사람이 줄을 서고 있는 것을 보거나 휴가 때 고속도로에 들어섰는데 차로 가득 찬 고속도로를 보았을 때 좌절감을 피하기 어렵다. 그러나 좌절감은 상황이나 타인에 의해 주어지는 경우도 있지만 자신의 능력에 걸맞지 않는 비현실적인 목표를 설정하여 스스로 자초하는 경우도 많다. 예를 들어, 그동안 체중관리를 멀리했던 사람이 3달 안에 20kg을 빼겠다고 목표를 세우는 것은 실패할 가능성이 높고 실패로 인한 좌절감 때문에 체중을 줄이려는 시도를 더 이상 하지 않을 가능성이 높다. 좌절감을 일으키는 외적 원인으로는 경제적 결핍을 들 수 있다. 실직이나 취업 실패 같은 것은 경제적 결핍으로 인한 좌절감만이 아니라 자존감이나 자기정체감에도 부정적 영향을 끼치기 때문에 심각한 스트레스 요인이라고 할 수 있다. 또한 빈곤은 모든 사회에서 개인의 욕구를 좌절시키는 가장 중요한 요인이라고 할 수 있다. 여성의 지위와 경제적 빈곤간의 관계에 대한 연구(Blonna, 1996)에 따르면, 가난한 여성은 폭력, 범죄에 더 많이 노출되고 질병으로 더 고생하며, 남편이 교도소에 있는 경우가 더 많다. 특히 경쟁적인 사회구조에서는 절대빈곤보다 상대빈곤이 더 큰 스트레스의 원인이 된다. 과거에 비하면 사회전체의 경제수준은 많이 향상되었지만 경제적 문제로 인한 스트레스는 빈부차이가 증가하면서 더 커지는 경향을 보인다. 사람들은 다른 사람과 비교하면서 느끼는 자존심 때문에 상대적으로 빈곤을 느끼는 사람은 끊임없이 좌절감을 느끼게 된다.

### (4) 편견과 차별

어느 사회나 사회적으로 불평등한 대우를 받는 계층이 존재하는데 우리나라의 경우에도 특정 지역출신이거나 성이 다르다는 이유만으로 상대방을 실제보다 부정적으로 평가하거나 부정적인 특성을 가진 것으로 편견을 가지는 경향이 있다. 이렇게 특별한 이유 없이 다른 사람에 대해 편견을 가지는 이유를 사회적인 측면과 심리적 측면에서 설명할 수 있다. 우선 사회적 측면에서 보면 우리 사회가 가지고 있는 자원은 제한되어 있기 때문에 그것을 차지하려고 많은 사람들이 경쟁하게 되고 경쟁적인 상황에서는 승자와 패자가 나뉘기 마련이다. 승자는 자신이 누리는 우월적 지위를 합리화할 필요가 있기 때문에 패자에 대해 편견을 가지게 된다. 심리적인 측면에서 보면 권위주의적인 성격을 가진 사람들은 그렇지 않은 사람들에 비해 사회적 약자들에 대해 편견을 더 많이 가지는 경향이 있다. 편견을 가진 사람은 두 가지 특성을 보이는데 하나는 자신이 기대하는 방향대로 피차별자의 행동을 판단하는 것으로 이것을 자기 성취적 예언(self-fulfilling prophecy)이라고 한다. 가령, 여자는 기계를 다루는 데 서툴다는 편견을 가지고 있으면 기계를 능숙하게 다루는 여자의 사례들을 아주 예외적인 것으로 받아들이고 기계를 서투르게 다루는 여자의 사례들은 보편적으로 받아들이는 경향이 있다. 또한 사람들은 생각을 잘 바꾸지 않기 때문에 한번 상대방에게 어떤 편견을 가지게 되면 그것을 바꾸려고 하지 않는다. 편견을 가진 사람과 달리 편견의 희생자는 타인의 편견에 맞추어 행동하려는 경향이 증가한다. 사람은 상대방이 자신을 바라보는 대로 행동하려는 경향이 강하기 때문에 여성은 기계를 다룰 줄 알더라도 다른 사람의 편견에 맞추어 기계를 다루지 않게 되고 점차 기계를 다루는 방법을 잊어버리게 된다. 또한 편견의 희생자는 편견을 가진 사람에 대해 불쾌하게 생각하면서도 이러한 상황을 운명 탓으로 돌리는 경향이 종종 있다. 이럴 경우 상대방의 인식을 변화시키려는 노력보다 주어진 틀에 맞추어 살려는 경향이 증가하여 미래의 변화를 불가능하게 하는 좋지 않은 결과를 초래한다.

### (5) 외로움

과잉부담과 같이 지나치게 자극이 심한 상황뿐 아니라 지나치게 적은 자극도 스트레스를 일으킬 수 있다. 즉, 인간관계는 우리에게 많은 스트레스를 주는 근원이지만 만일 인간관계가 차단되면 외로움으로 인한 스트레스가 발생한다. 아무리 많은 사람들과 인간관계를 맺고 있다고 하더라도 그것이 정서적 유대감에 기초하지 않는다면 외로움은 피하기 어렵다. 돈이나 명예 등 인간이 추구하는 가치는 그것 자체가 소중하다기보다 타인과의 인간관계를 통해서 가치가 인정되기 때문에 소중한 것이다. 만일 타인과의 교류가 중단된다면 어떤 일이 발생할까? 우선 아이들의 경우에는 성장 호르몬의 분비가 감소하여 성장과 발달이 지연될 수 있다(Girdano et al., 1979). 또한 성인도 인간관계가 원만하지 못하면 정신적으로나 신체적으로 문제가 발생할 수 있다. 린치(Lynch, 1977)의 연구에 따르면 미국인의 주요 사망원인인 심장병, 암, 자동차 사고로 사망한 사람들의 비율이 결혼한 사람보다 독신, 미망인, 이혼자에게서 더 높은 경향을 보인다.

### (6) 비현실적 기대

스트레스는 자신이 원하는 목표를 이루고자 하는 기대가 좌절되거나 위협받을 때 자주 느끼게 된다. 이런 상황에서 문제를 일으키는 것은 기대가 아니라 목표의 현실성이다. 가령 학교에서 좋은 성적을 받겠다는 기대를 가지는 것은 학생에게는 좋은 일이지만 지나치게 높은 목표를 가지게 되면 늘 좌절감을 느낄 수밖에 없다. 즉, 비현실적인 기대를 가지고 있으면 환경이 특별히 부담을 주지 않아도 끊임없이 스트레스를 느끼게 된다. 그렇다면 우리가 가질 수 있는 비현실적인 기대에는 어떤 것들이 있을까? 첫째, 자신이 세운 목표가 비현실적인 경우를 들 수 있다. 가령, 모든 사람들로부터 사랑받고 싶어 하거나 모든 경쟁에서 이겨야 한다는 생각은 좌절감을 줄 수밖에 없는 비현실적인 기대이다. 둘째, 자신의 역할에 대해 비현실적인 기대를 가지고 있는 경우이다. 우리는 사회에서 다양한 역할을 수행하고 있으며 역할에는 기대가 따른다. 가령, "부모" 역할에는 자녀를 "먹이고", "교육하며", "모범이 되어야 한다"는 기대가 따른다. 역할기대가 지나치게 비현실적일 때 그것을 역할환상이라고 불리며 역할기대에 "언제나", "절대로", "반드시" 같은 말이 포함된다. 가령, 좋은 부모에 대한 역할환상을 가지고 있는 부모는 자녀를 잘 키우기 위해 자신의 경제적 수준에 부담스러운 교육을 시키고 자녀의 욕구와 무관하게 자신이 옳다고 생각하는 방식대로 교육을 시키는 경우가 있다. 이러한 역할환상은 쉽게 깨지게 되고 자신이나 자녀에게 좌절감을 주게 되므로 스트레스를 가져온다. 그렇다면 이렇게 비현실적인 기대는 왜 생기게 되는 것일까? 비현실적인 기대는 대부분 불합리한 신념에 근거하고 있다. 가령, "언제나 일등을 해야만 한다"는 비현실적인 동기는 "일등을 해야 부모의 사랑을 받을 수 있다"는 불합리한 신념에 근거하고 있다.

## 2) 스트레스의 외적 원인

인간은 외적 환경과 상호작용하며 살아가기 때문에 외적 자극으로 인한 스트레스는 인간의 인지과정과 무관하게 자동적으로 정신건강에 영향을 미친다. 그래서 많은 사람들은 외적 자극으로 스트레스를 받으면서도 전혀 의식하지 못하고 지내는 경우가 많다. 그러나 질먼(Zillman, 1971)의 흥분전이가설(Arousal transfer hypothesis)에 따르면 이러한 외적 스트레스는 스트레스에 적응하기 위한 에너지를 고갈시켜 사소한 문제로도 쉽게 스트레스를 경험하도록 할 수 있다.

### (1) 소음

우리가 살고 있는 도시는 여러 가지 소음으로 가득 차 있어 환경 기준치를 뛰어넘는 소음에 시달리고 있으며 소음으로 인해 신체적으로나 심리적인 측면에서 스트레스를 받고 있다. 우선 신체적인 측면에서 소음은 난청을 유발할 수 있다. 예를 들어, 이어폰으로 음악을 즐기는 중학교 3학년의 11%, 고등학교 3학년의 13%, 대학 신입생의 35%가 청력손상을 보이며 65세 노인수준의 청력을 보인다. 또한 소음은 팔, 다리, 손 등의 혈액순환을 억제하여 혈압을 상승시키고, 위장운동이 억제하여 소화를 어렵게 할 수 있다. 심리적 측면에서도 소음은 정신건강에 부정적 영향을 미친다. 첫째, 소음은 짜증과 불쾌감, 분노와 같은 부정적 정서를 일으킨다. 예를 들어 그린(Green, 1978)은 소음이 공격성을 증가시켜 타인에게 더 많은 전기쇼크를 가하는 등 이타심이 감소하는 결과를 가져옴을 발견하였다. 또한 미러(Mirror, 1995)는 영국에서 6년 동안 16명 이상이 소음으로 인한 정신적 고통으로 인해 자살한 것으로 보고하였다. 둘째, 소음은 주의력과 기억력을 감퇴시켜 전반적인 인지능력을 저하시킨다. 예를 들어, 뉴욕의 12차선 도로 옆의 고층아파트의 고층과 저층 거주 아동들의 인지능력 차이에 대한 연구(Cohen, Glass, & Singer, 1973)에 따르면 저층에 사는 아동들은 고층에 사는 아동들에 비해 읽기능력과 청각변별력에서 큰 손상을 보였다. 셋째, 소음을 예측하거나 통제할 수 없을 경우에 소음은 인지능력에 큰 손상을 가져온다. 학습된 무력감에 대한 연구(Hiroto & Seligman, 1975)의 연구에 따르면 소음에 대한 무력감을 경험한 사람은 평소에는 풀 수 있던 문제조차 잘 풀지 못하는 인지적 손상을 보였다.

### 신체리듬과 스트레스

자연계는 모두 일정한 주기를 가지고 있다. 우리가 쉽게 느낄 수 있는 하루나 계절의 변화뿐 아니라 태양이나 우주도 나름대로의 주기를 가지고 움직인다. 그 속에서 살아가고 있는 우리 몸도 주기를 가지고 있기 때문에 같은 상황에 대해서도 시간에 따라서 스트레스를 느끼기기도 하고 그렇지 않기도 한다. 그 동안 사람들은 일과 휴식을 하는데 이러한 인체의 리듬을 전혀 고려하지 않고 경제적 효율성만을 고려하였다. 일반적으로 많이 알려진 신체리듬에는 호르몬이나 신경계의 활동과 관련된 생리적 리듬과 식사나 수면 등의 생활리듬이 있다. 이렇게 우리가 알고 있는 리듬 이외에도 우리에게는 다양한 신체리듬이 존재한다.

첫째, 우리는 주의력의 변화와 관련되어 있는 80분에서 120분 사이의 기본 휴식-활동 주기(basic rest-activity cycle: BRAC)를 가지고 있다. 그렇기 때문에 아무리 재미있는 책이나 활동에 몰입하더라도 2시간 정도가 지나면 주의력이 떨어지기 때문에 잠시 휴식을 취해야 한다. 둘째, 체온이나 혈압 또는 면역기능 등의 생리적 기능과 관련되어 있는 일주기(circadian rhythm)가 존재한다. 실제로 미국의 New Mexico에서는 시간의 변화에 대한 단서가 주어지지 않은 조건에서 실험을 한 결과 인체가 20~25시간의 주기를 가지고 있음을 발견하였다. 즉, 체온은 이른 오후에 가장 높고 점차 체온이 낮아지면서 잠에 들고 체온이 높아지면서 잠에서 깨어나게 되어 있다. 또한 혈압도 아침이 저녁보다 더 높고, 칼로리 소모도 저녁보다 아침에 왕성하다. 최근에는 시간 약물학의 개념이 도입되어 하루의 리듬을 이용하여 약의 부작용을 줄이고 치료효과가 극대화하려는 연구가 활발하다. 예를 들어, 콜레스테롤은 주로 저녁부터 밤중에 생산되므로 이를 억제하는 동맥경화치료제는 저녁식사 후에 복용하면 적은 양으로 효과를 얻는다. 또한 위의 염산농도가 저녁에서 새벽 3시 사이에 높아지므로 위장약은 저녁식사 후와 취침 전에 복용하는 것이 효과적이며 낮에 먹으면 입이 마르거나 소변이 제대로 나오지 않을 수 있다. 우리가 하루의 주기를 가장 느낄 수 있는 경우는 시차피로(jet lag)이다. 시차피로란 비행기를 타고 장거리 해외여행을 하였을 때 시차 때문에 생기는 피로, 불면, 구토증세를 말한다. 시차피로가 생기는 것은 비행기 여행으로 인하여 수면과 각성의 하루주기가 제대로 작동하지 않기 때문에 생기는 것으로 낮에는 졸립고 밤에는 잠이 잘 오지 않는 증세가 대표적이다. 이러한 시차피로를 줄이는 방법은 도착 전에 비행기에서 현지 시간에 활동주기를 맞추고, 신체리듬의 유지에 중요한 비타민을 복용하는 것이다. 일단 시차피로가 생긴 경우에는 따뜻한 햇볕을 오래 쬐고 있는 것도 시차피로를 회복하는 데 도움이 된다. 우리 몸은 하루보다 더 긴 주기도 가지고 있는데 대개는 정서나 동기와 관련되어 있다. 예를 들어, 사람들은 가을에 낙엽을 보면서 인생의 무상함을 느끼고 우울해 한다. 그와 반대로 봄이 되면 즐거워지고 생기가 생긴다. 이것이 심해지면 계절성 정서장애에 빠지는데 봄이나 여름철에는 정열적이고 대인관계도 활발하던 사람이 가을이 되면 딴 사람이 된 것처럼 즐겨 하던 일도 버리고 절망적인 생각을 하는 것이다. 계절성 우울증의 60~90%는 여성이며 남자에 비해 네 배 이상 많다. 젊은이보다 중년 이후에 많이 발생하며 남반구보다 북반구에서 많이 발생한다. 계절성 우울증은 일반적인 우울증과 유사하지만 식욕이나 수면욕구가 증가한다든지 체중이 증가하는 등의 특징도 있다. 전형적인 항우울제에 대한 반응이 낮아 일반 우울증과 다른 원인으로 인해 발생하는데 대표적인 원인이 태양광선이다. 로젠탈(Rosenthal, 1967)에 따르면 계절성 우울증이 일조량의 감소에 기인하며 태양광선과 유사한 광선을 쪼이면 계절성 우울증이 현저히 감소한다는 결과를 발표했다. 일년 중 일조량이 가장 적은 계절인 겨울철에 멜라토닌의 분비량이 최고조에 이른다. 레비(Levy, 1987)는 계절성 우울증 치료에 광선치료법을 시행한 결과 멜라토닌 분비리듬이 변화되면서 우울증이 감소되었다. 계절성 정서장애뿐 아니라 여성의 월경전증후군도 이러한 신체리듬과 관련되어 있다. 많은 여성들이 월경이 시작하기 전 1주일 정도의 기간 동안 정서적 혹은 행동적 문제들을 경험한다.

### (2) 개인공간

우리는 누구나 친하지 않은 사람이 자신에게 가까이 접근하면 불쾌감과 함께 불안을 느끼게 된다. 사람은 자신의 주변에 타인과의 친밀도에 의해 정해지는 개인공간(personal space)을 가지고 있으며 정해진 거리 이내로 상대가 접근하면 불안을 느끼고 벗어나고 싶어 하기 때문이다. 개인공간은 네 공간으로 이루어져 있는데, 애인이나 극단적인 감정을 나타낼 때의 거리인 친밀한 거리(0~45cm), 친구와 교류할 때의 거리인 개인적 거리(45~120cm), 사업상 거래를 위한 거리인 사회적 거리(120~360cm), 회의 등의 공식적인 접촉을 위한 거리인 공식적 거리(360~750cm)이다. 개인공간은 심리적으로 이루어진 공간이어서 여러 가지 독특한 특징을 가지고 있다. 첫째, 개인공간은 상체에서는 조금 넓고 하체에서는 아주 좁아진다. 그렇기 때문에 기차를 탈 때 맞은 편에 앉아 있는 사람과 다리가 얽히더라도 그다지 거북하게 생각하지 않는다. 둘째, 남자가 여자보다 더 먼 개인공간을 유지하려 한다. 그렇기 때문에 여성은 남성보다 백화점과 같이 복잡한 곳에 더 쉽게 적응하며 대화를 나눌 경우에도 여성은 남성보다 상대를 더 가까이 두고 대화를 나누는 경향이 있다.

셋째, 문화에 따라서 개인공간의 크기에 차이가 있다. 미국이나 북유럽과 같은 문화권에서는 개인공간이 상대적으로 넓은데 비해 남미나 아랍과 같은 문화권에서는 개인공간이 상대적으로 좁은 경향을 보인다. 그렇다면 사람들은 왜 개인공간을 유지하려고 할까? 우선 상대방과 너무 가까이 있으면 타인으로부터 감정적, 신체적 손상을 받을 수 있기 때문이다. 악수가 서로 무기를 가지고 있지 않은 것을 보여 주기 위한 것이라는 것처럼 개인공간은 잠재적 위협으로부터 자신을 보호하기 위한 기능을 한다. 또한 개인공간은 과도한 정보로부터 자신을 보호하고 선택적 주의를 가능하게 한다. 우리가 누군가와 지나치게 가까이 있으면 보거나 듣지 않아도 될 여러 가지 정보를 알게 되고 또한 진짜 자신이 보기를 원하는 것을 볼 수 있는 기회를 얻기 어렵다.

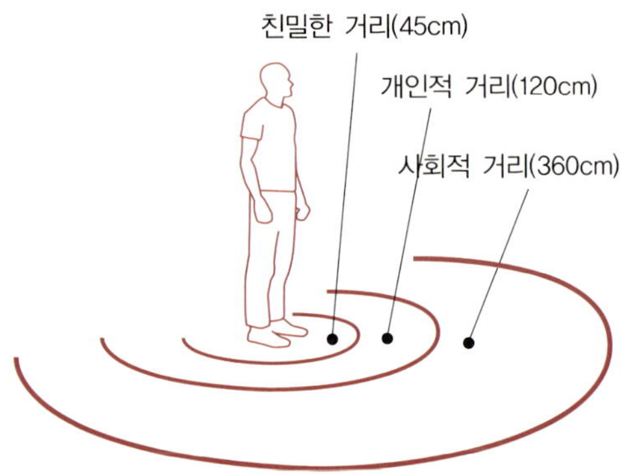


### 음식과 스트레스

우리는 배고파서 혹은 맛있게 보여서 무엇인가를 먹게 된다. 인간이 누릴 수 있는 즐거움 중에 먹는 즐거움은 가장 중요한 것이다. 그러나 사람에게 이렇게 즐거움을 주는 음식도 때로는 우리에게 스트레스를 유발할 수 있다. 스트레스를 유발하는 가장 대표적인 식품은 교감신경계를 활성화시키는 카페인 함유 음식물들이다. 우선 우리가 섭취한 카페인은 99%가 체내에 흡수되며, 교감신경계를 활성화시켜 각성상태를 높인다. 나이가 들면 카페인에 대한 민감도가 증가하여 카페인의 효과가 없어지는데 성인은 3~6시간, 노인은 24시간이 더 걸리지만 흡연자는 카페인의 효과가 쉽게 사라진다. 카페인에는 의존성이 있으므로 장기간 마시던 사람이 갑자기 중단하면, 두통, 신경과민, 주의력감소, 느글거림 등의 증상이 나타나며, 설사가 수반된다.

대부분의 사람들이 단 음식을 좋아하며 단맛에 대한 감각은 사람이 가지고 태어나는 유일한 미각이라고 한다. 그러나 설탕은 우울증을 악화시키거나 저혈당을 유발할 수 있는데 저혈당은 불안, 두통, 현기증, 심장항진 등의 증상뿐 아니라 백혈구의 기능을 50%까지 감소시킨다. 저혈당에는 제한된 시간에 당분을 과도하게 섭취한 경우에 생기는 반응성 저혈당과 식사를 거르거나 단식을 할 경우에 발생하는 기능성 저혈당이 있다. 일반적으로 반응성 저혈당은 과혈당에 이어 나타나는데 단 음식을 많이 섭취하여 혈당이 높아지면 인슐린이 과도하게 분비되어 혈액 속의 혈당치를 지나치게 낮추어 저혈당이 발생한다. 특히 아침에 토스트에 잼을 너무 많이 발라 먹고 당도가 높은 음료를 먹게 되면 "아침 나절의 우울증"이라 부르는 저혈당 증상이 나타날 수 있다. 우리는 김치 등 염도가 높은 음식을 많이 먹는 음식문화를 가지고 있기 때문에 식당에서 설렁탕을 먹더라도 소금을 많이 쳐 먹는 경향이 있다. 이렇게 염분이 높은 음식을 섭취하게 되면 스트레스에 대한 저항력이 감소할 수 있다. 왜냐하면 짠 음식을 섭취하면 물을 많이 마시게 되어 혈압의 상승하게 되고 그에 따라 스트레스를 쉽게 느낄 수 있다. 사실 우리 몸에는 염분이 축적되어 있으므로 하루에 필요한 염분은 10mg 이하인데 우리가 설렁탕에 뿌리는 소금의 양은 100mg 정도 된다고 한다.

### (3) 인구과밀

과밀은 주관적인 현상으로서 단순히 단위면적 당 사람이 얼마나 많은가보다는 목표를 달성하는 데 경쟁관계에 있는 타인이 얼마나 많은지가 과밀을 결정한다. 가령 우리가 운동장에서 많은 사람이 경기를 관람할 때는 과밀을 그렇게 느끼지 못하지만 입사시험장에서 자신과 경쟁하는 사람이 몇 사람만 되더라도 과밀을 쉽게 느낀다. 과밀은 교감신경계의 활동을 활발하게 하여 혈압과 심장박동수를 상승시키고 스트레스 호르몬의 분비를 증가시켜 생리적 흥분을 유발한다. 그러나 이러한 생리적 흥분이 스트레스로 지각되기 위해서는 흥분을 타인이나 과밀한 상황에 귀인시키는 과정이 필요하다(Aiello et al., 1983). 과밀은 이러한 생리적 변화뿐 아니라 심리적으로도 여러 가지 부정적인 영향을 미친다. 첫째, 과잉자극으로 인한 인지적 과부하로 인해 주의력이 손상된다. 예를 들어, 사람들은 가게에 손님이 많을수록 물건의 세부내용을 더 적게 살펴보는 경향이 있으며(Saegert et al., 1975) 과잉자극으로 인한 인지적 과부하를 피하기 위해 타인과 눈을 마주치거나 말을 하는 것을 꺼리는 경향이 있다(Greenberg et al., 1977). 둘째, 과밀은 통제력의 손상을 가져온다. 즉, 놀이공원에 사람이 많아서 놀이시설을 타고 싶어도 탈 수 없을 때 우리는 스트레스를 느끼게 된다. 즉, 과밀한 정도가 일정해도 상황에 대한 통제력이 떨어지면 우리는 과밀하다고 느낀다. 예를 들면, 엘리베이터 스위치에서 멀리 떨어진 사람일수록 더 과밀하다고 지각한다(Rodin et al., 1978). 셋째, 과밀은 타인에 대한 부정적 감정을 증가시킨다. 그렇기 때문에 과밀한 기숙사에서는 인간관계가 친밀하지 못한 경향이 있으며 과밀은 여성보다 개인공간에 민감한 남성에게 더 큰 영향을 미친다. 특히, 프리드먼(Freedman, 1975)에 따르면 인구밀도가 높아질수록 즐거운 사람은 더 즐거워지고 불쾌한 사람은 더 불쾌해지는 경향이 있기 때문에 조금만 불쾌한 일이 있더라도 그것을 더 강하게 느끼게 된다.

### (4) 생활의 변화

우리는 모두 입학이나 결혼 같이 긍정적 사건부터 가까운 사람의 죽음이나 취업 실패 같은 부정적 사건까지 다양한 변화 속에서 살아가고 있다. 특히 우리나라는 빠른 경제적 성장과 과학기술의 발달로 인해 사회 구성원 모두가 급격한 생활의 변화를 겪고 있다. 이러한 생활의 변화는 그것이 긍정적이든 부정적이든 그것에 적응하기 위해 에너지를 소모되고 면역기능을 떨어뜨리기 때문에 정신건강에 위협을 가한다(Holmes & Rahe, 1967). 홈즈와 라헤(Holmes & Rahe, 1967)는 질병 발생과 연관이 있는 것으로 가정되는 43개의 주요 생활사건을 제시하고(〈표 7-3〉 참조) 각 생활사건이 개인에게 요구하는 적응을 근거로 점수화하여 개인의 생활변화점수(life change score: LCS)를 제안하였는데 미 해군 병사들을 대상으로 한 연구에서 생활변화점수가 스트레스와 관련된 질병의 발생과 관련되어 있다는 것을 발견하였다. 특히, 특정한 사건보다 일정한 기간 내에 누적된 사건들이 LCU를 높이며 질병의 발생 가능성을 증가시킨다.

**재난과 스트레스: 외상 후 스트레스장애(Post Traumatic Stress Disorder)**

생명의 위협을 주는 화재, 홍수, 지진 등의 재난이나 전쟁 등을 겪은 후 그 때 사건의 후유증으로 생긴다. 일반인들이 평생 동안 이 장애가 생길 수 있는 확률은 1~3% 정도가 된다. 최근에는 교통사고 후에 외상 후 스트레스 장애가 생기는 경우가 많이 있다. 그러나 사건을 어떻게 받아들이느냐에 따라 그 반응이 다를 수 있다. 즉, 사건의 주관적인 의미가 외상 후 스트레스장애에서 중요한 역할을 한다. 사건 자체보다 사건을 겪는 그 사람의 성격이나 적응력 등의 요인이 장애의 주요 원인이다.

중요한 증상으로는 사건장면들이 자꾸 생각이 나고 악몽을 꾸는 등 과거의 사건을 다시 경험을 하고, 그 사건을 생각나게 하는 자극을 피하고 무감각하고 멍하게 되고, 잠을 잘 못자고, 짜증을 내고, 쉽게 놀래는 등의 교감신경계가 흥분된 증상을 보인다. 외상 후 스트레스 장애는 사건 후 바로 생길 수도 있지만 몇 년 지나서 나중에 발생하는 경우도 있다.

환자의 30%는 후에 완전히 완쾌가 되고, 40%는 가벼운 증상이 남아 있고, 20%는 중간 정도의 증상이 남아 있고, 나머지 10%는 심한 증상이 계속되거나 악화된다. 사건이 있을 때 너무 어리거나 너무 나이가 먹어도 병의 경과가 좋지 않으며, 원래 성격적 문제가 있었거나 적응을 잘 못했던 사람들에게서도 병이 잘 낫지 않는다. 외상 후 스트레스 장애가 오래 지속되다 보면 우울증이 생기거나, 알코올이나 약물 중독이 생기는 경우가 있으며 적극적인 치료가 요구된다.

## 3 • 스트레스 지각에 영향을 미치는 요인

스트레스의 원인이 내적이든 외적이든 누구나 동일한 스트레스를 느끼는 것은 아니며 그것을 어떻게 지각하느냐에 따라서 스트레스 사건에 지나치게 예민하게 대응하기도 하고 스트레스를 자신의 발전을 위한 긍정적 사건으로 받아들이기도 한다. 가령, 우리 주변을 살펴보면 생각만 바꾸면 가족과 행복한 삶을 꾸려나갈 수 있는데도 불구하고 자신과 가족에게 상처를 입히며 살아가는 사람들이 많은데 이들 중 대다수는 자신의 생각이 옳은데 주변사람들이 자신의 뜻대로 따라주지 않기 때문에 문제가 생긴다고 생각한다. 그렇다면 스트레스는 그 자체가 중요한 것이 아니라 스트레스를 어떻게 지각하는지가 더 중요하다고 할 수 있다. 여기에서는 스트레스의 지각에 영향을 미치는 요인들에 대해 알아본다.

### 1) 자동적 사고

벡(Beck, 1971)은 어떤 스트레스 사건(가령, "친구가 약속보다 늦게 왔다")이 발생하여 행동("화가 나서 떠나버린다")이나 감정("화가 난다")을 불러일으키는 것은 그 순간 머리에서 떠오른 자동적 사고("약속을 지키지 않는 친구는 나를 무시한 것이다") 때문이라고 보았다. 사람들은 살아가면서 자기 나름대로 세상을 이해하는 틀인 인지도식(cognitive schema)을 발달시키는데 인지도식이 바로 자동적 사고를 일으키는 근원이 된다. 인지도식의 내용이 현실적이지 않고 부정적인 것인 경우에 역기능적 인지도식이라고 부르는데, 역기능적 인지도식에는 "사람은 잘생기고 돈이 많지 않으면 행복하기 어렵다", "경쟁에서 다른 사람을 이기지 않으면 실패한 인생을 살게 된다", "인정을 받으려면 항상 일을 잘해야 한다", "사람들은 언제 배신할지 모르므로 믿으면 안 된다" 같은 핵심신념들이 포함될 수 있다. 역기능적 인지도식을 가지고 있으면 스트레스 상황이 되었을 때 인지오류(cognitive fallacy)를 통해 부정적인 자동적 사고가 일어난다. 첫째, 흑백논리적 사고는 중간은 없고 모든 것을 성공 아니면 실패로 받아들이는 것을 말한다. 가령, 자기 부탁을 들어줄 때는 가장 믿을만한 친구라고 생각하다가도 부탁을 들어주지 않으면 친구가 아니라고 비난하는 경우를 예로 들 수 있다. 둘째, 독심술적 사고는 증거를 찾거나 직접 물어보기보다 자신의 상식이나 경험에 근거하여 다른 사람의 생각을 추측하려는 경향을 말하며 독심술적 사고를 하면 상대방의 진의를 알아차리기 어려워 다른 사람을 쉽게 오해하게 된다. 셋째, 과잉 일반화는 자신의 부분적인 경험에서 얻은 결론을 전체 상황에 적용하는 것을 말한다. 그래서 사람들은 사교모임이나 운동에 겨우 한번 참석해 보고는 자기에게 안 맞는다고 생각하기 쉽다. 이러한 인지오류는 핵심신념을 부정적인 자동적 사고로 쉽게 변화시켜 심리적 문제를 만들어 낸다. 가령, "내가 TV에서 보았던 유머를 이성에게 이야기하고 있는데 상대방이 관심을 보이지 않는 것 같다"라는 스트레스 사건에서 "상대방은 나를 따분하게 여기고 있는 것이다"라는 자동적 사고가 떠오르고 그로 인해 자신감이 떨어지고 더 이상 대화를 이끌어갈 의욕이 사라질 수 있다. 이러한 자동적 사고는 "나는 유머가 부족한 사람이다"라는 핵심신념을 역기능적 인지도식에서 떠올리고 "얼마 전에도 내가 유머를 이야기했을 때 친구들이 반응을 보이지 않았으며 그것을 보면 나는 따분한 사람이 맞다"라고 과잉 일반화하여 그러한 부정적인 자동적 사고를 하게 된 것이다. 벡(Beck, 1971)의 이러한 생각은 스트레스가 사건 자체보다 그 사건에 대한 불합리한 신념으로 인해 발생한다고 주장하는 엘리스(Ellis, 1972)의 생각과 유사하며 인지치료(cognitive therapy)라는 심리치료의 기반이 되었다.

## 2) 성격

개인의 성격은 스트레스 지각을 결정하는 데 중요한 역할을 한다. 우리가 똑 같은 상황에서도 사람마다 다른 반응을 보이는 것도 부분적으로는 개인의 성격이 서로 다르기 때문일 수 있다. 스트레스의 지각에 미치는 성격유형으로 많이 다루어져 온 것에는 A형 성격과 B형 성격, 억압형 성격과 민감형 성격, 낙관적 성격과 비관적 성격 등을 예로 들 수 있다. 첫째, A형 성격과 B형 성격의 구분은 프리드먼과 로젠만(Friedman & Rosenman, 1967)의 관상성 심장병 연구에 근거한 것으로 A형 성격을 가진 사람들은 항상 시간에 쫓기는 기분을 느끼며, 타인에 대해 적개심에 가까운 경쟁의식을 보이고, 강한 성취동기를 가진다. 행동적 특성을 보면 A형 성격을 가진 사람들은 다른 사람의 말을 잘 가로채거나 재촉하고, 동료보다 상사로부터 인정을 받으려고 하며, 물질적인 결과를 중시한다. 또한 줄을 서서 기다리는 것을 싫어하고, 반복적인 일(설거지나 서류작성 등)을 할 때 짜증을 많이 낸다. 그밖에도 독서를 할 때도 서두르며, 진짜 중요한 책만 골라 요약만 읽으려 하고, 화장실에 가서도 뭔가를 읽는다. 심장병발병에 앞서서 72~85%의 사람들이 A형 행동을 보이며, B형 성격보다 A형 성격에서 심장병 발병률이 2배 정도 높다. 특히, A형 성격을 가진 사람들이 보이는 특성 중에서 적개심이 가장 위험한 요인으로 적개심이 많을수록 심근경색으로 사망하거나 재입원하는 비율이 높다고 한다. 또한 분노를 느끼더라도 여자보다는 남자가 심장에 더 큰 타격을 입으며 분노를 표현하지 않을 경우보다 분노를 표출하게 되면 심장 이상을 초래할 가능성이 더 커진다.

### A형과 B형 성격 테스트

다음에 제시된 문항들을 읽고 그것에 매우 동의한다고 생각되면 2를, 약간 동의한다면 1을, 전혀 동의하지 않는다면 0을 우측 괄호 안에 써넣으시기 바랍니다.

〈가〉

1. 일을 하고 있을 때 다른 사람이 방해하면 아주 불쾌하다. ································ (　　)
2. 나는 억울한 일이 있으면 흥분해서 잠을 잘 안 온다. ········································ (　　)
3. 나는 일을 계획하고 예상대로 잘 진행되어 나갈 때 마음이 가장 뿌듯하다. ···· (　　)
4. 나는 사소한 일로 다른 사람들에게 짜증을 잘 낸다. ········································ (　　)
5. 나는 나와 비슷한 또래가 나보다 잘 하는 것이 있으면 몹시 긴장된다. ··········· (　　)
6. 나는 남들로부터 야망이 있고 끈기가 있다고 평가받는다. ································ (　　)
7. 나는 하던 일을 다 끝내지 못하면 가슴이 두근거리고 매우 답답하다. ············ (　　)
8. 내가 타고 가는 차 앞에서 다른 차가 우물쭈물 거리면 몹시 짜증난다. ··········· (　　)
9. 나는 내가 하는 일이 장애물 없이 순조롭게 되어가기를 바란다. ······················ (　　)
10. 나는 내가 하는 일의 질보다는 양이나 속도를 중시하는 편이다. ···················· (　　)
11. 나는 일을 하지 않고 놀고 있으면 마음이 불안하다. ········································ (　　)
12. 나는 하루가 너무 짧아 아쉬울 때가 가끔 있다. ··············································· (　　)
13. 나는 다른 사람보다 무슨 일이든지 더 잘해야 한다고 생각한다. ···················· (　　)
14. 나는 인생의 목표가 사회적으로나 경제적으로 성공하는 것이라고 생각한다. · (　　)
15. 나는 일을 하지 않고 게으른 사람들을 보면 한심하게 느껴진다. ···················· (　　)

〈나〉

1. 나는 한 번에 두 가지 이상의 일을 할 때가 있다. ············································· (　　)
2. 나는 다른 사람에 비해 말을 빨리 하는 편이다. ················································ (　　)
3. 나는 어떤 일이고 서두르는 경향이 있다. ··························································· (　　)

4. 극 장 앞에 줄이 길게 늘어서 있으면 차라리 다른 영화를 보는 편이다. ········· (　　)
5. 나는 어떤 약속이고 시간에 딱 맞추어 가는 편이다. ········· (　　)
6. 나는 어떤 게임이든 누구랑 하든 이겨야 시원하다. ········· (　　)
7. 나는 다른 사람에 비해 밥을 빨리 먹는 편이다. ········· (　　)
8. 나는 누가 나를 비난하면 바로 반박하는 편이다. ········· (　　)
9. 나는 운동이 필요한 것을 알지만 시간이 없어서 못한다. ········· (　　)
10. 나는 말할 때 자주 눈을 깜박거리는 편이다. ········· (　　)
11. 나는 얘기할 때 제스처를 많이 쓰는 편이다. ········· (　　)
12. 나는 나도 모르게 발을 떠는 버릇이 있다. ········· (　　)
13. 나는 어떤 일이든지 내가 직접 해야 안심이 된다. ········· (　　)
14. 나는 젊을 때는 정신없이 바쁘게 살아야 한다고 생각한다. ········· (　　)
15. 나는 내가 감당하기 어려울 정도의 일을 떠맡는 경우가 있다. ········· (　　)

**나. 점수 합계 (　　)**

〈채점방법〉

가: 심리적 특성　나: 행동적 특성　　A형 성격 경향성: (가+나)÷ 2 = (　　)

둘째, 억압형(repressor) 성격과 민감형(sensitizer) 성격은 골드스타인(Goldstein, 1959)이 제안한 것으로 억압형 성격을 가진 사람은 스트레스의 존재를 부정하고 그것의 영향이 압도적일 때까지 의식하지 못하는 데 비해 민감형 성격을 가진 사람은 스트레스에 더 민감하고 그것을 해결하려고 애쓴다. 민감형 성격을 가진 사람들은 억압형보다 더 빨리 그리고 더 자주 정서적 흥분을 보이며 스트레스를 더 많이 느끼는 경향을 보인다(Mehrabian, 1976). 민감형 성격은 신경증적 경향이 높다고 할 수 있는데 이들은 정서적으로 예민하고 기분변화가 심하며 쉽게 불안해하거나 우울해하는 경향을 보일 수 있다(Eysenck, 1967). 이렇게 본다면 스트레스에 대해 너무 과도하게 민감하면 스트레스에 취약해지고 면역기능이 낮아질 수 있는데 비해 스트레스에 대해 너무 둔감하면 스트레스를 효과적으로 해결할 수 있는 시간을 놓칠 수 있으므로 억압형과 민감형 사이가 가장 적응적인 성격이라고 할 수 있다. 셋째, 어떤 사람들은 조금만 스트레스를 느끼더라도 힘들어하고 고통을 느끼는 데 비해 어떤 사람들은 심각한 스트레스에 직면하더라도 여유 있게 대응하고 이를 오히려 자기 발전의 기회로 여긴다. 이것은 낙관적 성격과 비관적 성격 간의 차이 때문으로 늘 좋은 결과를 기대하는 낙관적 성격을 가진 사람들은 나쁜 결과를 기대하는 비관적 성격을 가진 사람들에 비해서 스트레스에 대한 저항력이 훨씬 크다. 가령, 세거스트롬 등(Segerstrom et al., 1972)은 법대 1학년 학생들을 대상으로 첫 학기에 낙관적 성격이 정서적 기분과 면역력의 변화에 미치는 영향을 조사하였다. 그 결과 낙관적 성격을 가진 학생은 더 행복한 기분, 면역반응과 관련이 있는 세포인 T세포의 증가, 그리고 바이러스 감염이나 일종의 암세포늘과 싸우는 데 중요한 NK(natural killer)세포들의 더 왕성한 활동과 관련이 있는 것으로 밝혀졌다. 낙관적 성격을 가진 사람과 비관적 성격을 가진 사람은 스트레스에 대처하는 과정에서도 서로 다른 전략을 선택한다(Scheier & Carver, 1992). 낙관적 성격을 가진 사람들은 스트레스의 원인을 해결하기 위해 구체적인 계획을 세우고 실행하는 문제-중심 대처를 사용하며, 타인의 충고나 도움과 같은 사회적 지지도 요청한다. 이와는 대조적으로 비관적 성격을 가진 사람들은 스트레스를 유발하는 목표를 포기하거나 스트레스가 존재한다는 사실 자체를 부정하는 전략을 선택하는 경향이 있다.

### 감각 추구적 성격과 스트레스

어떤 사람은 조금만 생활의 변화가 없어도 지루해하고 늘 새로운 자극을 추구하는데 이들이 가진 성격을 감각 추구적 성격(sensation seeking personality)라고 한다. 감각추구성향이란 '감각자극의 높거나 낮은 수준에 대한 개인의 일반화된 선호성'을 의미하는 것으로 쥬커만(Zuckerman, 1971)이 구성한 개념이다. 감각추구성향이 높은 사람들은 높은 수준의 자극을 좋아하기 때문에 도전을 즐기고 모든 일에 쉽게 싫증을 낸다. 감각추구자들은 다른 사람들이 스트레스라고 여기는 경험들을 오히려 적극적으로 추구하는데, 이는 이들이 감각회피자들보다 이러한 경험들을 덜 위협적이고 불안을 덜 야기한다고 주관적으로 평가하기 때문이다. 따라서 감각추구자는 약물중독에 빠지기 쉽고, 흡연이나 과속운전 등 건강치 못한 생활습관을 가지기 쉬우며, 싸움과 같은 충동적인 행동을 하기가 쉽다.

### 3) 자아개념

우리는 자신의 사고의 틀에 맞추어 자신과 타인 그리고 세상을 바라보는데 이 사고의 틀을 자아개념(self-concept)이라고 한다. 부정적인 자아개념을 가진 사람은 긍정적인 자아개념을 가진 사람에 비해 스트레스를 더 심하게 느끼는데 그 이유는 다음과 같다. 첫째, 부정적 자아개념을 가진 사람은 자신을 신뢰하지 않는다. 우리 사회에서 성공은 능력뿐 아니라 능력에 대한 확신에 의존하는 경우가 많다. 부정적 자아개념을 가진 사람은 자신의 수행에 대해 불안해하기 때문에 성공의 가능성도 낮으며 그것으로 인해 다시 상처를 입게 된다. 테니스 경기결과에 대한 조사에 따르면 남자선수에 비해 여자선수는 경기에서 역전하여 이기는 경우가 많지 않다고 하는데 그것은 일반적으로 남성에 비해 여성의 자존감이 낮기 때문에 경기에서 자신이 상대방에게 밀리면 그것을 자신의 능력 탓으로 돌리는 경우가 많기 때문이다. 둘째, 자신에 대한 평가를 타인에게 지나치게 의존한다. 즉, 자신을 신뢰하지 못하면 타인의 평가에 따라 자신을 판단하려고 하기 때문에 타인의 비판에 방어적이고 자신을 받아주는 사람에게 더 의존한다. 그러나 실생활에서는 주변 사람으로부터 항상 인정받기 어렵기 때문에 스트레스를 피하기 어렵다. 셋째, 세상을 있는 그대로 보지 못하고 부정적으로 왜곡하여 바라본다. 우울증 환자가 계속 우울한 기분을 유지하는 이유가 세상의 부정적인 측면만이 사실인 것으로 느껴지는 것처럼 부정적인 자아개념을 가진 사람은 세상을 계속해서 부정적으로 바라본다.

### 4) 스트레스 특성

스트레스의 지각에 자신의 신념이나 성격 같은 내적 요인뿐 아니라 스트레스 자체의 특성도 영향을 미칠 수 있다. 첫째, 스트레스 자체가 친숙한 것일수록 위협도 덜 느끼게 된다(McGrath, 1977). 예를 들어, 수술을 받아본 사람은 수술이 예정되어 있을 때 수술로 인한 두려움을 덜 느낀다. 둘째, 스트레스 사건이 예측 가능한 것이면 자기에게 닥칠 위협을 미리 알 수 있고 그에 대한 대책을 수립하거나 마음의 준비를 할 수 있어 스트레스를 훨씬 적게 받는다. 셀리그만(1974)은 쥐 실험에서 전기충격을 주지 않았던 쥐, 예고 없이 전기충격을 받게 된 쥐, 예고를 하고 전기충격을 받았던 쥐 중에서 예고 없이 전기충격을 받은 쥐들이 위궤양 발생확률이 가장 높았다. 이렇게 동물도 자신에게 주어질 스트레스 사건을 예측할 수 있으면 그로 인해 받게 될 스트레스가 훨씬 적으며 인간은 더욱 그렇다. 가령, 직장에서 해고당하는 것과 자신이 언제 그만두어야 하는지를 아는 것 중에서 전자가 더 큰 스트레스가 될 것이다. 그러나 이러한 예측가능성의 효과는 스트레스에 대한 대처방안이 마련되어 있는지의 여부에 달려있으며 대안이 없는 경우에는 오히려 예측 가능성이 개인에게 유해한 상황을 가져올 수 있다. 가령, 다른 직장에 취업하기 어려운 상황에서는 직장에서 해고당하는 것보다 자기가 언제 그만두어야 하는지를 아는 것이 더 스트레스를 줄 수 있다. 셋째, 지속적인 스트레스 사건은 단기적인 스트레스 사건보다 더 큰 스트레스를 가한다. 가령 부부간의 갈등은 우리가 흔히 경험하는 일이지만 이혼은 부부에게는 가장 심각하고 부정적인 사건이라고 할 수 있다. 그렇다면 부부간의 갈등과 이혼 중에서 어느 것이 자녀들에게 더 큰 스트레스를 줄 것인가? 대부분의 사람들은 당연히 이혼이 자녀들에게 더 심각한 스트레스를 줄 것이라고 생각하지만 장기간에 걸친 부부갈등은 이혼보다 자녀들에게 더 큰 상처를 준다는 연구결과가 있다. 이렇게 본다면 스트레스는 그것이 얼마나 강한지 만이 아니라 얼마나 오랫동안 지속되었는지도 스트레스에 대한 반응에 영향을 미칠 수 있다.

CHAPTER

# 08

# 스트레스에 대한 반응

1. 스트레스 반응에 대한 이론
2. 스트레스에 대한 신체 반응
3. 스트레스에 대한 심리 반응
4. 스트레스 반응에 영향을 미치는 요인

CHAPTER

# 08 스트레스에 대한 반응

스트레스 반응은 스트레스 상황에 대처하기 위한 신체적 심리적 준비상태이며 적절한 스트레스 반응은 스트레스 상황을 극복하는 데 도움을 준다. 그러나 스트레스에 대한 신체적 반응은 지속적인 스트레스 상황에 대처해야 하는 현대인들에게 부적절한 경우가 많으며 그로 인한 신체적 손상이나 질병이 발생하는 경우가 있다. 또한 스트레스에 대한 심리적 반응도 개인특성이나 스트레스 특성에 따라 다양하게 일어나기 때문에 항상 적응적이라고 말하기 어렵다. 따라서 우리가 스트레스 상황에서 보이는 자신의 신체적 심리적 반응에 대해 잘 알수록 스트레스로 인한 신체적 혹은 심리적 부적응문제를 최소화할 수 있고 스트레스 상황에 보다 잘 대처할 수 있다. 이 장에서는 스트레스가 주어졌을 때 일어나게 되는 신체적 심리적 반응과 그에 따른 적응문제에는 어떤 것이 있는지를 알아보도록 한다.

## 1 • 스트레스 반응에 대한 이론

스트레스 반응에 대한 이론을 크게 구분하면 외부 자극 때문에 일어나는 것으로 설명하는 이론과 외부에서 주어지는 자극과 인간의 대처방식 간의 상호작용에 의한 것으로 설명하는 이론이 있다. 여기에서는 두 이론적 관점에 대해 알아보도록 한다.

### 1) 일반적응증후군(General adaptation syndrome: GAS) 이론

셀리에(Selye, 1974)는 스트레스에 대한 신체적 반응은 그 원인의 다양성에도 불구하고 서로 유사하며, 스트레스에 대한 적응이 장기화되어 적응에 요구되는 에너지가 소진되면 질병이 발생한다는 가설을 세웠는데 이것이 바로 "일반적응증후군" 모델이다. 모든 스트레스 자극은 방어체계를 활성화하는 생물학적 반응을 일으킨다는 일반적응증후군의 설명은 스트레스로 인해 발생하는 질병인 정신신체 장애에 대한 가장 적절한 설명으로 받아들여졌다. 일반적응증후군에서 스트레스에 대한 신체적 반응은 경고, 저항, 소진의 세 단계로 진행된다. 다시 말해 에너지 동원의 단계에서 시작하여 싸움의 단계로 넘어가고, 그래도 도전이 계속 지속되면 탈진이 되는 단계로 진행된다. 각 단계의 특징은 아래와 같다(김금순 외, 2009).

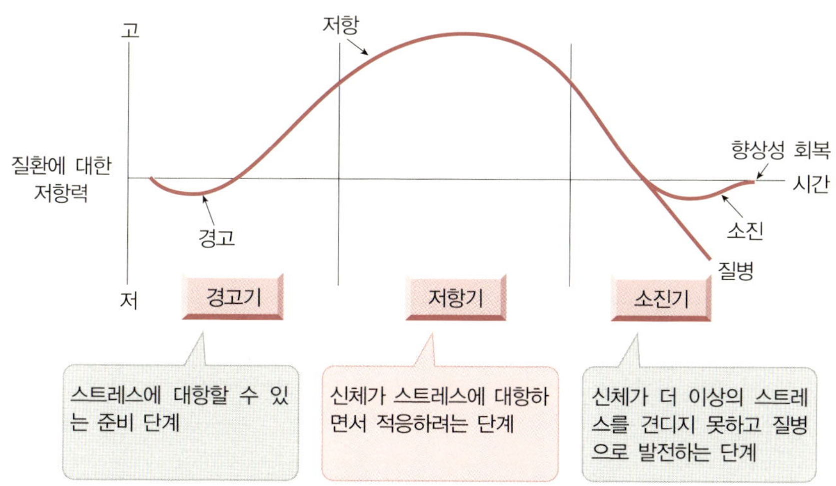


▌그림 8-1▌ 일반적응증후군의 단계

### (1) 경고단계

스트레스를 일으키는 사건에 처음 직면했을 때 교감신경계를 활성화하여 신체를 방어하는 단계라고 할 수 있다. 일반적으로 경고단계는 초기 충격기(shock stage)와 후기 역충격기(counter-shock stage)로 구분되는데 초기 충격기는 스트레스 자극에 의해 유기체가 일시적으로 위축되는 시기이며, 역충격기는 스트레스에 대응하기 위한 투쟁-도피반응(fight- flight response)이 일어나는 단계이다. 투쟁-도피 반응은 위협적인 상황에 직면했을 때 신체가 위험에 대비하도록 교감신경계와 부신피질 호르몬을 통해 신체를 억제하거나 촉진하는 것을 말한다. 우선 교감신경계는 골격근에 공급할 혈액을 증가시키기 위해 위장이나 내장 그리고 침샘 등의 소화기관의 작용을 억제하고, 피부혈관을 축소시키게 된다. 그리고 동공을 확장하여 시각정보를 쉽게 얻게 하고, 땀을 분비하여 골격근 활동으로 인한 체온증가에 대처하며, 심장박동을 증가시켜 필요한 부위에 혈액을 신속하게 공급한다. 부신피질에서는 코티솔(cortisol)을 분비하여 근육에서는 아미노산을, 간으로부터 포도당을, 지방에서 지방산을 혈액으로 내보내 에너지로 사용할 수 있게 한다. 단기적인 스트레스의 경우 이 방어체계가 성공적으로 작동하면 신체는 정상적으로 돌아가 이 단계로 종료되지만 스트레스가 계속 존재할 경우 저항단계로 이행된다. 특히 현대인들이 겪고 있는 일상생활은 끊임없이 스트레스가 주어지기 때문이 경고단계에서 스트레스 대응이 끝나는 경우는 거의 없다.

### (2) 저항단계

스트레스가 지속되거나 증가될 것으로 예측되면 새로운 요구를 충족시킬 추가적 에너지를 얻기 위해 다양한 호르몬이 지속적으로 분비된다. 부신피질에서 분비된 코티솔은 혈압을 유지하게 하고, 지나친 염증이 생기는 것을 막아주며, 콜레스테롤을 증가시켜 혈당부족을 보충하고, 갑상선에서 분비된 티로신(thyroxine)은 인슐린대사를 증가시키고, 신체의 신진대사를 높여 스트레스반응에 필요한 에너지를 공급한다. 스트레스가 지속되더라도 이러한 적응시스템이 작용하여 스트레스 자극에 지속적으로 대처하므로 겉으로는 유기체가 스트레스 상황에 잘 적응하고 있는 것처럼 보이며 스트레스가 지속되지 않으면 정상 상태로 복원된다. 그러나 개인의 적응력이 감당하기 어려울 만큼 스트레스 상황이 지속되면 소진단계로 넘어가게 되는데 이때 나타나는 갑상선 항진증의 발병은 소진의 지표로 알려져 있으며 코티솔의 지속적인 분비는 당뇨나 우울증상과 관련되어 있다고 알려져 있다.

### (3) 소진단계

스트레스에 대한 대응이 장기간 지속되는데도 스트레스가 줄어들지 않으면 적응에너지의 고갈로 인해 질병이 발생하거나 심하면 사망에 이르기도 한다. 심리적으로는 자포자기하거나 우울해진다.

셀리에(Selye, 1974)의 일반적응증후군 이론은 스트레스를 자극으로 정의함으로써 스트레스에 대한 연구를 촉진하였지만, 스트레스를 생리학적 관점으로만 설명하고 스트레스에 미치는 정서적 심리적 요인을 고려하지 않았다는 문제점도 가지고 있다. 스트레스 반응을 일반적응증후군의 이론적 틀 속에서 바라보면 스트레스 반응의 몇 가지 특성이 발견된다. 첫째, 스트레스에 대한 반응은 빠르지만 회복은 매우 느리다. 우리가 스트레스를 경험할 때 나타나는 생리적 변화들을 호르몬의 활동과 관련되어 있으며 그것은 스트레스 자극이 사라진다고 해도 금방 사라지는 것이 아니다. 따라서 스트레스로 인한 생리적 변화는 일정한 시간 동안 지속되며 그 영향이 누적된다. 우리는 스트레스를 느낄 때 그 원인이 되는 사건에만 주의를 기울이지만 다양한 스트레스로 인해 생기는 생리적 변화의 누적이 신체적 질병의 원인임을 간과하기 쉽다. 둘째, 스트레스로 인한 각성상태는 병에 대한 면역능력을 떨어뜨린다. 스트레스 상황에서 분비된 코티솔은 흉선과 임파선에서 분비되는 임파구를 감소시켜 면역기능을 약화시키며 그에 따라 각종 질병이나 암에 걸릴 가능성을 증가시킨다. 예를 들어, 기온변화에 몸이 적응해야 하는 환절기나 중요한 일로 신경을 많이 썼던 시기에 주로 감기에 걸리는 사실을 볼 때 감기는 우리 몸의 면역기능이 떨어졌고 지금까지 스트레스를 겪었다는 증거가 된다. 즉, 건강한 사람이라도 격심한 생활의 변화를 많이 겪어 면역기능이 떨어진 상태에서 감기 바이러스에 노출되면 감기에 걸릴 수 있다. 이렇게 본다면 감기약을 먹어서 감기를 이기려고 하기보다 불건강한 생활습관이나 과로 등의 환경조건을 바꿔줘야 한다. 감기는 귀찮은 병이 아니고 자신의 정신과 몸의 상태를 보여 주는 지표라고 받아들이는 것이 더 좋은 태도이다.

### 2) 상호작용 이론(interaction theory)

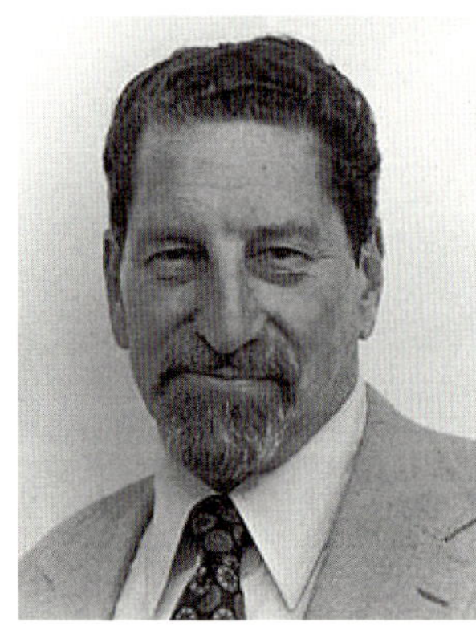

라자러스(Lazarus)

라자러스(Lazarus, 1984)는 스트레스를 유발하는 사건에 대한 해석이 사건 자체보다 더 중요하다고 주장하고 스트레스 자극과 인간의 대처방식 간의 상호작용이 스트레스 반응을 결정한다는 상호작용 이론을 제안하였다. 상호작용 이론은 다음과 같은 특징을 갖는다. 첫째, 스트레스 반응은 개인과 환경 간의 상호작용의 결과이며, 둘째, 심리적 상황에 대한 개인의 평가가 스트레스 반응을 결정하고, 셋째, 스트레스 상황이 위협적이거나 도전적이거나 해로운 것으로 평가될 때 스트레스 반응이 발생한다. 스트레스 자극에 대한 개인의 평가를 중시한 라자러스(1984)의 관점은 스트레스를 생리적 반응에 의해 설명하는 셀리에(1974)의 일반적응증후군 이론과 크게 대조된다. 라자러스는 동물을 주로 연구한 셀리에와 달리 인간을 대상으로 연구를 진행하였는데 인간은 동물과 달리 미래를 예측하고 생각을 하는 존재이기 때문에 동일한 스트레스에 대해서도 서로 다른 반응을 보이는 결과를 보였다. 가령, 실직이라는 스트레스는 일자리를 구할 수 있다는 자신감이 있는 사람과 그렇지 못한 사람에게 전혀 다른 강도로 영향을 미치게 된다. 이렇게 본다면 특정한 사건 자체가 스트레스를 일으킨다기보다 그 사건에 대한 개인의 평가가 사건을 스트레스로 만든다고 할 수 있다.

### (1) 스트레스 사건에 대한 평가과정

라자러스(1984)는 사람들이 스트레스 사건을 세 가지 방식으로 평가한다고 보았다. 첫째, 일차평가(primary appraisal)는 어떤 생활사건이 처음 발생하였을 때 사람들은 그것을 긍정적인 것, 스트레스적인 것 또는 무관한 것으로 평가한다. 가령, 내일 눈이 올 거라는 기상청의 예보는 자동차를 운전하여 출근하는 사람에게는 스트레스적인 사건이지만 지하철로 출근하는 사람에게는 무관한 것으로 평가될 것이다. 특히, 사건에 대한 스트레스적 평가는 해로움, 위협, 도전 같은 특성에 근거하여 이루어지며 정서를 유발한다(Lazarus, 1993). 해로움은 질병이나 손상 같이 이미 일어난 사건에 대한 심리적 반응으로 분노, 실망, 슬픔을 일으킬 수 있고, 위협은 해로움을 예측할 때 나타나는 걱정이나 불안 또는 두려움을 말하며, 도전은 어려운 요구를 극복하는 과정에서 생기며 흥분이나 기대를 일으킨다. 가령, "실직"이라는 사건은 그 사건을 일으킨 직장에 대한 분노나 자신에 대한 실망을 가져오고, 실직한 후 자신에게 일어날 수 있는 경제적 어려움이나 취업의 어려움 같은 불안을 유발하고, 취업정보를 찾고 학원을 등록하는 등 실직을 극복하려는 도전은 좀 더 좋은 상황에 대한 기대를 가져오게 된다. 둘째, 이차적 평가(secondary appraisal)는 스트레스적인 것으로 평가된 사건이 유발한 해로움, 위협, 도전을 자신이 얼마나 잘 대처할 수 있을지를 스스로에게 묻는 과정이다. 가령, "내가 할 수 있는 선택에는 어떤 것들이 있는가?", "이 방법이 스트레스를 감소시킬 수 있는 가능성은 얼마나 되는가?", "이러한 시도가 끝까지 잘 진행되어 나의 스트레스를 감소시킬 가능성은 얼마나 되는가?"라는 질문을 스스로 하게 된다. 예를 들면, 실직을 하게 되었을 때, 어떻게 해야 취직을 할 수 있을 것이지를 찾아보고, 한 대안으로 영어실력을 키웠을 때 취업가능성이 얼마나 되는지 생각해보고, 영어학원에 다녀 영어실력을 키우는 것이 취업하는데 얼마나 효과적인지 검토해 볼 수 있다. 셋째, 재평가(reappraisal)는 자신이 직면한 스트레스 사건과 관련된 새로운 정보를 알게 되면 다시 이루어지는 평가이다. 가령, 영어실력만 늘이면 취업가능성이 높아진다고 생각했던 사람이 지원서를 잘 쓰면 취업에 도움이 된다는 정보를 얻게 되면 영어와 관련된 스트레스를 새롭게 평가하게 될 것이다. 그러나 재평가가 늘 스트레스를 줄여주는 것은 아니며 때로는 스트레스를 증가시키는 경우도 있다. 가령, 어떤 기업에 취업하려고 열심히 영어를 공부하는 사람에게 그 기업이 원하는 사람은 자격증을 많이 취득한 사람이라고 말해 준다면 스트레스를 오히려 증가시킬 수 있다.

### (2) 스트레스 사건에 대한 대처

스트레스에 대한 라자러스(1984)의 이론에서 핵심적인 개념은 스트레스 사건에 대한 평가이지만 스트레스 사건에 대처할 수 있는 능력도 중요한 개념으로 다루어지고 있다. 대처는 자동적인 것이 아니라 스트레스 사건에 대응하기 위해 학습된 행동이며 스트레스 사건을 적극적으로 관리하려는 노력이다. 가령, 친구가 약속에 늦게 왔을 때 화를 내고 집에 가버리는 행동은 대처라고 보기 어려우며, 늦게 온 이유를 묻고 다음부터 늦게 오지 않았으면 좋겠다고 말해 주는 것은 스트레스 사건이 다시 일어나지 않도록 하는 데 도움이 되는 대처행동이라고 할 수 있다. 스트레스 사건에 대한 대처를 잘하기 위해서는 몇 가지 자원이 요구된다(Lazarus, 1993). 첫째 자원은 건강과 에너지로, 건강하고 에너지가 넘치는 사람은 아프고 약한 사람보다 자신에게 주어지는 외적 내적 요구를 잘 관리할 수 있다. 둘째 자원은 긍정적 신념으로, 자신이 바라던 결과를 성공적으로 얻을 수 있다고 믿을 때 대처능력도 증진된다. 셋째 자원은 문제해결기술로, 자신이 직면한 문제와 관련된 정보를 찾고 그 문제를 해결하기 위해 적용할 수 있는 능력은 스트레스에 대처하는 데 핵심적인 역할을 한다.

넷째 자원은 사회적 기술로, 어려운 상황에 있을 때 타인의 협력을 얻어낼 수 있다는 확신과 다른 사람들로부터 인정받고 사랑받는 사회적 지지는 스트레스에 대한 효과적인 대처를 가능하게 한다. 마지막 자원은 물질적 자원으로, 어려운 상황에서 스스로 문제를 해결할 만큼의 물질적 자원을 확보하는 것은 대처에 대한 자신감을 키워준다. 물론 물질적 자원이나 사회적 지지가 중요하지만 라자러스의 상호작용 이론에서 더 중요한 것은 자신이 스트레스 상황이나 정서적 고통을 감당할 수 있다고 확신하는 것이다.

### 임신과 스트레스

우리의 전통 태교에서는 임신했을 때 몸과 마음을 단정하게 하고 감정에 지나친 흔들림이 없어야 한다고 일렀다. 이것은 과학적 연구에 비추어 봐도 타당하다. 임신부의 심신 상태는 태아에게 직접적인 영향을 미친다. 임신부가 술을 마시거나 담배를 피우면 태아도 알코올이나 니코틴의 혈중농도가 올라간다. 스트레스도 마찬가지다. 임신부가 만성스트레스에 시달릴 경우 스트레스 호르몬이 나오게 되며 태아는 곧바로 이 호르몬의 영향을 받는다. 스트레스 호르몬인 당성 코르티코이드는 손쉽게 자궁의 태반 장벽을 넘어 태아의 뇌에 도달하기 때문이다. 임신부가 만성 스트레스를 받은 후 낳은 아이는 대체로 키와 몸무게가 평균치에 크게 못 미친다. 지능지수(IQ)도 떨어지고 자라서 대인관계에서 위축된 행동을 보이는 등 사회활동도 원만치 못한 것으로 알려져 있다.

이스라엘 와인스톡(Weinstock) 박사의 동물연구(동아일보, 1998)는 임신부의 스트레스가 어린이에게 얼마나 해로운지를 잘 보여 준다. 와인스톡박사는 새끼 밴 쥐에 불규칙한 간격으로 시끄러운 소음 스트레스를 준 후 그 과정에서 태어난 새끼 쥐들을 관찰했다. 그 결과 새끼 쥐들은 공포감을 느끼고 안절부절못하며 외부 자극에 매우 민감한 행동을 했다. 반면 그런 소음에 시달리지 않고 정상적으로 태어난 다른 새끼 쥐들은 아무 이상이 없었다. 연구팀이 스트레스를 받고 태어난 새끼 쥐들을 검사한 결과 뇌하수체와 부신이 과잉반응을 나타내고 필요 이상으로 많은 스트레스 호르몬이 분비되었다. 이 새끼 쥐들은 성장해서도 정상적인 다른 쥐와 달리 뇌세포 안에 가바(GABA: 감마 아미노 부틸산) 수용체가 거의 없었다. 가바 수용체는 억제성 신경 전달물질로 신경이 너무 흥분할 때 이를 가라앉히는 역할을 한다. 이 가바 수용체가 크게 부족했기 때문에 새끼 쥐들이 안절부절못하는 행동을 보인 것이다.

어린이에게 가해지는 만성 스트레스의 영향은 어른과 같다. 그러나 어린이는 뇌세포가 성장하는 과정에 있기 때문에 그 영향은 훨씬 크다. 스트레스 호르몬이 세포분화를 저해, 뇌세포의 성장과 발달을 막음으로써 신경전달이 원활하지 못하게 된다. 또 두뇌 유전인자의 DNA 함량이 적어져 뇌에 필요한 물질을 만드는 데도 지장을 받는다. 이런 어린이는 일찍부터 기억력이 약하고 면역기능도 떨어져 병에 잘 걸리게 된다. 갓난아기가 스트레스를 받을 경우는 감성을 담당하는 뇌 부위가 손상돼 감성 기능 장애도 생길 수 있다. 임신부가 심한 부부싸움을 한다든가, 어린이가 지켜보는 가운데 다투는 것은 가족 모두에게 해가 될 뿐이므로 슬기로운 해결책이 필요하다.

## 2 • 스트레스에 대한 신체 반응

우리 몸은 교감신경계를 활성화하고 부신의 스트레스 호르몬을 분비시켜 스트레스에 대응한다. [그림 8-2]처럼 교감신경계와 부교감신경계는 우리 몸이 스트레스에 대응하도록 작용하지만 스트레스가 오래 지속되어 적응에너지가 고갈되면 면역계의 기능이 떨어져 질병이 발생할 수 있다. 임파선으로 이루어진 면역계는 박테리아, 바이러스 및 균 같은 이물질로부터 신체를 보호하는 역할을 할 뿐 아니라 기능을 다 했거나 손상된 세포를 제거하고 변이세포를 감시하는 역할도 한다. 면역계에 미치는 심리사회적 요인의 영향을 입증한 연구들로 인해 면역계가 스트레스 같은 생활사건의 영향을 받을 수 있다는 것이 밝혀지기 시작하였다. 예를 들면, 학교시험을 앞둔 대학생(Kiecolt-Glaser, Malarkey, Cacioppo, & Glaser, 1994)이나 갈등을 겪고 있는 부부(Kiecolt-Glaser et al., 1996)는 그렇지 않은 사람들에 비해 면역계의 기능이 떨어진다. 물론 질병은 다양한 요인에 의해 일어나지만 스트레스가 질병의 주요 원인이라는 생각은 일반적응증후군 이론에 의해 뒷받침되며 우리나라에서 스트레스 반응 및 적응장애자로 분류되어 건강보험을 신청한 사람은 11만 명이 넘어 2007년에 비해 18.2%가 증가할 만큼 스트레스는 질병의 발생에 중요한 영향을 미친다. 여기에서는 스트레스가 영향을 미치는 대표적인 질병들을 살펴보기로 한다.

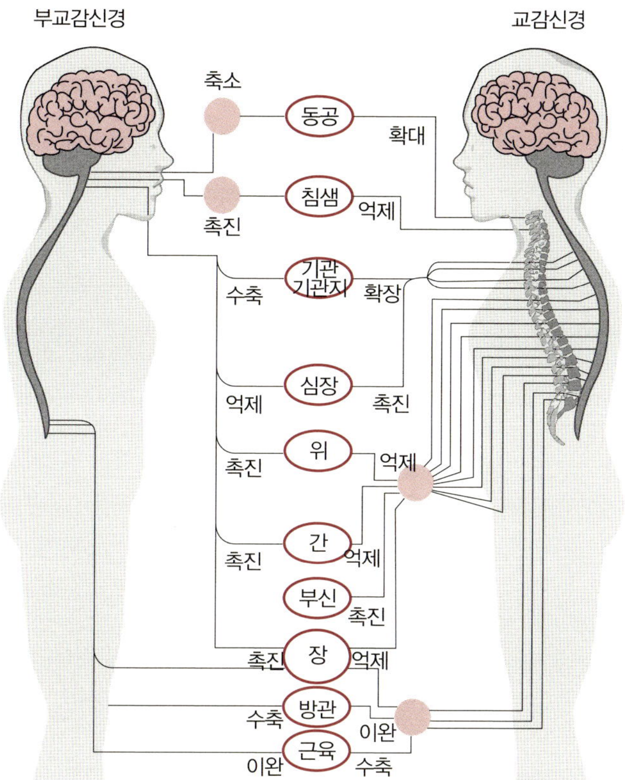


▌그림 8-2▐ 교감신경계와 부교감신경계의 작용

- **두통:** 대부분의 사람들에게 두통은 가정상비약으로 해결할 수 있는 질병이지만 두통은 심각한 질병상태를 나타내는 지표이기 때문에 병원을 찾게 하는 가장 빈번한 질병이기도 하다. 두통은 그 종류가 100가지도 넘지만 가장 흔한 유형의 두통은 긴장성 두통과 혈관성 두통의 하나인 편두통이다. 스트레스가 발생하면 교감신경계의 활동이 증가하면서 근육긴장을 높이게 되는데 이러한 근육긴장은 근육이완법이나 요가 또는 마사지를 통해 어느 정도 해소될 수 있지만 머리나 목의 근육이 장기간 긴장되면 머리를 압박하거나 꽉 조이는 긴장성 두

통이나 편두통 같은 문제들을 일으킬 수 있다. 두통과 관련된 스트레스는 심각한 것보다는 일상의 골칫거리인 경우가 많으며 이러한 스트레스 사건은 두통을 시작시킬 뿐 아니라 두통의 강도를 더 세게 하는 경향이 있다(Fernandez & Sheffield, 1996). 스트레스로 인해 발생되는 근육긴장은 두통만 아니라 요통도 일으킬 수 있으며 비만, 나쁜 자세 그리고 디스크 손상으로 인해 요통을 가진 사람은 그 증상이 심해질 수 있다.

### 스트레스는 위궤양을 일으키는가?

스트레스는 위의 점액선을 자극하여 과도한 위산분비를 일으키게 하고 위장의 보호기능을 떨어뜨리게 되므로 위 점막이 침식되어 위궤양이나 십이지장 궤양이 발생하게 된다는 것이 우리가 알고 있는 위궤양의 발생과정이다. 그러나 마셜과 워렌(Marshall & Warren, 1985)은 위궤양이 스트레스보다 박테리아 감염의 결과라고 제안하였으나 위에서 살아남을 수 있는 박테리아가 없을 것이라는 선입견과 스트레스가 위궤양의 원인일 것이라는 믿음 때문에 처음에는 인정을 받지 못하였다. 그러나 마셜은 헬리코박터 피로리(helicobacter pylori)라는 박테리아가 궤양의 원인이라는 가설을 세우고 자신의 위에 박테리아를 감염시켜 궤양을 일으킨 후 항생제로 치료하여 자신을 치료함으로써 박테리아가 궤양의 원인임을 증명하였다. 그러나 많은 의사들은 박테리아를 궤양의 원인으로 받아들이는 데 소극적인데(Apler, 1993) 그것은 스트레스가 궤양의 원인일 것이라는 믿음 때문이며 이러한 믿음은 의사들보다 일반인들 사이에 더 많이 받아들여지고 있다. 미국인들을 상대로 한 연구에서 궤양의 원인을 일반인의 60%는 스트레스라고 믿었지만 의사의 90%는 박테리아 감염으로 인정하고 있다(Novelli, 1997).

- 감기: 스트레스를 경험하는 사람들은 그렇지 않은 사람들에 비해 감기 같은 감염질병에 더 잘 걸리는 경향이 있다. 한 해 동안 긍정적이든 부정적이든 생활사건을 더 많이 겪은 사람은 더 적게 겪은 사람에 비해 감기에 걸릴 가능성이 더 높다는 연구결과가 이러한 사실을 입증한다(Stone et al., 1992). 또한 코헨 등(Cohen et al, 1998)은 감기가 생길 가능성은 스트레스를 유발하는 생활사건의 강도보다 그 지속도가 더 중요하다는 것을 발견하였다. 즉, 한 달 이내의 강한

스트레스보다 한 달 이상의 만성적 스트레스가 감기의 발생가능성을 더 잘 설명하였다.

- 심장병: 그 동안 스트레스가 심장질환과 밀접한 연관성이 있다는 주장이 제기되어 왔는데 사별, 명예의 실추, 실직 같은 스트레스가 심장발작과 관련되어 있으며(Kavanagh & Shepard, 1973) 슬픔이나 좌절 혹은 긴장이 심장병 환자의 심장발작 위험도를 높인다는 연구(Gullette et al., 1997)는 이러한 주장을 뒷받침한다. 또한 우울증은 심장병의 발병 가능성을 증가시키는 스트레스인(stressor)이 될 수 있다. 우울증을 앓고 있는 사람들은 휴지기에도 심장박동이 더 빠르고, 혈압이 더 높은 경향이 있다. 또한 우울증을 겪은 적이 있는 사람들이 심장병의 위험성이 더 높고 일단 심장발작을 일으키면 그들은 일반 사람들보다 더 많은 건강문제를 유발하게 되는 것으로 알려져 있다(Frasure-Smith et al. 1999). 우울증 이외에도 스트레스는 위험행동과 상호작용하여 심장병을 증가시킬 수 있는데 예를 들어, 스트레스를 경험하는 사람들은 술과 담배를 더 많이 소비하며 이러한 위험행동은 심장병 발병가능성을 높인다(Herbert & Cohen, 1994). 그러나 높은 직무부담과 낮은 사회적 지지가 심장병 발병 가능성을 높인다는 연구(Falk, Hanson, Issacsson, & Ostergren, 1992)와 직무부담과 심장병 발병가능성 간의 관계가 나타나지 않았다는 연구(Reed, LaCorix, Karasek, Miller, & MacLean, 1989)는 심장병의 발병이 개인의 신체적 건강이나 사회적 지지의 유무 같은 변수에 의해 영향을 받을 수 있어 스트레스와의 관계가 그렇게 분명하지 않을 수 있음을 보여 준다.
- 고혈압: 스트레스와 고혈압 간의 관계는 그리 단순하지 않다. 가령, 소음 같은 스트레스의 경우 단기적으로 혈압을 상승시키지만 소음이 줄어들면 혈압은 정상으로 돌아오지만 소음에 만성적으로 노출되면 고혈압의 발병을 증가시킬 수 있다(Talbott et al., 1985). 또한 고혈압과 스트레스 간의 관계를 보여 주는 또 다른 사례로 스트레스 상황에서 교감신경계가 강하게 반응하는 사람은 그렇지

않은 사람에 비해 더 많은 염분보유량을 보인다(Light, Kopke, Obrist, & Willis, 1983). 이와 관련된 연구에서 적개심이 높은 사람들은 적개심이 낮은 사람들에 비해 더 많은 염분을 섭취하는 경향이 있으며 스트레스 상황에서 높은 염분수준은 스트레스 반응을 증가시켜 혈압을 상승시키는 경향을 보인다(Miller et al., 1998).

- 당뇨: 당뇨는 스트레스와 관련된 만성질환으로 코티솔의 분비와 관련되어 있다. 당뇨에는 인슐린 의존 당뇨와 인슐린 비의존 당뇨 두 가지 유형이 있는데 인슐린 의존 당뇨는 아동기에 시작되며 통제를 위해 인슐린 주사를 필요로 하지만 인슐린 비의존 당뇨는 성인기에 나타나며 대개 식습관의 변화를 통해 통제될 수 있다. 일반적으로 인슐린 의존 당뇨환자는 정상인에 비해 더 많은 스트레스 생활사건을 경험한 것으로 나타나는데 이러한 경험이 우리 몸의 면역기능을 떨어뜨려 인슐린 의존 당뇨를 유발했을 가능성이 있으며, 스트레스는 교감신경계를 활성화하거나 비만을 유발함으로써 인슐린 비의존 당뇨를 일으킬 수 있다.
- 암: 스트레스가 암의 직접적인 원인은 아니더라도 암의 진행에 영향을 미칠 수 있다는 증거가 있다. 첫째, 면역체계가 억압이 되면, NK(Natural Killer)세포는 종양세포의 확산을 효율적으로 막을 수가 없다. 레비 드(Levy et al, 1988)은 부적절한 사회적 지지에 대한 지각, 피로감과 스트레스 및 NK세포의 활동수준 저하사이에 관계가 있음을 확인하였다. 이러한 부정적인 심리적 경험은 면역체계를 약화시킴으로서 사람들로 하여금 암 종양의 성장에 더욱더 취약하게 만든다. 둘째, 스트레스는 종양에 양분을 공급하는 모세혈관의 성장을 촉진한다. 스트레스인(stressor)이 상해나 감염이라면, 모세혈관의 성장은 혈관이 더 많은 피를 날라다 주고 따라서 백혈구가 더욱더 증가하기 때문에 백혈구를 필요로 하는 신체의 입장에서 본다면 모세혈관의 성장이 오히려 유익할 수가 있다. 그러나 종양이 이미 체내에 존재하고 있다면, 스트레스 반응은 종양에 더 많은 피를 공급하게 될 것이고, 문자 그대로 종양에 양분을 제공하고 종양의 성장을 지원

하는 격이 된다. 스트레스는 종양을 발달의 원인이 아니라 성장을 도울 뿐이다. 스트레스와 달리 암의 진행에 통제력의 지각이 중요한 역할을 하고 있다는 증거가 있다. 암환자들 중에서 자신이 자신의 병에 대해 무기력하다고 느끼는 사람들은 더 빨리 재발되고 더 일찍 사망하는 것으로 밝혀졌다(Anderson et al, 1994). 심리적 요인들이 면역체계에 영향을 미칠 수 있다 할지라라도, 암의 유형 그리고 암의 진행과 관련된 생물학적 요인들이 종양의 성장에서 특히 질병의 최종단계에서 심리적 요인들보다 더 중요할 수 있기 때문에(Cohen & Herbert, 1996) 이러한 연구결과들은 조심해서 해석되어야 한다.

### 스트레스와 암

암 발병 이전에 강한 스트레스를 경험한 사람들이 많다는 연구(Cohen, Kunkel, & Levenson, 1998)에 근거하여 암과 스트레스 간의 연관성을 주장하는 경우가 많았지만 둘 간의 분명한 연관성은 아직 불완전하다(Newell, 1991). 우선 암은 종양이 감지되기까지 여러 해에 걸쳐 서서히 진전되므로 특정한 스트레스와 연관을 짓기 쉽지 않다. 또한 아이젠크(Eysenck, 1988)를 비롯한 연구자들(Leshen, 1966; Temoshok, 1987)은 암에 걸리기 쉬운 성격이 있는지를 찾아내려고 노력한 결과 억압적으로 회피적인 대처방략을 사용하는 우울하고 외로운 사람들이 암에 더 잘 걸린다는 증거를 발견하였다. 그러나 그들의 성격이 암 발병 이전과 이후에 어떻게 변화되었는지에 대한 체계적인 연구가 이루어지지 못하여 성격과 암 발병간의 관련성을 입증하기가 쉽지 않다. 그러나 최근의 연구(Anderson, Golden-Kreutz & DiLilo, 2001)에서는 스트레스와 성격이 암의 진전에 영향을 미친다는 증거를 제시하였다. 암을 치료하는 과정에서 겪게 되는 치료의 부작용, 피로감, 대인관계의 위축, 경제적인 어려움 등은 강력한 스트레스 근원으로써 환자의 면역기능을 저하시키며, 그러한 스트레스에 긍정적으로 대응하는 환자보다 부정적적으로 대응하는 환자의 사망률이 더 높은 경향이 있다(Friedman, 1991). 최근 다른 사람에게 우호적이고, 타인의 욕구만족을 위해 자신의 욕구를 포기하며, 자기주장을 자제하고 수용하는 행동을 보이는 C형 성격에 대한 연구가 암의 발병율과 관련하여 이루어졌다(이인혜, 1999; Eysenck, 1991). C형 성격을 암 유발형 성격이라고도 부르는데 이것은 관상성 심장병과 관련이 높은 A형 성격과 구분하기 위해 붙여진 이름이다. 최근의 연구(Grossarth-Maticek et al, 1988)의 연구에 따르면 암으로 인한 사망자의 46.2%가 C형 성격으로 분류될 수 있다. 자신이 C형 성격인지를 알아보기 위한 설문지는 다음과 같다.

**다음 문항을 읽고 자신의 생각이나 느낌을 "예" 혹은 "아니오"에 표시하시오.**

1. 나는 혼자의 힘으로 살아가는 것이 매우 어렵다고 생각된다.
2. 나는 내 주장을 하기보다 다른 사람의 의견을 따르는 편이다.
3. 나는 내가 하고 싶은 것보다 나와 친한 사람의 기대를 더 채워주려고 노력하는 편이다.
4. 나는 다른 사람과 원만하게 지내기 위해서 내가 하고 싶은 것을 포기하거나 양보하는 편이다.
5. 나는 다른 사람에게 내 마음이나 생각을 공개적으로 말하는 데 어려움이 있다.
6. 나는 내가 좋아하지 않는 상황에서 일하게 되어도 반대하지 않고 받아들이는 편이다.
7. 나는 남에게 화를 내거나 싫은 행동을 하지 못하고 주제하는 편이다.
8. 나는 기분이 나빠져서 혼란스러운 경우라도 그것을 표현하지 않는 편이다.
9. 나는 기분이 한 번 나빠지면 잘 풀리지 않는 편이다.
10. 내가 사랑하는 사람이 죽는 끔찍한 일이 일어나더라도 나는 감정을 나타내지 못할 거 같다.

"예"라고 응답한 수를 세었을 때 점수가 높을수록 C형 성격에 가깝다. 그러나 이 점수가 암 발병과 직접적인 관련은 없다.

스트레스는 많은 질병과 연관되어 있다고 알려져 있지만 신체에 미치는 스트레스의 영향을 이해하기 위해 단순화된 것이며, 실제로 질병은 다양한 원인에 의해 발생하게 된다. 즉, 스트레스가 병의 유일한 원인은 아니며, 스트레스가 발병의 직접적인 원인이 된다는 견해도 있지만 스트레스가 음주나 흡연 같은 부적응적 행동을 가져오고 이러한 행동이 질병의 발생에 영향을 준다는 견해, 스트레스가 개인의 선천적인 유전결함과 과거의 조직손상으로 취약해진 신체기관에 작용하여 질병을 일으킨다는 견해도 있다. 따라서 질병은 사회적 환경, 개인의 취약성과 건강관련 행동, 스트레스 등 다양한 요인이 같이 작용하여 발생하는 것이며 스트레스만이 질병의 가장 큰 원인은 아니다.

# 3 • 스트레스에 대한 심리적 반응

스트레스 사건이 발생하면 신체만이 아니라 마음도 스트레스 유형에 따라 다양한 반응을 보이며 시간의 경과에 따라 반응이 질적으로 변화된다. 스트레스로부터 우리를 보호하기 위해 신체에서 다양한 각성반응이 일어나는 것처럼 마음도 스트레스로부터 우리를 보호하기 위한 다양한 방어반응을 보이게 된다. 그렇다면 스트레스로부터 우리를 보호하기 위해 마음이 어떤 반응을 보이는지를 정서적, 인지적 측면에서 살펴보도록 한다.

## 1) 스트레스에 대한 정서반응

스트레스 사건이 처음 발생했을 때 우리 마음은 그것에 반사적으로 대응하게 되며 정서적 반응이 가장 먼저 나타나게 된다. 스트레스 사건에 대한 정서적 반응은 과거경험보다 평소의 스트레스 사건에 대한 대처방식에 더 의존하기 때문에 평소에 불안한 반응을 보였던 불안해 하고, 화를 내던 사람은 화를 낸다. 우리가 스트레스 사건에 대해 어떤 정서반응을 보이는지 더 자세히 알아보자. 스트레스를 느끼게 되면 그것이 무엇인지에 따라서 다양한 감정이 표현된다. 친구와 말다툼을 하는 상황에서는 분노나 실망을 표현하게 될 것이고, 부모님이 돌아가시게 되면 슬픔을 표현하게 될 것이다. 울포크와 리차드슨(Woolfork & Richardson, 1978)은 스트레스 상황에서 나타나는 감정을 크게 분노, 불안, 우울의 세 차원으로 구분하였다.

### (1) 분노

사소한 짜증에서 시작하여 통제하기 어려운 격노까지 다양한 강도의 분노이다. 우리가 누구인가에게 분노를 표현하게 되면 마음의 정서적 긴장이 감소될 수 있을까? 물론 프로이트(Freud)는 직접적이거나 간접적인 공격행동이 정서적 긴장의 감소인 카타르시스를 가져와 분노를 감소시킨다고 주장했지만 태브리스(Tavris, 1989)는 가족이나 친구와 같이 지속적인 관계를 유지해야 하는 경우에는 카타르시스가 일어나기 어려우며 더 관계를 악화시킬 뿐이라고 결론을 지었다. 이렇게 본다면 분노의 직접적인 표현은 스트레스를 줄이기보다 새로운 스트레스를 가져오기 쉽다는 것을 알 수 있다. 그러나 상대방이 분노를 유발하는데 언제나 참는 것이 현명한 것도 아니며 상대방에게 자신이 상대방의 행동 때문에 화가 나있으며 다음부터는 그런 행동을 삼가라는 요구는 정당한 것이다. 더 좋은 방법은 자신의 감정을 잘 통제하고 상대방에게 그것을 효과적으로 전달할 수 있는 방법을 배우는 것이다.

### (2) 불안

사소한 일에 대한 걱정에서 시작하여 파산에 대한 공포까지 다양한 강도의 불안이다. 우리가 시험이나 친한 친구와의 갈등 같은 일상적인 스트레스를 경험했을 때 즉각적으로 보이는 일반적인 반응은 불안이다. 스트레스 상황에서 불안을 느끼는 것은 교감신경계의 활성화 때문으로 적당한 불안은 각성과 집중력을 높여 학습이나 시험에 도움을 주지만 지나친 불안은 집중력을 떨어뜨릴 뿐 아니라 심장박동과 근육긴장을 높여 학습이나 시험에 방해가 된다. 스트레스가 주어졌을 때 불안을 느끼는 것은 자연스러운 것이지만 어떤 경우에는 스트레스로 의한 불안이 지나치게 높아서 신체적으로나 정신적으로 무기력해질 수 있다. 이러한 무기력감은 스트레스 상황에서 자주 나타나는 불안 피드백 시스템인 "불안 피드백의 고리(cycles of anxiety feedback)" 때문이다. "불안 피드백의 고리"는 인지적 피드백, 내장근 피드백, 골격근 피드백 등 세 피드백으로 이루어져 있다. 인지적 피드백은 세 가지 피드백 중 스트레스에 가장 해로운 영향을 미치며 상황을 실제보다 극단적으로 나쁘게 보거나 위기상황을 되새기도록 하여 스트레스 상황의 위험성을 과장하게 한다. 가령, 면접시험을 보러갔다고 가정했을 때 사람들은 면접 시에 나올 문제에 대해 생각할 뿐 아니라 면접관의 질문에 잘못 말하는 것에 대한 불안감도 함께 느끼고 있을 것이다. 면접시간이 가까이 오면서 실제로 일어나지도 않은 면접에서 실수하는 장면, 그래서 시험에 떨어지는 상황, 집에서 소식을 듣게 되는 부모님의 표정 등이 끊이지 않고 떠오르게 될 것이다. 이렇게 최악의 상황이 꼬리에 꼬리를 물고 떠오르는 상황을 인지적 피드백이라고 한다. 인지적 피드백이 일단 시작되면 정신적으로나 신체적으로 무기력감이 발생하게 되고 실제 면접에서도 실수를 하거나 제대로 대답을 하지 못하여 부정적인 평가를 받게 될 가능성이 크다. 내장근 피드백은 스트레스 상황에서 심장박동이나 혈압 같이 자신의 의지로 통제하기 어려운 우리 몸의 변화를 느끼는 것을 말한다. 가령 이성 친구를 처음 소개받았을 때 여러분은 상대방에게 여유 있고 멋진 모습을 보여 주고 싶어 하지만 상대방이 놓치기 싫을 만큼 매력적이라면 가슴이 두근두근하고 얼굴이 빨개지는 것을 갑자기 느끼게 되는데 이것을 내장근 피드백이라고 한다. 내장근 피드백으로 인해 대화에서 말을 더듬거나 제대로 대화를 이끌어나가지 못하여 상대방에게 부정적인 이미지를 남길 수 있다. 끝으로 골격근 피드백은 근육긴장으로 인한 손의 떨림이나 어색한 목소리 같은 우리 몸의 변화를 느끼는 것을 말한다. 스트레스를 느끼게 되면 긴장을 하게 되고 긴장으로 인해 손이 떨리거나 목소리가 변화되는 경험을 가끔 하는데 우리는 이러한 변화를 금방 감지하게 되어 더 심하게 긴장하게 된다.

인지적 피드백, 내장근 피드백, 그리고 골격근 피드백은 서로에게 영향을 주고받으며 불안을 더 가중시키는 결과를 낳기 쉽다. 불안 피드백 고리에 의해 일어나는 무기력감에 대처하려면 어떻게 하는 것이 좋을까? 불안을 가중시키는 세 피드백은 서로 맞물려 있기 때문에 한 가지 피드백을 조절할 수 있다면 불안에 미치는 다른 피드백의 영향도 함께 감소시킬 수 있다. 첫째, 근육을 충분히 이완시켜 골격근 피드백을 조절한다. 즉, 불안이 느껴지기 시작하면 운동을 하기 전에 자주하는 스트레칭(stretching)을 충분히 해주거나 근육이완법 같은 체계적인 이완법을 사용하여 골격근 피드백을 줄이면 불안을 감소시킬 수 있다. 둘째, 최악의 상황을 상상하도록 만드는 부정적 사고연쇄를 중단시키거나 방해하여 인지적 피드백을 조절한다. 즉, 불안을 증가시키는 인지적 피드백은 최악의 상황을 상상하도록 유도하는 사고의 악순환에 의한 것이므로 "중지" 혹은 "그만"이라고 크게 외쳐서 생각의 흐름을 끊는 사고정지법을 활용하는 방법이 있다. 또한 최악의 상황이 반복하여 떠올라 불안이 증가하면 정말 즐거웠던 과거기억을 자세하게 떠올리거나 숫자를 거꾸로 세어보는 것도 인지적 피드백을 중단시키는 데 좋은 방법이다.

### (3) 우울과 무기력

원하는 바를 이루지 못하여 느끼는 낙담에서 시작하여 가까운 사람의 죽음으로 인한 비탄까지 대부분 슬픔 또는 우울함이나 무기력과 관련된 감정들이다. 스트레스 사건에 대한 가장 일반적인 정서반응이 불안이나 분노지만 슬픔이나 우울함 그리고 무기력도 흔히 나타나는 정서반응이다. 슬픔은 자기와 가까운 사람의 상실이나 친밀한 관계의 중단에 의해 흔히 나타나는 감정으로 삶을 길들이는 역할을 한다고 보는 사람도 있지만(Hunter, 2004) 우울증으로 진전되기도 한다. 한편 학습된 무기력(learned helplessness)이론에 따르면 스트레스가 계속되고 사람이 이를 극복하는 데 실패하게 되면 무기력과 우울함이 발생할 수 있음을 보여 준다. 셀리그만과 마이어(Seligman & Maier, 1967)의 실험에서 개는 전기충격을 피할 수도 없고 중단시킬 방법도 없는 방을 경험하고 나면 불쾌한 자극을 쉽게 피할 수 있는 상황에서도 그것을 벗어나려고 하지 않았다. 심지어 개를 다른 방으로 옮겨놓아서 불쾌한 자극을 피할 수 있다는 것을 알려줘도 전혀 학습을 하지 못했다. 셀리그만과 마이어(Seligman & Maier, 1967)는 개가 사전 경험을 통하여 어떻게 해도 전기충격을 피할 수 없고 자기가 무기력하다는 사실을 학습하고 나면 상황이 바뀌더라도 새로운 시도를 포기하게 된다고 결론을 내렸다. 인간도 역시 통제할 수 없는 스트레스를 반복해서 경험하게 되면 무기력과 우울, 위축 같은 특징을 보이는 학습된 무기력이 나타난다. 학습된 무기력 이론은 사람들이 극복하기 어려운 사건을 겪었을 때 왜 모든 것을 쉽게 포기

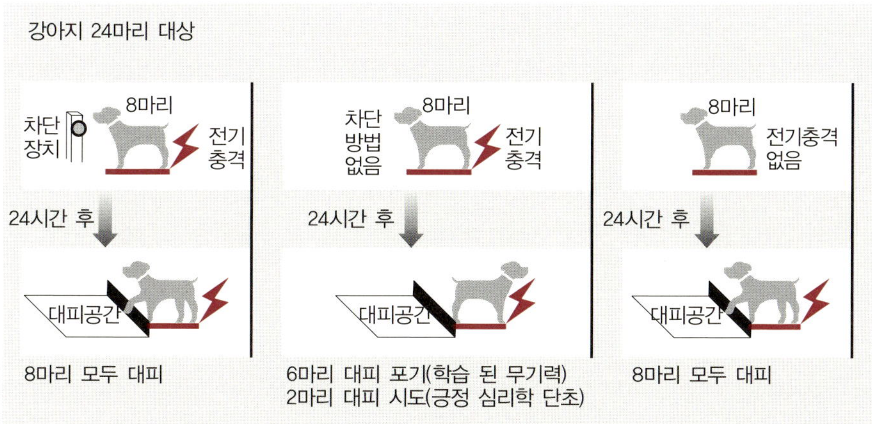


**▌그림 8-3▐ 학습된 무기력 실험**

하는지를 설명해 준다. 가령, 남편에게 상습적으로 구타를 당하는 여성들은 남편으로부터 벗어나려고 시도하지 않으며 이것을 보통 사람들은 이해하기 어려워한다. 구타를 당하는 여성들이 그러한 폭력상황에서 벗어나지 못하는 것은 그들이 떠나려 했을 때 자신의 남편이 무슨 짓이나 하지 않을까 두렵고, 자신과 아이들을 부양할 경제적 능력이 없어 자신이 처해 있는 상황에 관해서 아무것도 할 수 없다는 무기력을 학습했기 때문이다.

이러한 감정들은 우리가 일상생활에서 경험하는 것들로 자연스럽고 적절하게 표현된다면 정신건강을 유지하는 데 도움이 되지만 사회생활을 하면서 자신의 감정을 솔직하게 표현하기 어려운 경우가 많이 있다. 첫째, 우리 사회는 직선적이고 솔직한 감정표현을 문제시하는 경우가 많다. 가령, 세일즈맨은 고객이 개인적인 모욕이라고 생각되는 말이나 행동을 했다고 하더라도 참아야 하며, 남자는 슬픔을 표현하는 것이 남자답지 못한 일이라는 선입견 때문에 슬프더라도 참는다. 둘째, 우리는 감정을 솔직하게 표현하여 상대방과의 인간관계가 깨지는 것보다는 감정표현을 억제하여 원만한 인간관계를 유지하려고 한다. 그러나 이렇게 감정을 억제하면 심리적으로나 신체적으로 문제가 발생할 수 있다. 첫째, 감정의 지나친 억압은 정신신체질환을 유발할 가능성이 있다. 즉, 속이 상하고 억울한데도 그것을 표현하지 않고 참게 되면 심장병이나 위궤양이 발생할 가능성이 있다. 둘째, 감정을 표현하지 않으면 상대방은 잘못한 것이 무엇인지 모르기 때문에 계속 불쾌감을 유발하는 행동을 할 수 있다. 가령, 상대방이 약속시간에 자주 늦기 때문에 화가 나는데도 그것에 대해 표현을 하지 않게 되면 상대방은 앞으로도 늘 늦게 올 것이다. 셋째, 상대방에 대한 부정적인 감정이 우회적으로 표현되어 진실한 인간관계가 어렵다. 즉, 상대방과의 인간관계 때문에 내놓고 부정적인 감정을 표현하지는 못하지만 상대방을 무시하거나 배려하지 않는 등의 간접적인 방법으로 자신의 불만을 표현하기 때문에 서로 감정이 상할 수 있다. 넷째, 감정을 표현하는 능력은 다른 능력과 마찬가지로 사용하지 않으면 퇴화한다. 평소에 즐거움이나 고마움에 대해 감정을 적절하게 표현하지 않으면 상대방이 선물을 하거나 진짜 좋은 일이 생겨도 그에 적절한 감정을 표현하지 못해서 오해를 살 가능성이 있고 그에 따라 인생과 삶 그리고 배움에 대한 열정도 함께 사라질 수 있다.

**외상 후 스트레스 장애에서 보이는 일반적인 반응 – 충격**

일상적인 스트레스에 대한 즉각적인 반응은 불안이지만 자동차 사고나 범죄사건과 같이 심각한 스트레스 상황에서는 즉각적인 반응으로 충격이 나타난다. 그렇다면 충격이라는 경험에서 사람들이 어떻게 벗어나게 되는지를 살펴보도록 하자. 충격적인 경험을 처음 하였을 때 사람들은 어리둥절하고 자기 통제력이 상실되는 쇼크단계가 시작된다. 다음에는 주변 사람들의 지시에 수동적으로 따르게 되는 암시단계가 이어지고 조금 더 시간이 지나면 자기 통제력은 회복하지만 불안이 증가하는 회복단계에 들어선다. 충격적인 경험을 하게 되면 과민해지기 때문에 사람들은 항상 안절부절 하고 불안해하며 잘 놀라고 잠을 잘 못 잔다. 또한 충격을 주었던 사건이 꿈이나 환각으로 재연될 수 있으며 어떤 경우에는 기억이 전혀 없거나 희미할 수도 있다. 끝으로 충격의 감정이나 기억을 회피하려 하다 보니 정상적인 감정반응이 소실되고 분노나 피해의식 등이 나타날 수 있다. 환자들은 심리적으로 매우 예민해져 있으므로 치료에 있어서 제일 중요한 것은 심리적 위기 상황을 극복할 수 있도록 도와주는 것이다. 스트레스를 받으면 어떤 반응을 보인다는 것을 알려줌으로써 환자들이 안심할 수 있게끔 해주고 자신의 상태를 의사나 친지와 의논할 수 있게 해줘야 한다. 가족이나 친지들과 사건에서 경험한 것들을 충분히 이야기해서 해소할 수 있도록 하는 것이 좋다. 항우울제와 항불안제가 효과적이라는 보고가 많이 있으며 1년 정도는 약물을 유지시키는 것이 좋다. 또한 무서웠던 경험을 조금씩 노출시켜서 두려움을 없애는 체계적 둔감화법이나 한꺼번에 자극을 줘서 불안을 경감시키는 홍수법이 사용되기도 하고 사고에 의해 잘못 형성된 왜곡된 생각을 재구성하는 등의 인지-행동 요법이 사용되기도 한다.

## 2) 스트레스에 대한 인지반응

스트레스는 우리 마음에 정서반응만이 아니라 다양한 인지반응을 유발한다. 적절한 스트레스는 주의력과 기억력을 높이는 긍정적 효과를 보이기도 하지만 지나친 스트레스는 대부분 주의력과 기억력을 포함한 인지기능에 부정적 영향을 미친다. 여기에서는 스트레스가 어떤 인지반응을 가져오는지 알아본다. 일반적으로 스트레스를 느끼면 자연스럽게 정서적 각성수준이 높아져 인지적 처리의 효율이 떨어지게 된다.

### (1) 인지기능 저하

시간적 압박감 같이 과잉부담을 주는 스트레스는 터널시야현상(tunnel vision phenomenon)을 일으킬 수 있는데 터널시야현상이 나타나면 가능한 상황을 예측하거나 대안을 고려하기보다 주어진 단서나 평소의 관행에 의존하여 즉각적으로 반응하려는 경향이 증가한다. 예를 들어, 시간에 맞춰 발사해야 한다는 압박에 시달리던 미국 NASA 직원들은 우주왕복선 챌린저호에 치명적인 결함이 있다는 것을 미처 발견하지 못하고 발사를 강행하여 7명의 우주인이 사망하는 사건이 발생하게 되었는데 이러한 결함은 평소 같으면 충분히 찾아낼 수 있는 것이었다. 그렇기 때문에 평소에 사려 깊은 사람이라 할지라도 심한 스트레스를 느끼게 되면 사소한 일에도 쉽게 흥분하고 충동적인 판단을 하게 될 가능성이 높다. 또한 해결이 시급한 문제에 대해서는 새로운 해결책을 찾기보다 과거에 늘 사용했던 해결책에 의존하려는 경향이 증가한다.

### (2) 각성수준과 수행

Yerkes-Dodson 법칙에 따르면 스트레스로 인한 각성이 수행에 항상 부정적인 영향을 미치는 것은 아니며 오히려 적절한 각성상태에서 가장 높은 수행을 보일 수 있다. 예를 들어, 그냥 혼자 농구공을 골대에 넣는 것보다는 친구들과 함께 경쟁을 하게 되면 더 빠르고 정확하게 농구공을 넣을 수 있다. 그러나 농구공을 얼마나 골대에 넣는 지로 시험을 보게 되었다면 더 강한 스트레스를 받게 되고 그것으로 인한 지나친 흥분은 수행을 떨어뜨릴 수 있다. [그림 8-4]에서 보듯이 걷는 것 같이 단순한 과제는 각성수준이 높을 때 수행이 좋지만 수학문제를 푸는 것 같이 어려운 과제는 각성수준이 낮을 때 수행이 좋다.

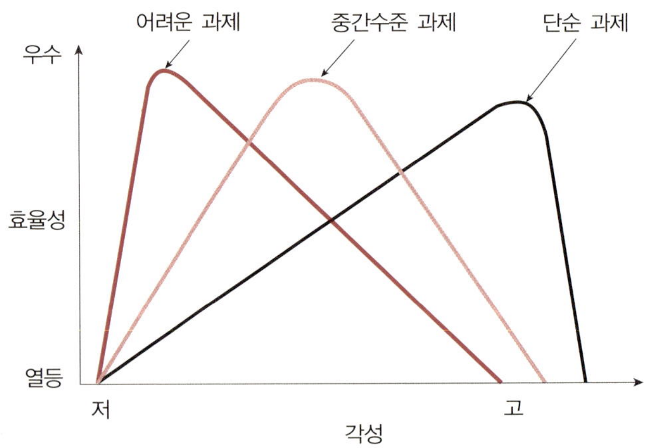


**▌그림 8-4▐ Yerkes-Dodson 법칙**

이렇게 각성수준이 높으면 수행수준이 떨어지는 이유는 무엇 때문일까? 바우마이스터(Baumeister, 1984)는 잘해야 한다는 압력을 느끼게 되면 사람들은 지나치게 자의적이 활성화되어 수행능력을 저하시킨다. 즉, 증가된 자의식 때문에 주의력이 분산될 뿐 아니라 평소에 익숙하게 하던 행동조차 지나친 주의로 인해 실수할 가능성이 커지기 쉽다.

## 4 • 스트레스 반응에 영향을 미치는 요인

### 1) 강인성

우리가 세상을 살다보면 많은 어려움을 겪게 되는데 어떤 사람은 조그만 어려움에도 쉽게 좌절하지만 어떤 사람은 역경에도 불구하고 꿋꿋하게 살아나가며 오히려 발전의 기회로 여긴다. 그렇다면 이러한 차이는 어디에 기인하는가? 코바사(Kobasa, 1979)에 따르면 이것은 마음의 강인함(hardiness)에서 차이가 나기 때문이다.코바사는 공익사업 관리자를 대상으로 스트레스 점수가 높은 사람들 중에서 병에 잘 걸리는 집단과 잘 걸리지 않는 집단을 구분하여 그들이 똑같은 스트레스 상황에서 어떻게 행동하는지를 분석하였다. 그 결과 병에 잘 걸리지 않는 집단은 강인한 성격을 가지고 있으며 그들은 몰입(commitment), 통제(control), 도전(challenge)이란 세 특성을 가지고 있음이 밝혀졌다. 첫째, 강한 성격을 가진 사람은 자신의 일, 가족, 공동체의 문제 등에 깊은 관심을 보이고 몰입하는 데 비해 약한 사람은 자신의 일, 인간관계, 삶이 무의미하다고 느끼는 경향이 있다. 둘째, 강한 성격을 가진 사람은 자신에게 주어진 일에 자신이 영향을 미칠 수 있다고 믿는데 비해 약한 사람은 자신의 힘으로 할 수 있는 일이 없으며, 있더라도 아무런 영향을 미치지 않을 것이라고 느낀다. 셋째, 강한 성격을 가진 사람은 스트레스를 성장을 위한 자극과 기회로 받아들이며, 적극적이고 융통적으로 사고하는 데 비해 약한 사람은 작은 스트레스도 큰 위협으로 받아들이며 쉽게 포기하는 경향을 보인다. 실제로 간호사의 직무관련 스트레스에 대한 연구(Constantini, Solano, Di-Napoli, & Bosco, 1997)에서 강인성 척도에서 높은 점수를 보인 사람들이 나중에 정서적 소진과 직무탈진을 더 적게 나타냈다. A형 성격을 가진 사람은 경쟁심과 불안이 높아 심장병과 같은 질병에 걸릴 가능성이 높다고 하지만 실제로 우리 사회에서 역량을 발휘하는 사람들을 보면 A형 성격을 가지고도 별다른 신체적 문제없이 활기차게 살아가는 것을 볼 수 있다. 이러한 현상에 대해 민병배와 원호택(1989)은 A형 성격을 가진 사람들이 심장병에 걸릴 가능성이 높기는 하지만 A형이면서도 강인성이 낮은 진짜 A형 성격자만 심장병에 걸릴 가능성이 높음을 발견하였다. 즉, A형이면서도 강인한 사람은 정력적으로 일하면서도 환경에 잘 대처하고 좋은 건강을 유지하는 것으로 드러났다. 이렇게 본다면 주어진 스트레스를 생활의 활력소로 받아들이느냐 아니면 피하고 싶은 장애물로 여기느냐에 따라 삶의 성공도 우리 몸의 건강도 결정된다.

### 2) 지각된 통제감

스트레스 상황을 자신의 노력으로 해결할 수 있다고 생각하면 그다고 생각하지 않은 경우에 비해 스트레스를 덜 느낀다. 우리가 스트레스를 예측할 수 있다고 하더라도 자신이 노력해서 해결할 수 없는 것이라면 심각한 부적응 반응을 초래할 가능성이 있다. 와이즈(Weiss, 1972)는 전기충격이 없었던 조건, 전기충격을 받을 때 바퀴를 돌리면 멈추는 조건, 전기충격을 멈추는 수단이 없었던 조건 중에서 마지막 조건에서 쥐들이 가장 높은 위궤양 발생확률을 보임을 발견하였다. 즉, 우리가 어려움을 겪고 있다고 하더라도 자신이 어떤 행동을 하면 그것을 극복할 수 있다고 믿으면 스트레스를 훨씬 적게 느끼게 된다. 레인저와 로딘(Ranger & Rodin, 1976)은 양로원

노일을 대상으로 한 연구에서 화초 가꾸기나 가구배치 또는 식사메뉴 등을 스스로 선택하게 하면 건강도 좋아지고 사망률도 낮아짐을 발견하였다. 그러나 통제력이 커지면 스트레스도 따라 커진다는 주장도 있다. 버거(Burger, 1989)는 사건이 통제 가능할수록 사람들이 그 결과에 대해 자신의 책임을 더 크게 받아들인다는 사실을 확인하였다. 특히 다른 사람들이 자신을 어떻게 평가할까에 관심이 많은 사람들에게서 이 같은 사실이 더 나타난다.

### 3) 사회적 지지

우리가 잘 알고 있듯이 기혼자는 이혼자나 독신자에 비해 더 건강하고 오래 산다. 그것은 정서적 위안을 제공하는 가정이라는 보금자리를 가지고 있기 때문에 그만큼 사회생활로부터 오는 스트레스에 잘 대응할 수 있다. 우리는 주변 사람들을 통해 사람들은 스트레스를 대처하는 데 도움이 되는 정보를 얻을 수 있는 정보적 지지, 자신의 생각이나 행동을 긍정적으로 인정해 주는 평가적 지지, 돈이나 일을 대신해 주는 등 우리가 필요한 자원을 직접 제공하는 물질적 지지, 애정과 관심 그리고 격려 등의 정신적 도움을 제공하는 정서적 지지를 얻을 수 있다. 사회적 지지를 통해 우리는 자신감과 안정감을 얻을 수 있기 때문에 스트레스에 효과적으로 대응할 수 있다. 그러나 스트레스 유형에 따라서 필요한 사회적 지지의 유형도 달라야 한다. 만일 어떤 사람이 사고로 아내를 잃었다면 물질적 지지보다는 정신적 위안을 주는 정서적 지지가 필요할 것이고, 어려운 환경에서 힘들게 공부하는 청소년 가장의 경우에는 정서적 지지뿐 아니라 물질적 지지도 필요할 것이다.

CHAPTER

# 09 스트레스에 대한 대처

1. 일반적 대처방략
2. 적극적 대처방략

CHAPTER

# 09 스트레스에 대한 대처

지금까지 스트레스가 우리 몸과 마음에 미치는 부정적 영향에 대해 설명하였지만 취업 실패나 이혼 같은 심각한 스트레스를 겪고 있는 모든 사람들이 신체적 또는 심리적 장애를 가지고 있지는 않다. 그 이유는 사람들이 자신이 겪고 있는 스트레스에 대해 어떤 방식으로든 대처하려고 노력하고 그러한 노력이 효과를 발휘하고 있기 때문이다. 일반적으로 대처란 특히 정서적으로 부담을 주는 어떤 문제나 상황을 성공적으로 다루기 위해서 사람들이 하는 생각이나 행위를 말한다(Friedman & Dimatteo, 1989). 스트레스 상황에 직면할 때 우리는 그 상황에 자기 자신을 적응시키려고 하는가 하면, 적극적으로 환경을 변화시키려고도 한다. 사람들은 스트레스의 유형에 따라서 매우 다양한 대처전략(coping strategy)을 사용하고 있으며 대부분의 사람들은 각자 자기가 선호하는 일반적 대처전략을 가지고 있다. 그동안 스트레스를 극복하기 위해 사용했던 방법이 얼마나 효과적이었는지에 따라서 어떤 사람은 정신적으로나 신체적으로 건강한 삶을 영위할 수 있는데 비해 어떤 사람은 몸이 아프거나 정신적 문제를 가지고 살기도 한다. 스트레스는 인생에서 피할 수 없는 삶의 동반자라고 한다면 그것을 어떻게 대처해야 바람직한 것인지를 알 필요가 있다. 이 장에서는 바람직한 스트레스 대처법에는 어떤 것들이 있는지 살펴보도록 한다.

# 1 • 일반적 대처방략

일반적 대처방략은 스트레스에 대해 효과적으로 대처하는 방법은 아니지만 어떤 상황에서는 적응적 가치를 가지고 있다. 일반적으로 사람들은 상황이 변화되었는데도 불구하고 같은 대처방략을 계속해서 사용하려는 경향을 보인다(Carver & Scheier, 1994). 즉, 술을 마셔서 스트레스를 푸는 것을 좋아하는 사람은 회사에서 생긴 스트레스건 집에서 생긴 스트레스건 술을 마시는 경향을 보인다. 그러나 이러한 대처방략에 지나치게 의존하게 되면 스트레스에 효과적으로 대처하기 어려울 뿐 아니라 신체적이나 심리적으로 문제를 일으킬 가능성이 있다. 일반적 대처방략인 직접적 대처방략과 방어적 대처방략에 대해 알아보자.

## 1) 직접적 대처방략

스트레스를 느낄 때 대부분의 사람들은 평소에 자신들이 늘 하던 행동을 보인다. 이러한 행동은 스트레스에 대처하기 위한 행동으로써 언제나 효과적인 것은 아니더라도 그동안의 경험을 통해 어느 정도는 스트레스를 줄이는 데 도움이 되는 것도 사실이다. 그렇다면 일반인들이 스트레스를 극복하기 위해 주로 사용하는 직접적 대처방략에는 어떤 것들이 있는지 알아보도록 하자.

### (1) 포기하기

공부를 열심히 하더라도 좋은 성적을 받지 못한 경우에는 좌절감을 느끼게 되고 더 이상의 노력을 포기하는 경우가 많다. 그뿐만 아니라 인간관계에서도 자신이 원하는 대로 되지 않으면 어떤 사람과의 관계를 포기하는 경우가 많다. 셀리그만(Seligman, 1992)은 이러한 사람들의 행동을 학습된 무기력(learned helplessness) 개념으로 설명하고 있는데 이 개념은 원래 도피하기 어려운 환경에 처해 있는 동물들이 보이는 행동에 근거하여 제시된 것이다. 전기충격 대신에 소음을 사용한 실험을 통해 학습된 무기력이 인간에게서도 관찰된다는 것을 발견하고(Hiroto & Seligman, 1975), 이러한 학습된 무기력이 일상적인 상황에 발견되는 "포기하기"와 유사한 형태임을 보여 주었다. 그러나 포기가 반드시 부적응적인 것만은 아니며 자기가 감당하기 어려운 일을 계속해야 하는 경우에는 그 일을 포기하는 것이 비현실적인 목표로 인해 계속 스트레스를 받는 것보다 더 적응적이다.

### (2) 공격하기

공격행동은 타인에게 위해를 가하려는 의도로 하는 행동을 말하며 신체적 폭력이나 언어적 폭력으로 구분된다. 좌절로 인한 스트레스는 공격성을 유발하며(Rule & Percival, 1971; Sears, Hovland, & Miller, 1939), 좌절 후 공격행동이 정서적 긴장을 푸는데 도움을 준다는 연구결과가 있다(Hokanson & Burgess, 1962). 즉, 좌절을 당한 후 신체적 혹은 언어적으로 공격행동을 한 피험자는 혈압과 심장박동수의 감소를 가져온다. 좌절-공격가설(Berkowitz, 1969)에 따르면 좌절은 분노를 일으켜 공격행동의 역치를 낮추는데 기여하지만 실제 공격행동이 일어나는 데는 다양한 변수가 영향을 미친다. 예를 들어, 파스토어(Pastore, 1952)는 어떤 목표가 고의적이고 정당하지 않게 좌절되었을 때는 적개심이 생겨나지만 고의적이지 않고 정당하다고 여겨지는 좌절은 낮은 적개심을 보인다고 보았다. 가령, 사용자가 경제적으로 어려워져 직원의 월급을 줄 수 없을 경우에는 적대감이 나타나지 않지만 돈을 빼돌리고 월급을 주지 않았을 경우에는 심한 적개심을 보일 수 있다. 그러나 스트레스 사건으로 인해 좌절을 겪었다고 하더라도 스트레스를 가져온 대상에 대해 직접적인 공격행동을 하는 경우는 그렇게 많지 않다. 가령, 직장에서 보고서 때문에 상사에게 꾸지람을 들었다고 그 상사에게 공격행동을 하는 것은 사실상 불가능하다. 그렇다고 화를 풀려고 부하직원이나 지나가는 행인을 공격한다면 대인간 갈등을 유발하여 새로운 스트레스의 원인이 될 수 있다.

### (3) 탐닉하기

우리는 뭔가 자신이 원하는 일이 잘 이루어지지 않으면 쉽게 만족감을 얻을 수 있는 행동을 함으로써 스트레스로부터 벋어나려고 한다. 예를 들어, 공부로 스트레스를 많이 받는 학생들은 인터넷 게임에 몰입함으로써 현실에서 주어지는 압박감을 해소시키려고 한다. 무스와 빌링(Moos & Billing, 1982)은 이러한 행동을 대리보상 만들어 내기라고 불렀다. 일상생활의 스트레스에서 벗어나기 위해 대안적인 보상을 탐닉하는 것은 그것을 적절하게 통제할 수만 있다면 유용한 대처전략이 될 수 있다. 그러나 이러한 탐닉이 과도하게 되면 스트레스를 극복하는 데 도움이 되기보다 그 자체가 하나의 병리적인 현상이 될 수 있다. 이로 인한 대표적인 문제가 약물 또는 알코올 중독이나(Peyser, 1990) 인터넷 중독(Kimberly & Young, 1996) 같은 경우이다.

**음주와 스트레스**

직장인들에게 스트레스를 어떻게 해소하는지를 조사한 결과에 따르면 대부분의 직장인들이 음주를 가장 대표적인 스트레스 해소방법으로 언급하였다고 한다. 그렇다면 음주가 스트레스 해소에 얼마나 도움이 될까?

이 문제에 답을 하기 위해서는 술의 효능에 대해서 먼저 언급해야 할 것이다. 먼저 술은 중추신경의 활동을 억제하여 주의력이 떨어지고, 몸이 나른해지며, 긴장이 이완된다. 우리가 술을 많이 마시면 필름이 끊긴다는 말을 하는데 이것은 기억의 저장과정을 알콜이 억제하기 때문에 나타난다. 술을 마시면 기분이 좋아지는 느낌이 드는 것도 술이 사람을 흥분시키기 때문이 아니라 술이 우리의 대뇌활동을 억제하기 때문이다. 또한 우리는 술을 마시면 성적 욕구가 증가한다고 알고 있지만 술을 마시면 성에 대한 흥미는 증가할지 모르지만 성기능은 평소에 비해 크게 떨어진다. 더구나 술을 마시면 성적 흥미가 증가한다는 사실도 사회적인 분위기 때문이지 술이 가지고 있는 원래의 효능은 아니다. 예를 들어, 술은 안 들어있지만 술맛이 나는 음료와 보통 음료를 마신 후 술맛 음료를 마신 사람이 성적으로 더 흥분된다고 보고하였다. 일이나 개인적인 문제로 갈등을 겪고 있는 사람들의 경우에는 술을 마시면서 속에 있는 이야기를 서로 할 수 있기 때문에 어느 정도는 스트레스 해소에 도움이 되기도 하지만 술로 인한 효과는 일시적이며 모든 문제를 해결해 주지도 않는다. 게다가 우리나라 직장인들은 반복되는 음주로 인해 알콜중독의 우려까지 나오고 있다. 알콜중독은 장기간(일반적으로 10년 이상)의 음주로 인해 일어나는 중독으로 정신적으로는 이해나 판단능력이 약해지고 사고나 기억력이 저하되며, 자기중심적이고 거짓말을 하는 버릇이 생기거나 부끄러움을 모르는 등의 성격적 변화가 발생한다. 나중에는 만성위염이나 심장과 간장의 장애와 같은 신체이상뿐 아니라 정신장애가 발생하기도 한다.

어떤 사람은 술을 마셔도 잘 견디는 데 비해 어떤 사람은 술을 조금만 마셔도 정신을 잃는 경우가 있다. 이것은 사람마다 술에 대한 민감도가 다르기 때문으로 체격이 큰 사람은 작은 사람보다 체내수분이 많기 때문에 많은 술을 마실 수 있으며, 일정한 시간에 분해하는 알콜의 양도 더 많다. 선천적으로 알콜 분해효소를 적게 가지고 태어난 사람은 조금만 술을 마셔도 금방 취하게 된다. 또한 여성이 남성보다 같은 양을 마셨을 때 혈중 알콜 농도가 더 높은데 그것은 여성은 지방이 많고 수분이 적고 분해효소도 적기 때문이다. 그리고 월경주기가 알콜의 신진대사에 영향을 주어 월경 전에는 흡수속도가 빠르다.

그렇다면 어떻게 해야 건강을 해치지 않고 술을 즐길 수 있을까? 첫째, 술을 마실 때는 약을 먹지 않는 것이 좋다. 특히, 진정제, 통증, 수면제를 술과 함께 먹게 되면 생명이 위험할 수도 있다. 둘째, 음주 전과 음주 시 음식물을 섭취하여 알콜이 흡수되는 것을 느리게 하여 위장을 보호할 필요가 있다. 셋째, 탄산음료는 알콜 흡수속도를 증가시켜 뇌에 빨리 영향을 미치므로 삼가는 것이 좋다. 넷째, 커피를 마시면 이뇨작용이 촉진되어 숙취를 악화시키며, 술로 인해 흐려진 판단력을 더 떨어뜨린다. 술을 깨기 위해 약물을 복용하는 것은 간장에 더 큰 부담을 준다. 다섯째, 해장술이나 사우나는 숙취해소에 좋지 않다. 술을 해독하기 위해서는 적어도 2~3일이 필요하며 해장술은 간에 더 큰 부담을 준다. 따뜻한 물에 목욕을 하는 것은 간 기능을 활발하게 하는 데 도움이 되지만 사우나는 알콜이 수분을 함께 배출시켜 탈수상태에 빠질 수 있고, 체온보다 강한 열이 간장에 큰 부담을 주며 혈압을 증가시킨다.

### (4) 자책하기

만일 잘못된 투자로 인해 큰 손실을 입었거나 시험을 형편없이 보았다면 맨 먼저 어떤 느낌이 들 것인가? 우선 크게 낙담하여 우울한 감정을 가질 것이고 그 다음에는 잘못된 투자를 하거나 더 노력을 하지 않았던 자신을 탓하게 될 것이다. 물론 우리에게 좌절감을 가져오는 대부분의 문제에서 자신이 책임을 면하기는 어렵지만 문제는 세상일에는 자신의 힘으로도 어쩔 수 없는 요인이 영향을 미칠 수 있다는 것이다. 가령 축구경기에서 승부는 선수들이 얼마나 열심히 했느냐 하는 것뿐 아니라 감독의 작전이나 상대편 선수의 컨디션 등 많은 요인의 영향을 받게 되는데 어떤 선수는 중요한 순간에 자신의 잘못으로 경기에 졌다고 과도하게 자책하는 경우도 있다. 이렇게 좌절에 대해 비현실적으로 자책하는 것을 엘리스(Ellis, 1987)는 파국적인 사고(catastrophic thinking)라고 불렀다. 파국적인 사고를 하면 자신이 겪은 좌절의 원인을 상황보다 자신의 결함에서 찾으려고 하고, 타인의 칭찬은 무시한 채 비난에만 귀를 기울이며, 미래를 실제보다 비관적으로 보는 경향을 보인다. 자책은 자신의 약점을 보완하여 더 이상의 실수를 피하는 데 도움을 주기도 하지만 그것이 지나쳐 파국적인 사고를 하게 되면 스트레스에 대한 정서적 반응을 유발하고 유지시켜 우울증을 일으키거나 좌절을 극복하기 위한 새로운 시도를 방해할 수 있다.

### 2) 방어적 대처방략

스트레스와 직면하면 우리 마음은 스스로를 방어하기 위한 대처방략을 사용하게 되는데 그중 하나가 정신분석이론에서 제안한 방어기제이다. 방어기제는 스트레스의 원인을 근본적으로 해결하는 것은 아니지만 자아를 보호하고 더 적극적인 대처를 하기 위한 마음의 여유를 제공하는 역할을 한다. 방어기제라고 하면 부정적 시각을 보는 경우가 있지만 방어기제는 반드시 병리적 대처라고 보기는 어렵고 경우에 따라서는 적응적인 대처의 하나로 간주될 수 있다. 방어기제는 무의식적으로 사용되기 때문에 자신이 의식하지도 못하는 사이에 방어기제가 작용하며 방어기제에 의존하는 정도는 발달수준과 불안수준에 따라 달라진다. 스트레스에 대처하기 위해 방어기제를 적절히 이용하는 것은 일생생활의 괴로움을 극복하는 데 도움을 주는 것은 사실이지만 방어기제는 현실을 왜곡하기 때문에 방어기제가 지배적인 대처방략이 되면 심리적 장애가 나타날 수 있다.

- **억압**(Repression): 두렵고 고통스러운 기억이나 수치스럽고 자기비난을 불러일으키는 기억들을 무의식으로 억제하는 것을 억압이라고 한다. 가령, 전쟁에 참여했던 군인들은 외상적 사건에 대한 기억을 억압하여 그 사건에 대한 기억을 잘 하지 못하는 경우가 많다. 또한 인생을 살면서 불쾌한 감정을 일으키는 기억들은 자기개념과 모순되기 때문에 억압되기 때문에 나이가 들면 과거가 실제보다 더 행복하게 느껴질 수 있다. 억압은 다른 방어기제보다 자주 사용되며 다른 방어기제와 결합하여 무의식적으로 작동한다. 그러나 억압된 기억들이 완전히 사라지는 것은 아니며 병이 들거나 잠을 자는 동안 의식의 저항이 약화되거나 혹은 기억의 충동들이 강해지면 꿈이나 실수 또는 부적응 행동으로 의식에 떠오를 수 있다.
- **투사**(projection): 누구나 자신이 받아들일 수 없는 사고, 감정 그리고 동기를 가지고 있는데 투사는 타인에게 그러한 특성을 지나치게 부여하여 자신의 결점을 스스로 인식하는 것을 막는 것이다. 즉, 타인에 대해 비판적이거나 불친절한 성향을 가지고 있지만 본인은 자기가 좋은 사람이라고 생각하기 때문에 그러한 성향을 가지고 있다고 시인하기 싫을 수 있다. 이때 주변에 비판적이거나 불친절한 사람이 있다면 그 사람에게 실제보다 더 많이 비난하고 조소할 것이다. 이러한 성향은 편집증 환자에게서 자주 나타나는 방어기제 중의 하나이다.
- **반동형성**(reaction formation): 원래 자기가 가지고 있는 감정과 반대되는 방식으로 행동하여 자신의 감정을 은폐하려는 것을 반동형성이라고 한다. 가령, 상대방을 너무 좋아하면서도 그러한 감정을 드러내면 자존심이 상할까봐 겉으로는 상대방에게 더 관심이 없는 척 행동할 수 있다. 또한 금욕생활을 강하게 주장하는 사람은 실제로는 자기 자신의 성적 충동과 투쟁하고 있는 것인지 모른다. 지나친 애정도 반동형성의 하나일 수 있다. 가령, 재혼한 남편의 자식들에 대해 심할 정도로 관심과 사랑을 투자하는 새엄마는 사실 그들을 미워하는 것일 수 있다.

- **퇴행**(Regression): 심한 스트레스나 극단적인 곤경에 처하면 사람들은 어렸을 적의 미성숙하고 부적절한 행동양식으로 되돌아가 자신의 불안에 대처하려고 한다. 가령, 처음 학교생활을 하게 된 아이들은 울기, 지나친 의존, 손가락 빨기, 숨기, 선생님에게 매달리기 등과 같은 유아적 행동에 빠지는 경우가 있는데 그들이 자신의 삶에서 가장 편하고 안전했던 시기로 돌아가기를 원하기 때문이다. 즉, 어릴 때로 되돌아가면 주변의 요구가 적어지고 뭐든 받아줄 것이라는 환상에 빠지게 된다. 성인의 경우에도 심한 스트레스를 받게 되면 울거나 심하게 짜증을 내는데 이러한 방법은 분노나 적대감을 줄이는 데는 좋을지 모르지만 미숙한 방법이다.
- **전위**(displacement): 어떤 감정이나 행동을 원래의 근원에서 다른 대상이나 사람으로 전환하는 것을 말한다. 즉, 사회생활을 하다보면 좌절로 인한 분노나 공격성이 발생하는데 그것을 그대로 표현하는 경우에는 사회적 관계에 문제가 생기기 때문에 다른 사람에게 표현하게 된다. 가령, 직장에서 상사에게 혼난 직원은 그로 인한 분노를 부하직원이나 아내에게 풀기 쉽다. 물론 공격성을 스포츠를 통해 전위하였다면 바람직한 방식으로 전위가 일어났다고 할 수 있다.
- **합리화**(rationalization): 수용하기 어려운 행동을 정당화하거나 실망을 최소화하기 위해 겉으로 그럴듯한 변명을 만드는 것을 합리화하고 한다. 자신이 처해 있는 어려움을 더 힘든 상황에 있을 것으로 기대되는 타인과 비교하는 것도 일종의 합리화라고 할 수 있으며 이러한 방어기제는 실제로도 기분을 바꿔주고 자존감을 유지하는 데 도움을 준다(Wills & Sandy, 2001). 더 심각한 상황을 예상한다면 경쟁에서 실패해도 덜 실망하게 되며 낮은 지위를 차지해도 덜 불만스럽게 된다. 가령, 말을 걸어보지도 않고 "내가 말을 걸어봐야 망신만 당할 거야!"라고 생각하는 경우가 많다. 처음에는 이것이 일시적 방어기제에 불과하지만 나중에는 삶의 방식이 되어 인생 전체가 부정적으로 변화된다. 이렇게 인생을 부정적으로 생각하면 자기 충족적 예언(self-fulfillment prophecy)으로 인해

일어나지 않아도 될 불행한 일을 자초하는 경우도 생길 수 있고 일단은 자신의 삶에 대해 만족하지 못하고 무의미하게 살 수밖에 없다.

사람들은 자신의 열등감을 감추기 위해 부정이나 동일시를, 실패로 인한 좌절감을 줄이기 위해 억압이나 합리화를, 상대방에 대한 적대감을 감추기 위해 승화나 반동형성 또는 전위를 주로 사용한다. 사람은 자기가 방어기제를 사용하고 있다는 것도 의식하지 못하는 경우가 많기 때문에 방어기제를 사용하는 사람은 자신이 직면하고 있는 위협이 어떤 것인지 잘 모르는 경우가 많다는 점에서 방어기제의 문제점이 있다. 우선 방어기제는 현실을 왜곡하여 스트레스 상황의 위협이 감소된 것처럼 만들기 때문에 자신이 직면하고 있는 문제를 거짓으로 해결하게 되며 보다 근본적인 해결책을 찾지 않게 된다. 또한 방어기제는 스트레스로 인한 부적정인 감정을 억제하며 유사한 상황에서 더 방어적으로 행동하게 만들어서 진정한 감정과 점점 더 멀어지게 된다. 그러면 우리는 자신 또는 타인의 어떤 행동이 방어기제에 의한 것인지 아닌지를 어떻게 알 수 있을까? 방어기제가 사용되고 있는지를 알아내기는 결코 쉽지 않지만 방어적 행동에는 몇 가지 공통점이 있다. 첫째, 어떤 반응이 기대되는 상황에서 의외의 반응이 나온다. 둘째, 언행의 불일치도 중요한 단서이다. 셋째, 자기감정에 대한 기술이 자꾸 바뀌는 것도 하나의 단서가 된다.

## 2 • 적극적 대처방략

지금까지 사람들이 스트레스를 겪을 때 흔히 사용하는 일반적인 대처방략들을 살펴보았지만 이러한 대처방략은 스트레스에 효과적으로 대처하는 데 한계가 있다. 라자러스(Lazarus, 1974)는 누구나 생활 속에서 스트레스를 경험하게 되며 스트레스에 대한 대처가 얼마나 효과적인가에 따라서 개인의 적응이 결정된다고 보았다. 그는 스트레스에 대처하는 방식을 크게 정서-중심적 대처방략과 문제-중심적 대처방략으로 구분하였는데 정서-중심적 대처방략이란 스트레스 자체보다 스트레스로 인해 유발되는 정서를 조절하여 대처하는 것을 말하고, 문제-중심적 대처방략이란 스트레스 자체를 해결하기 위한 대처를 말한다. 가령, 직장상사와 업무문제로 스트레스를 많이 겪고 있을 때 운동을 해서 스트레스로 인해 생기는 분노나 적대감을 조절하려고 노력한다면 정서-중심적인 대처방략이 되지만 직장상사와 허심탄회하게 대화를 하거나 직장상사가 요구하는 업무를 잘 수행할 수 있는 방법을 찾으려고 한다면 문제-중심적 대처방략이다. 스트레스가 유발되었을 때 그것에 직면하여 문제-중심적으로 대처하는 것이 바람직하기는 하지만 때로는 스트레스로 인해 유발된 부정적인 정서를 조절하는 정서-중심적으로 대처하는 것이 스트레스를 줄이는데 더 효과적인 경우가 있다. 문제-중심적 대처방략은 스트레스에 대한 자신의 인지적 평가를 변화시키는 평가중심 대처방략과 스트레스를 유발하는 문제를 논리적으로 해결하려는 문제해결 중심 대처방략으로 구분된다. 여기에서는 정서-중심 대처방략과 문제-중심 대처방략에 대해 알아보도록 한다.

### 1) 정서-중심 대처방략(emotion-centered coping strategy)

일상생활에서 발생하는 스트레스로 인해 우리는 다양한 정서를 경험하게 된다.

어떤 때는 친구와의 갈등으로 분노를 경험하기도 하고 연인과의 헤어짐으로 인해 슬픔을 느끼기도 한다. 이러한 정서적 경험은 자연스러운 것이기는 하지만 감정에 지나치게 몰입하여 스트레스를 효과적으로 대처하지 못하는 경우도 있다. 정서-중심 대처방략이 중요한 것은 정서적 긴장이 어느 정도 감소되어야 마음의 여유가 생기며 그래야 스트레스를 해결하기 위해 문제-중심 대처방략을 적용할 수 있기 때문이다. 우리 삶이 스트레스와 떼어놓기 어려운 것이라면 자신의 감정을 적절하게 조절할 수 있는 능력이 필요하다. 그렇다면 정서를 어떻게 조절할 것인가?

### (1) 감정표현

우리는 자기 자신에 대해 그리고 자기감정에 대해 진실해져야 하며 그것을 솔직하게 남에게 표현할 수 있어야 한다. 사람들은 자신이나 타인의 삶에 어떤 방해도 되지 않는 호의적이고 무난한 감정만을 표현하며, 자신의 가슴 속에서 우러나는 감정에 순응하기보다 어떤 감정을 가질 것인가를 미리 결정하고 그에 따라 행동한다. 그러나 감정은 참는다고 사라지지 않으며 억누른 감정이 신체적으로나 정신적으로나 문제를 일으킬 수 있기 때문에 감정은 표현되어야 한다. 감정을 표현하는 것이 신체적 각성뿐 아니라 정서적 긴장도 감소시킨다(Hokanson & Burgess, 1962). 그러나 감정을 자기 마음대로 표현하게 되면 인간관계에 문제가 생길 수 있고 사회생활도 어려워질 수 있기 때문에 적절한 방법으로 표현되어야 한다.

감정을 적절하게 표현하는 방법을 배우기 위해서는 왜 감정표현이 불쾌하게 받아들여지를 이해해야 하며 그것은 두 가지 원인 때문이다. 첫째, 상대방의 행동이나 말로 인해 발생한 감정을 표현할 때 사람들은 사실만으로 언급하지 않고 평가를 하는 경향이 있다. 가령, 약속시간에 늦게 온 친구에게 "왜 이렇게 늦었니?"라고 말했다면 문제가 되는 사실을 지칭하는 것이기 때문에 갈등의 소지가 없지만 사람들은 "너는 왜 이렇게 늘 늦니?"라고 말하는 경우가 많다. 이것은 "늦었다"는 사실과 "너는 습관에 문제가 있다"는 평가를 동시에 전달하기 때문에 상대방의 기분을 상하게

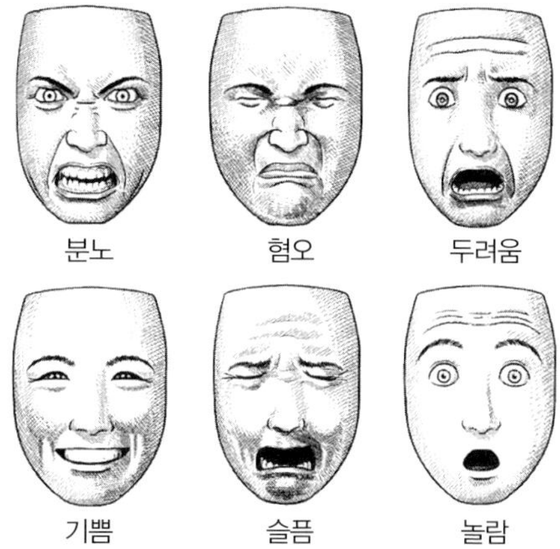


한다. 둘째, 부정적인 감정을 표현할 때는 보통 상대방에게 어떻게 해줄 것을 요구하는 경우가 많은데 그러한 요구를 하면 상대방은 자기가 타인에 의해 좌지우지 된다는 인상을 갖기 때문에 자신의 잘못에 대해서는 동의하면서도 부정적으로 반응하는 경우가 많다. 따라서 상대방의 감정을 상하지 않게 하면서도 자신의 감정을 적극적으로 표현하기 위해서는 다음의 원칙에 따라야 한다. 첫째, 상대방의 말이나 행동에 대해 평가를 하지 말고 사실만을 언급한다. 만일에 상대방이 약속시간에 늦었다면 약속시간에 늦었다는 사실에만 비난을 한정시킬 필요가 있다. 둘째, 상대방의 행동을 중심으로 하는 "You-message" 대화법 대신 나의 감정을 중심으로 하는 "I-message" 대화법을 사용한다. 상대방이 약속시간을 어기고 늦게 왔다고 가정해보자. 만일 "너 왜 이렇게 늦게 오니? 앞으로 약속시간 어기면 다시는 안 만나."고 말했다면 상대방은 늦게 왔기 때문에 할 말은 없지만 기분이 무척 상할 것이다. 그러나 "네가 약속시간에 늦어서 엄청 짜증났거든. 약속을 잘 지키면 얼마나 좋겠니?"라고 말한다면 언급한 모든 내용이 사실이기도 하고 자신의 행동 때문에 상대방의 기분이 얼마나 상했는지 알게 되기 때문에 미안한 생각도 들 것이다. 이렇게 자신의 감정을 표현할 때는 상대방의 행동을 어떻게 바꿀까 생각하기보다 자신의 감정을 솔직하게 전달하는 데 관심을 기울여야 한다.

### (2) 사회적 지지

일반적으로 긍정적 성격이나 사회적지지 같은 개인적 자원이 많은 사람은 스트레스에 더 잘 대처한다. 특히, 사회적 지지와 건강 간에는 유의한 관계가 있으며 사회적 지지를 충분히 받는 사람은 그렇지 않은 사람에 비해 더 건강하고 장수한다(Berkman & Syme, 1979; Wills, 1998). 이들의 연구에서 친밀한 관계를 유지하는 여성이 남성에 비해 더 낮은 사망률을 보이며, 사회적 유대의 수가 줄어듦에 따라 사망률이 증가하는 경향을 보였다. 그렇다면 사회적 지지가 스트레스의 극복에 어떤 기여를 하고 있는 것일까? 첫째, 사회적 지지는 안전행동을 증가시키고 위험행동을 감소시키는 경향을 보인다. 즉, 고립되어 있는 사람들은 건강을 보호하도록 격려를 받거나 병들었을 때 의사를 찾아가보라고 권하는 친지가 더 적으며 흡연과 술 같은 부정적 대처방략을 신택하는 경향이 있다(Broman, 1993). 둘째, 사회적 지지를 받고 있는 사람들은 스트레스 상황에서 그렇지 못한 사람들에 비해 스트레스를 덜 위협적으로 생각한다(Wills, 1998). 이들은 스트레스를 극복하기 위한 정보를 더 쉽게 얻을 수 있고, 문제를 더 빨리 해결하는 경향을 보인다(Uchino & Garvey, 1997). 즉, 우리가 어떤 어려움에 빠지게 되면 그것을 어떻게 다루어야 효과적인지 금방 알아내기는 어렵다. 사회적 관계를 맺고 있는 주변사람들의 다양한 경험과 조언은 자신이 처해 있는 어려움을 어떻게 벗어날 것인가에 대한 정보를 제공해 준다.

스트레스 대처에 사회적 지지가 효과적이라면 그것을 증가시켜야 하는데 실제로 사회적 지지를 증가시키는 것은 사회적 접촉의 수를 증가시키는 것만큼 쉽지 않지만 이를 위한 몇 가지 가능성이 있다. 첫째, 사회적 관계에서 보이는 남녀의 차이는 어떻게 해야 사회적 지지를 받을 수 있는지를 보여 준다. 일반적으로 여성은 남성보다 친밀한 사회적 관계망을 형성하고 있는데 그 이유는 정서적 공유, 비언어적 신호에 대한 민감도, 배려 등의 차이 때문이다. 남성보다 여성이 더 친밀한 사회적 지지를 형성하는 것은 여성 특유의 사회적 특성 때문이며 남성도 친밀한 사회적 지지를 형성하기 위해서는 여성의 사회적 특성을 고려해야 한다. 둘째, 비슷한 스트레스를 겪고 있는 타인과의 연결망을 만들어 본다. 비슷한 상황에 있는 사람들은 자신이 겪고 있는 스트레스가 자신만 겪고 있는 것이 아니라는 정서적 지지를 제공하고 스트레스를 극복을 위한 정보나 자원을 제공해 준다. 즉, 우리는 평소에 겪지 못했던 어려움에 빠지면 그것을 자신만이 겪는 불행한 일로 생각하여 자신의 운명을 탓하고 그것에 대응하는 것을 포기하는 경우가 있다. 그러나 자기와 비슷한 스트레스를 겪고 있는 사람들로부터 그들도 자신과 같은 문제를 겪은 적이 있다는 것을 알게 되면 자신이 처한 문제를 보다 현실적으로 받아들이는 데 도움이 되고 이와 관련된 정보나 지원을 얻을 수 있다. 셋째, 가족과 친구 등 기존의 사회적 관계망을 잘 유지해야 한다. 우리가 심각한 스트레스를 겪고 있을 때 가장 큰 도움이 되는 것은 우리 주변에 있는 사람들이며 가족이나 친구는 어려운 상황에서 물질적 정서적 지지를 제공한다. 여러 조사결과에서 기혼자가 독신자들에 비해 낮은 사망률을 보이는 것은 이러한 가족의 정서적지지 때문이라고 할 수 있다.

### (3) 신체이완

스트레스로 인한 정서적 긴장을 줄이기 위해서는 근육을 이완하거나 명상을 통해 신체를 이완하는 방법을 사용할 수 있다. 우선, 근육이완은 교감신경계의 활동을 억제하여 정서적 긴장을 풀어주는 역할을 하기 때문에 효과적인 대처방략이며 제이콥슨(Jacobson, 1938)이 제안한 점진적 근육이완법이 가장 많이 알려져 있다. 편안한 의자에 앉아서 손과 팔, 머리와 얼굴, 가슴과 등, 어깨, 배와 엉덩이, 다리와 발 순서로 근육을 이완한다. 이완하는 방법은 우선 숨을 들이쉬면서 손과 팔의 근육에 힘을 주면서 서서히 긴장시킨 후 숨을 참고 5초간 긴장을 유지하고 다음에 숨을 내쉬면서 손과 팔의 근육을 빠르게 이완한 후 10초 정도 이완된 상태를 느낀다. 이때 근육이 긴장된 상태와 이완된 상태 간의 차이를 느끼는 것이 중요하다. 이 과정을 2번 이상 반복하고 잠시 쉰 후 다음 부위로 넘어가면 되는데 모든 근육을 이완했으면 심호흡을 하면서 잠시 휴식을 취한 후 일어난다. 이러한 근육이완법을 매일 15분 정도 한 주나 두 주 정도 반복하면 스트레스로 인한 정서적 긴장과 피로가 해소된다. 명상을 통한 신체를 이완하는 방법은 벤슨(Benson, 1974)이 제안한 명상이완법(meditation relaxation method)을 활용할 수 있다. 벤슨은 명상이완법이 종교적 의식이나 믿음과 무관하게 이루어질 수 있으며 신체적 이완을 가져오는 데 효과적이라고 주장하였다. 벤슨은 명상이완법의 네 가지 요소로 주의분산이 없는 조용한 환경, 주의를 마음 내부로 지향하기 위해 어떤 소리를 암송하거나 특정한 물체를 주시하는 정신적 방략, 주의분산에 대응하기 위한 수동적 태도, 주의분산의 가능성을 줄이기 위한 편안한 자세 등을 강조하였다. 우선 조용한 환경에서 편안한 자세로 앉아 눈은 감은 후 다리부터 머리까지 간단하게 근육을 이완한다. 마음속으로 "하나"(다른 단어도 가능)라고 말하면서 코를 숨을 천천히 들이쉬고 내쉬기를 반복한다. 10분 정도 후에 숨쉬기와 소리내기를 중단하고 잠시 눈을 감고 있다가 눈을 뜬다. 이러한 신체이완은 긴장성 두통을 완화하는데 위약보다 더 효과적이며(Herman, Kim, & Blanchard, 1995), 편두통이나 우울, 고혈압, 요통 등 스트레스로 인한 장애에 전반적인 효과를 보인다는 사실이 밝혀졌다(Carlson & Hoyle, 1993).

### (4) 규칙적 운동

운동은 정서적 긴장을 해소하는 데 도움이 되는 것은 다음과 같은 이유 때문이다. 첫째, 운동을 하기 위해 스트레스 환경을 일시적으로 나마 떠나게 되므로 기분전환이 된다. 둘째, 근육활동을 계속하기 때문에 긴장과 이완의 반복으로 정서적 긴장을 감소시킨다. 셋째, 운동은 뇌에서 신체의 통증을 경감하고, 긍정적인 기분을 일으키는 엔돌핀(endorphin)과 행복감을 증진시키고, 충동적 행동을 억제하는 세로토닌(serotonin) 분비를 촉진한다(Watkins & Mayer, 1982). 그렇기 때문에 우울증 초기에는 가벼운 운동만으로도 증세가 크게 호전될 수 있다(McCann & Holes, 1984). 규칙적 운동은 정서적 긴장을 해소하는데 도움이 될 뿐 아니라 신체건강을 유지하는 데 필수적이다. 가벼운 운동이라도 심장병의 발병을 감소시키는 데 도움이 된다. 주당 1600칼로리를 소모하는 사람은 주당 500칼로리를 소모하는 사람에 비해 심장병으로 인한 사망률이 40% 감소한다. 또한 대학시절에 운동을 즐긴 여학생은 결혼 후에 유방암이나 자궁암 또는 골다공증이나 당뇨병에 걸리는 비율이 매우 낮았다. 그러나 경쟁적인 운동은 노어에피네프린을 분비시켜 긴장감을 증가시킬 수 있다. 주변에서 보면 골프와 같은 운동을 하면서 돈내기를 한다거나 지나친 승부욕을 보이는 경우가 있는데 이것은 스트레스를 해소하기보다 오히려 그 자체가 스트레스가 될 수 있다. 또한 운동 중독증으로 인해 신체손상을 가져오거나 가족과의 관계를 악화시키고 심한 경우에는 기분장애를 일으키기도 한다. 예를 들면, 주당 60km를 달리는 사람의 50% 이상이 뼈에 손상을 입는다. 이렇게 신체적 손상을 입지는 않는다고 하더라도 운동중독에 걸리면 시합에 이기지 못한 경우에는 우울해하고, 운동을 못하면 불안을 느낀다. 운동과 관련하여 우리가 잘못 알고 있는 상식들이 많이 있다. 우선 육체노동을 하는 사람들은 운동이 필요 없다고 생각하지만 육체노동과 운동은 다르다. 대부분의 육체노동은 일부 근육만 사용하기 때문에 신체의 균형이 깨져 건강을 해칠 수 있다. 둘째, 심한 운동 후에는 그냥 휴식하는 것보다 가벼운 스트레칭이나 맨손운동으로 몸을 풀어주는 것이 좋다. 셋째, 갑작스런 샤워는 혈관이나 심장에 무리를 주므로 신체가 안정된 상태에 도달했을 때 하는 것이 좋다. 넷째, 남자는 웨이트 트레이닝이고 여자는 에어로빅이라는 생각은 옳지 않다. 골다공증을 예방하기 위해서는 에어로빅과 함께 근육과 뼈에 스트레스를 주는 웨이트 트레이닝이 필요하다.

### 2) 문제-중심 대처방략(problem-centered coping strategy)

문제-중심 대처방략은 자신이 직면한 스트레스를 현실적으로 보도록 도와주고 부적응적인 감정과 행동을 조절하며 스트레스에 직면하여 문제를 해결하도록 돕는다는 점에서 다른 대처방략들과 차이를 보인다. 문제-중심 대처방략에는 스트레스 사건을 더 현실적으로 평가하도록 하는 평가-중심 대처방략과 스트레스를 유발하는 사건 자체를 해결하려는 문제해결-중심 대처방략으로 구분된다.

### (1) 평가-중심 대처방략(appraisal-centered coping strategy)

시험에서 나쁜 성적을 받았을 때 어떤 사람은 자기가 노력을 많이 하지 않아서 그런 결과가 나온 것으로 생각하는 데 비해 어떤 사람은 시험문제가 자기가 공부한 곳에서 나오지 않았기 때문에 성적이 나쁘게 나왔다고 생각한다. 같은 스트레스에 대해서도 사람들은 서로 다르게 생각하기 때문에 그에 따라 느끼는 스트레스의 정도도 다를 수밖에 없다. 따라서 스트레스를 잘 다루기 위해서는 스트레스에 대한 우리의 사고방식을 더 합리적이고 현실적으로 바꿀 필요가 있는데 이것을 평가 중심적 대처방략이라고 한다.

엘리스(Ellis, 1973)는 스트레스 사건에 대한 부정적 자기대화인 파국적 사고(catastrophic thinking)가 스트레스를 효과적으로 다루기 어렵게 하는 정서반응을 유발하게 된다고 보았다. 파국적 사고가 스트레스에 어떤 영향을 미치는지를 엘리스(Ellis, 1973)의 A-B-C 개념을 사용하여 알아보자. 엘리스는 감정이 발생하는 과정을 개념화하기 위해 불쾌한 감정을 촉발시키는 사건이나 조건을 A(activating events), 그러한 사건이나 조건에 대한 자신의 신념을 B(belief), 자신의 신념에 의해 유발된 감정이나 행동을 C(consequence)라고 불렀다. 우리는 어떤 사건이나 조건(A)이 감정(C)을 일으킨다고 생각하지만 실제로는 어떤 사건이나 조건(A)이 신념을 불러일으키고(B) 그 결과 감정을 느끼는(C) 것이다. 가령, 누구나 친구가 약속시간에 늦게 와서 심하게 화를 냈던 경험이 한번은 있을 것이다. 우리는 친구가 약속시간을 어긴 사건 때문에(A) 화가 났었다고(C) 생각하지만 사건과 감정 사이에 “사람은 누구나 약속을 지켜야 할 의무가 있다”라든지 “친구라면 약속을 한 친구를 그렇게 오래 기다리게 하지는 않을 것이다” 같은 자신의 신념(B)이 개입되어 있으며 이 신념은 경직되고 비합리적이다. 만일 “급한 일이 있다면 누구든 약속시간에 늦을 수도 있다”는 더 현실적이고 합리적인 신념(B)을 가지고 있었다면 그 친구가 늦게 왔다고 하더라도 그렇게 화를 내지는 않았을 것(C)이다. 물론 스트레스는 친구가 유발한 것이지만 그 스트레스에 어떤 감정을 가질 것인지는 자기와의 대화에 의해 결정되며 이 자기와의 대화는 합리적일 수도 있지만 비합리적일 수도 있다.

① 파국적 사고

엘리스(Ellis, 1997)는 스트레스에 대한 비현실적인 평가는 사람들이 마음속에 가지고 있는 비합리적인 신념인 파국적 사고에 기인한다고 보았다. 그렇다면 사람들은 어떤 유형의 파국적 사고를 가지고 있을까? 첫 번째 파국적인 사고는 "나는 내가 만나는 사람들에게 모두 사랑이나 호감을 받아야만 한다"는 생각이다. 사람은 누구나 다른 사람들에게 사랑받고 싶어 하지만 자신이 만난 사람들에게 모두 사랑이나 호감을 받아야 한다고 생각하는 것은 지나친 것이다. 두 번째 파국적인 사고는 "내가 노력을 하면 반드시 좋은 결과를 얻어야 한다"는 생각이다. 경쟁사회에서 살고 있는 우리는 늘 최선의 노력을 다하도록 강요받고 있으며 그 근저에는 "노력을 하면 그만큼의 보상이 따라온다"는 믿음이 있다. 그러나 현실에서는 그러한 믿음이 반드시 사실로 받아들여지지 않으며 자신이 처해있는 상황이나 재능 등 많은 변수들이 노력과 함께 성공에 영향을 미치게 된다. 세 번째 파국적 사고는 "사람들은 언제나 정직하게 행동해야 하고 나를 배려해 주어야 한다"는 생각이다. 물론 사람들이 정직하고 남들을 배려해주는 것은 좋은 일이지만 세상에는 다양한 유형의 사람들이 존재하고 있으며 늘 정직하고 사려 깊게 행동할 것을 기대하는 것은 비현실적인 생각이다. 네 번째 파국적인 사고는 "세상일들은 언제나 내가 기대한 대로 진행되어야 한다"는 생각이다. 사람들은 언제나 대인관계나 자신의 일에 대해 나름대로의 기대를 가지고 행동하며 그러한 기대가 충족되기를 바란다. 예를 들면, 친구에게 저녁에 술 한잔하자고 전화했을 때 상대방이 이러한 제의에 찬성할 것을 기대한다. 만일 친구가 바쁘다고 자신의 제의를 거절하게 되면 기분이 상하고 화가 나게 된다. 이러한 감정변화는 세상 일이 자신의 뜻대로 될 것이라는 불합리한 기대 때문에 일어나는 것이다.

### ② 파국적 사고의 변화

파국적인 사고는 우리가 공동체 생활을 유지하는 데 도움이 되기 때문에 형성된 것이며 단지 파국적 사고가 지나치게 융통성 없이 적용될 경우에 문제를 일으키게 된다. 그렇다면 일상생활에서 스트레스에 직면할 때 파국적인 사고 대신 더 합리적이고 현실적인 사고를 하기 위해서는 어떻게 해야 할까? 한 가지 방법은 〈표 9-1〉에서와 같이 평소에 스트레스로 인해 어떤 감정을 경험하였을 때 그러한 감정을 유발하는 자신의 사고방식을 자세히 살펴보고 그것을 변화시켜 보는 것이다. 우선 최근에 경험한 일 중 불쾌한 기분이 들었던 일(A)을 적은 후 그 상황에서 자신의 마음속을 스쳐갔던 파국적 사고(B)를 찾아보고 그것으로 인해 느꼈던 감정(C)을 적어본다. 다음에는 파국적 사고의 논리성, 현실성, 효용성을 논박하여 파국적 사고의 합리성을 따져보고, 더 현실적인 사고, 정서 그리고 행동으로 바꿔본다.

**표 9-1 파국적 사고의 변화과정**

| A (선행사건) | → | B (신념: 파국적 사고) | → | C (결과: 부적절한 정서와 행동) |
|---|---|---|---|---|
| 입학시험에 떨어졌다. | | "이런 시험에 떨어지다니 나는 정말 무능력한 인간이야! 나는 견딜 수 없다." | | 우울한 마음과 죽고 싶다는 생각 |

↓

**D (논박: 파국적 사고에 대한 논박)**

① 논리성: 시험을 단번에 합격해야 한다는 법이 어디에 있는가? 그리고 시험에 실패한 사람은 무가치한 인간이라는 말은 사리에 알맞은가?
② 현실성: 이 세상의 모든 사람은 시험에 단번에 합격하는가?
③ 효용성: 시험에 연속적으로 실패한 자신을 질책하고 자포자기하여 얻는 이득은 무엇인가?

↓

**E (효과: 현실적이고 합리적 정서와 행동)**

① 사고: 시험의 실패가 몹시 부끄럽고 불편한 것은 사실이지만 그렇다고 해서 내가 반드시 무가치한 사람은 아니다. 나는 이 상황을 견디고 살아갈 수 있다.
② 정서: 실망스럽기는 하지만 그 이상은 아닌 감정에 머무름
③ 행동: 자학하지 않고 새로운 건설적인 계획을 짜게 됨

이 절차를 사용하여 스트레스에 직면했을 때 느꼈던 감정의 기저에 있는 파국적 사고를 반복적으로 분석해 보면 스트레스 상황에서 자신이 스스로에게 부과하고 있는 비합리적 신념을 찾아낼 수 있고 그것으로 인한 부정적 정서도 감소시킬 수 있다. 그러나 엘리스(Ellis, 1973)의 방법이 스트레스를 해결하는 데 늘 효과적인 것은 아니며 파국적 사고 자체가 핵심믿음인 경우(가령, "나는 어떤 일이든 잘 할 수 없는 무능한 사람이다.")에는 파국적 사고를 분석하는 것만으로 정서를 조절하기 어렵다. 즉, 핵심믿음에 문제가 있는 경우에는 파국적 사고가 자신의 감정이나 행동을 왜곡하고 있다는 것을 머리로는 이해하지만 그것이 감정의 변화까지는 가져오지 않는 수 있다.

### 벡(Beck)의 부정적 인지왜곡

사람들은 보통 우울하기 때문에 비관적인 생각을 한다고 생각하지만 벡(1974)은 비관적으로 사고하기 때문에 우울해진다고 주장한다. 우울한 사람은 자신과 세상 그리고 미래를 부정적으로 생각하도록 만드는 우울도식(depressive schema)을 가지고 있으며 우울도식으로 인해 현실을 왜곡하게 된다. 즉, 우울한 사람은 성격이나 능력 등 자신의 가치를 평가절하하며, 주변 사람들이나 사회를 자신이 추구하는 목표를 달성하는데 방해가 되는 존재로 보고, 현재의 어려움이 미래에도 계속될 것으로 생각한다. 따라서 스트레스 대처는 이러한 인지도식으로 인한 부정적 인지왜곡을 변화시키는 것이다.

그렇다면 사람들은 어떤 유형의 부정적 인지왜곡(negative cognitive distortion)을 할까? 첫째, 사람들은 뚜렷한 증거가 없는데도 불구하고 타인의 행동을 부정적으로 해석하는 경향이 있는데 이것을 임의적 추론(arbitrary inference)이라고 한다. 가장 대표적인 임의적 추론 유형으로 증거도 없이 타인이 자신을 무시하거나 욕한다고 생각하는 부정적 독심술과 해보지도 않고 일이 잘못될 것으로 지레짐작하는 부정적 예언을 들 수 있다. 둘째, 사소한 실패나 좌절만으로 자신의 능력이나 성격 전반을 부정적으로 평가하거나 한 두 번의 실패만으로 성공하지 못할 거라고 생각하는 것을 과잉 일반화(over-generalization)라 한다. 셋째, 자신의 장점이나 잠재력은 무시하면서도 자신이 처한 어려움이나 단점은 과대평가하는 것을 과잉 극화(polarization)라고 한다. 넷째, 타인이나 자신을 평가할 때 "실패와 성공" 또는 "사랑과 미움" 등 극단적으로 양분하여 평가하는 것을 흑백논리(all-or-none thinking)라고 한다. 이들은 성공하려면 완벽해야만 하며 완벽하지 못하면 실패자라고 생각하기 때문에 언제나 실패의 위험을 가지고 살아간다. 따라서 이러한 부정적 인지왜곡을 극복하여 현재 상황을 더 현실적이고 긍정적인 방식으로 바라보도록 변화시키는 것이 스트레스 대처의 기본이 된다.

인지왜곡으로 인한 부정적 사고를 수정하기 위해서는 그러한 사고습관을 깨닫고 왜 그런 사고가 잘못된 것인지를 이해해야 하는데 이 경우에 사용될 수 있는 "삼 단계 자동적 사고 수정법"이 있다. 스트레스로 인해 좌절감을 느끼는 경우에는 시간을 내서 〈표 9-2〉처럼 세로로 세 칸을 그리고 첫째 칸에는 좌절감을 느낄 때 머릿속에 떠올랐던 부정적인 자동적 사고를 적어 놓는다. 그리고 둘째 칸에는 첫째 칸에 써놓은 자동적 사고가 인지왜곡 중 어느 유형에 해당하는지 확인하여 표시한다. 그리고 마지막 칸에는 보다 긍정적인 관점에서 첫째 칸에 적어놓은 자동적 사고를 현실적 사고로 바꿔본다.

**표 9-2 3단계 자동적 사고 수정법**

| 부정적 사고 | 인지왜곡 유형 | 현실적 사고 |
|---|---|---|
| (자취 파트너가 식사준비를 하다가 음식을 태웠다.) "도대체 제대로 하는 게 뭐야?" | 지나친 일반화 | 누구도 완벽하지 않아. 나도 실수를 할 때가 있잖아? 그 친구도 실수할 때도 있지만 잘 할 때도 있어 |
| (발표시간에 발표를 잘 하다가 내용을 까먹어서 끝부분에서 망침) "내 이럴 줄 알았지. 나는 뭐 하나도 제대로 하지 못하는 사람이야." | 과잉 극화 | 누구라도 긴장하게 되면 내용을 까먹을 수도 있어. 그러기 전까지는 나는 발표를 잘하고 있었잖아? |

이런 사고수정 연습을 통해 스트레스 상황뿐 아니라 일상생활에서 자기 스스로에게 짐을 지우는 부정적인 자동적 사고를 통제하여 자신을 보다 긍정적으로 바라볼 수 있는 마음의 여유를 가질 수 있게 된다.

## (2) 문제해결-중심 대처방략

문제해결-중심 대처방략은 스트레스를 유발하는 문제 자체를 해결하거나 그 영향력을 줄이기 위해 사용되는 대처방략이라고 할 수 있다. 우리는 어려운 문제에 부딪히면 피하려는 습관이 있지만 피하면 피할수록 그 문제는 더 심각해진다. 문제해결-중심 대처방략은 스트레스를 유발하는 문제에 직면하여 그것을 해결하려고 노력하는 것으로 사람들이 겪고 있는 문제가 너무 다양하기 때문에 일률적인 해결책을 찾기는 불가능하기 때문에 마호니(Mahoney, 1979)와 밀러(Miller, 1978)가 제안한 일반적 문제해결 절차를 소개하도록 한다.

첫째, 문제가 무엇인지 정확하게 기술한다. 문제를 정확하게 기술하려고 노력하는 것 자체가 문제를 해결하는 지름길이 될 수 있다. 문제를 정확하게 파악하기 위해서는 문제로 인한 발생한 부정적인 감정과 문제 자체를 구분할 수 있어야 하고, 그 문제를 가능한 한 구체적인 용어로 묘사할 필요가 있다. 가령 아무 때나 전화해서 만나자고 하는 애인과의 갈등 때문에 우울하게 지내는 경우, 문제는 "우울한 상태가 계속 지속되고 있다는 것"이 아니라 "애인과 갈등을 겪고 있다는 것"이고, "애인과 갈등을 겪는 것 자체"가 아니라 "애인의 무리한 요구에 대응하지 못하는 것"이 문제라고 할 수 있다. 이렇게 스트레스를 일으키는 문제를 정확하게 기술하다 보면 그것을 어떻게 해결해야 할 것인지도 알게 된다.

둘째, 가능한 한 다양한 대안들을 생각해 본다. 어떤 문제에 부딪혔을 때 우리는 머리에 가장 먼저 떠오른 해결책을 선택하는 경향이 있지만 어떤 해결책도 완벽하지는 않다. 게다가 완벽한 해결책을 찾으려면 찾을수록 자기가 처해 있는 상황을 조금이라도 벗어나게 해주는 해결책을 무시하기 쉽다. 따라서 어떤 행동을 취하기 전에 충분히 생각해보는 습관을 갖는 것이 중요하다. 앞의 문제에서 "애인이 아무 때나 전화해서 생긴 갈등"을 해결하기 위해서는 "가능한 한 요구를 들어준다"나 "귀찮게 계속 전화하지 말도록 요구한다"보다는 "편한 시간을 알려주고 그때 전화하도록 한다"거나 "뭔가 같이 공유할 수 있는 일을 만들어 본다" 등의 다양한 대안들을 브레인스토밍을 통해 생각해 보는 것이다.

셋째, 대안들의 가치를 비교해 본다. 우리가 대안의 가치를 평가할 때는 대안이 얼마나 현실적인지, 대안을 실행하는 동안 또는 결과로 인해 위험이나 부담이 생기지는 않는지, 대안의 실행이 성공했을 때 얻을 수 있는 결과 중 어느 것이 나에게 제일 중요한지를 기준으로 삼는다. 예를 들어, "가능한 한 요구를 들어준다"는 대안은 결국에는 그녀에게 지쳐서 관계가 악화될 가능성이 있기 때문에 적절하지 못한 대안인데 비해 "편한 시간을 알려주고 그때 전화하도록 한다"는 대안은 서로에게 스트레스를 주지 않으면서 욕구를 해결할 수 있으므로 바람직한 대안으로 볼 수 있다.

넷째, 최종적인 대안을 결정했으면 실행에 옮긴다. 이론과 현실이 다른 것처럼 대안을 실행했을 때 생각과 다른 결과가 얻어질 경우에는 너무 그 대안을 고집하지 말고 융통성 있게 다른 대안을 찾아본다. 또한 자신이 얻은 결과를 "성공과 실패"라는 이중적인 잣대로 평가하려는 생각을 버려야 한다. "편한 시간을 알려주고 그때 전화하도록 한다"는 대안을 실행했을 때 그녀가 당신을 당신 편한 대로만 행동하는 사람이라고 비난할 수도 있고, 편한 시간이 늘 변동이 심하여 실행 자체가 어려울 수도 있다. 이럴 때는 생각해 봤던 다른 대안을 찾아보거나 그녀에게 당신의 상황을 이해시켜야 한다.

### 시간 관리와 스트레스 대처

우리가 일상생활에서 느끼는 가장 큰 스트레스 중의 하나는 시간적 압력이다. 시간은 돈과 같이 저축해놓을 수도 없고 흘러가 버리는 것이기 때문에 얼마나 효율적으로 사용하느냐에 따라서 일에서도 성공하고 여유도 즐길 수 있다. 시간을 효율적으로 사용하기 위해서는 우선 시간이 어떻게 낭비되고 있는지를 살펴보는 것이 필요하다.

- **시간 낭비의 원인:** 첫째는 먼저 해야 할 일을 미루고 쉬운 일에 시간을 소모하기 때문이다. 중간시험을 앞둔 학생이 인터넷 게임에 빠져 많은 시간을 보낸다면 자신이 먼저 해야 할 일을 제대로 하지 못하는 상황이다. 둘째는 주변 사람들의 요구를 거절하지 못하고 그들의 요구에 따라 행동하는 것이다. 중요한 서류를 작성해야 하는데 동료가 술 한잔하자고 할 때 거절하지 못한다면 자신의 업무를 소홀히 하게 되고 결국에는 후회하게 된다. 셋째는 일을 다른 사람과 분담하는 방법을 모르거나 다른 사람을 믿지 못하기 때문이다. 즉, 어떤 사람은 다른 사람에게 일을 분담시키는 것이 그 사람에게 부담을 주는 것이라고 생각하기도 하고, 어떤 사람은 자신만이 이 일을 완벽하게 해낼 수 있다고 생각하기도 한다. 넷째는 당장 해야 할 일을 자꾸 미루기 때문이다. 대부분의 사람들은 어떤 일을 미리 하지 않고 마감시간이 닥쳐 허겁지겁하는 경향이 있다. 실제로 사람들 중 20% 가까이가 만성적으로 일을 미루는 경향이 있으며(Ferrari, 2001), 하기 싫은 일을 해야 하거나 그

일에 대한 자신의 수행이 평가받아야 할 때 미루는 경향이 더 커진다(Milgram, Marshevsky, & Sadeh, 1995). 그러나 일을 미루게 되면 짧은 시간 내에 일을 마쳐야 하기 때문에 과제 수행의 질을 낮추고 시간적 긴박감으로 인한 스트레스를 받게 된다(Tice & Baumeister, 1997).

- **시간 관리의 방법:** 시간은 눈에 보이지 않고 아무런 대가 없이 주어지기 때문에 낭비되기 쉽다. 그러나 시간을 낭비하다 보면 중요한 업무에서 실수를 저지르거나 인생에서 중요한 기회를 놓치게 되는 경우가 많다. 따라서 시간을 효율적으로 사용하는 방법을 배울 필요가 있다. 그렇다면 시간을 어떻게 하면 효율적으로 사용할 수 있을까? 시간 관리 전문가들(Lakein, 1996; Morgenstern, 2000)들은 시간을 활용할 때 다음 몇 가지를 실행하도록 충고하고 있다. 첫째, 시간을 어떻게 활용하고 있는지를 기록하고 분석해 본다. 일정한 시간을 정해서 자기가 시간을 어떻게 활용하고 있는지를 자세하게 기록하고 적절하게 범주화해볼 필요가 있다. 가령, 공부, 친구관계, 일상생활(식사, 수면 등)에 얼마나 많은 시간을 할애하고 있는지를 분석해 보면 시간을 적절하게 활용하고 있는지를 판단할 수 있다. 둘째, 목표를 분명히 하고 그것을 위해 무엇을 할 것인지 생각해 본다. 자신이 원하는 목표가 무엇인지를 분명하게 하고 그것을 위해 무엇을 할 것인지 그리고 그것을 위해 시간을 활용하고 있는지를 검토한다. 가령, 다음 승진심사에서 승진하기 원한다면 업무처리나 실력향상에 더 많은 시간을 활용해야 하므로 친구관계 등의 기타 활동보다 더 우선순위를 주어야 한다는 것을 알게 된다. 셋째, 대략적이라도 늘 일정표를 작성한다. 사람들은 보통 일정표를 짜서 생활하는 것을 좋아하지 않으며 실제로 일정표를 짰다 하더라도 그대로 실행하는 경우는 그다지 많지 않다. 그러나 우리가 시간을 잘 활용하기 위해서는 대략적이라도 목표를 정하고 작은 활동단위로 세분화하여 일정표를 작성한 후 각 활동에 우선순위를 표시하는 습관을 가져야 한다.

CHAPTER

# 10 스트레스와 정신장애

1. 정신장애의 준거
2. 정신장애에 대한 편견
3. 정신장애의 이론적 관점
4. 정신장애의 유형

CHAPTER

# 10 스트레스와 정신장애

우리는 일상생활에서 다양한 스트레스에 직면하고 있지만 누구나 정신장애에 걸리는 것은 아니다. 정신장애의 발생에는 스트레스만이 아니라 개인의 유전적 소인이나 성장환경 같은 요인도 영향을 미치기 때문이다. 그렇기 때문에 유사한 스트레스 상황에서도 어떤 사람은 정신장애에 걸리지만 어떤 사람은 잘 극복하기도 한다. 또한 정신장애도 가벼운 상태부터 심각한 상태까지 증상이 다양하며 정신분열증부터 성격장애까지 그 유형도 다르다. 이렇게 본다면 어떤 사람이 정신장애를 실제로 가지고 있는지 그리고 그 원인이 무엇인지를 판단하는 것은 매우 어려운 일이라고 할 수 있다. 이 장에서는 정신장애를 판단하는준거를 알아보고 정신장애에 대한 정신장애의 원인을 설명하는 심리학적 이론들을 소개한 후 대표적인 정신장애의 유형에 대해 하나씩 알아보도록 한다.

## 1 정신장애의 준거

우리가 어떤 사람이 정신장애를 가지고 있다고 볼 때는 나름대로의 준거가 있기 마련이다. 똑같은 행동이라도 시대나 문화에 따라서 어떤 경우에는 정상적인 것으로 받아들여지기도 하지만 어떤 경우에는 정신장애가 있는 것으로 받아들여지기도 한다. 또한 정신장애를 가지고 있는지는 특정한 증상들이 나타나는지를 범주적으로 판단하기 때문에 정상과 정신장애의 구분은 임의적인 것이라고 볼 수도 있다. 그렇다면 정상과 정신장애를 구분하는 준거가 무엇인지 알아보도록 하자.

- 사회문화적 일탈: 개인의 행동이 자신이 소속되어 있는 사회의 문화와 규범에 비추어 일탈되어 있다면 정신장애를 가지고 있다고 볼 수 있다(Ullman & Krasner, 1975). 가령, 우리 사회에서는 여성의 의복이나 속옷을 입는 것을 좋아하는 남성을 정상적으로 보지 않으며 의상도착증(transvestism)이라는 정신장애가 있다고 판단한다.
- 개인적 고통: 개인이 자신의 어떤 특성 때문에 일상생활에 어려움을 느끼고 있다면 정신장애를 가지고 있다고 판단할 수 있다. 보통, 불안장애, 불면증, 공포증, 거식증 같은 정신장애는 다른 사람들이 보기에 그리 심각한 것이 아닌 것처럼 보이더라도 본인에게는 매우 고통스럽게 느껴질 수 있기 때문에 정신장애로 인정된다.
- 부적응 행동: 개인의 행동이 사회 속에서 정상적으로 기능하는데 문제를 일으킨다면 정신장애를 가지고 있는 것으로 볼 수 있다. 가령, 지나친 음주로 인해 신체적 건강이 손상되고 학교나 직장에서 정상적으로 활동하는 데 문제가 생겼다면 알코올 남용(alcohol addiction)이라는 정신장애가 있다고 판단한다.
- 비합리성: 어떤 사고나 행동이 합리적이고 현실적일 때 그것을 정상이라고 부르는데 만일 자신이 구세주이고 주변에 있는 사람이 자기를 공격하는 악마라고 생각한다면 비합리적인 사고이며 정신분열증이라는 정신장애를 가지고 있다고 할 수 있다.

## 2 정신장애에 대한 편견

우리는 정신장애를 가지고 있는 사람을 자주 접하기 어렵기 때문에 정신장애를 가진 사람에게 다양한 편견을 가지고 있다. 이러한 편견은 정신장애로 고통을 받는 사람들을 정확하게 이해하는 것을 방해할 뿐 아니라 이들이 제대로 치료를 받을 수 있는 기회를 놓치게 할 수 있다. 우리가 정신장애에 대해 가지고 있는 편견을 살펴보자.

- **정신장애를 가진 사람은 우리와 전혀 다른 사람이다:** 물론 심각한 정신장애를 가지고 있는 사람은 보통 사람들과 다른 행동이나 감정을 보인다. 그러나 정신장애를 가지고 있더라도 대부분의 사람들은 정상인과 구분하는 것이 매우 힘들다. 정상인들도 실연을 당하거나 시험에서 나쁜 성적을 받으면 우울해지며 이 사람을 우울증 같은 정신장애를 가진 사람과 구분하는 것은 매우 힘들다. 심지어 의사나 상담 전문가라도 정상인과 정신장애를 가진 사람을 구분하기 힘든 경우가 많이 있다(Rosenhan, 1973).
- **정신장애를 가진 사람은 위험하다:** TV나 영화의 영향으로 인해 정신장애를 가진 사람들을 매우 폭력적이고 위험하게 보는 경향이 있지만 이것은 심한 망상증상을 보이는 일부 환자의 경우에만 한정된다. 실제로 정신장애를 가진 사람들이 정상인들보다 범죄나 폭력 발생률이 더 높다는 조사결과는 보고되지 않는다. 일부 정신장애를 가진 사람의 범죄사건을 지나치게 부각하는 매스컴의 문제가 더 크다고 할 수 있다.
- **정신장애는 인간의 취약성을 보여 준다:** 보통 정신장애에 걸리면 큰 결함이라도 있는 것처럼 부끄러워하고 죄의식을 갖는데 정신장애는 우리가 통제하기 어려운 유전적 소인, 가족 환경 등의 영향을 받아 발생하는 것이기 때문에 그렇게

생각할 필요는 없다. 암에 걸렸을 때 부끄럽게 느끼지 않듯이 정신장애도 누구든지 걸릴 수 있는 질병의 하나로 보는 것이 올바른 태도이다.

- 정신장애는 치료가 불가능하다: 신체적 장애와 달리 정신장애는 완치가 불가능하다는 생각을 하는 사람들이 많이 있다. 그러나 치료에 실패한 환자보다 치료를 통해 좋아진 환자가 더 많으며 완치된 환자도 많이 있다.

## 3 정신장애의 이론적 관점

정신장애의 증상은 어떠하며 어떤 원인으로 발생하고 어떻게 치료되어야 하는지를 설명하기 위해 다양한 이론들이 제안되어 왔으며 대표적인 이론적 관점들은 다음과 같다.

### 1) 생물의학적 관점

정신장애가 발생하는 원인을 유전 또는 생물학적 구조나 기능의 이상에서 찾으려는 접근을 생물의학적 관점이라고 할 수 있다. 생물의학적 관점에 따르면 정신장애는 크게 세 가지 원인에 의해 발생할 수 있다. 첫째, 내적 또는 외적 원인으로 인해 뇌 조직이 손상되었을 때 정신장애가 발생한다. 가령, 정신 분열증 환자들의 뇌를 컴퓨터 단층 촬영(MRI)하면 뇌실이 정상인에 비해 두 배 정도 커져 있는 경우가 발견되며, 좌측 전뇌가 손상되었을 때 주요 우울장애와 같은 증상을 보이는 경우가 있다. 둘째는 뇌의 신경생화학적 기능이 정상적이지 않을 때 정신장애가 발생할 수 있다. 가령, 정신분열증은 도파민의 과도한 분비와 관련되어 있으며, 우울증은 노어피네피린이나 세로토닌의 분비수준이 낮은 것과 관련되어 있다. 셋째로는 유전자의 이상으로 인해 정신장애가 발생할 수 있다. 가령, 일란성 쌍생아는 이란성 쌍생아에 비해 정신분열증이나 조울증이 함께 발생할 가능성이 높으며 이것은 정신장애의 발병에 유전적 요인이 영향을 미친다는 것을 보여 준다. 그러나 뇌의 생화학적 기능 이상이나 신경조직의 손상이 특정한 정신장애와 관련되어 있다고 해도 그 관련성을 밝히기 쉽지 않다.

### 2) 정신분석적 관점

프로이트에 따르면 인간의 마음은 원초아(id), 자아(ego), 초자아(superego)로 이루어져 있으며 이들 사이에 갈등이 발생하면 그 결과로 불안이 증가한다. 일반적으로 불안은 객관적인 외부위험이 존재할 때 발생하는 현실불안, 허용되지 않는 원초아의 욕망을 자아가 억압하는 과정에서 생기는 신경증적 불안, 초자아의 지나친 억제로 인해 발생하는 도덕적 불안 등으로 구분된다. 프로이트는 우리가 느끼는 불안이 주로 억압된 성적 욕구나 공격적 욕구에 직면할 때 발생하며 정신장애의 주된 원인이라고 지적하였다. 인간은 방어기제(defence mechanism)를 사용하여 신경증적 불안이나 도덕적 불안으로부터 자아를 보호하고자 한다. 예를 들어, 정상적으로 허용되지 않는 성적 욕망을 가진 사람은 강박적으로 손을 씻는 행위(전위)를 통해 자아를 보호한다. 그러나 방어기제를 과도하게 의존하거나 불안을 제대로 방어하지 못하면 정신장애가 발생하게 된다. 또한 인간은 일정한 심리성적단계를 거치면서 성격을 형성해나가게 되는데 특정한 단계에서 적절한 만족을 얻지 못하게 되면 고착(fixation)이 발생되고 그것이 정신장애의 원인이 될 수도 있다. 예를 들어, 구강기에 입에서 충분한 만족을 얻지 못한 사람은 흡연이나 음주에 집착할 가능성이 높다.

### 3) 행동주의적 관점

행동주의적 관점에서는 정신장애의 발생과정에서 학습경험의 역할을 중요하게 여긴다. 즉, 대부분의 사람들은 스트레스에 잘 대처하고 주변사람과 원만한 관계를 이루는 방법을 학습하는 데 비해 어떤 사람은 스트레스에 제대로 대처하지 못해 우울이나 공격성을 보이고 주변사람들과 갈등을 겪는 등의 부적응행동을 학습한다. 이렇게 학습된 부적응행동을 정신장애라고 부르는데 부적응 행동은 몇 가지 유형으로 구분될 수 있다. 첫째는 행동의 결손으로 사회생활을 하면서 일반적으로 기대되는 행동을 전혀 습득하지 못하거나 결손되어 심리적 장애가 발생하는 경우이다. 가령, 말을 잘 못하거나 알아듣지 못해 대인공포증이 생기는 경우를 예로 들 수 있다. 둘째는 일반적 기준보다 더 자주 어떤 행동을 하여 정신장애로 여겨지는 경우이다. 가령, 자폐증 환자는 같은 행동을 지나치게 반복하는 경향을 보인다. 셋째는 행동과 강화간의 관계에 대한 기대가 붕괴되어 발생하는 정신장애이다. 가령, 학교에서 노력을 해도 좋은 성적을 얻지 못하는 상황이 반복되면 학습된 무기력이 발생하고 이로 인해 우울증 같은 정신장애가 발생할 수 있다.

### 4) 인본주의적 관점

인본주의적 관점에서는 인간의 행동이 본능과 같이 자신이 통제할 수 없는 힘에 의해 결정된다고 보는 정신분석적 관점이나 환경적 조건에 의해 결정된다고 보는 행동주의적 관점과 달리 인간을 자아실현과 잠재력을 가진 긍정적인 존재로 보며 개인의 자유의지와 주관적 경험을 중시한다. 즉, 인본주의 심리학자인 로저스(Rogers)는 인간이 자아실현의 경향성을 선천적으로 지니며 자아성장을 위해 나아가는 능동적인 힘이 있다고 보았다. 인본주의적 관점에서는 자아실현의 욕구가 좌절된 채 타인의 기대에만 의존하거나 자신의 가치가 부정되는 상황에 처할 경우 또는 실제 자아와 이상적 자아의 불일치가 커질 때 정신장애가 발생하게 된다고 본다.

### 5) 인지적 관점

인지란 정보를 지각하고, 인식하고, 판단하고, 추론하는 과정을 총칭하는 용어이다. 인지적 관점에 따르면 사람은 세상과의 상호작용을 통해 세상을 받아들이는 틀인 도식(schema)을 형성하게 되는데 그 도식이 적응적이지 못하면 정신장애가 발생한다. 가령, 벡(Beck, 1974)에 의하면 유아기나 아동기에 형성되는 역기능적인 태도나 신념은 부정적인 사건이 발생할 때마다 부정적인 자동적 사고를 활성화시키며 이것이 정신장애를 유발한다. 역기능적인 태도나 신념의 하나로 인지왜곡이 있는데 이분법적인 사고, 임의적 추론, 과잉일반화, 개인화 등이 대표적 사례이다.

## 4 • 정신장애의 유형

우리는 정신장애를 보이는 사람을 단순히 정신병자라고 부르지만 정신장애에는 수많은 유형이 존재하고 그 원인과 치료방법도 전혀 다르다. 이러한 유형을 구분하는 준거로 많이 사용되는 것이 미국의 정신의학회에서 출판한 DSM(diagnostic and statistical manual of mental disorder)으로 여러 차례의 개정을 통해 DSM-IV까지 출판되었다. 개정과정에서 신경증(neurosis)를 정신장애에서 제외하고 흡연이나 카페인 중독, 수줍음 장애 등을 정신장애에 포함시켜 많은 논란을 불러일으켰으나 DSM은 임상적 증상을 중심으로 정신장애를 분류함으로써 현재 가장 많이 사용되고 있는 정신장애 분류체계가 되었다. 물론 이러한 정신장애의 분류체계에 대한 비판도 제기되고 있다. 우선, 환자에게 병명이 주어지면 병명에 맞추어 행동하려는 경향을 증가시키고 이것이 병에서 회복한 후에도 사회적 역할에 문제를 일으킨다는 지적이 있다. 또한 DSM에 근거한 병명은 순환론적인 특성론 때문에 정신장애에 대해 실제보다 더 많이 알고 있다고 생각하도록 만들 수 있으며 정신장애의 명칭이 단지 기술적인 범주이지 설명이 아니라는 점을 망각하게 할 수 있다. 마지막으로 DSM에 근거한 정신장애의 진단이 임상가들 사이에 불일치하는 경우가 많으며 특히 가벼운 장애의 경우에는 더 심각하다. 이러한 문제에도 불구하고 DSM 분류체계는 신뢰성을 높이기 위해 계속 개정되고 있으며 정신장애를 유형별로 분류하는 것이 그렇지 않은 경우보다 정신장애에 대한 이해를 더 높일 수 있다. 이 장에서는 DSM-IV에 제시되어 있는 정신장애 중 가장 일반적인 정신장애를 중심으로 알아보고자 한다.

### 1) 불안장애

위기에 처하게 되면 불안해지는 것이 당연하지만 다른 사람은 별다른 불안 없이 지낼 수 있는 상황에서도 불안을 느낀다면 정신장애라고 할 수 있다. 불안장애에는 DMS-II까지 신경증으로 분류되었던 일반화된 불안장애, 공포장애, 강박장애를 포함되어 있다.

#### (1) 불안장애의 유형

① 일반화된 불안(generalized anxiety)과 공황장애(panic disorder)

어떤 특별한 사건과 관련되지 않는 만성적으로 높은 수준의 불안이 적어도 6개월 이상 지속되는 경우를 말한다. 이 장애를 가진 사람은 어제의 실수와 내일의 문제 때문에 끊임없이 걱정한다. 그들은 결정하기 싫어하고, 자신이 내려야 할 결정을 지속적으로 꼼꼼히 생각하는 경향을 보인다. 이렇게 과도한 걱정은 근육긴장, 설사, 고혈압 등의 생리적 증상을 가져오며 불면증과 악몽도 발생한다. 지속성에서 일반화된 불안과 대비되는 장애가 공황장애이다. 공황장애는 반복적으로 공포와 불안이 갑작스럽게 밀려오는 증상을 보인다. 공황장애가 발생하면 금방 죽지 않을까 할 정도로 극단적인 공포를 느끼게 되며 그와 함께 호흡곤란, 심장항진, 흉부통증, 마비 등의 신체적 증상이 함께 일어날 수 있다. 그러다가 10~20분 후에 빠르게 사라지는 특징을 보인다.

② 공포증(phobia)

공포증 환자는 실제로 위협을 일으키지 않는 대상이나 상황에 대해 반복적으로 불합리한 공포를 보인다. 환자는 자신의 공포가 이치에 닿지 않고 부조리함을 알고 있으면서도 그 공포에 지배당하며 스스로 조절하지 못한다. 또한 공포를 느끼면 호흡곤란이나 손발 떨림 등 공포와 관련된 신체반응을 보인다. 공포증은 모든 대상에게 나타날 수 있지만 가장 많이 발생하는 것이 공공장소에 가는 것에 대한 두려움을 보이는 광장공포증이고, 폐쇄된 공간에 대해 두려움을 보이는 폐소공포증이나 특정한 대인관계에 대해 두려움을 느끼는 사회적 공포증 등이 많이 발생한다. 특히 사회공포증은 친밀하지 않은 많은 사람에게 노출되거나 타인에 의해 심사를 받아야 하는 상황에서 심각한 공포증을 보인다.

**폐소공포증: 패닉룸(영화)**

뉴욕의 고급주택에 있는 완벽하게 차단된 공간인 패닉룸을 소재로 다룬 영화이다. 별도의 전화선, 감시 카메라, 자체 환기시스템, 물과 비상식량 등 모든 것이 갖추어져 있다. 새로 이사 온 가족은 패닉룸에 숨겨진 보물을 찾으려는 도둑에 쫓겨 패닉룸에 갇히게 되며 폐쇄공포증을 앓고 있는 아들은 공포증의 전형적인 모습을 보여 준다.

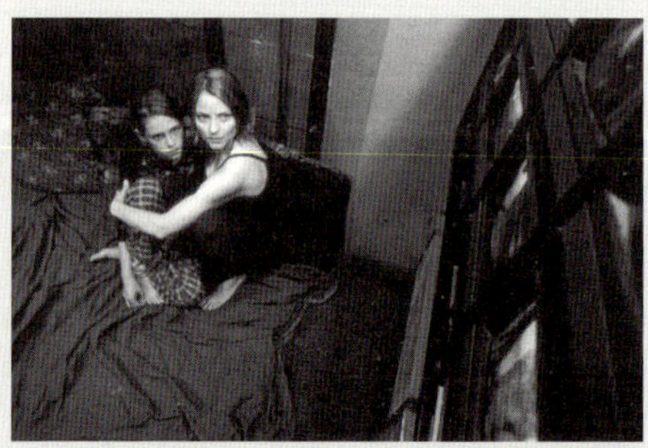

③ 강박증(obsessive-compulsive disorder)

강박증의 대표적인 증상에는 사랑하는 아이를 죽일 거 같다는 비정상적인 생각이나 심상이 반복되는 강박사고(obsession)와 문을 반복해서 닫는 것 같은 비정상적인 행동이나 의식이 반복되는 강박행동(compulsion)이다. 강박증 환자는 손을 씻거나 넥타이를 고쳐 매거나 청소를 하는 등의 단순한 행동을 반복함으로써 불안을 일시적으로 줄이려고 하며 강박증은 사회적 활동이나 사회적 관계에 심각한 지장을 초래하게 된다. 특히, 강박증에 대한 적절한 치료가 이루어지지 않으면 증세가 차차 악화되어 우울증을 동반하거나 정신분열증으로 이행되기도 한다.

### (2) 불안장애의 원인

- 생물의학적 원인: 유전적으로 물려받은 자율신경계(ANS)의 민감성이 강박증의 원인일 수 있다고 주장하는 학자(Martin, 1970)가 있으나 불안장애에 대한 유전적 원인은 아직 분명하지 않다. 그러나 대뇌에 있는 흥분성 수용기의 수가 너무 많거나 억제성 수용기의 수가 부족하여 과잉활동하기 때문에 불안이 발생한다는 이론이 있다. 가령, 강박증 환자의 대뇌를 PET(양전자 방출사진)으로 찍어보면 신진대사 활동이 정상인에 비해 매우 높은 수준을 보인다.
- 행동주의적 원인: 공포증은 고전적 조건화를 통해 형성되고 조작적 조건화를 통해 유지될 가능성이 높다. 가령, 비행기를 타는 것(중립자극)은 처음에는 별다른 공포심을 불러일으키지 않았지만 대형 비행기사고에 대한 보도(공포유발 무조건자극)가 반복되면서 비행기를 타는 것에 대한 공포가 형성되고 비행기를 회피함으로써(행동) 마음이 편해지기 때문에(보상) 비행기에 대한 공포증이 유지된다.
- 정신분석적 관점: 불안은 억압된 원초아(id)의 충동을 방어하는 과정에서 충동과 상징적으로 관련된 대상이나 상황에 대해 보이는 반응이다. 가령, 광장공포증 환자의 40% 이상이 어린 시절 이별불안을 겪은 적이 있었으며 이러한 이별불안이 광장과 상징적으로 연결되면서 공포증을 유발할 수 있다.

■ **인지적 관점:** 불안장애는 상황의 부정적 측면은 과대평가하고 자신의 극복능력은 과소평가하는 비합리적인 믿음에 의해서 유지된다. 예를 들면, 강박증 환자는 발생하기 어려운 사건의 위험성을 지나치게 과장한다.

## 2) 기분장애

기분장애는 정신장애 중 가장 일반적이어서 우울증의 경우는 성인의 15%가 일생에 한번은 발병하며, 여성의 경우는 이보다 더 높은 25% 정도 발병한다고 한다. 기분장애의 하나인 우울증은 DSM-III 이전에 심각한 우울(정신병적 장애)과 가벼운 우울(신경증)로 구분되었으나 현재에는 정도의 차이만 있는 같은 장애로 간주되고 있다.

### (1) 기분장애의 유형

① 우울증(주요 우울장애)

정상적인 우울함과 우울증을 구분하기 어렵기 때문에 우울의 지속성과 파괴적인 결과를 바탕으로 판단해야 한다. 2주 이상 일상적인 기능을 심각하게 손상시킨다면 기분장애를 의심해볼 수 있다. 슬픔, 실망, 낙담 같은 증상이 우울증의 주요 증상이지만 이전에는 즐거워했던 활동에 흥미를 잃거나 식욕이 떨어지고 불면증 또는 과다수면 증상을 보인다. 우울증 환자는 힘이 없어 보이고 천천히 움직이고 말하는 경향이 있으며 무가치감과 낮은 자기 존중감을 보인다. 우울증이 심각해지면 망상이나 환각도 나타날 수 있다. 자기비난이나 무가치감 등의 부정적인 사고에 빠져 죽음이나 자살에 대한 생각을 반복적으로 하여 심한 우울증을 앓고 있는 15% 정도의 사람들이 자살을 한다. 우울증은 나이에 따라서 다른 양상을 보일 수 있다. 초기 아동기(5~7세)에는 격리불안으로 어머니와 떨어지지 않으려 하거나 학교에 가지 않으려하는 학교 거부증으로 나타날 수 있다. 초기 청소년기에는 행동장애나 반항장애의 형태로 나타나 비행을 저지르기도 한다. 이시기의 나쁜 행동은 성격적인 문제에서 오는 경우도 있으나, 우울증과 동반된 경우도 꽤 많다. 후기 청소년기로 접어들면 성적인 문란이나, 무단가출 등 사회적인 물의를 빚을 수 있는 형태로 나타날 수 있다. 성인기에는 전형적인 우울증 증상을 보이며 노년기에는 치매와 비슷한 양상으로 나타나는 경우가 많아 노년기 우울증을 가성치매라고 한 적도 있으나, 최근에는 용어의 올바른 사용을 위해 "우울성 치매"라는 말로 바뀌었다.

### 나는 우울증인가?

다음 문항을 읽고 해당되는 항목에 체크하시오.

| | 아니다 또는 간혹 그렇다 | 가끔 그렇다 | 자주 그렇다 | 항상 그렇다 |
|---|---|---|---|---|
| 1. 나는 의욕이 없고 우울하거나 슬프다. | 1 | 2 | 3 | 4 |
| 2. 나는 하루 중에서 아침에 가장 기분이 좋다. | 4 | 3 | 2 | 1 |
| 3. 나는 갑자기 울고 싶어지거나 눈물이 난다. | 1 | 2 | 3 | 4 |
| 4. 나는 밤에 잠을 설치거나 아침에 일찍 일어난다. | 1 | 2 | 3 | 4 |
| 5. 나는 전과 다름없이 식욕이 있다. | 4 | 3 | 2 | 1 |
| 6. 나는 이성과 이야기하고 함께 있기를 좋아한다. | 4 | 3 | 2 | 1 |
| 7. 나는 체중이 준 것 같다. | 1 | 2 | 3 | 4 |
| 8. 나는 변비가 있다. | 1 | 2 | 3 | 4 |
| 9. 나는 심장이 두근거린다. | 1 | 2 | 3 | 4 |
| 10. 나는 별 이유 없이 몸이 나른하고 피곤하다. | 1 | 2 | 3 | 4 |
| 11. 내 머리는 한결 맑다. | 4 | 3 | 2 | 1 |
| 12. 나는 어떤 일이든지 전처럼 쉽게 처리한다 | 4 | 3 | 2 | 1 |
| 13. 나는 안절부절 못해서 진정할 수 없다. | 1 | 2 | 3 | 4 |
| 14. 나의 장래는 희망적이라고 생각한다. | 4 | 3 | 2 | 1 |
| 15. 나는 전보다 더 신경질(짜증)이 난다. | 1 | 2 | 3 | 4 |
| 16. 나는 매사에 결단력이 있다고 생각한다. | 4 | 3 | 2 | 1 |
| 17. 나는 사회에 유익하고 필요한 사람이라 생각한다. | 4 | 3 | 2 | 1 |
| 18. 나는 삶의 의미를 느낀다. | 4 | 3 | 2 | 1 |

| | | | | |
|---|---|---|---|---|
| 19. 내가 죽어야 남들이 편할 것 같다. | 1 | 2 | 3 | 4 |
| 20. 나는 전과 다름없이 만족하게 일한다. | 4 | 3 | 2 | 1 |

점수를 모두 더해서 60점 이상이면 우울증에 해당됨.

② 조울증(양극성 장애)

우울증은 전혀 없고 조증만 경험하는 사람들에 대한 임상보고도 있으나 그런 증세는 아주 희귀하며 대부분이 조증과 우울증을 모두 보이는 양극성 장애의 형태를 보인다. 조증 상태에서는 기분이 고양되어 있고 안절부절 못하고 말이 많고 속도도 빠르다. 사고과정에서도 논리적 비약이 많고 어느 한곳에 주의를 기울이지 못하며 말을 빨리하는 경향을 보인다. 과대망상을 보이기도 하고 지나치게 홍분되어 지칠 줄 모르며 장기간 불면증을 보이는 경우가 많다. 또한 충동적으로 도박을 하거나 성행동을 보이거나 쇼핑에 빠지기도 한다. 조울증은 우울증에 비해 현저히 낮은 발병률을 보이며 남녀 간의 발생비율 차이가 거의 없고 높은 사회계층에서 많이 발생한다. 조울증은 사회적 지지나 대인관계와는 관계없이 발생하며, 성격이 유별난 사람이 아니라는 데 특징이 있다.

### (2) 기분장애의 원인

① 생물의학적 원인

기분장애의 발생에 유전적 소인이 영향을 미친다는 증거가 많이 발견된다. 일반적으로 유전적를 공유하고 있는 일란성 쌍생아가 이란성 쌍생아보다 기분장애의 발병에서 일치성이 높다(Page, 1975). 물론 유전적 소인이 기분장애 자체를 직접적으로 유발한다기보다 기분장애에 대한 취약성이 더 높다는 것을 의미한다. 또한 노어에피네프린이 부족하면 우울증을 보이는 데 비해 지나치면 조증을 보인다는 연구결과가 제시되어 뇌의 생화학적 기능 이상이 기분장애의 원인일 수 있음이 증명되었다

(Shchildkraut, 1965). 최근의 연구(Kety, 1975)에서는 노어에피네프린이나 세로토닌 등 최소한 두 가지 홍분성 물질이 과다 분비되면 조증을 보이는 데 비해 과소 분비되면 우울증을 보인다는 것이 밝혀졌다. 이러한 생화학적 이상을 일으키는 원인이 무엇이든 이것이 기분장애를 일으키는 직접적 원인임은 분명하다.

② 정신분석적 원인

자신의 적개심을 억압하는 사람은 그것을 무의식적으로 자신에게 돌림으로써 우울해진다(Abraham, 1948). 가령, 중요한 사람의 대상(보통은 부모)에 대해 강한 적대감을 갖거나 반대로 상실한 경험을 한 아이들은 성인이 된 후 우울증이 나타나는 경우가 많다. 실제로 우울증 환자들은 다른 질환 환자들이나 정상인들보다 부모와의 사별, 이별과 같은 경험이 더 많다.

③ 인지적 관점

벡(Beck, 1972)에 따르면 우울한 사람은 세상과 자신을 부정적으로 바라보는 우울도식을 형성하는데 우울도식을 가지면 실패상황에서 원인을 자신에게 돌리고, 타인의 긍정적 피드백보다 부정적 피드백에 주목하고, 미래를 부정적으로 바라보는 경향을 보인다.

④ 행동주의적 관점

스스로 통제하기 어려운 부정적 사건에 노출되었던 사람은 자신이 주변환경을 통제할 수 없다고 생각하기 때문에 학습된 무기력에 빠지게 되며(Seligman, 1967), 이 상태에서 무감동, 철수, 우울 등이 나타난다. 학습된 무기력과 관련된 논란으로 인해(Costello, 1978) 현재는 학습된 무기력이 귀인방식을 변화시킴으로써 우울을 유발한다는 방식으로 변화되었다(Seligman, 1983). 즉, 학습된 무기력에 빠지면 사람은 자신에게 일어난 부정적 사건(실패나 좌절 등)의 원인을 일관적으로 외부(상황이나 남의 탓)보다 내부(나의 단점)에서 찾게 되고 그것으로 인해 자아존중감은 낮아지면서 우울에 빠질 수 있다(Garver & Hollon, 1980).

⑤ 성격적 관점

자녀의 성취나 성공을 지나치게 요구하는 부모는 아이에게 비현실적인 기대를 가지며 자녀는 그것을 만족시키기 어렵다. 부모의 기대에 부응하지 못하는 자녀는 좌절감으로 인해 부정적 자아개념을 갖게 되고 그것은 기분장애의 한 원인이 된다(Becker, Psielberger, & Parker, 1963). 또한 자기평가를 타인에게 지나치게 의존하는 사람은 다른 사람의 반응에 민감하게 되고 타인의 부정적 피드백이나 거절은 좌절감과 분노를 일으키고 기분장애를 유발할 수 있다(McCranie & Bass, 1984)

**우울증으로부터의 탈출**

삼십대 이혼녀 미숙은 아들 영호가 불안해하고 잠에서 잘 깨는 문제 때문에 상담을 받으러 왔지만 의사는 영호의 문제가 미숙의 우울증과 상관된 것임을 발견하고 미숙의 문제를 먼저 분석하기로 하였다. 그녀는 남편과 이혼할 때부터 우울해져서 체중이 증가하고, 집중력이 심하게 떨어지고, 모든 것에 대한 흥미를 잃었다. 이혼의 책임을 자신에게 지우고 과도한 죄의식과 함께 자살에 대해 끊임없이 생각하였고 자책 때문에 대인관계도 위축되었다. 그러나 그녀가 아담의 문제를 해결하고자 노력하는 것은 아직 그녀에게 더 능력 있는 부모가 되고 싶은 의지가 있다는 표시이기 때문에 아직은 희망이 있었다.

미숙의 주요 문제는 새로운 인간관계를 맺고 유지하기 어렵다는 점과 자녀의 행동에 적절하게 대응하는 능력이 없다는 것이다. 그에 따라서 행동치료가 시도되었는데, 우선, 친구와 커피를 마시거나 공원을 산책하거나 운동을 하는 등 즐거운 사건목록을 작성하게 하였고, 그것을 실제로 할 수 있도록 헬스클럽에 가입하는 등의 과제를 부여하였는데 그 결과 기분이 많이 호전되었다. 그러나 경제적으로 어려워져 자살에 대해 반복적 생각하기 시작하여 토프라닐(Tofranil)이란 항우울제를 처방하였고 상담회수도 주 3회로 늘려 약 복용 2~3주 후 그녀의 기분은 나아졌고 자살에 대한 생각도 사라졌다. 아들 영호의 잠자는 문제도 아이에게 일관적으로 행동하게 요구하도록 하여 어느 정도 해결할 수 있었다. 이러한 치료는 미숙에게는 매우 효과적이어서 대인관계도 회복되고 새로 남자친구도 만나고 아이도 잘 다룰 수 있게 되었다.

## 3) 신체형 장애

심리적 문제들이 확실한 기질적 근거 없이 신체적 증상으로 나타나는 것으로 신체형 장애를 가진 환자들은 처음에 내과나 신경외과를 찾지만 개선이 어렵다. 신체형 장애는 꾀병과는 다르며 신체적 질병과 관련된 증상을 주관적으로 경험한다. 신체형 장애에는 다음과 같은 것들이 있다.

### (1) 신체형 장애의 유형

① 신체화 장애(somatization disorder, Briquet 증후군)

여성에게 주로 나타나며 끊임없이 신적 고통을 호소하고 자신의 나쁜 건강상태에 집착하는 경향을 보인다. 신체화 장애를 가진 이들은 기질적 원인이 없음에도 불구하고 위장, 심장, 폐, 비뇨기 등 다양한 증상을 호소하기 때문에 의사들은 환자의 문제가 심리적인 원인이 있다고 판단하기 쉽다. 주요 우울장애나 경계선 성격장애 또는 물질 관련 장애 등의 장애와 함께 발생하는 경향이 있다.

② 전환장애(conversion disorder)

근육조직이나 감각기관의 기능이 정상적인데도 불구하고 팔이나 다리의 부분적 혹은 완전한 마비가 일어나거나 눈이나 귀가 비정상적으로 기능한다. 또한 발작이나 안면경련, 간질성 경련, 호흡곤란과 두통 등이 나타나기도 하지만 의학적 원인을 찾기 어렵다. 환자가 성적 갈등을 신체적 장애로 전환한다는 프로이트의 생각에 따라 히스테리성 전환장애로 알려지기도 하였다. 전환장애와 유사한 장애로 기질적 원인이 없는데도 불구하고 통증을 심하게 느끼는 심인성 통증장애(psychologenic pain disorder)도 있다.

③ 심기증(hypochondriasis)

자신의 건강을 과도하게 걱정하며 신체증상에 대한 잘못된 해석을 근거로 자신가 심각한 질병을 갖고 있다는 두려움이나 그러한 생각에 집착하는 것이다. 심기증이 있는 사람은 신체적 증상을 자신이 의심하는 질병 탓으로 돌리고 집착하며 아무리 엄격한 검사결과도 신뢰하지 못한다.

### (2) 신체형 장애의 원인

심기증이나 전환장애의 경우 심각한 진짜 질병을 겪고 난 후에 발생하는 경우가 많이 있다(Coleman, 1976). 그러나 대부분의 신체형 장애는 심리적 원인으로 인해 발생하는 경우가 많은데 피암시성이나 자기중심성이 강한 성격을 가진 사람은 신체형 장애를 가질 가능성이 높다. 또한 우리 사회에는 아픈 사람을 이해해주는 관례가 있기 때문에 신체형 장애는 부부간 불화나 실업 또는 직장 내 갈등 등의 생활스트레스와 맞서는 것을 피하기 위해 발생하는 경우가 많다. 끝으로 신체형 장애의 특징인 신체적 증상은 주변의 관심을 끄는 데 효과적이며 이러한 관심은 질병으로 속이는 행동을 강화함으로써 문제를 악화시킬 수 있다. 이와 관련하여 울만과 크래스너(Ullmann & Krasner, 1976)는 신체형 장애의 주요 증상인 운동 및 감각기능 장애가 학습될 가능성이 있음을 주장한다. 신체형 장애는 환자가 자기가 흉내 내려는 역할에 대해 과거 경험을 한 적이 있으며 이러한 기능장애가 스트레스를 감소시키거나 그 밖의 긍정적 결과를 가져다준다고 기대할 때 나타난다.

## 4) 해리성 장애(dissociative disorder)

해리성 장애는 중요한 과거기억을 떠올리기 어렵거나 자기가 누구인지를 잊어버리는 증상을 보이며 갑작스럽게 시작되는 경우가 많다. 우리는 자신의 이름이 무엇이고, 무엇을 하는지, 어디서 누구와 함께 살고 있는지를 알고 있는데 이를 일관된 자기라고 할 수 있다. 해리성 장애를 쉽게 표현하면 일관된 자기로부터 분리되거나 분열되어 전혀 다른 생각이나, 의식 또는 행동방식을 드러내는 사람으로 행동하는 것을 말한다. 우리들에게 잘 알려진 지킬 박사와 하이드 씨의 이야기는 해리장애의 전형적인 이야기라고 할 수 있다. 과거에 해리성 장애는 신경증의 하나로 간주되었지만 지금은 정신장애의 한 부분으로 인정된다.

### (1) 해리성 장애의 유형

#### ① 심인성 기억상실(psychogenic amnesia)

기억상실증이 뇌의 이상이나 약물중독과 무관하게 외상적 사건이나 감당하기 어려운 내적 고통 같은 심리적인 이유로 생겼을 때 심인성 기억상실증이라고 한다. 가령, 화재나 자동차 사고 같은 외상적 사건 후 며칠 동안 멍한 상태가 지속되고 사건에 대한 기억이 잘 나지 않는 경우가 있다. 보통 사람들은 인생에서 부정적인 사건이나 그와 관련된 사람의 이름 또는 얼굴을 망각하는 경우가 있다. 심인성 기억상실은 특정한 사건에 국한되는 선택적인 기억상실이 대부부분이지만 드물게 전반적인 기억상실이 일어나는 경우도 있다. 이런 경우에는 자기가 누구인지, 무엇을 하는지, 누구와 함께 살았는지 등 자신에 대한 모든 정보를 잊어버린다. 심인성 기억상실과 유사한 장애로 심인성 둔주(psychogenic fugue)가 있는데 자신의 과거에 대해 부분적으로 혹은 전체적으로 기억하지 못한 채 일상적인 활동영역에서 벗어나 낯선 곳을 몇 시간 또는 며칠 동안 떠돌아다니거나 심하면 새로운 사람으로 오랜 기간 살아간다. 심인성 둔주는 스트레스 상황에서 도피하고자 하는 욕구가 심인성 기억상실과 결합되어 나타나게 된다. 이들은 자신에 대해 기억하지 못하지만 사회생활에 잘 적응하며 기억이 회복되면 둔주기간에 일어난 일을 회상하지 못하는 경우가 있다.

② 다중성격 장애(multiple personality disorder, 해리성 정체감 장애)

한 사람 안에 독자적으로 존재하며 서로를 다르게 느끼고 행동하는 두 개 이상의 자아를 가지고 있을 때 다중성격 장애라고 부른다. 자기 안의 자아들은 서로 다른 시간에 출현하여 의식에 통제력을 행사하며, 원래의 자아는 제2의 자아를 인식하지 못하지만 제2의 자아는 원래의 자아를 알고 있는 경우가 많다. 제2의 자아는 원래의 자아와 매우 이질적인 성격을 가지고 있는 경우가 많아서 원래 수줍어하고 내성적인 사람인 경우에는 자기주장적이고 외향적인 제2의 자아가 출현하는 경우가 많다. 전환장애와 마찬가지로 다중성격 장애도 특정한 두려운 상황으로부터 회피하거나 도피하기 위해 나타나는 경우가 많으며 성격 간의 전환도 스트레스에 의해 이루어진다.

③ 이인성 장애(depersonalization disorder)

새로운 상황에 적응해야 하거나 강한 압박감을 느끼는 상황에서 발생하는 비교적 흔한 해리성 장애의 하나이다. 이인성 장애를 가진 사람은 '자신의 의식이나 신체를 벗어나서 외부의 목격자가 된 듯한 경험'을 한다고 말한다. 내가 나 아닌 것 같고 내가 있는 곳에 내가 있다는 느낌을 갖지 못하며 내가 하는 일도 내가 하는 것 같지 않은 느낌에 사로잡힌다. 나 밖에서 나를 보는 것 같기도 하고 내가 로봇처럼 피동적으로 움직이는 것 같은 느낌을 갖기도 한다. 사소한 이인성 장애는 젊은 시절이 때때로 일어나며 정신장애로 진단되지 않는데, 가령, 적응의 어려움을 호소하는 대학 신입생 가운데 이런 이인성 장애를 호소하는 학생이 상당히 있다.

### (2) 해리성 장애의 원인

해리성 장애가 희귀하기 때문에 그 원인에 대해서도 잘 알려져 있지 않다(Bellack, 1980). 심지어 의식적으로 망각하는 척하거나 서로 다른 성격을 가진 척하기 때문에 해리성 장애로 간주되는 경우도 있다고 보는 학자도 있다(Berman, 1975). 해리성 장애는 신체형 장애와 마찬가지로 외상적 사건이나 심각한 스트레스에 직면하는 것을 회피하기 위해 자기 존재나 문제와 관련된 기억을 방어기제의 하나인 억압을 사용하여 억누르는 과정에서 나타난다고 보기도 한다. 특히 어릴 때 외상적 사건을 경험하여 마음의 상처를 받은 사람은 이러한 억압을 사용하여 관련된 기억을 억누르거나 또 다른 나를 창조하여 그러한 상처를 치유하고자 한다. 행동주의적 관점에서는 심각한 스트레스로부터 개인을 보호해 주는 회피반응의 역할을 하는 것이 해리 장애라고 보고 있다.

**다중성격장애의 사례: 내 안에 내가 너무 많아!**

혜수는 아르바이트를 하며 대학을 다니는 모범적인 학생이면서도 어떤 경우 발표도 제대로 못하고 이전 강의 시간에 배운 것을 기억 못하는 경우도 있어 아버지에 의해 근친강간을 당한 것을 들은 교수가 상담을 받도록 하였다. 건망증을 치료하기 위해 최면요법을 사용하던 중 혜수는 다른 자아, 민지, 영자, 명숙, 은주가 등장하였다. 이런 자아들이 혜수가 기억하지 못하고 있던 부분들을 설명해 주었다.

민지는 30대로서 영자나 명숙의 존재를 알고 있고, 명숙을 보살펴 주는 존재이다. 15살 때 아버지의 침대로 끌려가 몸이 묶인 채 구타와 강간을 당한 기억이 있는 민지는 구타를 당하는 순간까지 함께 있던 혜수가 강간 당할 때 자신을 도와주지 않고 혼자 남겨놓고 도망갔기 때문에 혜수를 싫어하고, 성적인 문제에 관심을 갖지 않는 혜수를 경멸하고 있다. 영자는 덩치가 크고 재미있는 성격의 15살 소녀이다. 역시 명숙을 걱정해 주고 있다. 명숙은 5살 아기이며 그녀의 어머니가 나쁜 아이라고 벌을 주어서 자신을 나쁜 아이로 생각하고 있다. 은주는 이웃인 명수를 사랑하는 23살의 여인이며 명수에 대한 태도는 다중성격현상에서 또 다른 특징이 된다. 혜수의 4가지 자아는 모두 취미, 버릇, 능력 등에 있어서 많은 차이가 있다. 특히 명수란 남자를 은주를 제외한 네 자아가 모두 싫어한다. 상담과정에서 의사는 혜수에게 자신의 다른 자아 모습들을 녹화한 테이프를 보여 주었는데, 혜수는 전혀 기억하지 못했고, 인정하려 하지도 않았다.

처음에 의사는 혜수의 장애를 경계선 성격장애로, 두 번째는 꾀병으로 진단하였지만 최면치료 과정에서 다중성격을 발견하였다. 혜수가 의식분열 상태에 빠지는 경우는 학교, 남자문제, 특히 명수나 부모에 대한 적대감 등과 관련되는 부분이었다. 의사가 혜수의 다중성격을 인정한 후, 끔찍한 경험들을 기억하도록 하여 억압된 기억들을 표현함으로써 환자가 불안의 원인을 밝혀내는 정신분석적 치료를 하였으나 효과가 없었고, 혜수의 다른 모습들을 비디오를 통해 보게 한 후 분열된 정보들이 교환하는 데 방해되는 장애를 깨뜨리고, 잃어버린 자아를 인식하도록 하는 행동치료를 하였으나 이것 또한 그렇게 효과적이지 못하였다.

### 5) 정신분열증

정신분열증은 대표적인 정신장애로서 명칭으로 보면 '쪼개진 마음(split mind)'을 의미한다. 이 명칭은 브라이어(Bleuler, 1911)가 처음 사용하였는데 정신분열증이 정신기능의 전반적인 붕괴뿐 아니라 마음과 현실 사이의 분열을 가져온다고 보았기 때문이다. 정신분열증은 증상에 따라 편집형, 긴장형, 해리형, 미분화형, 분열형 기분장애 등 여러 하위유형으로 구분될 수 있다. 편집형은 정신분열증에서 가장 대표적인 유형으로 자신을 괴롭히고 감시하는 많은 적들이 있다는 피해망상을 하게 되어 친구나 가족을 의심하는 경향을 보인다. 이러한 피해망상을 합리화하기 위해 자신이 타인의 관심을 받을 만큼 중요한 인물이라는 과대망상을 발전시키게 된다. 긴장형은 어떤 경우에는 거의 움직임이 없고 환경적 자극에 반응을 보이지 않는 경우도 있고 어떤 경우에는 지나치게 충동적이고 활동적이며 위험한 행동을 보이기도 하며 어떤 경우에는 두 상태가 교대로 나타나기도 한다. 해리형은 매우 드물며 정서적으로 냉담하며 극단적으로 고립되어 있으며 망상과 환각을 보인다. 미분화형은 언급한 세 범주에 속하지 않는 형으로 세 범주의 특성을 골고루 보인다. 분열성 기분장애는 심각한 정신분열증의 일반적 증상과 함께 우울증 같은 기분장애도 함께 보이는 경우를 말한다.

#### (1) 정신분열증의 증상

정신분열증 환자들이 보이는 보편적으로 보이는 증상은 다음과 같다. 첫째, 직업이나 사회적 관계에서 일상적 기능이 현저하게 저하되어 정상적으로 생활하지 못한다. 둘째, 객관적 증거에도 불구하고 비현실적인 생각을 갖는데 대표적인 것이 망상이다. 가령, 다른 사람이 자신을 감시하거나 음모를 꾸미거나 학대하고 있다고 느끼는 피해망상을 가질 수도 있고 자신이 저명한 종교지도자나 과학자라고 생각하는 과대망상을 보이기도 한다. 셋째, 지각적 왜곡으로 인해 있지도 않은 사람이 자신에게 말하는 것을 듣는 환청이 나타나기도 하고, [그림 10-1]처럼 고양이에 대한 지각이 변화되기도 한다. 넷째, 행복이나 슬픔 같은 정서를 표현하지 않고 무감각하며 상황에 적절하지 않은 부적합한 정서반응을 보이기도 한다. 다섯째, 말이 조리가 맞지 않고 말의 발음을 바탕으로 연상을 통해 말을 만들어내는 연상장애를 보이는 경우도 있어 의미가 통하지 않는 말을 하기도 한다. 다섯째, 주의 장애로 인해 외부환경에서 오는 자극에 대하여 뇌가 이를 받아들이기 위해 보이는 경계반응을 보이지 않으며, 움직이는 대상에 초점을 유지하기 어렵다. 또한 정신분열증 환자는 여러 시간 꼼짝도 하지 않고 있거나 심한 공격적인 행동을 하기도 하고 끊임없이 움직이기도 한다.

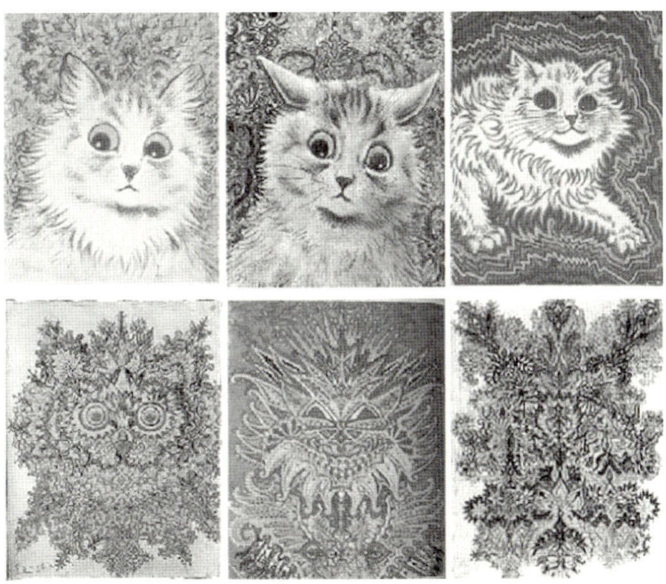

**▌그림 10-1▐** 정신분열증을 앓았던 화가 루이스 웨인(Louis Wain, 1860~1939)의 그림 변화 과정

**정신분열증의 신호들**

다음 문항에 대해 "예" 혹은 "아니오"로 답하시오.

| | 예 | 아니오 |
|---|---|---|
| 1. 뚜렷한 성격의 변화 | ( ) | ( ) |
| 2. 지나친 불안감 | ( ) | ( ) |
| 3. 일상적인 생활상의 평범한 문제들을 감당해 내지 못하게 됨 | ( ) | ( ) |
| 4. 지속적인 우울이나 감정의 소실 | ( ) | ( ) |
| 5. 감정의 기복이 지나치게 심해짐 | ( ) | ( ) |
| 6. 자살에 대한 생각이나 이야기 | ( ) | ( ) |
| 7. 지나친 분노, 적대감, 공격적 행동 | ( ) | ( ) |
| 8. 이유 없이 여기저기 아프거나 신체 일부의 생김새에 집착 | ( ) | ( ) |
| 9. 식사 혹은 수면 습관의 현저한 변화 | ( ) | ( ) |
| 10. 술이나 담배, 마약, 기타 환각제의 남용 | ( ) | ( ) |
| 11. 혼자만 있으려고 하고 대인관계를 피함 | ( ) | ( ) |
| 12. 원래 관심이 없던 철학, 종교와 같은 문제에 집착 | ( ) | ( ) |

10대 후반에서 20대 초반에 이 설문지에서 높은 점수를 얻게 된다면 정신분열증을 의심할 수 있다.

### (2) 정신분열증의 원인

① 생물의학적 원인

정신분열증의 발생에 유전이 영향을 미친다는 증거로 이란성 쌍생아보다 일란성 쌍생아의 발병 일치율이 매우 높으며(Kringlen, 1967), 같은 가족 내에서 정신분열증이 나타날 가능성이 매우 높다(Gottesman, 1991). 또한 입양아에 대한 연구(Heston, 1966)에서 정신분열증 부모의 자녀가 정상가정으로 입양되었다고 하더라도 정신분열증의 발생가능성이 통제집단보다 매우 높았다. 특히, 정신분열증 환자의 5번 염색체에서 유전자의 이상이 발견되었다는(Basett, 1989) 점에서 유전적인 원인이 있음을 알 수 있다. 또한 정신분열증 환자의 뇌수(cerebral ventricles)는 일반적으로 정상인보다 더 크며 정신분열증 치료효과를 보이는 약물이 도파민의 분비를 억제한다는 점에서 도파민의 과잉분비가 정신분열증과 연관되어 있음을 알 수 있다.

② 가족관계요인

가족관계요인은 정서적 측면과 의사소통 측면에서 정신분열증의 발생에 영향을 미친다. 첫째, 정신분열증 환자는 정서적 분위가 부정적인 가정에서 자주 나타나는데 이러한 가정에서는 부모는 사랑표현이 빈약하고 적대감을 공개적으로 노출하므로 가족이 해체될 가능성이 높다(Lidz, 1973). 이렇게 부부관계가 폭력적이 아니더라도 겉으로는 행복한 척 하지만 내적으로 적개심을 가지고 있는 가족에서도 정신분열증을 보이는 경우가 많이 있다. 가족 내의 부정적 정서는 부부나 부모자녀 간의 역할관계에 불건강한 왜곡을 가져오게 된다. 즉, 부모 중 어느 한쪽이 다른 쪽을 지배하게 되고 자녀들은 부모 간의 심리적 전쟁에서 인질로 사용되는 경우가 많다. 즉, 부부가 정서적 욕구를 배우자로부터 충족시키지 못하면 자녀에게 부적응적인 의존을 하려고 시도하는 경우가 많다. 둘째, 역기능적 가족에서 부모는 자녀와 양립이 불가능한 이중속박(double-bind)적 대화를 하는 경우가 많이 있다(Bateson, 1956). 부모가 의사소통에서 이중속박적 대화를 하게 되면 자녀는 사랑하기와 거절하기의 모순성 때문에 자기 자신이나 세상에 대해 가지고 있는 합리성에 대해 의심하고 부모나 세상에 대한 믿음이 줄어들게 된다.

• **사회적 부적절성:** 행동주의적 관점에서 정신분열증은 사회적 장면에서 적절하게 행동하는 것을 학습하지 못했기 때문에 나타난다고 본다. 즉, 사회적 자극에 주의를 기울이지 못하고 그것에 기이하게 반응하게 되면 이러한 행동이 타인의 관심과 동정을 유발함으로써 강화되기 때문에 정신분열증의 증상이 유지되는 측면도 있지만 그러한 행동으로 인해 따돌림을 받게 되면 대인관계가 위축되고 자신만의 환상 속으로 빠져들게 할 수도 있다.

### 망상형 정신분열증의 사례

민수는 35세로 알코올중독으로 입원하였지만 자신의 아파트 뒤 들판에 우주선이 있다거나 우주인들과 만났다고 말하였으며 그의 논리는 비논리적이었고 종종 한 가지 사고에서 다른 사고로 자주 바뀌어 망상형 정신분열증 진단을 받았다. 그가 정신분열증을 앓게 된 외적 원인으로는 그가 친구들로부터 따돌림을 받아 대인관계가 위축되었고, 그가 뭔가 잘못하면 부모가 그에게 창피를 주는 식으로 처벌하여 자존심에 상처를 입게 되었기 때문으로 보였다. 그에 따라 민수는 내적 세계로 더욱 고립됨으로써 자신을 보호하였고 전적으로 의존하던 어머니가 위독해지자 술에 의지하고 자신만의 망상체계로 만들게 되었다.

망상형 장애가 있는 환자는 강요하지 않으면 입원할 가능성이 없는데 왜냐하면 망상증 환자들은 의심이 많고 소수의 사람들만 신뢰하기 때문이다. 병원에 입원한 다른 환자들처럼 민수도 즉시 thorazin이나 phenothiazine과 같은 약물요법을 받았다. 망상형 장애의 치료에서 가장 결정적인 단계는 내담자의 신뢰를 얻는 것으로 신뢰 문제와 통제 상실에 대한 두려움을가진 민수 같은 경우에는 매우 중요하다. 병원의 사회 병리사는 민수의 망상을 수용하고 그 의미를 이해하려고 노력하였다. 민수는 결국 그의 생각이 합리적인지를 치료자에게 질문하기 시작하였으며 유머감각을 불러일으키기 위해 몇 가지 책과 치료를 병행하였다. 이러한 치료들은 민수에게 성공적이었으며 결국 그는 자신의 망상체계를 검증하기 시작하였고 약간의 유머감각을 발달시켰다. 병원에서 정상적으로 행동하기 시작했을 때 집으로 돌아와 직업을 구하였고 그의 누이가 그에 대한 사회적인 지지를 제공하였다.

## 6) 성격장애(personality disorder)

성격장애란 한 개인이 지닌 지속적이고 일정한 행동방식이 사회에 적응하는 데 문제를 일으키는 것을 말한다. 일반적으로 성격장애를 가진 사람은 자신을 환자로 여기지 않으며 전문가의 도움을 요청하지 않기 때문에 치료가 어렵고 일생동안 계속된다. 성격장애는 편집성, 분열성, 분열형 성격장애와 같이 특이하거나 이상한 행동을 보이는 유형, 반사회성, 경계성, 연기성, 자기애성 성격장애와 같이 감정적이고 변덕스런 행동을 보이는 유형, 의존성, 강박성 성격장애와 같이 불안하거나 두려운 행동을 보이는 유형으로 구분된다. 성격장애는 일상적으로 많이 발견되는 장애이며 여기에서는 대표적인 성격장애 몇 가지를 소개한다.

### (1) 경계선성격장애(borderline personality disorder)

정신장애와 정상의 경계선에 있음을 의미하며 감정의 기복이 매우 심하고 변덕스러우며 충동적이다. 타인과 쉽게 가까워지는 데 비해 쉽게 실망과 환멸을 느끼고 사람을 모두 좋거나 나쁜 사람으로 본다. 남들에게 버림받지 않을까 하는 느낌 때문에 불안해하여 혼자 있는 것을 두려워하지만 조그만 일로도 쉽게 분노를 느낀다. 자기 이미지가 불안정하기 때문에 자신에 대한 가치, 성 역할, 직업 등에서 자신이 추구하던 방향이 급작스럽게 돌변하거나 혼란 상태가 지속되는 경향이 있다. 행동이 돌발적이고 통제가 안 되어 낭비, 성적 문란, 도박, 과식 등의 행동을 보일 수 있다.

**경계선 성격장애**

자해로 입원한 수정이는 입원면접에서는 자해 사실을 강하게 부인하며 화를 내다 갑자기 중간고사를 못 봐서 퇴학당하리라는 걱정을 하며 눈물을 흘리기도 하였다. 입원수속 시 소지품검사에 욕설과 폭언으로 거세게 대들었는데 이렇게 충동적이고 예측불허의 격렬한 분노를 표현하는 것은 수년간 계속된 수정의 특징이다. 이후의 후회와 죄책감에도 불구하고, 수정은 분노를 조절할 수 없는 것처럼 보였다. 부모가 이혼하고 엄마가 재혼하면서 양부와 그의 아들이 들어오는 것에 대해 친부모의 결합을 원했던 수정은 분노를 보였고, 그때부터 행동, 정서적 문제가 시작되었다. 고등학교에 진학한 후 이전의 또래와 계속 어울리며, 약물과 환각상태 경험하고 문란한 성행위로 행하였고, 16세 이후 치료와 재발이 반복되면서 약물복용, 자해와 분노로 문제를 겪게 되었다.

치료를 위해 우선 삶의 목표를 설정하기 위해 졸업자격 학위시험을 준비하도록 해서 4개월 만에 합격하였고 그 결과 자존감이 높아졌다. 둘째로 우울증을 감소시키기 위해 사람의 사고가 기분에 영향을 줄 수 있다는 인지 치료적 접근에 따라 ① 하루 3회 기분, 생각, 상황예견을 기록하도록 하여 스스로의 예견이 슬픔, 우울을 가져온다는 것을 알게 하였고, ② 일어날 상황에 대해 최악의 경우/최상의 경우/발생 가능성 높은 경우 세 가지로 대본을 쓰도록 하여 부정적인 생각을 억제하였고, ③ 반년 동안 슈퍼마켓에서 시간제 일을 계속 해내게 되었다. 충동을 조절하는 능력을 키우기 위해 약물남용이나 자해 또는 분노에 대해서는 시간지연 기법을 사용하여 최소한 15분 동안 자제하도록 하고 대안활동(친구에게 전화하고 도움 요청)을 하거나 담당 의사에게 전화하도록 하였다. 이렇게 치료한 결과 상태가 호전되어 퇴원하였지만 갈등상황에서 계속되는 자해 때문에 다시 입원하게 되었다.

### (2) 정신분열성 성격장애

타인과의 접촉을 싫어하고, 감정을 잘 표현하지 못하며, 환경이나 사상에 대해 편견과 오해가 심하고, 타협을 하지 않아 냉정한 사람으로 지각된다. 그러나 부지런하며 완벽주의적이고 자기주장이 강하며 인정은 없지만 감수성이 예민하다는 긍정적인 면도 있다. 이들의 마음속을 면밀히 살펴보면, 외로움과 실망, 두려움과 미워함이 가득한 경우가 많다. 이런 성격장애를 가지게 된 원인은 주로 가정환경에 있다. "분열증을 가진 아동에게는 지배적, 강요적, 적대적 태도의 부모가 있었으며, 정상적인 아동에게는 격려적인 부모가 있었다"는 연구 결과를 보더라도 부모의 지배적인 태도가 정신분열적 성격장애와 연관되어 있음을 보여 준다. 또한 자녀에게 지나친 기대를 건 나머지 지배, 강요, 완고, 금지적인 언행으로 일관하는 기대형의 부모에게서 정신분열성 성격 성향이 나타날 수 있다.

#### 정신분열적 성격장애의 사례

철수는 집에서 홀로 하루 종일 보낸다. 낮에는 잠을 자고 밤에는 책을 읽고 많은 메모를 한다. 그는 채식주의자이고 삶은 감자와 달콤한 차 이외의 어떠한 음식에도 전혀 관심이 없다. 그의 아버지는 신비주의, 자연치유, 점성학 등에 관한 수많은 책들로 가득한 그의 책장을 보고야 그의 행동을 이해할 수 있었다. 철수는 교육이나 일, 또는 '젊은이라면 관심 가질 만한 일들'에 도통 무관심했다. 철수는 정신과의사와 상담을 했지만 무감각하고, 말이 없고, 같은 질문을 적어도 두 번은 받아야 대답을 했다. 대부분의 대답은 한마디였고, 무표정이었다.

학창시절에 철수는 놀이터에 가지 않고 조그만 방에서 혼자 오랫동안 놀았고, 어머니에게 아무것도 요구할 줄 몰랐다. 교사들도 그를 다른 아이들과는 외떨어져 있는 외로운 아이라고 보았고 선생님께 꾸중을 듣거나 바보라고 급우들로부터 놀림을 당했을 때도 전혀 반항적이지 않았다. 치료를 위해 약간의 neuroleptics가 주어졌는데 그는 즉시 심한 언어장애를 일으켰으며 40분 이상 시도된 상담 중에 몇 마디 이상을 끌어내는 데 실패한 후에 모든 약물요법이 중지되었고, 영구 불치라는 진단이 내려졌다.

### (3) 편집성 성격장애(Paranoid Personality Disorder)

충분한 근거 없이 친구나 주변 사람들이 자신을 감시하고 해를 끼치고 기만한다고 의심한다. 어떠한 정보가 자신에게 나쁘게 이용될 것이라는 잘못된 두려움 때문에 다른 사람에게 비밀을 털어놓기를 꺼린다. 모욕이나 상처 받는 것을 용서하지 못하고 정당한 이유 없이 애인이나 배우자의 정절에 대해 반복적으로 의심한다. 부모에 대한 증오심을 계속 경험하지만 이를 부모에게 표현하지 못해 감정은 억제되고 누적된다. 그에 따라 모든 사회현상에 대해 부정적으로 잘못 생각하하며, 인간 상호관계에 대해서도 왜곡하여 생각하는 왜곡된 시각을 갖게 되었다.

**편집적 성격장애의 사례**

영식은 성공에 대한 열망이 강하여 고등학교의 경쟁적인 환경에서 잘 적응하였지만 성적이 낮은 다른 학생들이나 심지어 선생님들도 비웃었다. 급우들은 그의 농담 속에 냉소적이고 남을 업신여기는 것에 주목하게 되어 점차 거리감을 두게 됐다. 영식은 자신은 남을 비판하면서도 자신에 대한 남의 비판에는 극단적으로 민감하여 약간의 비판에도 보복을 하였고 자기 잘못을 시인하지 않았다. 고등학교 졸업 후 일류대학에 입학해 화학을 전공했고 처음 2년 동안 계속 공부에만 매달려 A학점을 받았다. 영식은 선미와 데이트를 했으나 헤어지자 선미가 난잡한 성행위자라고 소문을 퍼트렸다. 선미와 헤어진 후 다른 사람들, 특히 여자들에 대해 의심이 심해졌고, 어떤 경우에는 한 여자와 데이트를 한 후에 다른 친구 중 누군가가 그 여자와 데이트하지는 않는지 의심하여 차 안에서 이틀 동안 아파트를 지킨 적도 있었다.

박사가 된 후 화학약품회사에 취직하였지만 상급자를 능력이 아니라 "Yes-man"이기 때문에 승진했다고 생각하고 그들의 실수를 공공연히 비웃기도 했다. 점점 더 그는 사람들을 딱딱하고 방어적으로 대하여 나중에는 고립되었다. 결국 그는 직장을 떠나 택시 운전을 했다. 그는 택시 기사들이 잘 때 운전을 했으므로 경쟁적 상황에 처하거나 그의 지적인 탁월성에 대해 협박받지 않았다. 그는 작은 아파트에 혼자 살았으나 그는 환경에 만족하였다.

### (4) 의존적 성격장애(Dependent Personality Disorder)

대표적인 특성은 의존과 복종이다. 타인의 도움과 관심을 항상 필요로 하며 자기 삶에 있어서 책임을 타인에게 맡기려 한다. 자신감이 결여되고 혼자 있을 때 심한 외로움을 느낀다. 염세적이고 수동적이며 성적이나 공격적인 느낌을 표현하는 데 두려움을 갖는다.

**의존적 성격장애의 사례**

민식은 34살의 미혼으로 어머니와 함께 살고 있으며 회계사로 일하고 있다. 그는 종교문제 때문에 어머니의 반대로 여자 친구와 헤어진 후부터 마음이 울적해져 있다. 결혼문제로 갈등이 생겼을 때 그는 여자 친구보다 어머니의 뜻에 따랐으며, 그 일로 자신과 어머니에게 화가 났지만 어머니는 그의 가족 안에서 여전히 최종 결정권자이다. 민식은 어머니를 두려워하고 자기 자신의 의지가 약한 것을 비판하고 있다. 민식은 자신이 받은 교육수준과 재능보다도 여러 단계나 낮은 일을 맡아 하고 있었다. 그는 여러 번 자기에게 주어진 승진의 기회를 거절해 왔다. 왜냐하면 그는 다른 사람을 지휘하는 책임이나 독립적인 판단을 내리기를 원치 않았기 때문이다. 그는 아주 어렸을 때부터 사귀어온 친구 두 명과 언제나 점심식사를 하는데 만일 그의 친구가 아프거나 식사를 함께 못할 경우에는 버려진 느낌을 가지게 된다. 민식은 4남매 중 막내아들이며 외아들이어서 어머니와 누나들로부터 아기처럼 귀여움을 받고 자랐다. 그는 어릴 때부터 굉장히 이별에 대한 불안증을 가지고 있어 어머니가 없으면 잠을 못자거나 학교를 안 가려 하거나, 집 이외의 곳에서 자는 것을 거부하였다. 그래서 그는 다른 아이들로부터 놀림도 받았고 자주 아기라고 불렸다. 민식은 몇 년간 행동치료와 정신분석치료를 받았으며 집단치료에도 참가하였다. 치료 후에 그는 그의 어머니의 집에서 나와 그의 여자친구와 결혼했으며 행복한 결혼생활을 하였다.

### (5) 연기성 성격장애

과거에 히스테리성 성격장애라고 불렸던 장애로 다른 사람들의 관심을 집중시키기 위해 자신의 외모를 이용하고 끊임없이 과장된 감정표현을 한다. 남을 조종하거나 통제하려고 하고 상대방의 의견도 자기중심적으로 해석한다. 다른 사람에게 관심과 주목을 받는 것에 집착하여 충족되지 않으면 불안해한다.

### (6) 반사회적 성격장애(antisocial personality disorder, 정신병질적 성격장애)

도덕성 발달이 현저하게 결핍되어 있고, 적개심과 공격성을 보이는 성격장애이다(Milion, 1981). 반사회적 성격장애를 가진 사람은 사회규범을 따르지 않아 절도나 폭행 등의 사건을 자주 일으키며 자신의 행동에 대한 죄의식을 거의 느끼지 않는다(설사 잘못을 시인했다 하더라도 순간을 모면하기 위한 속임수인 경우가 많다). 타인의 고통이나 감정을 무시하며 자신의 이득을 위해서는 쉽게 애정을 가장하고 거짓말을 하며 꾀병을 부린다. 불안정하고 공격적인 성향이 있어서 약물중독이나 성범죄에 빠지기 쉽다. 반사회적 성격장애를 가진 사람 중 일부는 사회적 관계에서 부드러우며 사람을 조종하는 데 매우 노련하고, 재미있고 매력적인 경향이 있어 타인의 호감을 불러일으키기도 한다. 이들은 이러한 특성으로 타인을 이용하며 불법적 행위를 하지만 아주 일부만 감옥에 간다. 반사회적 성격장애자의 가장 두드러진 두 가지 성격특징을 "애정 결핍"과 "죄책감 결여"라고 앳킨슨(Atkinson, 1976)은 주장하고 있다. 예를 들면, 타인에 대해 동정심과 충성심이 없는 것은 사랑의 부족 현상이며, 어떻게 얼마나 비난받을지 모르는 짓을 하고서도 자신의 행동에 대해 양심의 가책을 느끼지 못하는 것은 후자인 죄의식의 결여인 것이다. 반사회적 성격장애의 원인으로는 반응이 낮은 자율신경계 같은 생물학적 원인도 언급되지만(Hare, 1976), 어릴 때의 정서적 박탈이나 부적합한 사회화 같은 심리적 원인으로 더 많이 설명한다. 즉, 어릴 때 부모의 거부나 상실 같은 정서적 박탈경험을 하게 되면 타인에 대한 애정을 형성할 수 있는 능력이 손상되어 냉담한 태도를 가질 수 있고, 부모가 자녀에게 책임감이나 진실성 또는 이타성 같은 사회적으로 바람직한 행동을 교육하는 데 관심이 없거나 부족할 때 반사회적 성격장애가 발생할 수 있다(Meyer, 1980).

**반사회적 성격장애의 사례**

동건은 시골에서 서울로 이사를 왔으며 중산층이 모여 사는 마을의 한 아파트에 세 들었다. 동건의 아버지는 공장의 노동자이고 그의 어머니는 슈퍼에서 아르바이트를 했다. 그의 형 동식은 곧 동네의 건달집단에 끼어 그 집단의 리더가 되었고 동건은 형만큼은 아니었지만 늘 그들의 활동에 포함되었다.

나이가 더 많거나 분명히 힘이 더 센 상대 아이들도 동건을 이겨낼 수가 없었고, 대담한 반사회적 행동은 증가하였다. 예를 들면, 동건은 다른 아이들에게 그가 최근 밤에 거리를 돌아다니면서 유리창에 돌을 던진 것과 그를 잡으려고 나온 이웃주민을 쉽게 어떻게 피했는지, 또 그때의 흥분을 열정적으로 이야기했다. 동건은 다른 아이들과 유리창 깨는 경쟁을 원했고 거기에서 동건은 리더역할을 하였다. 아이들은 잡히지 않을까 하는 두려움을 가졌으나 동건은 조금도 두려워하질 않았고 오히려 황홀감에 젖었고 열광을 억제하지 못하는 것처럼 보였다.

10살이 되자 동건은 유리창 깨는 것에서 사소한 도둑질에서 흥분을 느꼈다. 그는 그가 훔친 물건을 종종 버렸고, 실제적인 물질적 이득보다는 흥분에 더 재미를 느끼는 것으로 보였다. 그는 카톨릭 교회의 자선함과 기부를 위한 용기에서 돈을 훔쳐내는 것을 좋아했다. 동건이 12살 때 이웃 동네에서 엄청난 홍수가 일어나 많은 사람이 죽었다. 동건은 재빨리 그곳에 갔는데 그것은 재난을 구경하기 위해서가 아니라 시체에서 지갑이나 시계 등을 훔칠 수 있다고 생각해서였다. 빈손으로 돌아와도 동건은 흥분되어 있었으며 흥분과 위험은 그가 훔친 물질적인 것보다 더 중요해 보였다. 나이가 들수록 동건의 반사회적 행동은 더욱 대담해졌고, 규칙적으로 훔치고, 심지어는 식구들의 것도 훔치었다. 동건은 자주 무단결석을 하고 심지어 그와 학생들이 싸우는 것을 말리려는 선생님을 때리는 심각한 문제를 일으켰다. 동건은 차 도둑과 강간죄로 유죄판결을 받아 소년원에 들어가게 되었는데 친구들에게 그 일을 설명하며 강간한 여자가 12살이어서 임신이 가능하지 않았기에 선택했었다는 걸 재미있게 이야기했다. 동건은 소년원에서 2년을 보낸 후 잠시 고등학교에 다니기도 했으나 친구도 없었고 흥미가 없어 곧 그만두었다. 그후 실제 범죄자가 되어 훔친 차를 다른 사람들에게 팔았으며 더 이상 죄의식이나 부끄러움도 느끼지 않았다.

### (7) 강박성 성격장애

강박성 성격장애의 특징은 완벽함, 인내심, 완고함, 우유부단 그리고 감정표현의 인색함이다. 이들은 대인관계에서는 따뜻함이나 부드러움을 표현하는 능력이 부족하고, 모든 일에 합리적이고 형식적으로 대해서 다른 사람들과 거리감을 갖게 된다. 대인관계에 있어서 주로 수직관계를 유지하기 때문에 자신도 윗사람에게 철저히 복종하지만 다른 사람들도 자기에게 복종하기를 원한다. 주위 사람들이 완벽하지 못할 때는 경멸하고 분노를 느끼지만 겉으로 표현하지는 않는다. 이들은 혹시나 실수를 하지나 않을까 하는 두려움 때문에 모든 일에 우유부단한 자세를 취한다. 또한 자신의 생활이나 행동이 일정한 틀에 맞게 유지되고 있는지에 대해 지나치게 신경을 쓴다. 이러한 강박성은 정확성과 치밀함을 요구하는 현대 사회에서는 바람직한 면도 있어 사회적으로 용인 받을 수 있는 형태로 발전될 수도 있다. 즉, 양심적이고, 매사에 조심성이 있고, 계획적인 태도와 시간 약속의 엄수 등 사회생활에서 바람직하고 또 환영받을 수 있는 면으로 보일 수 있다. 그러나 강박적인 집착이 바람직하지 못한 방향으로 작용하면 도박에 빠지거나 바람을 피우는 등 사회적으로 물의를 빚거나 일상생활에 지장을 줄 수 있다.

### 강박형 성격장애의 사례

45세 된 남자 법률가 동수는 정서적 냉담, 타협 없는 자기주장, 성에 대한 무관심, 긴 작업 시간, 잦은 업무상의 여행을 견디기 어려워하는 아내에 의해 병원에 왔지만 결혼 생활에 별 문제를 갖고 있지 않으며 장난삼아 아내 주장에 따라서 병원에 왔다고 말한다. 그는 법률사무소 개설 이래 가장 젊으며 능력 있는 사람으로 알려져 있었지만 지나친 완벽주의로 인해 업무와 대인관계에서 어려움을 겪고 있다. 예를 들어, 문안 작성 모양이나 문장 구성이 마음에 들지 않아서 다른 동료나 부하직원들이 작성한 기안문서들을 일일이 수정하게 되고, 그러다 보면 일도 예정대로 진척되지 않고 한 해에 비서를 두세 번 바꾸는 일이 생긴다. 그와 일을 함께하는 사람들은 그가 지나치게 간섭해서 자기 일을 제대로 못한다고 불평한다. 그는 남이 저지른 실수를 용서 못하기 때문에 이를 참고 그와 함께 일하는 사람이 많지 않고 혼자 모든 일을 감당한다.

그는 자기 아이들이나 아내와 대화할 때 마음속 깊게는 애정을 간직하고 있으면서도 마치 상대방이 기계인 것처럼 대하며 유머가 없고 자기주장만 한다. 그는 어릴 때부터 자기가 바라는 목표를 달성하기에는 항상 시간이 모자라다고 생각하면서 살아왔다. 그는 공부벌레였고, 늘 경쟁적이고 높은 목표를 달성해야 적성이 풀렸다. 그는 방학에도 마음 놓고 놀지를 못했다.

그는 항상 직장에서나 집에서 위기가 생길 때마다 상담을 받으러 왔고 위기가 해결되고 난 다음에는 치료를 그만 두었다. 강박형 성격장애에 대한 치료는 본인이 아무런 문제가 없다고 생각하며 대인관계를 중요시하지 않기 때문에 치료에 가장 중요한 라포 형성이 어렵다. 그래서 강박성격장애자들을 치료할 때에는 정서적 지지나 대인관계의 문제에 중점을 두기보다는 일에 관한 이야기나 문제에 더 비중을 두어야 한다.

## 7) 물질관련 장애(substance-related disorder)

물질관련 장애란 진정제, 흥분제, 환각제 등 정신에 작용하는 약물에 대한 의존이나 남용을 다루지만 여기에서는 우리가 일상생활에서 자주 접하게 되는 알코올 중독과 니코틴 중독을 중심으로 물질관련 장애의 증상과 원인에 대해 알아보도록 한다.

### (1) 알코올 중독

음주는 우리 사회에서 일반적으로 허용되고 있으며 대인관계의 한 부분으로 여기기 때문에 그 위험성이 제대로 인식되어 있지 않다. 그러나 음주가 습관화되면 직장이나 가정에서 문제가 발생하고, 위장장애, 간질환, 신경학적 장애 같은 건강상의 문제를 유발하며, 각종 사고나 범죄의 요인으로 작용한다. 현재 우리나라의 알코올 중독자 수는 220만명을 상회하는 것으로 알려져 있고, 이는 정신 질환 중에서 가장 높은 유병율인 6.6%로 세계 평균의 거의 2배에 해당하는 수치를 보이고 있으나 치료율은 1.6%로 정신질환 중에서 가장 낮은 편이다.

**표 10-1 알코올 장애 1년 유병률 및 추정 환자수(2011년 역학조사 결과)**

| | 전체 | | 남성 | | 여성 | |
|---|---|---|---|---|---|---|
| | 유병률 | 추정 환자수 | 유병률 | 추정 환자수 | 유병률 | 추정 환자수 |
| 알코올 남용 | 2.1 | 758,047 | 3.4 | 612,472 | 0.9 | 162,752 |
| 알코올 의존 | 2.2 | 794,145 | 3.2 | 576,444 | 1.2 | 217,003 |
| 전체 | 4.4 | 1,588,289 | 6.6 | 1,188,916 | 2.1 | 379,756 |

알코올 중독은 단순한 기호의 문제가 아니라 심각한 정신장애의 하나이며 가장 치료하기 어려운 장애임에도 불구하고 치료의 필요성에 대한 인식은 매우 낮아 위험한 정신장애라고 할 수 있다. DSM-IV에서는 음주로 인한 문제를 알코올 남용과

알코올 의존으로 구분하고 있는데 알코올남용은 음주 때문에 신체적 손상만이 아니라 사회생활이나 인간관계에 문제가 생겼는데도 불구하고 음주를 그만두지 못하는 경우를 말하고 알코올의존은 자신의 음주습관을 통제하지 못하고 음주효과를 유지하기 위해 음주량이 지속적으로 증가하며 음주를 중단하면 금단증상이 발생하는 것을 말한다. 덴진(Denzin, 1987)에 따르면 알코올 중독은 전구단계(pre alcoholic stage), 진행단계(prodomal stage), 중대한 위기단계(crucial stage), 만성단계(choronic stage) 등 네 단계를 거쳐 진행된다. 전구단계에서는 불안 혹은 스트레스를 감소시키기 위해 술을 마시는 시기이다. 이 단계에서는 술 마시는 기회를 일부러 찾게 되며, 술자리를 함께한 사람들보다 더 많이 마시는 경향이 있다. 진행단계에서는 통제의 상실이 심해져서 술 마시고 이어났던 일에 대한 기억을 하지 못하는 경우가 발생하며, 술을 멈출 수 없다는 것을 발견한다. 중대한 위기단계에서는 음주에 대한 통제 상실이 더 심해진다. 점차 술을 마시는 빈도가 높아지고 술에 대한 조절능력을 더욱 더 상실한다. 만성단계에서는 해장술을 마시기 시작할 때 그리고 매 4~5시간마다 술을 마셔야 할 필요를 느낄 때 발생하며, 알코올에 신체적으로 의존적이 된다. 만약 술을 마시지 않으면, 구토와 손이 떨리는 현상이 발생하며, 술을 다시 마시면 이런 증상이 사라지는 금단현상이 발생한다.

### ① 음주의 동기

사람들이 처음 술을 마시게 되는 동기는 다양하지만 왜 심각한 문제에 직면할 때까지 술을 계속해서 마시는지를 설명하기 위해서는 다음과 같은 요인을 고려해 볼 수 있다. 첫째, 다양한 스트레스에 직면하고 있는 현대인들은 그것에 대처하기 위해 다양한 방략을 사용하는데 알코올이 주는 긴장이완 효과 때문에 음주를 하게 된다는 것이다. 물론 알코올은 심작박동은 증가시키지만 근육긴장을 줄여주지 않기 때문에 음주가 직접적으로 긴장이완을 가져오는 것은 아니며 음주와 관련된 친밀한 인간관계나 놀이 같은 활동이 긴장이완에 도움이 되기 때문이라고 할 수 있다. 둘째,

음주를 문화적 관습으로 받아들이는 사회에서는 음주에 긍정적 의미를 부여하며 그로 인해 음주의 가능성이 증가한다. 특히 부모나 동료들이 음주를 하는 경우에는 그들이 음주의 모델역할을 하게 되어 음주가 더 보편화된다. 셋째, 충동성이나 반사회적 특성이 있거나 스트레스를 스스로 극복하기 어려워하는 사람일수록 음주를 하는 경향이 있다.

### ② 알코올 중독과 신체적 건강

2015년 미국 질병통제예방센터의 자료에 따르면 약 3800만 명의 미국 성인들이 평균 한 달에 네 번 이상 한 번에 8잔 이상의 음주를 하고 있으며, 이로 인해 매일 평균 6명이 목숨을 잃고 사망자의 75%는 35세에서 64세였고 76%가 남성이었다. 또한 2015년 독일의 본 대학병원과 영국 로얄더비 병원이 영국의 환자를 대상으로 분석한 자료에서 알코올 중독자는 일반인보다 27가지의 질환에 걸릴 확률이 높으며, 일반인보다 7.6년 일찍 죽게 되고, 사망 장소도 5명 중 1명이 병원에 입원 중 사망(일반인은 12명 중 1명)하는 것으로 나타났다. 음주와 관련된 질병 중 가장 일반적인 것이 간질환이다. 간 조직 중 지방이 차지하는 비율이 5%가 넘으면 지방간으로 분류되는데 잦은 음주는 알코올을 지방산으로 간세포에 축적하게 되며 지방산은 간세포에 혈액을 통한 산소와 영양분 공부를 차단하여 간세포를 손상시킨다. 그뿐 아니라 장기간의 음주로 인한 산소와 영양공급 저해는 위, 심장, 비뇨기계, 근골격계 등 모든 조직에 손상을 일으키게 되며 특히 간암을 비롯한 여러 가지 암의 발생에도 작용하고 있다. 하지만 알코올이 간이나 다른 장기에 영향을 미치기 전에 심각하고 돌이키기 어려운 문제를 일으키는 곳은 두뇌로 혈중 알코올 농도가 높아지면 뇌세포를 손상시켜 알코올성 치매가 발생할 확률이 높아진다. 지나친 음주는 알코올성 치매의 전조증상으로 많이 알려진 "블랙아웃"이라고 부르는 필름이 끊기는 현상이 나타나는데 알코올이 두뇌의 변연계에 있으며 단기기억에 있는 정보를 장기기억으로 옮겨주는 해마에 직접적 타격을 주기 때문이다. 또한 알코올은 충동조절을 담당하는 전두엽에 손상을 가져와 목소리가 커지고 폭언이나 폭력을 행사하며 범죄의 가능성을 높이게 되며 알코올로 인한 반복된 뇌손상은 우울증이나 성격장애를 가져오기도 한다. 특히, 알코올로 인한 뇌세포의 손상이 정상적인 상태로 회복되기 어렵기 때문에 다른 세포가 그 기능을 공유하고 대신하는 경우가 있지만 근본적인 회복은 불가능하다.

**알코올 중독 자가진단 테스트(NAST)**

1. 스트레스를 술로 해결한다.
2. 혼자 술을 마신다.
3. 술 마신 다음 날 해장술을 마신다.
4. 취기가 오르면 술을 계속 마시고 싶어진다.
5. 술에 대한 욕구를 참을 수 없다.
6. 최근 6개월간 2회 이상 블랙아웃을 경험했다.
7. 대인관계, 사회생활에 지장이 있다.
8. 술로 인해 일하는 데 어려움이 많다.
9. 음주문제로 가족이 나를 떠났거나, 떠나겠다고 말한다.
10. 술이 깨면 진땀, 손떨림, 불안을 느끼거나 잠을 못 이룬다.
11. 술이 깰때 공포, 몸 떨림, 헛것을 보거나 환청이 들린다.
12. 술로 인한 심리적, 신체적 질병을 치료받은 적이 있다.

---

4개 이상일 경우 알코올 중독으로 판정되며, 병원입원 치료가 필요.
단, 10번, 11번 해당자는 무조건 알콜중독으로 진단됨.

### ③ 알코올 중독과 적응문제

알코올 중독으로 발생하는 뇌손상은 정상적인 사고를 어렵게 하여 가정폭력, 성범죄, 음주운전 등의 범죄를 유발하게 된다. 특히, 음주 상태에서 발생한 살인이나 성범죄 등 강력범죄에 대해 지나치게 관대한 처벌이 반복되면서 비판적인 여론이 비등하게 되었고 2014년 성폭력 특별법이 개정되어 음주가 성범죄 재판에서 감경사유가 될 수 없도록 하고 있다. 또한 알코올 중독으로 정신병원에서 치료받는 환자는 자발적으로 입원하거나 가족의 신고로 강제 입원하거나 시도지사나 군수 등 자치단체장에 의한 강제 입원하게 되는데 이 중 알코올 중독으로 인한 문제가 심각해지기 전에 자발적으로 입원치료를 받기로 하는 경우는 극히 드문 상황이며 대부분 폭력을 견디다 못한 가족이나 사회적 무질서를 우려한 자치단체장이 강제로 입원시키는 경우가 많다. 이렇게 알코올 관련 문제로 정신병원에 입원한 환자의 경우에 가족이나 친족에게 연락이 잘되지 않는 경우가 많은데 이것은 중독을 벗어나기 어려운 환자가 다시 가정에 복귀했을 때 가족이 감당하기 어렵다고 판단했기 때문에 벌어지는 일이라고 할 수 있다. 따라서 알코올 중독은 단지 건강상의 문제가 아닌 사회의 기초가 되는 가족관계를 해체시키는 병이라고 할 수 있다.

### (2) 니코틴 중독

흡연이 암이나 심혈관 질환 및 폐질환을 유발하는 중요한 원인이라는 것이 알려지면서 기호품을 즐기는 행동이라는 생각보다 재발하기 쉽지만 반복해서 치료하면 완치 가능한 만성질환인 "니코틴 중독"이라고 받아들여지기 시작하였다. 흡연은 조기 사망의 가장 큰 원인이며 흡연 남성의 52%와 여성의 43%가 담배와 관련된 질병으로 사망하여 전 세계 사망자의 6명 중 1명인 매년 500만 명 이상이 담배 때문에 사망하고 있으며 그 수도 매년 증가하여 2030년에는 매년 1000만 명 이상이 담배 때문에 사망하게 될 것이라고 알려져 있다. 금연은 사망률을 획기적으로 줄일 수 있는 효과적인 건강증진 방법이며 질병 예방법이지만 본인의 의지만으로 성공하기 어려워 의사의 금연권고는 성공률을 10%, 약물과 행동요법으로 이루어진 금연치료는 30~50% 증가시키는 효과를 보이지만 아직도 금연에 대한 사회적 인식에 문제가 있다. 세계보건기구는 흡연을 인류의 건강을 위협하는 가장 큰 위험요인으로 받아들여 건강관련 첫 국제협약인 담배규제국제조약(Framework convention on tobacco control: FCTC)을 제정하였으며 우리나라는 2005년에 이 조약을 비준하였으나 아직 금연에 대한 사회적 노력은 부족한 편이다.

① 흡연과 신체적 건강

담배 연기 속에는 니코틴을 비롯하여 타르, 일산화탄소, 벤조피렌, 카드뮴 등 다양한 발암물질과 유해물질이 들어있으며 이러한 발암물질과 유해물질이 담배연기를 통해 몸속으로 들어가면 많은 질병을 일으키게 된다. 직접 담배 연기가 닿는 입, 폐뿐만 아니라 혈액을 타고 발암불질이 전신에 퍼져 암을 유발하는데 한국인의 사망원인 1위는 암이고 암 사망자 3명 중 1명은 흡연과 관련되어 있다. 흡연으로 인해 암에 걸리기까지는 평균 25년이 걸리는데 7~80년대 우리나라 남성의 흡연율이 높았기 때문에 폐암으로 인한 사망자가 최근 급격하게 증가하고 있다. 담배연기 속의

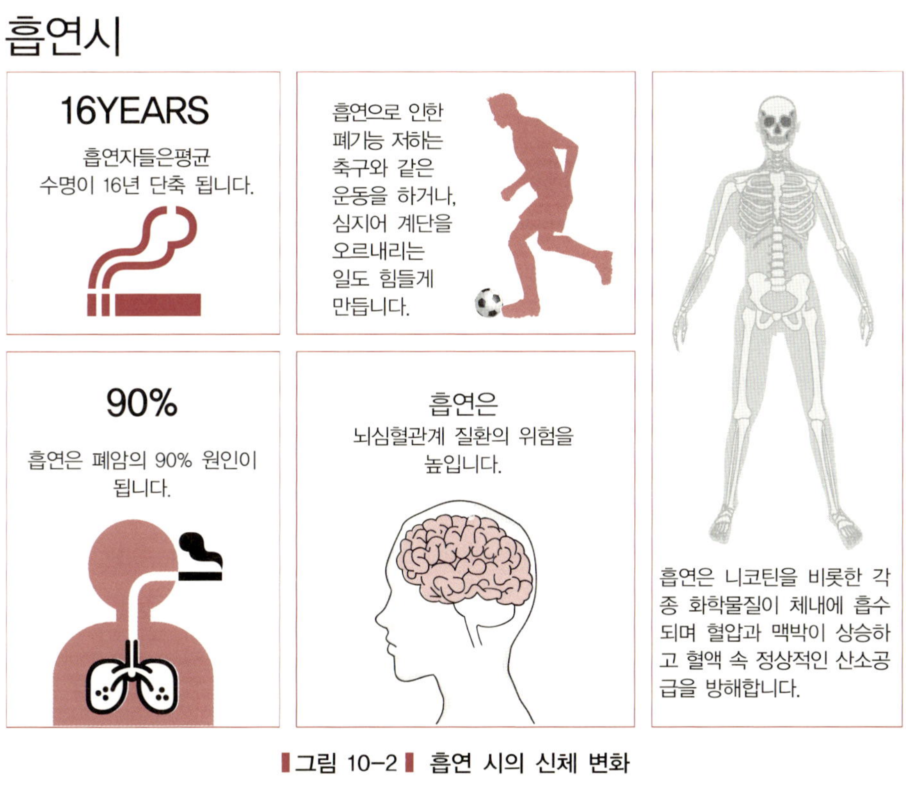


**▌그림 10-2▐ 흡연 시의 신체 변화**

독성물질은 입속의 피부를 통해 흡수되어 입술, 혀, 잇몸, 목 등에도 암을 일으키며 신장을 통해 신장암과 방광암도 일으킬 수 있다. 또한 담배 연기는 흡연자의 심장 내 혈관이 좁아지게 하여 협심증이나 심근경색 또는 심장마비를 일으킬 수 있으며 자궁암이나 유방암의 원인이 되기도 하고 노화를 촉진한다. 또한 특히 문제가 되는 것은 흡연자 본인뿐 아니라 자기 주변의 가족이나 동료들에게 간접흡연의 피해를 줄 수 있다는 점으로 간접흡연은 유아와 어린이의 폐 성장에 영향을 미치고 기관지염, 폐렴, 감기에 잘 걸리게 하고 부모가 흡연을 하는 것을 보고 자라는 자녀는 담배를 더 일찍 피우게 된다.

② 금연이 어려운 이유

니코틴은 흡연 후 7~10초 내에 뇌에 도달해 뇌의 쾌감중추라고 불리는 영역을 자극하여 도파민 분비를 촉진시킴으로써 쾌감과 긍정적인 기분이 나타나나도록 하므로 흡연하는 습관이 쉽게 형성된다. 그렇지만 금연은 매우 어려운데 그 이유는 무엇 때문일까? 첫째, 오랜 흡연으로 인해 니코틴 의존상태가 되면 비행기를 타거나 장시간 담배를 못 피우는 상황에서 집중력이 떨어지고 짜증이 나며 안절부절 못하는 상태가 나타나는데 이것을 금단증상이라 한다. 이러한 불쾌한 경험이 반복되면 금연을 하지 못하고 틈만 나면 담배를 피우게 된다. 둘째, 대부분의 흡연자는 식사 후나 화장실에 갔거나 커피를 마실 때 같이 특정한 상황에서 흡연을 하는 경향이 있다. 이렇게 특정한 상황에서 반복적인 흡연이 조건형성되고 그 상황이 되면 반사적으로 흡연을 하게 된다. 즉, 화장실을 가거나 커피를 마시려고 하면 흡연욕구가 증가하며 금연을 하더라도 이렇게 조건화된 욕구는 몇 년이 지난 후에도 행동에 영향을 미쳐 다시 흡연하게 만들 수 있다. 셋째, 흡연이 몸에 좋지 않다는 것을 알고 있으면서도 어떤 목적을 위해 흡연을 지속할 수 있다. 가령, 우울한 기분을 호전시키고 싶다거나 식욕을 억제하고 싶다는 목적으로 흡연을 지속하는 사람이 있으며 금연을 했다고 하더라도 체중이 증가하게 되면 다시 흡연을 하게 되는 경우가 많이 있다.

**표 10-2 니코틴 의존도 평가**

| 문항 | 응답 | 점수 |
|---|---|---|
| 하루에 담배를 보통 몇 개비나 피우십니까? | 10개비 이내 | 0 |
| | 11~20개비 | 1 |
| | 21~30개비 | 2 |
| | 31개비 이상 | 3 |
| 아침에 일어나서 얼마 만에 첫 담배를 피우십니까? | 5분 이내 | 3 |
| | 6~30분 | 2 |
| | 30분 초과 | 1 |
| | | 0 |
| 금연구역에서 담배를 참기가 어렵습니까? | 아니오 | 0 |
| | 예 | 1 |
| 하루 중 담배 맛이 가장 좋은 때는 언제입니까? | 첫 담배 | 1 |
| | 기타 담배 | 0 |
| 오후와 저녁시간보다 오전 중에 담배를 더 자주 피우십니까? | 아니오 | 0 |
| | 예 | 1 |
| 몸이 아파 하루 종일 누워있을 때에도 담배를 피우십니까? | 아니오 | 0 |
| | 예 | 1 |

〈점수〉 0~3: 낮은 니코틴 의존도
4~6점: 중간 정도의 니코틴 의존도
7점 이상: 심한 니코틴 의존도

CHAPTER

# 11

# 정신장애의 치료

1. 약물치료
2. 심리치료
3. 집단치료

CHAPTER

# 11 정신장애의 치료

정신장애의 유형이 무엇이든 정신장애를 치료하여 정상으로 되돌리려는 노력은 끊임없이 이루어져 왔으며 일반인들이 생각하는 바와 달리 정신장애는 치료가 가능한 장애이다. 정신장애의 치료는 보통 세 가지 방식으로 이루어지고 있다. 우선 약물치료는 치료에 대한 거부감도 많지만 실제로 대부분의 정신장애 환자들이 의존하는 치료방법이며, 심리치료는 상담과 훈련을 통해 정신장애를 치료하는 것으로 크게 구분하면 개인별로 이루어지는 개인치료와 집단으로 이루어지는 집단치료가 있다.

## 1 • 약물치료

약물치료는 정신장애의 치료에 효과가 검증된 항정신병약물(antipsychotic drug)을 사용하여 정신장애로 인한 부정적 증상을 완화하기 위해 이루어지며 현재까지는 정신장애의 증상을 치료하는 데 가장 효과적인 방법으로 알려져 있다. 그러나 약물치료만으로 정신장애를 가진 환자가 정상인으로 복귀하기는 어려우며 약물치료를 통해 어느 정도 정신장애의 증상이 통제되면 정신사회재활이나 심리치료를 통해 사회에 적응하게 된다.

## 1) 약물치료의 역할

정신장애의 치료에 사용되는 약물은 뇌의 신경전달물질의 분비를 조절함으로써 정신장애의 증상을 완화하고 치료하게 된다. 신경전달물질은 뇌에서 자연스럽게 분비되는 화학물질이어서 합성된 다른 대체물로 대신하기 어렵기 때문에 항정신병약물은 신경전달물질의 분비 자체를 조절하기보다 신경전달물질의 흡수를 차단하여 분비를 낮추거나 신경전달물질의 재흡수를 억제하여 분비를 높이는 방법을 택한다. 가장 심각한 정신장애와 관련된 신경전달물질은 다음과 같다.

**▌표 11-1▐ 정신장애와 관련된 신경전달물질의 기능과 장애**

| 정신장애 | 관련된 신경전달물질과 그 기능 | | 신경전달물질 분비 장애의 영향 | | 관련된 약물 |
|---|---|---|---|---|---|
| | 신경전달물질 | 기능 | 장애 | 영향 | |
| 정신분열증 | 도파민 | 사람을 활동적이고 열정적으로 만듦 | 과다 | 뇌가 너무 많은 메시지를 받아 혼란을 일으킴 | 아리피프라졸 (도파민조절제) |
| 우울증 | 세로토닌 | 긴장완화, 기력회복, 집중력 | 부족 | 사기가 떨어지고, 기운이 빠짐 | 이미프라민 (삼환계우울제) 파록세틴 (세로토닌 재흡수 차단제) |
| | 노어에피네프린 | 기운상승 | 부족 | | |
| 조울증 | 많은 종류의 신경전달물질 | 정서에 균형을 유지 | 불균형 | 과도한 감정기복 | 리튬탄산염 |

약물치료는 우울하거나 과도로 흥분되거나 불면이 2주간 계속되는 등 정신장애의 증상이 보이거나 재발될 징후가 보일 때 이루어져야 하며 심리치료 등 비약물치료가 효과적이지 않을 때 사용되어야 한다.

### 2) 약물치료와 관련된 의문

사람들은 정신장애를 약물로 치료하는 것에 대해 다음과 같은 의문을 가지는데 그것이 얼마나 타당한지 살펴보자. 첫째, 항정신병 약물을 장기간 복용하면 신체적으로나 정신적으로 부작용을 가져올 수 있지 않을까? 모든 약물은 적건 크건 부작용이 있으며 항정신병 약물은 문제가 되는 신경전달물질뿐 아니라 다른 신경전달물질에도 작용하기 때문에 부작용은 불가피하다. 특히, 항정신병 약물은 증상을 조절하기 위해 적어도 몇 달 이상 복용해야 하기 때문에 문제가 심각한데 최근에 개발된 비정형 약물은 기존의 약물보다 부작용이 더 적고 효과적이어서 큰 문제를 일으키지 않는다. 둘째, 정신장애는 치료가 불가능하다는데 약물로 치료가 가능한가? 정신장애는 치료가 가능한 질병이므로 항정신병 약물을 복용하면 증상이 완화되기도 하고 때로는 완치되기도 한다. 항정신병 약물로 정신병 증상이 완화되면 어느 정도는 정상적 사고와 행동이 가능해지기 때문에 행동치료나 상담치료 등의 심리치료를 진행할 수 있다. 이러한 심리치료와 약물치료를 병행함으로써 정신장애의 극복과 사회적응이 더 빨라질 수 있다. 셋째, 항정신병 약물이 정신장애의 증상완화에 효과를 보이지 않는 경우에는 어떻게 할까? 보통 항정신병 약물의 효과는 보통 3~6주 정도가 걸리지만 부작용은 빨리 나타난다. 만일 약물치료를 한 달 이상 했는데도 효과가 나타나지 않고 부작용이 증가한다면 의사와 약물의 교체를 상의할 필요가 있다. 넷째, 항정신병 약물은 마약과 마찬가지로 중독성을 가지고 있지 않을까? 헤로인이나 코카인 같은 향정신성 약물은 중독성이 매우 강한 물질로 알려져 있으나 정신장애의 치료에 사용되는 항정신병 약물은 중독성이 낮으며 안전한 용량이 처방된다. 물론 특정한 수면제나 진정제는 장기간 사용하면 중독증상을 보이기도 하지만 환각제나 흥분제 같은 향정신성 약물의 중독증상과는 다르다. 다섯째, 정신장애 증상이 사라졌는데 약물복용을 계속해야 할까? 보통 정신장애 증상이 사라지면 약물복용을 중단하려고 하지만 증상이 사라졌다는 것은 병이 조절되고 있다는 뜻이며 그렇다고 약물복용을 중단하면 증상이 다시 나타날 수 있다. 따라서 의사와 상의하여 재발방지를 위해 적은 양의 약물을 꾸준히 복용하는 것이 보편적이다.

## 2 • 심리치료

심리치료는 상담과 훈련을 통해 정신장애로 인해 나타나는 인지적 정서적 행동적 증상을 치료하기 위한 방법으로 이론적 배경에 따라 다양한 심리치료 접근이 존재하며 치료대상에 따라 개인별로 이루어지는 개인치료와 집단 또는 가족을 대상으로 하는 집단치료로 구분된다. 어떤 심리치료 접근을 사용할 것인가는 대상자의 상태나 치료자의 이론적 배경에 의존하는데 대표적인 심리치료 접근으로는 정신분석 치료접근, 인본주의 치료접근, 행동주의 치료접근, 인지행동 치료접근, 합리적 정서 치료접근 그리고 현실 치료접근 등이 있다.

### 1) 정신분석 치료접근

프로이트는 인간의 사고와 행위 그리고 언어를 결정하는 장소가 의식이 아니라 무의식이라고 주장하였다. 이 무의식에는 성장초기의 발달단계에서 경험한 부정적 사건에 대한 기억들이 억압되어 있으며 다양한 기법으로 무의식 속에 억압되어 있는 사건을 의식화함으로써 문제를 해결하고자 한다. 고전적 정신분석 치료는 현재 많이 사용되지 않는데 그 이유는 시간과 비용을 지나치게 요구하기 때문이다. 그러나 고전적 정신분석은 현재 사용되는 다양한 정신분석 접근의 이론적 토대를 제공하기 때문에 가치가 있다.

### (1) 정신장애의 원인

프로이트는 신경증이 무의식 수준에 해결되지 않는 내적 갈등이 존재하기 때문에 발생한다고 주장했으며 내적 갈등은 원초아(id)의 성적, 공격적 충동이나 초자아의 과도한 억제에 의한 것으로, 환자는 방어기제를 사용하여 그러한 갈등에 직면하는 것을 회피하지만 이러한 갈등이 의식표면으로 올라오게 되면 불안이 발생하고 정신장애로 이어진다고 보았다.

### (2) 정신분석치료의 논리

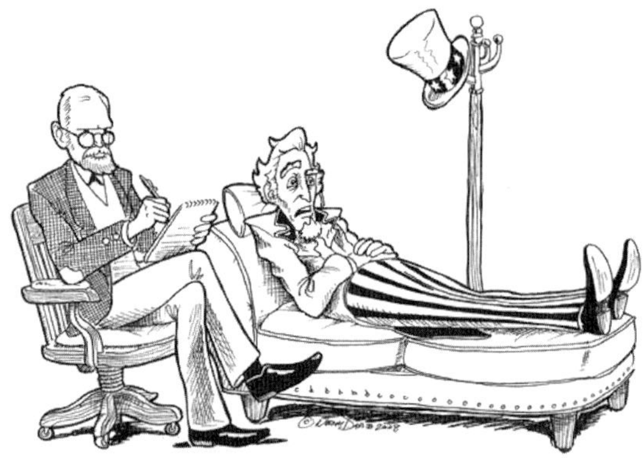

정신분석가는 환자가 정신장애를 일으키는 미해결된 갈등을 스스로 발견하도록 하기 위해 무의식을 탐색하게 되는데 이것은 과거경험의 조각들을 현재의 증상과 맞추어가는 과정과 비슷하다. 이러한 탐색과정에서 사용되는 기법은 환자가 마음에 떠오르는 모든 생각을 의식적 검열 없이 정신분석가에게 말하는 자유연상(free association)과 꿈을 기억하는 훈련을 받고 꿈의 내용을 정신분석가에게 말하는 꿈의 분석(dream analysis) 등이다. 치료과정에서 환자는 정신분석가의 치료적 노력에 자주 저항(resistance)을 보이는데 그것은 정신분석가가 밝혀내려고 하는 무의식에 있는 갈등은 두렵고 고통스럽기 때문이다. 저항은 치료시간에 오지 않거나 분석가와 논쟁하거나 자유연상을 제멋대로 하는 등의 형태로 나타난다. 그러나 치료가 진행되면서 환자는 분석가와 자기에게 중요한 관계를 모방하는 방식으로 관계를 맺기 시작하면서 전이(transfer)를 보인다. 가령, 환자는 마치 분석가가 부모 또는 연인인 것처럼 행동

하게 되는데 전이가 나타날 때 자유연상에서 분석가의 사적 생활에 대한 관심이 나타나기도 한다. 전이가 나타나면 분석가는 환자가 중요한 관계를 보이는 사람과의 관계에 대해 통찰을 얻게 하고 관계를 맺는 새로운 양식을 발달시키도록 기회를 제공한다.

### (3) 새로운 정신분석 접근

프로이트가 제안한 고전적 정신분석 접근의 한계가 드러나면서 융(Jung, 1917), 아들러(Adler, 1927), 호니(Horney, 1937), 에릭슨(Erikson, 1963) 등이 고전적 정신분석 접근을 새로운 관점에서 바라본 수정이론을 제안하게 되었다. 이들이 강조하는 관점은 모두 달랐지만 치료적 관점에서는 다음과 같은 공통점을 가지고 있다. 첫째, 치료에서 요구하는 시간과 비용을 최소화하기 위해 노력하여 주 1회 정도의 치료로 비교적 단기간에 효과를 얻을 수 있는 방법을 찾고자 한다. 둘째, 고전적 정신분석 관점은 전환장애 같이 일부 정신장애에만 적절하다고 생각되었지만 수정된 정신분석 접근은 모든 형태의 정신장애를 치료하는 데 적절한 방식으로 변화되었다. 셋째, 새로운 정신분석 접근은 무의식을 탐색하여 억압된 갈등을 찾는 데 머무르지 않고 자아의 의식적 과정을 강조하여 건강하지 못한 적응방식을 재평가하여 보다 건강한 적응방식을 획득하는 데 집중하고 있다. 넷째, 자유연상에 의한 무의식에 대한 탐색이 줄어드는 대신 분석가는 환자와의 상호작용에서 발견되는 언어적 비언어적 단서를 활용하여 환자의 문제를 이해하려고 노력한다. 다섯째, 정신장애의 원인이 성과 공격성과 관련된 갈등에 있다고 가정하지 않으며 정신장애의 원인이 다양하다고 생각한다. 따라서 환자의 어린 시절 경험을 분석하는 대신 현재의 사회적 관계나 문제 그리고 갈등의 본질 분석에 관심을 가진다.

### 최면을 활용한 정신분석 치료의 사례

30세의 미혼 직장여성인 이정숙 씨는 중학교 시절부터 우울증을 앓아왔다. 그리고 나이를 먹어갈수록 대인관계에서의 불안감과 충동적 행동이 점점 심해져 정신과 병원을 찾아 치료를 시작했다. 약을 먹고 상담을 하면서 증상이 조금 호전되기는 했지만 마음속 깊이 자리 잡은 우울과 불안 증상은 없어지지 않았다. 이씨 치료를 맡았던 정신과 의사는 어린 시절에 어머니와의 관계가 불안정했기 때문에 병이 생겼다고 진단했지만, 환자로서는 별로 수긍이 가지 않는다고 했다. 그녀가 아주 어릴 때부터 부모가 성격 차이로 심하게 다툰 적이 많아 불안한 적이 있었지만 부모와 환자의 관계는 나쁘지 않았다고 했다. 이처럼 환자의 내면에 깊숙이 숨어 있는 병의 원인을 일반적인 정신과 면담으로 밝혀내기는 무척 어렵다. 시간과 노력을 많이 투자하여 정신분석적인 치료를 받는다 해도 환자의 무의식 속에 숨어 있는 병의 원인까지 밝혀내기는 쉬운 일이 아니다. 이 환자는 무의식 속에 숨어 있는 원인을 찾는 최면치료를 통해 병을 치료하기 원했다. 최면상태에서 필자는 환자를, 우울증의 원인이 된 어린 시절의 어느 시점으로 자유롭게 '연령 퇴행(최면을 통해 환자의 어린 시절을 기억해내는 요법)'시켰는데, 그 과정은 다음과 같이 진행되었다.

김영우(이하 김): 지금 어디에 있습니까?
이정숙(이하 이): …(울먹이기 시작함)
김: 거기가 어딘가요? 편안하게 살펴보세요. 어떤 상황에 있습니까?
이: (작은 소리로 울음을 삼키며) 엄마와 아빠가 싸우고 있어요… 안방에서요. 저는 옆방에서 떨고 있어요.
김: 자신이 몇 살인지, 그리고 뭘 생각하고 느끼는지를 말해 보세요.
이: 저는 다섯 살이에요. 너무 무서워요… 엄마가 비명을 지르고 물건이 부서지는 소리가 들려요.
김: 그런 일이 자주 있었나요?
이: 네,거의 매일 그랬어요. 저와 동생들은 아버지가 저녁에 집에 들어오시면 언제나 불안했어요…. (심하게 울먹이기 시작함)

이런 식으로 환자가 어린 시절의 괴로웠던 기억들을 차례로 찾아 재 경험하며 내면에 쌓여 있던 당시의 감정을 배출시키는 것은 증상 해소에 큰 도움이 된다. 최면은 평소에 기억하지 못하던 충격적인 기억을 찾아내는 데 도움을 줄 뿐만 아니라 늘 기억하고 있던 일들도 최면 상태에서 다시 떠올릴 경우 그때의 괴롭고 강렬했던 감정들을 함께 해소시켜 준다. 또한 자신을 괴롭히고 있는 증상들이 과거의 경험들과 어떻게 연관돼 있는가 하는 점을 환자 스스로 깨닫게 해주기 때문에 다른 종류의 정신치료보다 빠르고 강한 치료 효과를 경험할 수 있다.

## 2) 인본주의 치료접근

인본주의 치료접근는 인간본성에 대한 낙관적 견해를 가지고 주관적 현실을 강조한 인본주의에 기반하고 있는 접근이다. 인본주의 치료는 환자가 자신의 성격과 행동을 더 잘 이해하도록 돕는 통찰치료(insight therapy)라고 할 수 있다. 인본주의 치료접근 중에 가장 많이 사용되는 두 치료접근은 로저스(Rogers, 1951)의 내담자-중심 치료와 펄스(Perls, 1969)의 게슈탈트 치료이다. 여기에서는 두 치료접근을 중심으로 인본주의 치료접근에 대해 알아보도록 한다.

### (1) 내담자-중심 치료(client-centered therapy)

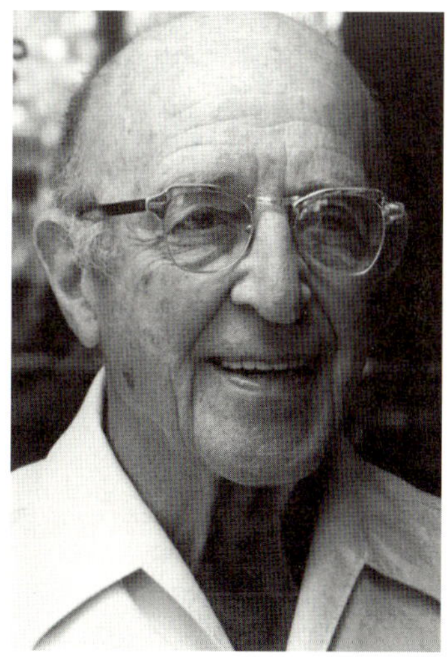
로저스(Rogers)

치료에서 모든 통제권을 분석가가 갖는 정신분석 치료접근과 달리 내담자-중심 치료에서는 치료의 속도를 정하거나 치료의 방향을 결정하는 것은 내담자 자신이다. 로저스(Rogers, 1951)는 개인의 고통이 자기개념과 현실에 대한 주관적 경험 간의 불일치(incongruence) 때문이며 이러한 불일치는 개인에게 위협이 되기 때문에 방어를 하게 된다. 불일치가 일어나는 원인은 내담자가 타인의 인정이나 애정에 너무 의존하기 때문으로 그것으로 인해 개인의 성장 잠재력을 억제되게 된다. 내담자-중심 치료는 두 가지 방식으로 내담자의 문제를 해결하려고 하는데 첫째는 내담자로 하여금 자신이 타인의 마음에 들기 위해 염려할 필요가 없으며 자신의 감정과 가치를 존중하는 것이 중요하다는 것을 통찰하도록 돕는다. 둘째는 자기를 수용하고 자기개념을 현실과 일치하는 방식으로 재구성하도록 한다. 이러한 치료를 통해 자기-결정을 강화하고 자기실현에 대한 잠재력을 표현하도록 한다. 내담자-중심 치료에서 가장 중요한 것은 치료자가 따뜻하고 지지적인 분위기인 라포(rapport)를 조성하여 내담자가 자기실현을 향한 자연스러운 성향이 자연스럽게 나오도록 돕는 것이다. 이러한 분위기는 진실함, 무조건적인 긍정, 정확한 감정이입을 통해서 이루어지는데 우선 치료자는 자신의 약점이나 감정도 드러낼 만큼 내담자와 거짓이나 방어가 없이 진실하게 의사소통해야 하며, 내담자를 인간적으로 존중하고 그의 모든 것을 판단이나 평가 없이 수용해야 하고, 내담자의 생각이나 감정을 내담자의 관점에서 이해하고 표현하여 내담자가 유대감을 느끼고 고통스러운 감정에서 해방되어 문제해결을 위한 의욕을 갖도록 해야 한다. 이러한 내담자 중심 치료가 이루어지기 위해서 다양한 치료기법이 사용되는데 우선 내담자의 내면세계를 이해하기 위해서 내담자의 말에 주의를 기울이는 "적극적 경청"을 통해 내담자가 자기표현과 자기탐색을 하도록 해야 하며, 내담자의 내면세계에 대해 이해한 바를 바탕으로 내담자가 인식하지 못하는 감정을 전달하는 "공감적 반영"을 통해 깊은 정서적 교감과 통찰을 가져오도록 해야 한다. 치료자는 자신의 생각과 경험을 내보이는 "자기노출 하기"를 통해 서로의 내면세계를 이해하고 공감적 관계를 형성할 수 있다. 마지막으로 치료자는 내담자의 진술에 대한 "명료화(clarification)하기"를 통해 내담자에게 거울과 같은 역할을 해줌으로써 내담자가 스스로 자신의 생각을 정리할 수 있도록 돕는다.

내담자 중심 치료의 단계를 살펴보면 치료자와 라포가 형성되지 않아 내담자가 자신에 대해 솔직하게 이야기하지 않는 단계에서 내담자가 자신이 충분히 수용되는 라포를 경험하여 자신에 대한 감정과 사적인 표현을 하는 단계, 전에 부인하였던 감정이 의식 속으로 흘러나오면서 진실한 자신이 되려고 노력하는 단계, 전에 부인했던 감정을 현재의 경험으로 수용하고 자신의 문제에 직면하고 대처하는 단계, 상담자의 도움 없이 자유롭게 경험하고 기능하는 인간으로 성장하는 단계로 이루어진다.

### (2) 게슈탈트 치료(Gestalt therapy)

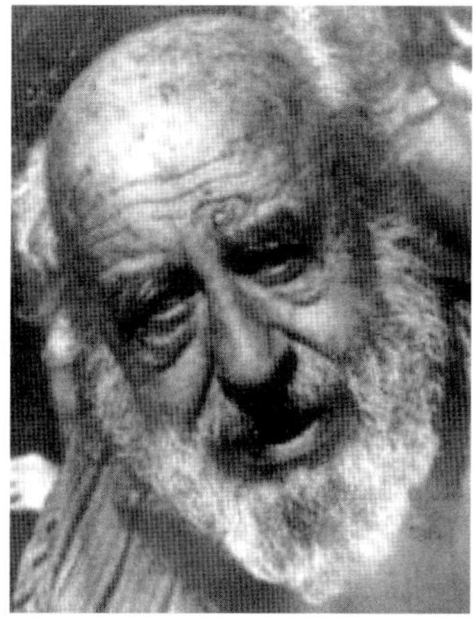

펄스(Perls)

게슈탈트 치료는 펄스(Perls, 1969)가 개발한 것으로 게슈탈트(Gestalt)는 여러 부분들이 하나의 전체로 지각된 형태나 구조를 의미한다. 게슈탈트 치료는 개인의 의식에 떠오르는 체험의 자각을 강조한다는 점에서 현상학적이다. 또한 개인은 자유로운 실존으로서 자신의 삶을 창조하는 존재라고 보는 점에서 실존주의적이라고 할 수 있다. 개인은 자신과 다른 존재 사이의 적절한 경계를 갖는 것이 중요하다. 개인이 적절한 경계를 갖지 못한다면, 환경과의 접촉이 왜곡되고 자기 체험의 자각이 제한되는 접촉경계 혼란이 발생됨으로써 정신병리가 발생하게 된다. 펄스(Perls, 1969)가 제시한 접촉경계 장애에는 자신의 진정한 욕구가 무엇인지 잘 모른 채 타인의 기대에 따라 맞추어 사는 데 익숙해지는 "내사", 자신이 타인에 대해 애정이나 적대감을 갖고 있으면서 오히려 타인이 자신에게 그런 감정을 갖고 있는 것으로 지각하는 "투사", 자신을 지나치게 의식하고 관찰하여 인간관계에서 공포증을 보이는 "자의식" 등이 있다. 이러한 접촉경계 장애를 극복하기 위해 사용되는 대표적인 치료기법으로는 "지금-여기의 체험에 집중하기"가 있는데 치료자는 내담자로 하여금 자신이 지금 무엇을 느끼고 무엇을 원하는지 자각하게 하고, 신체감각에 집중하게 하며, 자신의 언어와 행동의 특성을 인식하도록 돕는다. "역할 연기하기"는 내담자로 하여금 어떤 상황을 가정하여 그 역할이나 행동을 실제로 해보도록 함으로써 미처 인식하지 못했던 자신의 감정이나 행동 패턴을 발견하고 회피했던 행동을 실험해 볼 수 있다. "빈 의자 기법"은 내담자에게 중요한 사람이 빈 의자에 앉아 있다고 가정하고 그 사람에게 실제로 하고 싶은 말이나 행동을 하게 하는 것으로 진실을 외면하거나 회피하지 않고 역할을 연기하도록 한다. 내담자는 상대방에 대한 감정을 정확히 느낄 수 있고 새로운 행동을 시도할 수 있다.

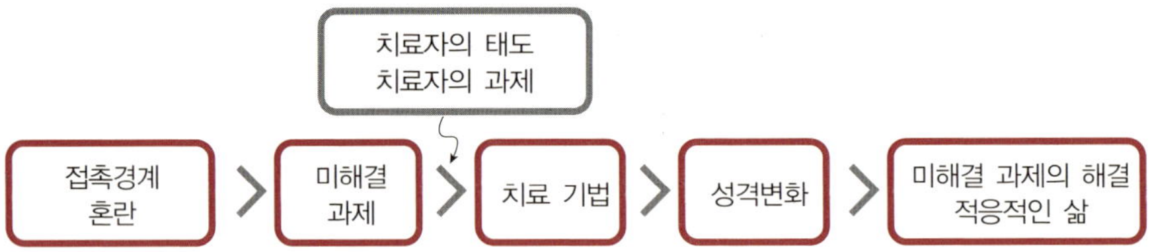


**▌그림 11-1▌ 게슈탈트 치료접근에서 치료과정**

펄스는 심리치료를 통해 접촉경계 혼란을 극복하고 다음과 같은 성격변화를 단계를 거쳐 심리적 성숙에 이르게 된다고 보았다. 첫째는 피상층(cliche layer)으로 개인이 사회규범에 따라 사람들을 상투적이고 피상적으로 대하는 상태이고, 둘째는 연기층(role playing layer)으로 진정한 자기모습을 내보이기 불안하여 부모나 주변사람들의 기대에 따라 역할연기를 하며 살아가는 상태이고, 셋째는 막다른 골목층(impasse layer)으로 역할연기의 무의미성을 깨닫고 그만두고 싶지만 스스로 자립할 수 있는 능력은 생기지 않은 상태여서 허탈감과 공포감을 체험하는 상태이고, 넷째는 내파층(implosive layer)으로 자신이 억압하고 차단해 왔던 욕구와 감정을 인식하지만 이를 표현할 경우 관계가 악화될 것을 두려워하는 상태이고, 다섯째는 폭발층(explosive layer)으로 자신의 욕구와 감정을 차단하지 않고 분명하게 인식하여 강한 게스탈트를 형성하여 다른 사람과 거짓이 없는 진실한 접촉이 이루어지는 상태를 의미한다. 진정으로 살아 있는 진실한 존재가 되기 위해서는 폭발을 경험하는 것이 필수적이다.

### 게슈탈트치료 사례: 굿 윌 헌팅(Good Will Hunting)

진짜 환자를 대상으로 이루어진 것은 아니지만 〈굿 윌 헌팅〉이란 영화는 게슈탈트 치료의 진수를 가장 잘 보여 주는 작품이다. 보스톤 빈민가에서 살고 있는 윌(Will)은 MIT 공대에서 청소 일을 하고 대학에도 못간 청년이지만 수학교수 램보(Lambeau)가 제시한 어려운 수학문제도 단숨에 풀어낸다. 그렇지만 윌은 사회에 적응하지 못하고 폭력사건으로 재판을

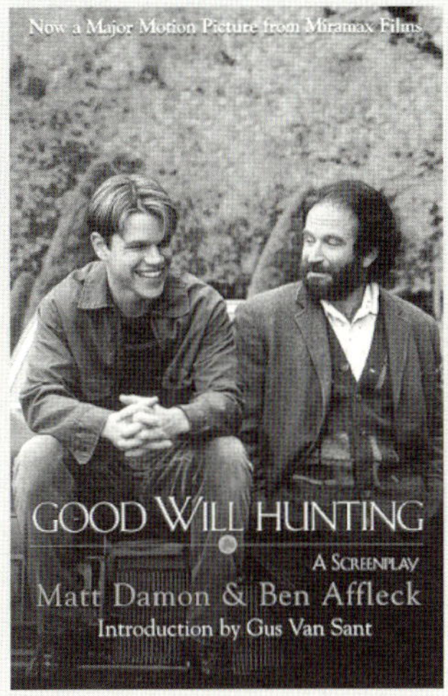


받고 수감될 위기에 처하는데 램보는 자신의 책임 하에 그의 연구를 돕고 친구인 정신과의사 숀에게 심리치료를 시키겠다는 조건으로 윌을 구해준다. 그 후 윌은 게슈탈트 치료의 원리에 잘 들어맞는 치료과정을 거쳐 새로운 삶을 살게 되는데 그 과정을 살펴보자. 윌이 보이는 현재 모습은 게슈탈트 치료에서 접촉경계 혼란을 보여 주는데 양아버지에 대한 분노가 "투사"되어 있고, 상처받지 않기 위해 스카일라라는 애인을 떠나보내는 "반전"을 보이고 친구들을 한 공동운명체로 느끼는 "융합"을 보인다. 치료자인 숀은 윌로 하여금 자신의 길을 스스로 찾게 하는 허용적 태도를 보이고, 윌이 말하려고 하지 않을 때는 더 이상 요구하지 않음으로써 '저항'을 수용하는 현상학적 태도를 보인다. 숀은 윌에게 원하는 것이 무엇인지 물음으로써 "접촉을 증진"하고, 과거의 경험이 윌의 잘못이 아니라고 함으로써 "지지"를 제공하며, 윌의 미해결된 과제인 "잠재력을 발휘할 수 있는 직업을 찾고 싶음"이나 "진심으로 서로를 아껴줄 수 있는 사랑"을 해결하도록 "직면"시킨다. 이러한 치료과정을 겪으면서 윌은 형식적이고 피상적으로 숀을 처음 만났지만(피상층) 양부의 학대와 폭행으로 인한 무력감을 직면하고 그 감정에 저항하면서(교착층에서 내파층) 결국에는 숀을 울면서 껴안게 된다(폭발층). 윌은 자신의 양부에 대한 분노감과 그로 인한 무력감이라는 미해결 과제를 해결한 후 자신의 잠재력을 발휘할 수 있는 직장을 갖게 되고 모든 것을 뒤로 한 채 자신의 사랑 스카일라를 찾아 떠나게 된다.

### 3) 행동주의 치료접근

행동주의는 모든 행동을 학습된 것으로 여기기 때문에 정신장애도 하나의 학습된 행동이며 학습을 통해 치료될 수 있다고 간주한다. 행동주의의 시작은 1920년대이지만 울피(Wolpe, 1958)가 "상호제지에 의한 심리치료"를 출간하면서 행동주의 이론이 치료분야에 적용되기 시작하였으며 행동치료(behavior therapy)라고 불리고 있다. 현재 행동치료는 모든 종류의 심리적 장애에 적용가능하게 발전되어 왔으며 특히, 아동을 다루는 치료자는 행동치료를 선호하는 경향을 보인다.

### (1) 행동주의 치료의 일반원리

행동치료는 학습원리를 활용하여 심리적 문제를 해결하고자 하며 대표적인 일반원리는 다음과 같다. 첫째는 적응이 상황 특수적(situation-specific)이라는 것으로 대부분의 사람들은 어떤 영역에서는 잘 적응하고 다른 영역에서는 적응하지 못한다. 즉, 어떤 사람은 직장인으로서 훌륭한 자질을 보이지만 술에 지나치게 의존하는 문제를 가질 수 있다. 이런 경우에 치료자는 그 사람의 전체 성격을 바꿀 필요가 없고 술과 관련된 행동만 변화시키면 된다. 둘째는 모든 행동이 학습된다는 것으로 행동은 적응적이든 부적응적이든 학습경험의 결과이다. 따라서 부적응적인 행동은 그것이 학습되었던 과정과 동일한 방식으로 교정될 수 있다. 행동치료는 학습의 기본원리인 조건형성(conditioning)이나 모델링(modeling)을 통해 부적응행동을 변화시킨다. 가령, 울피(Wolpe, 1958)는 두 자극이 반복되어 제시되면 한 자극이 가진 특성을 다른 자극도 갖게 된다는 고전적 조건형성(classical conditioning) 원리에 근거한 체계적 둔감법을 임상장면에서 공포증을 치료하기 위해 사용하였다. 셋째는 치료가 구체적 행동문제에 한정되어야 한다는 것으로 이점에서 정신분석치료나 인본주의치료와 차이가 있다. 부적응적 성격특성이 정신장애의 원인이라고 보고 통찰을 통한 치료를 강조하는 정신분석치료나 인본주의치료와 달리 행동치료에서는 정신장애의 원인을 찾기보다 정신장애와 관련된 문제행동을 수정하는 데 관심을 가진다. 즉, 행동치료자는 구체적인 문제행동이 정해지면 그러한 행동을 수정하기 위한 프로그램을 고안하며 문제행동의 특성에 따라 프로그램도 달라질 수 있다.

### (2) 행동주의 치료접근의 기법

행동주의 치료에서 사용되는 기법은 문제행동의 특성에 따라 다양하지만 가장 보편적으로 활용되는 치료기법에는 다음과 같은 것들이 있다.

① 체계적 둔감법(systematic desensitization)

체계적 둔감법은 행동치료 운동을 촉발시킨 치료기법으로 울피(Wolpe, 1958)가 과도한 공포를 보이는 환자를 위해 개발하였으며 행동치료에 가장 널리 쓰이고 임상적으로 검증된 기법이다. 울피는 어떤 자극이나 상황에 대한 불안이 고전적 조건형성을 통해 학습된다고 보고 그 자극이나 상황과 불안반응 간의 조건형성을 약화시키기 위해 체계적 둔감법을 사용할 수 있다고 보았다. 치료과정은 세 단계로 이루어져 있는데 첫째 단계는 내담자에게 불안을 일으키는 상황의 위계표를 작성하도록 하는 것이다. 내담자는 자신이 불안을 느끼는 자극이나 상황과 관련된 상황을 모두 기록하고 그것이 얼마나 불안을 일으키는지에 따라 낮은 불안 유발 상황에서 높은 불안 유발 상황까지 순위를 매긴다. 가령, 타인에게 무시당하는 것에 대해 불안을 느낀다면 가장 큰 불안은 배우자나 가족에게 무시당하는 것, 다음은 친한 친구, 다음은 학교동료, 그리고 가장 불안을 덜 느끼는 상황은 낯선 사람에게 무시당하는 상황이 될 것이다. 불안위계표를 작성하는 동안 치료자는 치료의 둘째 단계인 이완훈련을 시작한다. 내담자는 제이콥슨(Jacobson, 1938)에 의해서 만들어지고 울피에 의해서 수정된 이완훈련을 받는다. 호숫가에 앉아 있거나 아름다운 들을 거니는 것 같은 편안한 상황을 상상하도록 암시가 주어진 후 내담자는 안면근육을 중심으로 몸 전체의 근육을 이완하는 방법을 배운다. 처음 팔을 이완시키고 그다음으로는 머리, 목, 어깨, 등, 뼈, 가슴 그리고 하체의 다리 부분 순으로 이완시킨다. 치료의 셋째 단계는 내담자가 이완을 유지하는 상태에서 가장 낮은 불안 상황부터 상상하면서 점차 높은 불안 상황으로 위계를 따라 극복해 나간다. 이 단계에서 내담자는 불안유발 상황을 가능한 한 생생하게 상상하도록 요청받으며 불안을 느끼면 상상장면을 중단하고 이완에 집중하게 되는데 내담자가 불안을 거의 느끼지 않고 그 상황을 상상할 수 있을 때 다음 상황으로 변경한다. 체계적 둔감법은 동물이나 죽음 또는 성관계에 대한 공포증을 치료하는 데 효과적이며 백일몽, 신경성 식욕부진, 강박증, 충동, 떨림 그리고 우울증에도 사용된다.

② 토큰법(token economy)

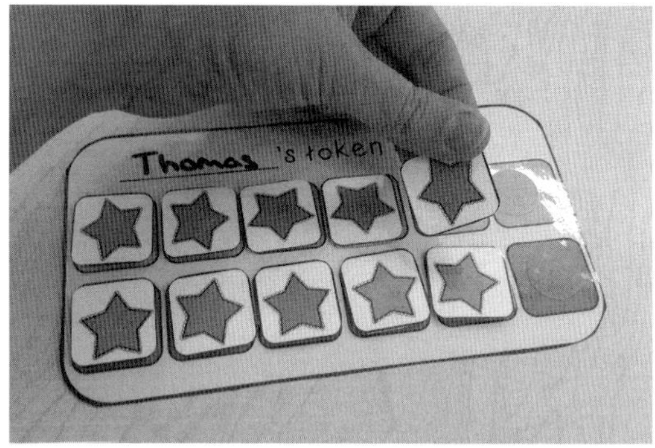


조작적 조건형성(operant conditioning) 학습원리를 적용시킨 행동주의의 치료기법으로 내담자가 원하는 다양한 물건과 교환할 수 있는 토큰을 강화로 사용한다. 토큰법은 개별적으로 실시되기보다는 보통 소란한 교실이나 빈둥거리는 청소년이 있는 가정 그리고 통제하기 어려운 환자가 있는 정신과 병동 같은 집단상황에 적용된다. 토큰법에서는 토큰(token)을 강화물로 제공하여 적응행동을 발달시키거나 토큰을 뺏음으로써 바람직하지 못한 행동을 소거시킨다. 토큰법은 칭찬 같은 강화물을 쓸 수 없을 때 적용될 수 있으며 적절한 행동을 강화하기 위한 강화물로 토큰을 사용하면 적응적인 행동과 보상 간의 지연을 감소시킬 수 있을 뿐 아니라 긍정적 강화물로 작용하는 장점이 있다.

③ 격리(time out)

긍정적 강화를 얻을 수 있는 기회가 줄어들면 부적응 행동의 빈도가 감소할 것으로 예측할 수 있으며 이것이 격리의 치료원리이다. 예를 들어, 유치원 교실에서 소란을 피우는 아동을 잠시 강화물(다른 친구나 놀이감)이 제공되는 상황에서 격리시키면 아동의 문제행동을 효과적으로 통제할 수 있다. 격리는 잠시만 적용하더라도 어린 아동의 문제행동을 효과적으로 통제할 수 있으며 다른 기법보다 덜 혐오적이지만 부모나 교사의 일관성 있는 행동이 요구된다. 격리는 공격성, 난폭성, 그리고 자기파괴 행동을 관리하는 데 유용하게 사용할 수 있다.

④ 이완훈련(relaxation training)

이완훈련은 심리적 긴장과 신체적 긴장이 서로 상관되어 있다는 가설에 기초한다. 이완훈련에서 내담자는 신체 여러 부위의 근육을 의도적으로 그리고 점진적으로 수축시켰다가 서서히 풀어주는 동작을 반복함으로써 여러 가지 다른 원인으로 야기된 신체적 그리고 심리적 긴장을 통제할 수 있는 기술을 배우게 된다. 제이콥슨(Jacobson, 1938)이 처음으로 이완훈련을 제안한 이래 지속적으로 수정되어 왔으며 체계적 둔감화나 주장훈련 같은 다른 행동기법과 결합되어 사용되고 있다. 이완훈련의 과정은 여러 단계로 이루어져 있는데 먼저 이완방법과 그 효과에 대한 강의를 들은 후 조용한 환경에서 실제로 근육을 이완하는 방법을 배운다. 정신적으로 평온하고 즐거운 상상을 하면서 깊고 규칙적인 호흡과 함께 근육을 이완시키며 매일 20~25분 정도 훈련하면 근육을 빨리 이완시킬 수 있다. 연습할 때 근육이 점점 긴장되는 것에 집중하고 긴장과 이완 간의 차이를 경험하게 하는 것이 중요하다. 이완훈련은 체계적 둔감화 기법의 일부로 사용될 뿐 아니라 분리된 기법으로 스트레스나 불안과 관련된 고혈압, 심장질환, 편두통, 불면증 등 다양한 임상문제에 적용되고 있다.

⑤ 홍수법(Flooding)

불안을 줄이는 방법으로 조건 자극에 반복하여 노출시키는 방법이다. 예를 들면 자동차를 무서워하는 아동이 있다면 아동을 자동차에 태우고 매일 몇 시간씩 자동차를 태우고 다니는 것이다. 담배를 끊고 싶어도 안 되는 사람에게 그가 피우고 싶은 이상으로 피우게 함으로써 아예 생각조차 못하게 하는 방법이다.

⑥ 모델링(modeling)

모델의 바람직한 행동을 관찰하도록 하고 그것을 따라할 때 강화를 주면 내담자는 시행착오를 거치지 않고도 바람직한 행동을 하는 법을 배울 수 있다. 반두라

(Bandura, 1969, 1971)는 대부분의 공포는 혐오자극을 직접 경험하여 생기는 것이라기보다 모델링을 통해 발생하므로 모델링을 통해 감소될 수 있다고 주장하였다. 모델링 치료에서는 실제 사람 모델뿐 아니라 영상과 같은 상징적 모델(symbolic model)이 치료 상황에서 사용될 수 있다. 실제 사람 모델은 내담자의 태도와 가치에 영향을 주고 사회적 기술을 가르칠 수 있다. 가령, 치료자는 내담자가 원하는 성격의 모델로서 치료기간 동안 행동을 통해 자기개방, 모험의 수행, 개방성, 정직, 열정 그리고 사랑을 가르칠 수 있다. 치료자는 좋건 나쁘건 내담자에게 모델이 되기 때문에 내담자에 대한 관심과 존중이 부족하거나 냉담함, 거리를 두는 행위 등을 하면 그것이 내담자에게 영향을 미칠 수 있다. 행동치료자는 모델의 행동을 영상으로 저장한 상징적 모델(symbolic model)을 사용하여 대인관계에 두려움을 많이 보이는 내담자로 하여금 나쁜 결과를 겪지 않고 성공적으로 대인관계에서 보이는 두려움을 감소시키거나 제거시킬 수 있다.

### 행동치료의 사례

신경성 거식증(anorexia nervosa)으로 진단을 받아 거의 죽음에 이른 환자 A씨에게 행동치료를 실시한 경우이다. 아이도 없고, 이혼녀인 A씨는 혼자서 몸을 움직이지도 못하였고, 마치 해골 같은 모습을 하고 있었으며, 죽음의 위험마저 컸었다. 우선 먹도록 하는 것이 급선무였으며 이것은 새로운 행동을 형성시키는 것이 아니라 한때 이 환자의 행동 목록의 일부였던 섭식행동을 회복시키는 것이었다. 학습이론에 따르면 인간의 행동은 뒤따르는 결과, 즉 후속자극을 조작함으로써 유지 또는 수정될 수 있다. 따라서, 환자의 거식행동에 즉시 뒤따르는 후속자극을 분석하는 것이 치료의 초기에 수행되어야 할 중요한 과제였다. 이 환자는 TV나 라디오 등을 마음대로 사용할 수 있었고, 병문안을 오는 방문객도 제한 없이 드나들 수 있었다. 이런 일들은 환자에게 즐거움을 주는 것들이었기 때문에 그녀의 행동에 정적 강화로 작용하였다고 평가되었다. 행동치료를 시작하기 위하여, 그녀는 정신과 병실로 옮겨졌는데, 그곳에서는 그녀가 즐기던 모든 일들이 제거된 상태에 있었다. 환자가 좋아하는 것들을 박탈하는 행동치료의 방법이 비정하고 비인간적이라고 반발하는 가족과 간호사들을 설득하는 일이 무엇보다 어려운 일이었다. 결과적으로, 이러한 행동적 치료계획에 가족과 간호사 및 기타 치료 관련자들이 모두 동의한 가운데 치료는 진행되었다. 치료과정에서 실험자들은 무슨 아주 정밀하고 대단한 치료계획을 세운 것도 아니었지만 놀라운 성과를 보여 주었다. 예를 들면, 음식을 먹는 동작에 대한 언어적 강화가 사용되었는데, 환자가 포크를 들어 음식에 가까이 가져가면, 흥미 있는 이야기를 해주는 식으로 강화하였다. 그 다음에는 환자가 음식을 들어서 입으로 가져가는 것, 그리고 음식을 씹는 것 등 점차로 음식을 먹는 것에 가까운 행동이 발생하면 강화하였다. 이와 같은 점진적 접근 방법은 음식 섭취의 양을 증가시키는 데에도 동일하게 적용되었다. 반면에 환자가 음식을 전혀 건드리지 않으면, 강화계획에 따라 다음 식사 때까지 혼자 내버려 두었다.

환자는 강화를 얻기 위해 점차로 더 많은 음식을 먹어야 했고, 결국에는 식판 위에 있는 모든 것을 다 먹기에 이르렀다. 환자의 체중이 조금씩 증가하고, 환자가 움직일 수 있게 됨에 따라, 환자와 실험자가 같이 식사를 할 수 있도록 하는 사회적 강화도 사용되었다. 그리고, 점차 여러 가지 다양한 강화효과를 가지는 활동들도 치료에 활용되었다. 예를 들면, 환자가 자신의 방에서 혼자 식사를 하거나 또는 휴게실에서 다른 환자와 함께 식사하는 것을 선택할 수 있도록 하는 것까지도 정적 강화로 사용하기 시작하였다. 환자의 건강이 회복되면서 이제부터 치료의 초점은 음식 섭취량에 두기보다는 체중 증가에 두는 것으로 변경되었다. 이때부터는 산책이나 TV보기, 가족과 친지 면회 등과 같은 정적 강화는 섭식행동 자체보다는 체중의 증가에 따라 주어졌다. 이 환자는 생명이 위급한 상태로 병원에 입원한 지 한 달 만에 다시 정신병동으로 옮겨졌다.

### 4) 인지행동치료접근

'인지행동치료'라는 용어는 1970년대 중반에 처음으로 나타났지만 짧은 기간 동안 인지행동치료는 전 세계에 널리 보급되었고 임상연구와 현장에서 주로 많이 사용되는 심리치료접근법이 되었다. 인지행동치료접근은 엘리스(Ellis)의 합리적 정서행동치료(Rational Emotive Behavior Therapy)와 벡(Beck)의 인지치료(Cognitive Therapy)를 중심으로 발전되어 왔으며 두 이론은 문제행동을 유발하는 사고를 보는 관점에서 약간의 차이가 있을 뿐 문제를 해결해 나가는 과정은 거의 유사하다.

### (1) 합리적-정서 행동치료(REBT)

REBT에서는 인지, 정서, 행동이 서로 상호 작용하며 인지가 정서와 행동에 영향을 준다고 강조한다. 즉 상담을 정서장애를 일으키는 인지적 요인들에 대한 통찰력을 얻도록 재교육하는 수단으로 보고, 내담자의 사고 변화를 추구하며, 비합리적 사고의 수정을 통한 행동변화를 강조한다. 엘리스에 의하면 인간은 합리적이기도 하고 비합리적이기도 하며 인간의 비합리적 사고가 죄책감, 불안, 노여움, 우울증과 같은 정서적인 문제의 근원이라고 본다. 비합리적 신념에는 "나는 내가 아는 중요한 사람들 모두에게서 사랑받고 인정받아야 한다", "나는 모든 면에서 유능하고 적합하고 성취를 이루어야 가치 있는 존재가 된다", "원하는 일이 뜻대로 되지 않으면 끔찍하고 파멸이 있을 뿐이다" 등이 존재한다. 이러한 비합리적 신념을 당연한 것으로 믿는 사람은 스스로를 비하하고 의기소침하게 되어 분노, 우울, 불안감 등의 부정적 정서상태에 놓이게 된다. 인간은 누구나 비합리적인 신념을 가지고 있지만 그것을 인식하고 합리적인 사고를 하려고 노력한다면 훨씬 현명하고 행복한 삶을 살 수 있다. 엘리스가 제안한 ABCDE 원리는 REBT 접근의 핵심이 되며 내담자의 사고를 재교육하는데 근거가 된다. ABCDE 원리는 실직이나 이별과 같이 내담자가 경험한 선행사건이 A(Activating events), 어떤 감정이나 행동을 일으키는 사건에 대한 내담자의 합리적 또는 비합리적 신념인 B(Belief), 사건에 대한 합리적 또는 비합리적 신념의 결과로 나타나는 감정이나 행동인 C(Consequences), 내담자의 비합리적 신념을 바꾸도록 합리성과 논리성을 바탕으로 내담자의 신념에 도전하는 D(Dispute), 논박의 결과로 내담자가 자기 파괴적인 생각에서 벗어나 보다 합리적인 사고와 긍정적 감정을 갖게 되는 효과인 E(Effect)로 이루어져 있으며 그 과정은 [그림 11-2]와 같다.

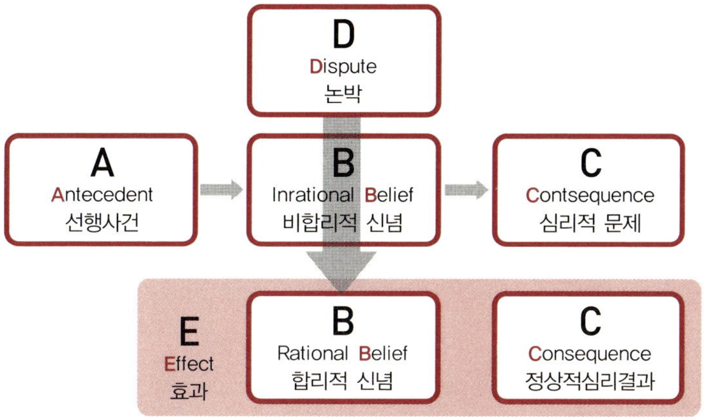


**▌그림 11-2▐ 엘리스가 제안한 ABCDE 원리**

REBT에서 사용되는 상담기법은 적극적이면서 지시적 교수법으로 다양한 인지적 정서적 행동적 기법을 개인의 특성에 맞추어 사용한다.

- **인지적 기법:** 내담자가 더 적응적이고 행복한 삶을 위해 비합리적 신념을 인식하고 포기하도록 하는 인지적 기법들이 있다. 첫째는 "비합리적 신념을 적극적으로 논박"하는 것으로 REBT에서 가장 많이 사용된다. 내담자의 비합리적 신념이 파기되거나 약화될 때까지 "~해야만 한다" 혹은 "하지 않으면 안 된다" 같은 당위적 신념을 논박한다. 둘째는 "인지적 과제"로 매일매일 ABCDE 원리에 따라 자신이 처하게 되는 상황에서 갖고 있는 절대적 신념을 찾고 그 신념을 논박한다. 셋째는 "내담자의 언어를 변화시키기"로 내담자의 무력하고 자기비난적인 언어를 더 긍정적이고 적응적인 언어로 변화시키는 것이다.
- **정서적 기법:** 내담자가 자신을 솔직하게 표현하도록 하고 자신을 개방하도록 하는 정서적 기법들이 있다. 첫째는 "역할연기"로 내담자은 어떤 행동을 스스로 연기해 봄으로써 그 상황에서 자신이 느끼는 것을 분명하게 이해하고 상대방의 관점에서 바라보는 것은 배울 수 있다. 둘째는 "수치심-공격 연습"으로 내담자

에게 다른 사람들의 생각 때문에 평상시에 하기 두려워했던 행동을 해보는 모험을 하도록 숙제를 받게 되고 이것을 실행함으로써 내담자들은 다른 사람들이 자신의 행동에 실제로 그렇게 많은 관심을 가지고 있지 않다는 것을 알게 된다. 이런 과정에서 수치심이나 굴욕감이 스스로 만들어 냈다는 것을 알게 되고 덜 억제된 방식으로 행동할 수 있을 때까지 꾸준히 연습한다.

- 행동적 기법: REBT 치료자는 체계적 둔감법, 이완훈련, 모델링 같은 일반적인 행동치료 기법을 행동적 기법으로 치료에 활용한다.

REBT를 통해 내담자는 자신의 비합리적인 신념을 스스로 발견하고 논박함으로써 심리적 문제를 빠르게 해결할 수 있으며 치료자는 비합리적인 신념을 발견하고 논박하는데 어려움을 느끼는 내담자를 위해서 합리적 자기진술 문장을 만들어 주거나 정서를 조절하는 방법을 지도할 수 있다. 그러나 REBT 치료에서 내담자는 자신이 발견한 부적응적 신념이 비합리적이라는 것을 수용하지 않고 자신을 지탱하는 것으로 받아들이는 경우가 있으며 합리화를 통해 비합리적 신념을 가지고 있다는 점을 부인하기도 한다. 또한 비합리적 신념을 바꾼다고 모든 심리적 문제가 해결되는 것은 아니며 바꾸는 것 같다가도 다시 그러한 신념을 반복하기도 한다.

**합리적 정서행동 치료사례**

20세의 대학 신입생인 인영이는 고등학교 때부터 새로운 사람을 만나거나 앞에 나서야 할 일이 있을 때 몹시 불안함을 느꼈으며 이러한 문제를 해결해 보려고 여러 가지 노력을 하였지만 효과적이지 못하였다. 부모님께 말씀을 드렸는데 별로 대수롭지 않게 여기시고 다른 사람들에게는 어떻게 꺼내야 할지 몰랐다. 자기의 어려움을 이야기하면 이해도 못하고 정신병자로 생각할까봐 혼자 가슴을 앓았고 고민하다가 상담소를 찾게 되었다. 상담 신청서에 "사람들을 대하는 데 불안감, 긴장감, 위압감이 있다. 긴장을 하면 장이 꼬이고 장 소리가 꾸르륵, 꾸르륵 크게 들린다"고 호소하고 있다. 초기 상담에서 발견된 것은 내담자가 모든 면에서 "나는 내가 제일 잘나야만 한다"는 완벽주의적이고 당위적 비합리적 사고를 스스로 강화하였으나 세상은 자기의 생각처럼 되어주지 않았다. 내담자는 그런 생각을 강하게 하면 할수록 사람을 대하는 데 불안감, 긴장감이 강하게 들었고 정상적으로 상호작용하기 어려운 느낌을 받았다. 이런 정서적 문제는 내담자가 호소하는 식은 땀이나 내장의 이상 같은 신체화 증상으로 나타나 내담자를 더욱 힘들게 하였다. 그에 따라 상담의 정서적 목표는 "내담자의 삶 속에서 이유 없이 엄습하는 긴장감, 불안감, 위압감에서 벗어난다"로 행동적 목표는 "신체화 증상에서 벗어난다"와 "대인관계를 자유롭게 맺는다"로 정했다. 그리고 발견된 비합리적 신념으로는 "내장에서 나는 소리를 다른 사람들이 듣게 되면 웃음거리가 될 것이다", "나는 항상 다른 사람에게 잘 보여야만 한다", "나는 내가 제일 잘나야만 한다" 등이며 논박을 통해 결정된 합리적 신념으로는 "내장소리를 다른 사람들이 듣게 되더라도 대부분의 사람들은 그냥 지나친다. 만약 그 소리로 나를 웃음거리고 만든다면 그것은 그 사람들의 문제일 뿐, 내 문제는 아니다", "나는 항상 다른 사람들에게 잘 보일 필요는 없다. 잘 보이게 되면 좋지만 그렇지 못하더라도 나의 가치가 하락하는 것은 아니다", "제일 잘난 사람이 되는 것은 중요하지 않고 인간답게 열심히 사는 것이 더욱 중요한 가치이다" 등이었다. 상담이 진행되면서 가시적인 변화가 나타났는데 내담자는 긴장감이나 불안감 등 자신의 부적절한 정서나 신체화 증상이 자신이 세상을 이해하고 지각하는 방식(인지구조)이라는 점을 알게 되었고 이것을 알게 되면서 증상이 점차 사라지기 시작하였다. 즉, 자신의 부적응 행동과 정서가 자신의 사고구조에 기인한 것이라는 것을 분명하게 인식하였고, 자신의 완벽주의적 사고가 오히려 자신의 삶을 파괴하고 있음을 분명히 깨닫게 되었다. 상담의 종결단계에서 일상생활에서 REBT의 원리를 적용하는 방법을 구체적으로 학습하였으며 내담자는 앞으로 자신이 직면하게 될 어려움을 확실하게 대처할 수 있는 방법을 알게 되었다고 응답하였다. 그리고 일상생활에서 직면하는 어려움을 이겨내는 인내심도 길러졌고 세상을 즐겁게 사는 방법을 알게 되었다고 고백하였다.

### (2) 인지치료(cognitive therapy)

벡(Beck, 1973)은 정신분석 치료자로 활동하면서 내담자들이 보이는 "자동적 사고"에 흥미를 느끼게 되었다. 즉, 정서장애를 가진 사람들은 객관적인 현실을 자기비하의 방향으로 왜곡하는 "인지왜곡(cognitive bias)"를 범하는 경향을 보였다. 벡(Beck, 1973)이 제안한 인지치료는 심리적 문제가 왜곡되고 역기능적인 신념체계인 인지 도식(cognitive schema)에 의해 발생하므로 이러한 역기능적인 인지도식을 파악하고 수정함으로써 현실적이고 적응적으로 행동하도록 돕는다. REBT는 상담자의 적극적 역할을 강조하며 매우 지시적인 특성이 있는데 비해 CT는 내담자의 질문에 자유롭게 답하는 형식의 소크라테식 대화를 사용한다. 즉, CT는 사려 깊은 질문과정을 통해 내담자와 협력하여 그들이 가진 신념의 인지 타당성을 검토한다. 인지치료는 공포증이나 섭식장애, 분노장애, 공황장애 등에 널리 활용되고 있다.

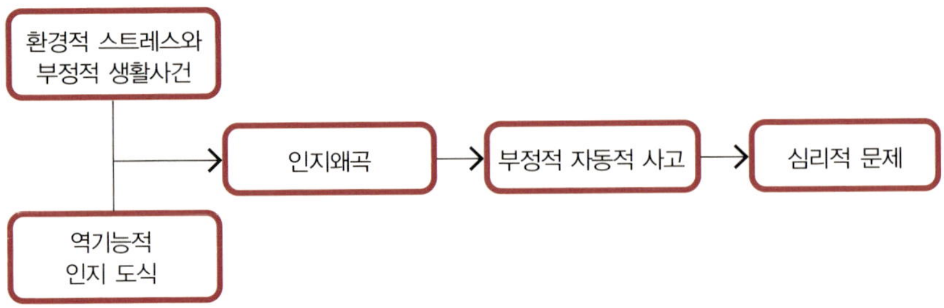


**▌그림 11-4▐ 인지치료에서 심리적 문제의 발생과정**

인지치료에 따르면 사람들은 살아가면서 자신의 직접적 경험이나 타인의 경험에 대한 관찰을 통해 자기와 세상을 이해하는 틀인 인지도식(cognitive schema)을 발달시키며 이 도식을 통해 자신과 세상을 바라보게 된다. 인지도식은 핵심믿음과 중간믿음으로 이루어져 있는데 핵심믿음은 삶의 모든 영역에 영향을 미치며 지금까지 당연한 것으로 여기는 믿음이고, 중간믿음은 핵심믿음과 자동적 사고 사이에 존재하며 자신과 세상에 대한 지각(중간믿음)을 결정한다. 중간믿음은 인지왜곡을 통해 자동적 사고를 유발하고 이것은 심리적 문제를 가져온다. 이 자동적 사고(automatic thought)는 어떤 상황에 한 즉각적이고 자발적인 평가를 의미하는데 심리적 문제를 가진 사람의 자동적 사고는 흔히 왜곡되고 부정적인 경우가 많다. 자동적 사고를 일으키는 대표적인 인지왜곡에는 다음과 같은 것들이 있다. 첫째는 자신의 감정을 근거로 자신과 세상 그리고 미래에 대해 판단하는 정서적 추론(emotional reasoning)으로 인해 "나는 절망적인 느낌이 든다. 그래서 내개는 아무 희망도 없고 상황도 나아지지 않을 것이다"라고 생각할 수 있다. 둘째는 한두 가지 증거나 우연한 경험을 확대 해석하여 무리한 결론을 내리는 과도한 일반화(over generalization)으로 인해 "미숙이가 작은 못 하나도 못 박는 것을 볼 때 여자들은 기술에 소질이 없다"라고 생각할 수 있다. 셋째는 모든 일을 흑 아니면 백으로 보며 회색지대는 인정하지 않는 흑백논리(All-or-nothing thinking)로 인해 "나와 약속을 한번이라도 어긴다면 그는 진정한 친구라고 할 수 없다"는 생각을 할 수 있다. 넷째는 자신의 생각이나 판단대로 "~해야만 한다"라고 생각하는 당위적 사고(should)로 인해 "이렇게 친구를 오래 기다리게 하는 것은 진정한 친구라면 할 수 없는 행동이다"라고 생각할 수 있다. 다섯째는 다른 사람의 마음을 자기 생각대로 읽어내는 독심술(Mind reading)로 인해 "마주쳐도 아는 척을 하지 않는 것을 보면 그녀는 나를 싫어하는 것이 틀림이 없다"라고 생각할 수 있다. 여섯째는 어떤 상황의 긍정적인 면은 무시하고 부정적인 면에만 주의를 기울이는 선택적 부정적 시각(selective negative focus)으로 인해 발표에서 다 잘하다가 끝에 실수를 했을 때 발표를 망쳤다고 생각할 수 있다. 여섯째는 특정한 사건이나 상황이 자기 자신에게 무엇을 의미하는 가로 해석하는 개인화(Personalization)로 인해 길거리에서 마주친 회사동료가 나를 보지 못하고 지나간 것을 나를 무시했다고 받아들일 수 있다.

인지치료에서는 역기능적 인지도식과 부정적인 자동적 사고에 대응하기 위해 다음과 같은 기법이 사용된다. 첫째는 절대성에 도전하기로 내담자는 "내 주변에 있는 사람들은 모두 나보다 더 사람들과 잘 지낼 거에요"와 같은 극단적 말을 통해 자신의 고통을 나타낸다. 이러한 말은 '모든 사람', '언제나', '결코', '항상' 등과 같은 단어를 내포하는데 치료자는 내담자가 어떤 절대성 단어를 자주 사용하는지 파악하여 내담자에게 그러한 생각이 잘못 됐음을 깨닫게 한다. 둘째는 "인지적 예행연습하기"로 다가올 파국적 사건을 다루기 위해 상상을 활용하는 것이다. 가령, 발표를 할 때 직장상사가 "그걸 지금 발표라고 해?"라는 상상을 가질 수 있고 이것은 발표에 대한 두려움을 가져오는데 이러한 파국적 상상을 상사 앞에서 성공적으로 발표하고 그것을 열심히 경청하는 상사의 모습을 상상하도록 하여 앞으로 발생 가능한 일에 적절하게 대처할 수 있도록 한다. 셋째는 "인지왜곡 명명하기"로 내담자가 사용하는 인지왜곡이 흑백논리, 과잉 일반화, 선택적 추상 등과 같은 여러 가지 인지 왜곡 중 어떤 것에 해당하는지 명명하도록 하는 것이다. 인지왜곡 명명하기는 내담자가 자신의 추론을 방해하는 자동적 사고를 범주화하는 데 도움이 될 수 있다. 예를 들면 어머니가 항상 자기를 비판한다고 믿는 내담자에게 이것이 어떤 왜곡인지 질문한다. 넷째는 "파국에서 벗어나기"로 내담자는 일어나지 않을 것 같은 어떤 결과를 매우 두려워 할 수 있다. 이런 두려움을 다루는 기법은 '만약 ~하면, 어떤 일이 일어날까?'(What-if?) 기법으로 내담자가 가능한 결과에 과잉반응할 때 매우 효과적이다. 예를 들면 학점이 좋은 학생이 심리치료과목에서 A를 못 받으면 파국이라고 생각하는 경우, "만약 너의 성적이 B나 C가 나온다면 어떤 일이 일어날 것 같은가?"라고 물어서 그러한 결과가 마음이 아프겠지만 가능할 수 있다는 것을 깨닫게 한다. 다섯째는 "특별한 의미 이해하기"로 상담자는 내담자가 사용하는 단어가 의미하는 바를 정확하게 이해하고 잘못된 사용을 교정해야 한다. 가령, 우울한 사람은 자주 '패배자', '우울한', '죽고 싶은' 등과 같은 부정적 단어들을 사용하는데 이러한 단어의 사용이 가져오는 효과를 의미를 이해시키고 보다 긍정적 단어로 바꾸는 작업이 필요하다. 물론 이러한 인지적 기법도 사용되지만 상황에 따라 이완훈련이나 호흡훈련 또는 점진적 노출 등의 행동기법이 사용될 수도 있다. 인지치료에서 상담과정은 우선 치료자와 내담자가 친밀한 관계를 형성하고 적절한 목표를 세우는 구조화 단계, 내담자의 삶 속에서 심리적 문제를 일으키는 역기능적 신념과 자동적 사고를 찾아내는 통찰단계, 다양한 기법을 통해 역기능적 신념과 자동적 사고를 논박하고 보다 합리적으로 사고할 수 있도록 해주는 논박단계 마지막으로 내담자의 비합리적 신념과 자동적 사고를 스스로 수정하여 자신의 감정과 생각에 대한 통제력을 회복하는 단계로 구성된다.

### 인지치료의 사례

인지치료는 일반적으로 역기능적인 자동적 사고와 핵심신념의 변화를 통해 이루어진다. 우선 일반 상담소에서 역기능적인 자동적 사고의 변화를 위해 사용되는 기록지를 살펴보자.

자동적 사고 수정하기

| | | |
|---|---|---|
| 상황 | 1. 기분 나쁜 감정을 일으키게 하는 상황은 무엇인가요?<br>2. 기분 나쁜 신체적 감각을 느꼈습니까? | TV를 보는 아들에게 점심을 먹으라니까 "알았어"라며 짜증 섞인 소리를 질렀다. |
| 감정 | 1. 상기 상황에서 발생한(슬픔, 불안, 분노 등) 자신의 감정은 무엇이었습니까?<br>2. 그 감정의 정도는 얼마나 심했습니까? (1~100%로 평가) | 화가 났다 (80%) |
| 자동적 사고 | 1. 어떤 생각(과/이나) 장면이 마음속을 스쳐갔습니까?<br>2. 당신은 그것들을 각각 얼마나 믿었습니까? | 당위적 사고 "밥 먹으라는 엄마의 말을 무시하는 아들은 나쁜 아들이다." (70%) |
| 자기방어 | 1. (선택적) 당신은 어떤 인지왜곡을 하였습니까?<br>2. 각각의 반응들을 당신은 얼마나 믿습니까? | 어제 밤늦게까지 아르바이트를 하고 와서 피곤하니까 짜증이 나서 소리를 질렀겠지. (80%)<br>나를 무시하는 것이 아니라 TV를 마저 다보고 밥을 먹으려고 했을 거야. (90%)<br>저애도 짜증내고 소리 지른 걸 후회할 거야. (60%)<br>최악의 일은 나를 무시해서 법을 안 먹는 것이고, 최상의 일은 기분 좋게 밥을 먹는 일이다. 내가 조금 더 기다렸다면 확인도 못할 사실을 가지고 고민하고 화를 낸다면 내게 무슨 득이 되지? (80%) |
| 결과 | 1. 이제 당신은 각각의 지동적 사고들을 얼마나 믿고 있습니까? (1~100% 내의 점수로 자체평가)<br>2. 지금 당신은 어떤 감정(슬픔, 불안, 분노 등)을 느끼며 그 감정의 정도는 얼마나 심합니까?<br>3. 이제 무엇을 하려합니까? | 1. 자동적 사고 – 30%<br>2. 화가 난다 – 30%<br>3. 아들에게 이야기를 걸어 보려 한다. |

### 5) 현실 치료접근(Reality therapy approach)

현실치료는 글래서(Glasser, 1965)에 의해 시작된 것으로 우리가 어떻게 생각하고 행동하는가 하는 것은 타인이나 외부상황에 의한 것이 아니라 우리 스스로 선택한 것이라는 관점을 가진다. 그래서 현실치료를 선택이론이라고도 하는데 인간은 자신의 삶에서 중요한 선택을 스스로 할 수 있고, 선택한 것에 대해 책임질 수 있을 때 행복하게 느낀다는 것이다. 현실치료에서는 인간은 다양한 욕구를 가지고 있으며 심리적 문제조차 자신의 욕구충족을 위한 최선의 선택이라고 생각한다. 현실치료에서는 과거를 중시하는 전통적인 상담치료방법과는 달리 내담자의 '행동'과 '지금', 그리고 '책임'을 강조하는 행동수정의 한 형태로서 내담자의 현재행동에 초점을 맞춘다. 현실치료는 내담자를 진단적인 정신질환으로 나누지 않으며 다만 내담자가 자신의 행동선택(마치 미친 행동이거나 범죄행동일지라도)의 책임을 지도록 한다.

현실치료에서 보는 인간은 자신과 주위 사람들이 자신을 사랑하고 가치 있게 여긴다면 성공적인 정체감이 발달하지만 그렇지 못하면 패배적인 정체감이 발달한다. 자신이 바라는 세계와 지각된 세계가 불일치하는 경우 갈등이 생기면서 문제행동을 선택하게 된다. 현실치료는 내담자가 자신의 기본적 욕구를 충족할 수 있는 더욱 합리적인 행동을 배우거나 계획함으로써 성공적으로 현실을 살아 나갈 수 있는 방법 탐구에 초점을 둔 치료법이다. 즉 내담자로 하여금 자기 통제력을 키워가도록 도와주는 것이 상담의 목표이다. 상담에서는 주로 적극적지지, 자기 욕구와 바람탐색, 자기선택 행동점검, 자기행동 평가, 그리고 자기계획과 교육 등을 사용한다.

#### (1) 인간의 기본적 욕구와 전행동(total behavior)

인간을 움직이는 힘은 기본적 욕구에 비롯되는며 여기에는 다섯 가지 기본욕구가 있다. 첫째는 사랑과 소속의 욕구(love and belonging need)로 사랑하고, 나누고, 협력하고자 하는 인간의 속성을 반영하는 욕구로 가족을 형성하거나 결혼을 원하는 것, 친구를 사귀고 싶어 하는 것, 또는 학생들이 또래집단에 들고 싶어 하는 것 등을 예로 들 수 있다. 둘째는 힘에 대한 욕구(power need)로 경쟁하고, 성취하고, 중요한 존재이고 싶어 하는 욕구를 말하며 힘에 대한 욕구에 매력을 느끼게 되면 종종의 사랑과 소속의 욕구 등 다른 욕구와 갈등을 경험하게 된다. 즉, 사랑과 소속 욕구를 만족시키기 위해 결혼을 선택하지만, 부부 사이에서 힘에 대한 욕구를 충족시키려고 서로 통제하려고 하다가 결과적으로 부부관계를 파괴시킬 수 있다. 셋째는 자유에 대한 욕구(freedom need)로 움직이고 선택하는 것을 마음대로 하고 싶어 하는 욕구를 말한다. 즉, 원하는 곳에서 살고 대인관계나 직장생활 등을 포함한 모든 삶의 영역에서 어떻게 살아나갈지를 스스로 선택하고 싶어 하는 욕구를 말한다. 넷째는 즐거움에 대한 욕구(fun need)로 새로운 것을 배우고, 놀이를 통해 즐기고자 하는 욕구를 말하며 이 욕구를 충족시키기 위해 때로는 생명의 위험도 감수하기도 하고 생활방식을 과감히 바꾸기도 한다. 즉, 생명을 걸고 암벽을 타거나 자동차 경주를 하는 것과 같은 위험한 활동을 택하는 것을 예로 들 수 있다. 다섯째는 생존에 대한 욕구(survival need)로 생명을 유지하고 자기를 확장하고자 하는 욕구를 말하며 이 욕구는 신체를 움직이고 건강하게 유지하는 데 중요한 역할을 한다. 이러한 기본욕구는 본질적인 것이지만 욕구를 충족시켜주는 구체적인 대상인 바람(want)은 사람마다 다를 수 있으며 비현실적일 수도 있고 서로 갈등을 일으키기도 한다. 현실에서 얻고 있는 것이 바람을 충족시켜 주지 못할 때 욕구 좌절을 경험하며, 이때의 불균형과 고통이 행동의 동기가 된다.

현실치료에서는 전행동(total behavior)에는 목적이 있으며 원하는 것과 얻은 것 간의 간격을 줄이고자 이루어진다고 본다. 즉, 전행동은 활동(acting), 사고(thinking), 감정(feeling), 신체반응(physiology)의 네 요소로 이루어져 있는데 사람들은 어떤 행동을 보았을 때 그중 하나에만 주의를 기울이는 경향을 보인다. 이 네 요소 중 감정이나 신체반응에 대해서는 통제력이 없지만 활동이나 사고에 대해서는 우리가 어느 정도 통제력을 가지고 있기 때문에 행동을 변화시키기 이해서는 활동과 사고를 먼저 변화시켜야 감정과 신체반응도 변화된다. 즉, 적극적이고 긍정적 활동에 많이 관여할수록 긍정적 사고와 유쾌한 감정 그리고 신체적 편안함이 따라오게 된다.

### (2) 상담의 과정

현실치료에서 상담은 상담환경 조성하기와 내담자의 행동이나 사고를 변화시키는 과정으로 구성되어 있으며 "상담환경 조성하기"는 상담을 위해 지지적 환경을 만들어야 하고 그 안에서 내담자의 삶이 변화되도록 해야 한다. 이러한 환경을 만들기 위해서는 친근감을 가지고 내담자의 이야기를 경청해야 하며, 내담자의 과거사는 그것이 현재 상황을 설명하는 데 도움이 되지 않는 한 이야기하는 것을 허용하지 말아야 하며, 내담자의 느낌이나 신체현상을 전행동과 분리시켜 이야기하는 것을 피해야 하고, 무책임한 행동에 대한 변명을 허용하지 말고, 벌하거나 비판하지 않으면서 내담자의 행동 선택에 대한 필연적인 결과를 깨닫도록 해야 한다.

"행동변화를 위한 상담"은 첫째, "욕구탐색(Want)"에서 시작하며 몇 가지 질문을 통해 내담자가 자신의 욕구를 충족시킬 수 있는 방법을 발견할 수 있도록 돕는다. 내담자가

자신이 원하는 것을 정확하게 파악할 수 있도록 돕는 질문에는 다음과 같은 것들이 있다.

"당신이 되고 싶었던 사람이 되었다면, 당신은 어떤 사람이 되어 있겠습니까?"
"당신과 가족들이 원하는 것이 다 이루어져 있다면, 지금 당신의 가정은 어떤 모습일 것 같습니까?"
"당신이 원하는 방식대로 살고 있다면, 당신은 지금 무슨 행동을 하고 있겠습니까?"
"진정으로 당신의 삶을 변화시키기를 원합니까?"
"원하는 마음은 크지만 삶에서 얻을 수 없는 것으로 보이는 것은 무엇입니까?"

"당신이 원하는 변화를 막고 있는 것이 무엇이라 생각합니까?"

둘째, 현재 행동의 파악(doing)에서는 현재의 행동을 강조하고 과거 사건에 대해서는 내담자가 지금 행하고 있는 행동에 영향을 끼칠 때에만 관심을 갖는다. 이 단계는 상담자가 상담 초기에 내담자로 하여금 자신이 무엇을 위해 살고 있는지를 탐색하도록 도와주는 단계이며, 이때 상담자는 내담자에게 "당신은 현재 무엇을 하고 있습니까?"라고 질문한다. 이는 내담자의 전행동(total behavior)에 대한 인식을 획득하는 것에 초점을 둔다. 또한 감정과 신체반응을 변화시키기 위해 내담자가 선택할 수 있는 활동을 스스로 탐색하도록 돕는다. 셋째, 평가하기(evaluating)는 현실치료에서 내담자 전행동의 각 요소를 평가하도록 하는 것이다. 내담자가 스스로 자신의 행동을 평가하여 효과적인 선택을 하도록 돕기 위해 상담자는 내담자에게 자신의 행동 결과를 직면시켜야 한다. 이 단계는 내담자의 행동과 욕구와의 관계를 점검해 보고 내담자 스스로 자기평가를 하게 하는 단계이다. 이때 상담자는 내담자가 자신의 행동을 평가하도록 도와주기 위해 "지금 현재 행동이 당신에게 도움이 됩니까?"와 같은 질문을 한다. 이러한 질문에는 다음과 같은 것이 있을 수 있다.

"당신이 하는 행동은 당신에게 도움이 됩니까 아니면 해가 됩니까?"
"당신이 지금 하고 있는 행동은 당신이 하고자 하는 행동입니까?"
"당신이 하고 있는 행동과 당신의 신념이 서로 일치합니까?"
"당신이 하고 있는 행동은 당신이 설정한 규칙에 어긋납니까?"
"당신이 원하는 것은 현실적이며 달성할 수 있는 것입니까?"
"그러한 방식으로 보는 것이 당신에게 도움이 됩니까?"
"당신은 상담 과정이나 생활 변화에 얼마나 열심히 노력했습니까?"

넷째, "계획하기(planning)"는 현실치료의 상담과정에서 내담자의 욕구를 충족시킬 구체적인 방법을 찾는 것은 중요한 과제이다. 이 단계는 내담자의 욕구를 충족시킬 수 있는 계획을 수립하는 것이다. 내담자가 계획을 세우고 실천하는 과정을 통해 자신의 생활을 효과적으로 통제하고 선택할 수 있게 된다. 만약 계획이 어떤 이유에서건 효과가 없다면 상담자와 내담자는 함께 다른 계획을 수립한다. 우볼링(Wubbolding, 1991)은 효율적인 계획을 수립할 때 고려해야 할 사항을 다음과 같이 'SAMIC3'로 표현하였다.

- Simple: 계획은 단순해야 한다.
- Attainable: 계획은 도달할 수 있는 것이어야 한다.
- Measurable: 계획은 측정할 수 있어야 한다.
- Immediate: 계획은 즉각적이어야 한다.
- Controlled: 계획은 계획자에 의해 통제되어야 한다.
- Consistent: 계획은 일관성이 있어야 한다.
- Committed: 계획은 이행하겠다는 약속이 있어야 한다.

**현실치료 사례**

내담자는 팔십이 넘은 노인으로 간호사 출신인 부인과 함께 서울 중심가에 개인병원을 가지고 있으며, 평생을 의사로 일하였다. 나이가 들자 아무도 찾아오는 환자가 없어졌기 때문에 수년째 의료 활동을 제대로 할 수 없었으나 병원은 간호사 한 명을 두고 열어 놓고 있었다. 이 노인은 심한 우울증에 시달리고 있었다. 상담을 진행하면서 내담자가 자신의 욕구와 바람을 스스로 찾아내고 문제해결을 위한 계획을 스스로 세우고 실천함으로써 성공적으로 상담의 종결을 가져왔다. 상담자는 내담자가 진정으로 무엇을 원하고 있는가에 초점을 맞추어 상담을 시작하였다.

내: 누가 강제로 맡긴 것은 아니지만… . 자식들도 재산, 돈 다 나누어 준 다음 찾아오지도 않고, 환자들도 늙었다고 찾아오지도 않고 하니까 우울해질 수밖에요
**(환경의 탓으로 보는 내담자의 가치 여과기).**

상: 그럼요. 우울해 할 수도 있으니까 우울해 하지 않을 수도 있어요. 다 선생님 원하시는 대로지요.

내: 우울해 하지 않는 것이 내가 할 수 있는 일이고 내게 달렸다고요?

상: 그럼 누가 선생님 자신보다 더 선생님을 쉽게 마음대로 변하게 할 수 있다고 생각하십니까? 환자들인가요, 자식들인가요?
**(자기 행동의 주인은 자신임)**

내: 음… 나였군요. 나 자신이… 선택한 것 때문에 …

상: 무엇을 원하십니까? 이 상담을 마치고 나면 어떻게 되시기를 원하십니까, 선생님?
**(바람탐색 질문)**

내: 나는 의사로서 계속 일을 하고 싶습니다. 나는 아직도 건강하고, 내가 가지고 있는 의술을 사용하여 사람들을 고쳐 주고 싶지만 아무도 찾아오지 않습니다. 또한, 내 곁에 있는 사람들도 대부분 죽어서 찾아갈 친구도 없어요. **(바람 탐색)**

상: 선생님이 의술을 계속 행하고 싶으신데 찾아오는 사람이 없다는 말씀이군요. 선생님께서 우울하고 또 세상 살 맛이 없다고 하는 제일 큰 이유가 당신이 가지고 있는 의학적 지식이나 의술을 사용하지 못해서입니까? **(바람과 인식세계의 차이)**

내: 네, 그래요. 내가 가진 지식과 시간을 유용하게 보내고 싶어요.

상: 선생님이 옛날에 의료 활동을 할 때 즐거웠던 때의 구체적인 장면을 하나 말씀해 주시겠습니까?

내: 내가 왕진을 나갈 때는 까만 왕진가방을 든 간호사가 뒤따라오지요.
하얀 가운을 입고 청진기를 주머니에 넣고 길을 걸어가노라면 길 가던 사람들이 나를 알아보고 "선생님 안녕하세요?" 하면서 인사할 때 참 좋았어요. 지나가는 아이들 머리도 쓰다듬어 주고요. 그리고 환자들이 병이 나아서 고맙다고 찾아왔을 때는 참 기뻤어요.

상: 지금도 그런 일이 일어났으면 하고 바라시는 거죠?

내: 그렇지만 나를 불러 주는 사람들이 없어요. **(현실세계와 바람의 차이)**

상: 힌트를 드릴까요? **(상담초기에서의 상담자는 지시적임)**

내: 네, 주세요.

상: 양로원 같은 곳은 노인들이 많고 또 의사들의 도움이 필요한 때가 많을 것 같은데, 어떻게 생각하십니까? **(활동 계획하기)**

내: 아! 그것 참 좋은 생각입니다.

상: 선생님이 양로원을 찾아가서 노인 분들을 진단하고, 간단한 의약품도 줄 수 있다면, 그들이 선생님께 굉장히 고마워 할 것이고, 또 선생님께서도 의술을 보람 있게 활용하실 수 있어서 좋고요. **(욕구와 바람 충족)**

상: 직접 한번 선생님의 손길을 필요로 하는 환자들을 찾아나서는 것이 어떨까요?
**(활동 계획)**

내: 그것 좋은 생각입니다. 나는 평생 동안 벌어 놓은 돈이 있으므로 치료비는 받지 않아도 되요. 그런데 나는 어떻게 시작해야 되는지 모르겠어요.

상: ○○에 있는 양로원이 있지요. 아마도 그곳에 선생님의 손길을 필요로 하는 아픈 노인들이 많으리라고 생각해요. 선생님이 괜찮으시면 제가 노인연합회와 연결해 드리지요.
상: 언제쯤부터 시작하겠습니까? **(구체적이고 즉각적인 계획하기)**
내: 당장 양로원 일은 내일부터라도 할 수 있고, 집 처분도 내일 복덕방에 물어 보겠어요. 선생님(필자)과 이야기를 하면서 내가 원하는 일을 다시 할 수 있게 되니 참 기쁩니다. **(내담자의 창의성 증대)**

## 3 • 집단치료

심리치료가 반드시 일 대 일로 이루어질 필요가 없으며 한 집단의 내담자에게 동시에 실시되기도 한다. 처음에 집단치료는 개인치료를 값싸게 대신하는 것으로 받아들여졌으나 집단치료의 장점이 밝혀지면서 널리 사용되고 있다. 집단치료가 보편화되는 데 세 주요 접근이 큰 기여를 하였는데 정신분석적 접근, 행동주의 접근, 그리고 인본주의 접근이다. 정신분석적 접근을 취한 모레노(Moreno, 1945)는 심리극(psychodrama) 기법을 창안하여 집단치료에 참가한 여러 내담자들이 함께 심리적 문제와 갈등을 연기하도록 하여 차단된 감정에 접근하고 새로운 통찰에 이르도록 하였다. 또한 행동주의적 접근에서는 행동치료 기법을 집단으로 실시할 수 있는 방법을 제안하였는데 가령, 비슷한 공포나 불안증상을 보이는 내담자들에게 집단으로 체계적 둔감법을 실시할 수 있다. 또한 자기 감정이나 생각을 적절하게 표현하지 못하는 내담자들을 대상으로 모델링 기법과 행동시연 기법을 활용한 자기주장 훈련을 실시하여 개인치료에 비해 더 큰 치료효과를 보였다(Fensterheim, 1972). 마지막으로 인본주의적 접근에서는 집단치료를 가장 적극적으로 받아들였는데 게스탈트 치료에서는 집단 상황에서 서로의 상호작용을 격려하고 구성원들이 서로 충고와 통찰을 제공하는 치료적 역할을 수행하도록 하고 치료자는 빈 의자기법을 사용하여 집단의 특정 구성원을 중심으로 개인치료도 병행하게 된다. 그밖에도 인본주의적 접근에서는 번(Berne)이 제안한 교류분석기법을 활용하여 집단 내의 의사소통과정을 비교하고 통찰을 얻기도 하고, 로저스의 개념에 기반 한 대면집단(encounter group)은 심리적 문제를 가진 내담자의 치료를 목적으로 이루어지는 집단치료와 달리 심리적으로 건강하지만 인식의 확장과 개인적 성장을 추구하는 사람들을 위한 방법으로 보편화되었다. 현재에는 심리적 문제의 유형이나 특성에 따라 REBT나 현실치료 등 다양한 접근법을 집단장면에 활용하여 집단치료를 실시하는 경향이 증가하고 있다.

### 1) 집단치료의 구성요소

- **집단**: 치료집단은 보통 9명 내외로 구성되는데 내담자들은 둥글게 앉아서 서로가 서로를 볼 수 있도록 한다. 집단치료에서는 치료과정에 혼란을 일으킬 수 있는 중증 정신장애자는 집단에 포함시키지 않으며 집단치료의 목적에 따라 연령이나 증상 또는 성이 유사한 집단을 형성할 수도 있고 이질적인 집단을 형성할 수도 있다.
- **치료자**: 집단치료에서는 치료자는 질문을 던지거나 해석을 하지만 집단의 리더로 기능하지 않으며 참여자들이 서로의 치유에 동참하게 된다. 치료자는 집단의 배후에서 응집성을 높이고 분위기가 지지적으로 될 수 있도록 노력한다. 또한 집단치료의 리더는 정서를 표현하고, 감정을 공유하며 구성원으로부터 주어질 도전에 대처할 수 있어야 한다.
- **참여자**: 집단치료에서는 개인치료와 달리 내담자가 보다 적극적으로 치료과정에 참여해야 한다. 즉, 치료과정에 적극적으로 개입하여 서로에 대한 치료자로서 자신의 문제를 말하고, 관점을 교환하고, 경험을 공유하며, 대처전략을 모색한다. 무엇보다 중요한 것은 내담자들은 집단의 분위기가 지지적이고 수용적으로 변화되도록 중요한 역할을 해야 한다. 이러한 지지적 분위기에서 구성원은

사회적 가면을 벗고 서로의 문제를 발견하고 교정하는 역할을 할 수 있다.

### 2) 집단치료의 과정

- 참여단계: 이 단계에서는 집단의 목적을 분명하게 하고, 집단구성원들이 서로 친숙하고 수용적인 관계를 맺으면서 자신의 느낌과 행동에 관하여 토의하기 시작한다.
- 과도단계: 집단 구성원들 사이에서 주도권 쟁탈을 벌어지고, 치료자에 대한 마술적이고 비현실적인 기대로 인해 집단치료자에 대한 적대감이나 저항이 표면화되기도 하며, 치료자 자신이 불편함이나 저항에 대한 방어가 일어나기도 한다. 치료자의 역할은 내담자로 하여금 갈등을 경험하고 이해하도록 도움으로써 구성원들 간의 상호교류가 자신들에게 얼마나 도움이 되는지를 깨닫게 한다.
- 작업단계: 집단치료의 핵심적 부분으로 그 동안의 단계가 잘 이루어졌다면 이 단계에서 구성원들은 집단을 신뢰하고 자기를 솔직하게 공개한다. 그러나 응집력이 강해지면서 집단에서 부정적 감정의 표현을 오히려 억제하는 경향이 생길 수 있고, 구성원들 간에도 서로 경쟁적으로 처방만을 제공하는 분위기가 될 수 있으므로, 치료자는 내담자들 간에 진정한 자기감정의 표출과 교류가 이루어지도록 도와야 한다. 또한 비밀 보장에 관한 문제도 집단 구성원들과 논의해 볼 필요가 있다.
- 종결단계: 치료자와 구성원들은 집단과정에서 배운 것을 앞으로 생활 장면에 어떻게 적용할 것인가를 생각한다. 집단에 참여할 때 정했던 목표가 달성 되었다고 판단될 때, 이를테면 자신을 사랑할 수 있고, 문제적 상황들에 대하여 융통성 있게 대처하며, 자신의 가치를 신뢰하고, 이를 추구하게 되었다면, 집단치료를 종결시켜야 한다. 집단에서 경험하고 배운 것을 일상생활에서 적용할 수 있으며 또 적용하여야 한다는 점과 자신을 보다 더 깊이 이해하고 타인을 수용

하면서 살아야 한다는 것을 인식시킨다.

### 3) 집단치료의 장점

집단치료가 개인치료를 대체하는 것은 아니며 집단치료는 여러 가지 고유의 장점을 가지고 있다. 첫째, 참여자가 자신의 문제가 자신만의 것이 아니라는 사실을 깨닫게 된다. 내담자는 보통 스스로를 매우 부정적으로 보고 견디기 어려운 문제를 자신만이 가지고 있다고 생각하는데 집단상황에서 자신만 그런 것이 아니라는 것을 알게 되면 마음이 안정되고 변화를 위한 동기가 된다. 둘째, 대부분의 심리적 문제는 타인과의 효과적 관계가 어려운 데서 시작되는데 집단치료는 참여자가 비교적 안전한 환경에서 사회적 기술을 발휘할 수 있는 기회를 제공한다. 개인치료는 이러한 사회적 기술을 발휘할 수 있는 기회를 제공하지 않는다. 셋째, 집단치료에서는 참여자들이 정서적 지지를 서로 주고받는 기회를 갖는다. 다른 구성원에게 지지를 제공하면 스스로 자신이 인간으로서 가치가 있다고 생각된다. 넷째, 어떤 종류의 심리적 문제는 개인장면보다 집단장면에서 치료하는 것이 더 적절할 수 있다. 가령, 결혼이나 가족문제의 경우에는 공통적인 문제를 가진 사람들이 동료-자조집단을 구성하여 정기적으로 만나 서로를 돕도록 할 수 있다. 원래 동료-자조집단은 알코올중독자의 모임이었지만 지금은 다른 문제에도 적용되며 특정한 심리적 행동적 문제에 대처하는 구성원을 돕기 위해 전문적 지도를 받거나 서로 도움을 주고받기도 한다.

## 집단치료사례

가정학대 피해 청소년을 위한 정서조절 집단상담 프로그램

| 회기 | 주제 및 내용 | 목적 | 목표 |
|---|---|---|---|
| 1 | **프로그램 안내 및 친밀감 형성하기**<br>• 별칭 짓기<br>• 특파원게임 | 프로그램을 소개하고 집단구성원 상호 간의 친밀한 관계를 형성한다. | 치료 관계 형성 |
| 2 | **다양성 감성 인식하기**<br>• 감성카드 게임<br>• 찰흙을 통해 다양한 감정 인식하기<br>• 인식된 감정 찰흙으로 표현하기 | 긍정적 감정과 부정적 감성을 인식하며 다양한 감정을 느껴본다. | 양가 감정 인식 |
| 3 | **화난 감정 인식하기**<br>• 바람직한 행동 O, X 퀴즈<br>• 화나는 상황 역활극<br>• 적절한 대안 찾기 | 화난 감정을 표현하며 답답했던 마음을 공감받고 위로 받는다. | 분노 감정 이해 |
| 4 | **속상한 맘 표현하기**<br>• 속상한 감정만큼 풍선 불기<br>• 속상하게 한 사람을 풍선에 그리기<br>• 풍선에게 이야기하기 | 속상한 마음을 느껴보고 표현하는 과정을 통해 분노감정을 표출한다. | 분노 감정 표출 |
| 5 | **가족과의 기억 표현하기**<br>• 가정에서 힘들었던 기억 그리기<br>• 가정에서 따뜻했던 기억 그리기 | 가정에서 힘들었던 기억과 행복했던 기억을 통해 가족에 대한 양가감정을 느껴보고 표현한다. | 우울감 감소 |
| 6 | **나에게 맞는 화 참기**<br>• 이완훈련<br>• 주장적 표현 훈력 및 역할극 | 화날 때 적절하게 표현하는 훈련을 한다. | 공격성 감소 |
| 7 | **나에 대한 긍정적 상 만들기**<br>• 브로드웨이의 손 만들기<br>• 친구가 본 긍정적인 모습 듣기 | 타인의 긍정적 피드백을 통해 긍정적인 자아상을 만들어 간다. | 자아 존중감 향상 |
| 8 | **미래 계획하기**<br>• 나의 소망 이야기하기<br>• 칭찬세례 | 소망 이야기를 통해 미래를 생각해 보고 계획해 본다. | 희망 고취 |

출처: 박은민 · 김봉환(2009). 가정학대 피해 청소년을 위한 정서조절 집단상담 프로그램.

CHAPTER

# 12 정신건강과 행복한 삶

1. 정신건강과 행복
2. 긍정심리학에서 행복
3. 행복의 결정요소
4. 행복의 측정
5. 행복을 위한 행동전략

CHAPTER

# 12 정신건강과 행복한 삶

그동안 심리학은 인간을 수동적이고 불완전한 존재로 여겨 피폐해진 삶과 정신적 고통을 치유하는데 집중해왔지만 21세기 들면서 긍정심리학이라는 새로운 패러다임이 제기되면서 인간의 긍정적인 면을 찾고 인생을 행복하게 만들기 위해 어떻게 해야 하는지에 관심을 갖게 되었다. 긍정심리학을 시작한 셀리그만과 칙센트미라이(Seligman & Csikszentmihlyi, 2000)는 긍정심리학을 "삶의 질을 높이고 질병예방을 위한 개인의 긍정적이고 주관적인 경험, 긍정적 개인특질과 제도적 장치를 연구하는 과학"으로 정의하였다. 긍정심리학은 기본 심리학에서 간과했던 삶의 가치나 질, 행복 등의 요인이 개인의 삶에서 중요하게 작용한다는 점을 강조하고 불완전한 것을 치료하는 것이 아닌 강점을 키우는 예방적 측면에 초점을 맞추고 있다. 이 장에서는 긍정심리학의 입장에서 행복의 의미를 찾아보고 우리의 삶을 행복하게 변화시킬 수 있는 방법을 알아보도록 한다.

## 1 • 정신건강과 행복

지금까지 정신건강 분야는 의학적 관점에서 스트레스 대처와 정신장애의 치료에 노력해왔지만 이제는 정신건강에 대한 새로운 패러다임을 주목하고 있다. 정신건강에 대한 모형에는 질병이나 장애가 없는 상태를 정신적으로 건강하다고 보는 병리적 관점(pathologic approach)과 인간의 기능과 능력이 긍정적으로 발휘되는 상태를 정신적으로 건강하다고 보는 전인적 관점(holistic approach)이 있다. 병리적 관점은 정신건강을 쉽게 이해할 수 있게 해주는데 정신적으로 불건강한 상태는 주관적으로 고통을 경험하며, 병적 소견을 나타내고, 사회적 및 직업적 능력에 장애를 보이는 상태인 데 비해 정신적으로 건강한 상태는 즐거움과 만족과 같은 긍정적 감정을 경험하며, 정신장애의 소견을 나타 내지 않고, 사회적으로 그리고 직업적으로 주어진 일을 수행할 수 있는 능력이 있는 상태로 특징지을 수 있다. 그러나 정신장애가 없는 상태를 건강하다고 하는 것은 인간의 다양한 측면을 고려하지 않는다. 심리학에서는 정신건강 의학보다 일찍이 정신장애의 치료에서 환자의 능력과 강점에 관심을 갖는 긍정심리학을 발전시켜 왔다. 긍정심리학은 정신장애의 증상 치료에 관한 병리적 접근의 필요성은 인정하지만 개인의 강점과 능력을 증진하여 정신장애를 치료하고 나아가서 주관적 안녕감을 증진하고자 하는 전인적 접근을 취한다. 우드와 태리어(Wood & Tarrier, 2003)는 개인이 갖고 있는 긍정적 특성은 부정적 특성 이상으로 정신장애를 예측할 수 있으며, 생활에서 경험하는 부정적 사건의 영향을 완충하는 효과가 있고, 스트레스에 대한 복원력을 증진시켜 정신장애를 치료하는데 의학적 접근을 보완할 수 있다고 주장하였다. 긍정심리학은 행복을 증진하기 위하여 즐거움을 주는 활동에 참여하는 것, 자신의 강점을 활용하도록 하는 것, 감사하는 것, 역기능적 사고와 행동을 교정하는 것 등의 방법으로 삶에 대한 의욕을 갖고 즐겁고 행복하게 살도록 돕는다. 그렇다면 긍정심리학에서는 행복을 어떻게 정의하는지 그리고 어떻게 해야 행복해질 수 있는지를 알아보자.

## 2 • 긍정심리학에서 행복

무엇이 행복한 삶일까? 행복하게 살려면 어떻게 해야 할까? 이러한 질문은 행복의 의미와 관련되어 있다. 행복의 의미를 설명하는 대표적인 관점은 첫 장에서 언급되었듯이 안락주의적 관점과 자기실현 관점으로 구분될 수 있으며 여기에서는 두 관점의 차이를 좀 더 자세히 알아보도록 한다.

- **안락주의적 관점:** 감각에 기초한 즐거움에 초점을 두고 고통이나 부정적인 감정을 최소화하며 최대한의 만족을 추구하는 것을 행복으로 본다. 많은 사람들은 좋은 삶을 정의할 때 행복을 가장 중요하게 여기는데 이것은 행복에 대한 안락주의적 관점의 핵심이다(Ryan & Deci, 2001). 고대 그리스 시대부터 안락주의의 일반적인 생각은 삶의 목표가 유쾌함과 즐거움을 추구하는 것이며 이러한 견해는 주관적 안녕감(subjective wellbeing)으로 정의되는 행복과 비교된다(Diener, 1984).
- **자기실현적 관점:** 즐겁기만 하면 만족하고 충만한 삶을 살 수 있을까? 셀리그만(Seligman, 2002)은 즐거움이 넘쳐나는 삶은 잠깐 동안은 좋을 수 있지만 삶의 다양성에 대해 동일한 반응을 하는 것은 삶을 메마르게 하고 위협에 빠지게 할 것이라고 주장한다. 셀리그만은 행복이란 감각적 즐거움보다 지금보다는 더 나은 자신을 만들기 위해 노력하는 삶(good life)을 의미한다고 주장한다. 즉, 우리는 목표를 정하고 잠재력을 발휘하여 그것을 성취하였을 때 가장 큰 행복감을 느낀다는 것이다. 셀리그만(Seligman, 2011)은 행복을 심리적 안녕감

(psychological wellbeing)으로 정의하고 그 핵심요소로 긍정적 정서(positive emotion), 몰입(engagement), 관계(relationship), 의미(meaning), 성취(accomplishment)를 제시하고 있다. 여기에서 긍정적 정서는 기쁨이나 따뜻함 또는 긍정성을 의미하고, 몰입은 자발적으로 어떤 활동에 빠지는 것을 말하며, 관계는 타인과 친밀한 유대감을 의미하고, 의미는 자신이 인생에서 중요하다고 생각하는 것을 추구하는 것을 말하며, 성취는 경쟁이나 경제적 이익이 아니라 성장을 위해 노력하는 것을 의미한다. 행복은 유쾌하고 즐거운 상태만은 아니며 행복이 이 두 가지만으로 가능하다면 마약은 행복에 이르는 지름길일 수 있다. 진정한 행복은 긍정적 마음으로 주변 사람들과 친밀한 관계를 유지하고, 자신의 잠재력을 최대로 발휘하고 있을 때 느끼는 몰입 경험, 인생에서 자기가 중요하게 여기는 삶의 목표를 추구하고 결과적으로 성공을 경험했을 때 느끼게 된다. 이를 셀리그만(Seligman, 2011)은 인생이 꽃처럼 활짝 피어난다는 뜻으로 '플로리시(flourish)'라고 부른다. 워터맨(Waterman, 1993)은 자기실현적 행복을 주는 활동에 비해 안락주의적 즐거움을 주는 활동이 훨씬 많다고 보았다. 즉, 술을 마시거나 아이스크림을 먹거나 목욕하는 것은 우리에게 즐거움을 주지만 우리 삶에 더 깊은 의미를 주지는 않는다. 안락주의적 즐거움에는 사람들을 편안하게, 흥분되게, 시간가는 줄 모르고 열중하게 하는 활동이 포함되어 있는데 비해 자기실현적 행복에는 도전적이고, 노력과 관련되어 있고, 성장과 발전의 기회를 주는 활동들이 포함되어 있다.

## 3 • 행복의 결정요소

행복은 무엇에 의해 결정되는가? 긍정심리학의 연구에 따르면 행복에 영향을 미치는 요인은 외적 요인과 내적 요인으로 구분될 수 있다. 행복에 영향을 미치는 외적 요인에는 나이, 건강, 직업, 결혼 여부, 소득 및 교육수준 같은 인구통계학적 요인과 타인과의 인간관계 등이 포함된다. 행복에 대한 실증적 연구를 시작한 윌슨(Wilson, 1967)은 스스로 행복하다고 생각하는 사람의 특징을 탐색하고 그것에 영향을 미치는 요인을 찾아내었는데 행복한 사람을 "젊고, 건강하고, 높은 교육과 소득수준, 종교를 가지고 있고, 기혼이며, 낙천적이고 외향적인 사람"으로 정의하였다. 그리고 성별이나 지능은 행복과 별 상관을 보이지 않았다. 또한 디에너 등(Diener, Kesebir, & Tov, 2009)은 행복한 사람을 사회적 네트워크가 넓고 사회적 지위가 높으며 직업이 있고 레저활동에 적극적인 사람으로 정의하였다. 그러나 인구통계학적 요인이 행복에 미치는 영향력은 의외로 약하며 기본적인 인간의 욕구가 충족된다면 객관적인 삶의 환경은 행복의 개인차에 8~15% 정도만 영향을 미친다(Diener et al., 2009). 행복에 영향을 미치는 내적 요인은 유전적 특성이나 성격, 자존감, 통제감, 복원력(resilience) 같은 것으로 행복에 강력한 영향을 미친다. 첫째, 유전적 특징을 살펴보면 떨어져서 자란 일란성 쌍생아는 함께 자란 이란성 쌍생아에 비해 행복수준이 더 유사한 경향을 보이는데 이것은 행복에서 유전요인이 중요함을 보여 주며(Diener et al., 2009), 사람은 타고난 행복의 설정점(set point)에서 서로 다르기 때문에 일시적으로 행복감이 변할 수 있지만 일생동안 거의 일정한 수준을 유지한다(Diener et al., 1999). 둘째, 성격특성 중 신경증과 외향성은 행복과 매우 높은 상관을 보이는데 왜냐하면 신경증은 부정적 감정유발 요소에 민감하게 반응하도록 하며, 외향성은 긍정적 감정유발 요소에 민감하게 반응하도록 하기 때문이다(Steel, Schmidt & Schultz, 2008). 셋째, 자존감과 통제감이 높을수록 행복한 경향이 있는데 그것은 자존감이 높을수록 긍정적인 태도를 갖게 되고 내적 통제감이 높으면 스트레스에 적극적으로 대처하기 때문에 삶에 대한 만족감이 더 높아지기 때문이다. 넷째, 긍정적 사고방식도 행복에 중요한데 장기적으로 행복에 영향을 미치는 것은 환경요인보다 행복을 증진하기 위한 개인의 의도적 노력이기 때문이다(Sheldon & Lyubomirsky, 2006). 많은 사람들은 행복이 경제적 여유나 사회적 성공 같은 외적 요인에 의존한다고 보지만 류보머스키(Lyubomirsky, 2005)에 따르면 행복의 50%는 유전적 설정점(set point)에 의해 결정되며, 환경조건(circumstance)은 10%, 개인의 노력(intentional activity)은 40%의 기여를 한다고 주장하였다. 즉, 긍정적인 기질을 타고 태어나고 행복해지려고 노력한다면 행복의 90%는 이룰 수 있으며 가정환경이나 경제적 여유 같은 환경의 영향은 의외로 적다고 할 수 있다.

### 돈은 행복에 어떤 영향을 미치는가?

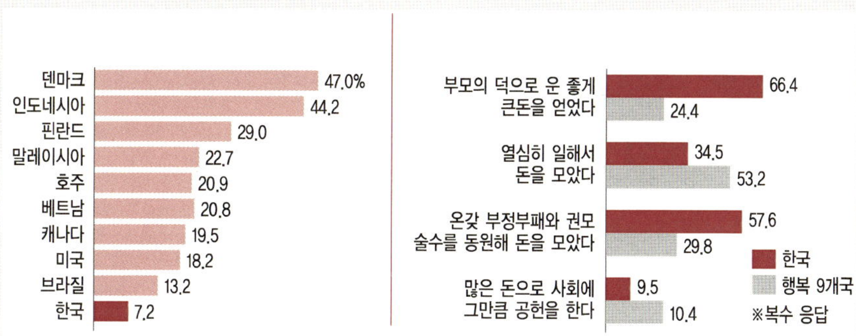


돈과 행복 간의 관계에 대한 조사에서 한국은 행복지수가 높은 덴마크 같은 유럽국가나 인도네시아 같은 아시아국가에 비해 돈이 행복에 매우 중요하다고 생각하는 경향을 보였다. 또한 행복지수가 높은 9개국과 비교하여 한국은 "돈 많은 사람"이 부모의 덕으로 운 좋게 큰돈을 얻었다고 생각하며 부정한 방법으로 돈을 벌었다고 생각하는 경향이 있었다. 그렇다면 돈은 행복의 필수조건일까? 최근 돈과 행복간의 연관성을 밝히려는 연구들이 이루어졌는데 돈과 행복간의 상관관계를 찾기 어렵다는 사실이 밝혀졌다. 너무 많은 부와 풍요는 일상적인 경험에 대해 감사하며 좋은 감정을 느끼는 것을 방해할 수 있다. 연구자들은

풍요와 반대되는 과거의 역경에 대한 경험이나 현재의 부족이 개인이 일상을 즐기는 능력을 증가시킨다는 사실을 발견하였다. 또한 항상 쾌락과 풍요를 향유하는 것은 행복으로 가는 생산적인 길이 아니며 오히려 일시적으로 뭔가를 포기하는 것이 행복을 가져오는 경우가 있다고 지적하였다. 하버드 비즈니스 스쿨의 조사에 따르면 부자들은 현재의 부와 무관하게 지금보다 3~4배의 돈을 가진다면 더 행복해질 것이라고 기대하는데 이것은 현재의 행복이 부와 무관하거나 오히려 부적 상관관계가 있을 수 있음을 보여준다. 한편, 경험적 소비(행위에 돈을 지불하는 것)가 물질적 소비(물건에 돈을 지불하는 것)에 비해 더 오래가는 행복을 제공한다는 것이 밝혀졌다. 쿠마(Kumar, 2015)는 경험을 기다리는 것이 물질적인 것을 기다리는 것보다 더 큰 행복과 기쁨을 준다고 주장하였다. 즉, 휴가를 계획하고, 디너파티를 열고, 콘서트에 가능 것을 기다리는 것은 "기다림"이 아니라 "기대"가 된다.

## 4 • 행복의 측정

내가 얼마나 행복한지를 알아보는 데 가장 큰 문제는 행복을 정확하게 측정해 주는 도구가 없다는 것이다. 행복은 주관적이고 상대적일 뿐 아니라 사실보다는 감정의 영역에 있기 때문에 측정에서 많은 문제를 가지고 있다. 그 동안 행복을 측정하기 위한 시도는 사회경제적 지표로 행복을 측정하고자 하는 시도와 행복 대신 안녕감(wellbeing)이라는 개념을 사용하여 행복을 정의하고 측정하려는 시도로 구분할 수 있다. 우선 사회경제적 지표로 행복을 측정하려는 시도는 소득, 소비, 교육, 주거형태 등이나 민주주의, 자유, 사회자본, 노동환경 등 물리적 환경을 삶의 투입으로 보고 행복은 그것을 통해 달성되는 산출이라고 간주한다. 이러한 시도의 출발점은 1930년대에 오지번(Ogburn, 1935)에 의해 시작된 삶의 질 지표연구에서 찾을 수 있다. 행복이 만족감으로 정의되는 주관적 감정임에도 불구하고 사회경제적 지표로 행복을 측정하려는 시도는 두 가지 측면에서 정당화될 수 있다. 하나는 제3세계 여성들에서 많이 볼 수 있듯이 객관적 삶의 조건이 열악함에도 불구하고 삶에 대해 체념적으로 만족하는 경우가 있는데 그것을 진정한 의미의 행복이라고 볼 수 없기 때문이다. 또 다른 이유는 만족감이 개인의 감정이기는 하지만 소비자이론에서는 "효용"이라는 개념으로 정의하며 효용은 직접 측정하기보다 개인의 소비행태를 통해 추론하는 것이 더 정확하기 때문이다. 이렇게 본다면 사회경제적 지표로 행복을 정의하는 것도 가능하며 미국에서 많이 사용되는 센(Sen, 1980)의 역량이론에 근거한 인간발전지수(human development index: HDI)가 대표적인 예라고 할 수 있다. 그러나 사회경제적 지표가 행복에 대한 충분조건이 되기는 어렵다. 가령, 자기가 벌어들이는 수입은 행복과 약한 상관을 보이며(Csikszentmihalyi, 1999), 지난 50년 간 개인의 평균수입은 세 배 증가하였으나 행복수준은 별 차이를 보이지 않고 있다. 비록 어떤 사람이 좋은 직장에 다니고, 충분한 수입이 있고, 결혼하였고, 자기 집이 있고, 건강하다고 해도 그가 행복한지 알기 어렵다. 따라서 개인의 행복을 측정하기 위해서는 사회경제적 지표 이외에 다른 측정방법이 요구된다.

그 대안인 주관적 안녕 개념으로 행복을 측정하려는 시도에서는 행복을 개인의 긍정적 감정과 부정적 감정(정서적 측면)과 삶에 대한 주관적 평가(인지적 측면)라는 세 차원으로 구분하여 측정한다(Diener, Suh, Lucas, & Heidi, 1999). 긍정적 감정은 즐거움, 만족감, 행복감, 자존감 등의 차원으로 측정되며, 부정적 감정은 슬픔, 우울감, 수치심, 죄책감, 분노 등의 차원으로 측정되고, 삶에 대한 주관적 평가는 과거, 현재, 미래 삶에 대한 만족도 등으로 평가된다. 주관적 안녕은 이렇게 정서적 측면과 인지적 측면으로 나누는 이유는 주관적 안녕을 현재의 심리적 상태로 측정하는 경우(정서적 평가)와 과거에 대한 평가로 측정하는 경우(인지적 평가) 결과가 달라질 수 있으므로 두 가지 측면을 모두 반영해야 하기 때문이다. 이렇게 행복을 주관적으로 평가하는 것은 몇 가지 이유로 중요한데, 첫째, 사람들이 가지고 있는 기대나 가치 또는 개인적 경험이 다르기 때문에 (사회경제적 지표에 의한) 물리적 조건에 매우 다르게 반응할 수 있다. 둘째, 행복이나 삶에 대한 만족은 그 자체로 중요한 인생의 목표이다. 가령, 42개국에서 7,000명의 대학생들을 대상으로 수행된 조사에서 행복

추구와 삶에 대한 만족이 인생에서 가장 중요한 목표라는 것이 밝혀졌다(Suh, Diener, Oishi, & Triandis, 1998). 사회경제적 지표로 행복을 측정하려는 학자들은 행복의 주관적 측면 중 쾌락적인 측면(hedonic aspect)에 초점을 맞추었다면 긍정심리학자들(Ryff & Keyes, 1995; Ryan & Deci, 2000; Seligman, 2002)은 행복을 삶의 목적, 성장과 자아실현, 긍정성이나 낙관성 등 심리적 안녕감 측면(psychological wellbeing aspect)에 초점을 맞추었다고 할 수 있다. 특히, 리프와 싱어(Ryff & Singer, 2008)는 행복을 자율성, 자기긍정, 삶의 목적, 환경에 대한 통제, 긍정적 관계, 개인의 성장으로 정의하고 각 차원을 측정할 수 있는 검사를 개발하였다.

## 5 • 행복을 위한 행동전략

행복한 삶을 추구하는 방법은 다양하지만 행복추구를 위한 모델로 생각해 볼 수 있는 것은 긍정 감성을 바탕으로 건강한 심리적 상태를 유지하는 마음의 건강(mental health)과 학업이나 일에서 의미를 찾고 그것을 통해 자신이 성장하고 있다고 느끼는 의미 있는 성장(meaningful thriving), 다른 사람들과 도움을 주고받으며 친밀한 관계를 형성하는 지지적 관계(supportive relationship) 등을 생각해 볼 수 있다.

### 1) 마음의 건강을 유지하기

마음의 건강을 유지하기 위해서는 건강한 마음의 기반이 되는 긍정성을 높이고 삶의 활력을 높이는 노력이 이루어져야 한다. 마음의 건강을 높이는 첫 번째 방법은 긍정성을 높이는 것이다. 긍정성을 높이기 위해서는 우선 긍정 감성의 중요성을 인식해야 한다. 긍정 감성이 높아지면 생각과 행동이 확장되고 능력이 향상되어 학습 능력과 창의성이 높아지고 많은 아이디어가 창출된다(Fredrickson, 2001). 특히 긍정 감성을 가지면 뇌에서 도파민이나 세로토닌의 분비가 촉진되고 그로 인해 정보를 수용하고 처리하는 능력이 제고된다. 또한 심리적 기대는 뇌 속에 현실상황과 유사한 패턴을 만들어내고 실제로 기대와 유사한 결과를 일으키기 때문에 기대가 긍정

**노인과 청년 중 누가 더 행복할까?**

많은 사람들은 젊음이 주는 활력과 건강이 사람을 더 행복하게 하기 때문에 당연히 노인보다 청년이 더 행복할 것이라고 생각하지만 뇌에 대한 연구에서는 이와 다른 결과가 얻어졌다. 윌리엄스(Williams, 2012)의 연구에 따르면 나이가 들수록 내측 전전두엽의 초기 활동이 줄어들면서 행복 같은 긍정적 감정은 더 잘 느끼게 되지만 내측 전전두엽의 후기 활동이 많아지면서 공포와 같은 부정적 감정은 완화된다. 이러한 연구에 따르면 노인은 행복감은 더 쉽게 느끼고 불행한 느낌은 덜 느끼게 되는 데 비해 청년은 이러한 차이를 보이지 않는다. 이렇게 본다면 노인이 청년보다 더 행복할 수 있는 조건을 가지고 있다고 할 수 있다.

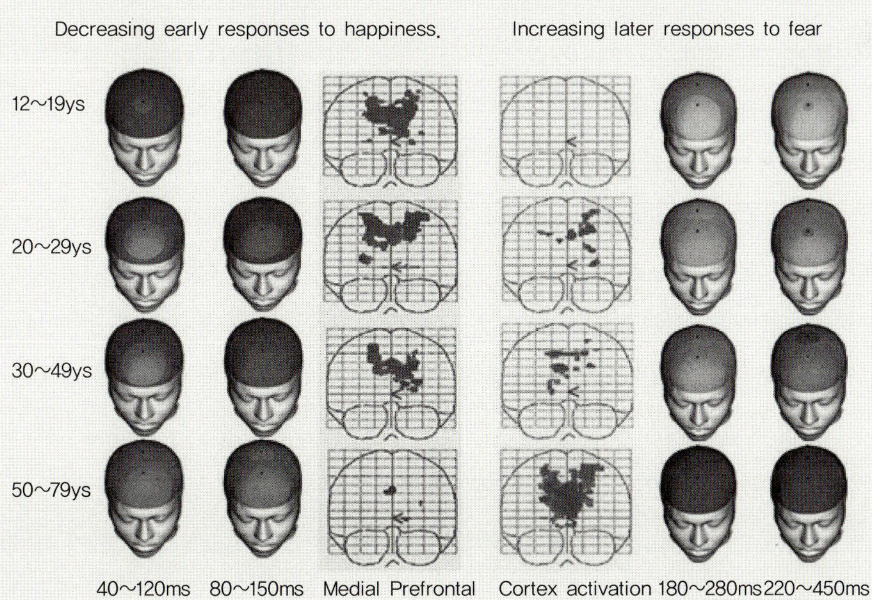

적이냐 부정적이냐에 따라 그 결과도 달라질 수 있다(Blakeslee, 1998). 셀리그만도 어떤 사건과 결과 간에는 개인의 신념이 존재하며 그 신념이 부정적인지 긍정적인지에 따라 결과가 달라질 수 있다고 주장하였다. 크룸과 랜저(Crum & Langer, 2007)는 청소부의 체중을 잰 후에 청소가 많은 칼로리를 소모하며 유산소 운동과 같은 효과가 있다고 설명한 집단과 그런 설명을 하지 않은 집단으로 구분한 후 몇 주 후에 체중을 측정한 결과 설명을 들은 집단의 체중이 크게 감소하였다. 즉, 이것은 어떤 결과에 대한 기대를 가질수록 그러한 결과가 나타날 가능성이 증가한다는 것을 의미한다.

물론 긍정성 추구가 막무가내로 긍정적이어야 한다는 것은 아니며 상황 속에서 부정적 요소보다 긍정적 요소에 우선순위를 부여하고 집중하라는 의미이다. 긍정성을 유지하기 위해서는 긍정적 경험을 자주 하는 것이 중요하다(Gilbert, 2012). 즉, 인간의 감정은 수시로 변화되기 때문에 삶에서 행복을 주는 것은 입이 벌어질 만큼 큰 사건이 아니라 일상에서 일어나는 소소하지만 행복한 일들이다. 즉, 좋은 집에 이사를 한다고 해도 그 행복은 쾌락적응(hedonic adaptation)으로 인해 오래가지 않기 때문에 가족과의 일상적이지만 행복한 시간, 다른 사람에게 사소한 친절 베풀기 등 일상생활에서 긍정적인 경험을 자주 하는 것이 행복을 유지하는 데 더 중요하다고 할 수 있다. 물론 인생을 살다보면 부정적인 사건이 발생하지 않을 수 없지만 부정적인 감정보다 긍정적인 감정을 더 많이 경험하려고 노력해야 행복을 유지할 수 있다. 가령, 로사다(Losada, 2003)는 회의를 하는 동안 개인의 발언을 관찰하고 발언이 긍정적인지 부정적인지 그리고 자기중심적인지 타인중심적인 지를 비교하였을 때 긍정성 비율에 따라 집단의 수행에서 극적인 차이를 보였다. 부정성과 긍정성 비율이 1:3이 넘을 때 집단에 속한 개인이 행복감을 느끼고 집단의 수행이 향상되기 시작하였으며 이상적인 긍정성 비율은 1:6이라고 주장하였다. 물론 부정적 사건 속에서도 행동과 생각의 전환을 통해 긍정성을 높일 수 있다. 가령, "감사하기"를 통해 익숙해져서 더 이상 소중하게 생각되지 않는 것들을 다시 인식할 수 있고, 매일 잠들기 전 그날 겪은 일 중 잘되었던 일 세 가지를 적고 그 일이 잘되었던 이유를 함께 기록하는 "잘되었던 일" 연습을 통해 부정적인 사고를 긍정적으로 바꿀 수 있다.

마음의 건강을 높이는 두 번째 방법은 활력을 유지하는 것이다. 휴식이 필요한데도 불구하고 무리하게 공부나 일에 집중하는 것은 장기적으로 마음의 건강을 저하시켜 행복과 멀어지게 한다. 과도한 피로감이나 건강 이상 등 신체적 정신적으로 신호가 왔을 때 이를 무시하지 말고 휴식을 취하거나 적절한 치료를 받는 것이 중요하다. 자신에게 신체적 또는 심리적 휴식을 주기 위해서는 일상생활에서 생기는 막간의 시간에 "짧은 휴식"을 활용할 필요가 있다. 점심시간의 짧은 산책, 친구와의 수다, 오후의 티타임 등으로 학업이나 일에서 떨어지는 시간을 가질 필요가 있다. 또한 수면이 부족하면 판단이 흐려지고 기억력이 손상되며 우울증이 생길 수 있기 때문에 활력을 유지하기 위해서는 적당한 시간 수면을 취해야 한다. 일반적으로 건강을 유지하기 위한 적정 수면시간은 7~8시간인데 한국인의 평균 수면시간은 7시간이 안 되는 상황이다. 음주를 줄이고 수면시간을 지키며 수면에 적합한 환경을 유지하고 틈나는 대로 운동을 함으로써 질 높은 수면을 하도록 노력해야 한다. 활력을 높이기 위한 방법에는 스트레스에 대처하는 방법을 배우는 것이다. 우리가 세상을 살다보면 통제할 수 있는 스트레스(시험실패 등)와 통제하기 어려운 스트레스(이미 끝난 시험결과 등)로 나눌 수 있다. 통제하기 어려운 스트레스에 지나치게 매달리는 것은 스트레스를 가중시키는 일이므로 과감하게 생각을 단절하여 과도한 생각(over thinking)의 악순환에서 벗어나도록 노력해야 한다. 가령, "이미 끝난 시험결과"에 대해 지나치게 자책하는 것은 쓸데없는 스트레스를 자초하는 것이므로 좀 더 즐거운 다른 상상을 하거나 해결할 수 있는 방안을 모두 글로 써보거나 그런 생각을 일으키는 사람이나 장소를 피해 지나친 집착에서 벗어날 수 있다. 또한 스트레스로 인해 압박감을 느낄수록 부정적인 생각에 빠지는 것보다 운동과 같은 신체활동이나 친한 동료와의 대화를 통해 긍정 감정을 높이면 의외로 그러한 스트레스를 잘 극복할 수 있다.

### 2) 의미 있는 성장을 추구하기

의미 있는 성장을 하기 위해서는 자신의 일이나 공부에 의미를 부여할 수 있어야 하고 자신의 강점을 개발하여 성장의 디딤돌을 만들어야 한다. 우선, 사람은 공부나 일에서 수동적인 반응자가 아니며 공부나 일에 의미를 부여하기 시작하면 목표에 집착하고 조급해하기보다 목표를 성취하는 과정이 가져다주는 즐거움을 느끼게 된다. 가령, 대학교 졸업생을 대상으로 한 연구에서 부나 명성 등 "결과-중심 목표"를 추구한 학생보다 다른 사람을 도와주고 배우며 성장하기를 바라는 "목적-중심 목표"를 가진 학생의 행복도가 더 높게 나타났다(Pink, 2009). 또한 자신에게 주어지는 일이나 공부를 스스로 선택할수록 그것에 더 집중하고 만족도도 높다. 예를 들어, 병원 청소원에 대한 연구에서 환자와의 잡담, 간호사 돕기 중 자신에게 요구되지 않은 업무를 스스로 선택하여 수행한 청소원은 그렇지 않은 경우에 비해 만족도가 더 높았다(Cranston & Keller, 2013). 또한 자신의 공부나 일과 관련된 의사결정을 스스로 할 수 있으면 결과에 대한 책임감도 높아지는 경향을 보이므로 최소한 하지 말아야 할 일만을 규정하고 나머지는 하고 싶은 일이나 공부를 선택하도록 함으로써 개인의 자율권을 최대한 보장할 필요가 있다. 의미 있는 성장을 위한 또 다른 방법은 자신의 강점을 개발하는 것이다. 우리는 자신의 강점보다 약점에 예민하며 약점을 감추기 위한 많은 노력을 기울이지만 실제로는 자신의 강점을 개발할 때 더 많은 것을 얻을 수 있다. 즉, 강점을 찾고 그 강점을 늘 상기하면서 일상생활 속에서 실행하는 것이 진정한 행복에 이르는 가장 빠른 길이다. 강점의 개발은 부족한 것을 채우려는 결핍동기가 아니라 더 나은 자신의 모습을 위해 노력하는 성장 동기이다. 가장 잘 할 수 있는 일에 더 많은 시간을 할애하면 걱정이나 스트레스, 분노, 슬픔 등을 덜 느낄 수 있다. 또한 강점을 발휘할 때 에너지를 느끼고, 새로운 것을 배우는 데 흥미를 갖게 되며, 존중받는다는 느낌도 생기게 된다. 가령, 골프천재인 타이거 우즈는 "잘하는 것은 더 잘하도록 노력하고, 못하는 것은 평균수준이 되도록 노력하기"라는 전략을 사용하여 위대한 골프선수가 되었다. 즉, 스윙과 드라이브에 강점을 가졌지만 샌드 벙커에 약한 우즈는 스윙과 드라이브를 더 많이 연습함으로써 샌드 벙커 때문에 고민할 필요가 없도록 하였다. 가끔 사람들은 자신의 역량을 뛰어넘는 수행을 보이기도 하는데 이것은 강점에 집중하여 요구하는 것 이상의 성취를 이루어내고 장애물을 극복하며 기회를 만들고 포착함으로써 가능하다. 피터슨과 셀리그만(Peterson & Seligman, 2004)은 강점을 측정하는 데 활용할 수 있는 성격강점 분류(Value In Action: VIA) 척도를 제안하였는데 VIA 척도에는 5가지의 핵심강점과 24가지의 긍정특성을 포함하고 있으며 검사가 끝나면 내담자에게 6개의 상위 강점을 알려주고, 24개 강점의 순위도 알려준다.

**표 12-1** 성격강점분류(Value In Action)

| 핵심 덕목 | 긍정 특성 |
|---|---|
| **지혜와 지식(wisdom and knowledge)**<br>지식습득과 사용과 관련된 인지적 강점 | 창의력/독창성/재능, 호기심/흥미, 판단/열린 마음, 학구열 |
| **용기(courage)**<br>어려움 앞에서도 목적달성 의지를 보이는 정서적 강점 | 용감/용맹, 근면/인내/노력, 정도/정직/진실성, 활력/열정/열의 |
| **사랑(love)**<br>애정과 친절함을 포함하는 대인관계 강점 | 친밀성/상호애착, 친절/관대/배려/이타심/상냥함, 사회지능 |
| **정의(justice)**<br>건강한 공동체 생활의 기초가 되는 시민적 강점 | 시민의식/의무/충성/팀워크, 공정성/공평, 리더십 |
| **절제(temperance)**<br>과도함을 억제할 수 있는 강점 | 용서/자비, 중용/겸손, 신중함/주의, 자제/자기통제 |
| **초월(transcendence)**<br>더 큰 우주를 지향하며 의미를 부여하는 강점 | 아름다움과 우수성/인식/경탄, 감사, 희망/낙관주의, 즐거움/유머, 영성/신앙심/목적의식 |

정신장애분류체계인 DSM이 정신장애에 대한 유용한 정보와 치료자가 증상을 기술하는데 유용한 어휘를 제공하듯이 VIA 분류체계는 강점에 대한 중요한 정보와 강점을 기술하는 데 사용되는 공통적인 어휘를 제공한다.

그러나 VIA 척도를 활용할 때는 문화적 차이를 고려해야 하며 어떤 강점은 문화적으로 보편성이 떨어질 수 있다. 가령, 백인에 비해 아시아계 미국인은 더 비관적이고 이러한 비관주의가 우울에 기여하기보다 긍정적인 문제해결과 관련될 수 있는데(Chang, 1996) 문제는 이 맥락에서 보면 낙관성보다 비관주의가 강점이지만 VIA 척도에서는 낙관성만으로 강점으로 포함하고 있으며 비관주의는 약점이다. 또한 미래의 성과에 대해 생각하고 그 기대를 낮게 설정하는 방어적 비관주의(defensive pessimism)를 가진 사람들은 이전에 성공적으로 수행했던 과제일지라도 미래의 도전에 대해 초기에는 불안과 통제 상실을 느낀다(Norem & Cantor, 1986).

자기이론(self theory)에 따르면 사람이 "무엇을 믿는가?"에 따라 "무엇을 성취하는지"가 결정되며 자신과 자신의 능력에 대한 믿음이 성취의 한계를 결정한다. 가령, 드웩(Dweck, 1999)에 따르면 사람마다 인간의 능력은 유전적으로 주어진 것이라서 더 이상 향상되기 어렵다고 보는 고정형 관점과 인간의 능력은 변화가 가능하며 훈련에 의해 향상될 수 있는 것으로 보는 성장형 관점을 가지고 있는데 어려운 상황에 처해 있을 때 고정형 관점을 가진 사람을 무력해지기 쉽지만 성장형 관점을 가진 사람은 노력을 통해 극복하려고 한다. 따라서 인생에서 성공적인 삶을 누리려면 재능이 있어도 인생의 목표에 집중하고 꾸준히 노력하는 것이 요구된다.

목표에는 수행목표와 숙달목표가 있으며 모두 성공적 삶의 원동력이 될 수 있지만 성공적인 삶과 행복한 삶을 동시에 누리기 위해서는 숙달목표를 추구하는 것이 중요하다. 가령, 기말시험에서 좋은 성적을 받아 장학금을 받겠다는 목표는 수행목표이며 상담에 대해 잘 아는 상담가가 되고자 한다는 목표는 숙달목표이다. 에릭슨(Ericsson, 1982)은 타고난 재능이라고 알려진 많은 특징들이 숙달목표를 위해 노력한 결과의 산물임을 보여 주었다. 이렇게 자신이 추구하는 목표를 위해 노력을 지속하기 위해서는 자기통제력(self-control power)을 개발해야 한다. 자기통제력은 즉시적 만족을 포기하고 장기적 목표를 위해 노력하는 사람들이 가진 특성으로 지능지수보다 학문적 성공을 잘 예측한다. 자기통제력을 키우기 위해서는 목표가 자기에게 진정한 만족을 주기까지 어느 정도 참고 노력하는 습관을 키워야 하는데 이것을 자주 실패하는 이유는 자신의 의지력을 지나치게 과대평가하거나 의지력을 불필요하게 소모하기 때문이다. 가령, 부마이스터(Bumeister, 1998)는 피험자를 두 집단으로 구분한 다음 한 집단에는 초코쿠키를 앞에 두고 참도록 하고 나머지 한 집단에게는 편하게 초코쿠키를 먹도록 한 후 풀기 어려운 퍼즐을 풀게 하였는데 초코 쿠키 먹기를 참았던 집단의 피험자는 이미 의지력을 대부분 소진했기 때문에 퍼즐 풀기를 빨리 포기하는 경향을 보였다. 이것은 인간의 의지력은 하나의 근원을 가지며 불필요한 곳에 의지력을 소모하는 것은 진짜 필요할 때 의지력을 발휘하지 못하게 한다는 것을 보여 준다.

### 3) 지지적 관계를 형성하기

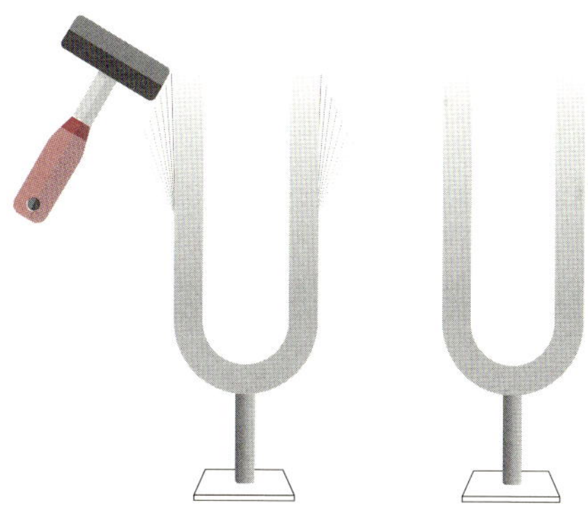

사회에서 지지적 관계를 형성하는 것은 행복한 삶을 이루는데 필수적이며 이를 위해서는 긍정적 상호작용과 친밀한 인간관계의 형성이 요구된다. 지지적 관계를 형성하는 첫째 방법은 타인과 긍정적 상호작용을 하는 것이다. 우리는 다른 사람의 감정이나 행동 또는 감각을 비슷하게 느끼도록 해주는 거울신경을 가지고 있기 때문에 한 사람의 감정표현은 모방과 피드백 과정을 통해 상대방에게도 유사한 감정을 느끼게 한다. 따라서 내가 긍정적 감정을 표현하면 상대방도 유사한 긍정적 감정을 느끼게 된다. 또한 부정적 감정도 긍정적 감정과 마찬가지로 다른 사람에게 영향을 미치게 되므로 골먼(Gallman, 1989)은 “부정적 감정은 간접흡연과 마찬가지로 주변사람들을 무고한 희생자로 만든다”라고 주장하였다. 긍정적 감정표현만이 아니라 상대방에 대한 인정과 칭찬 같은 긍정

적 피드백은 상대방을 행복하게 할 뿐 아니라 자신의 긍정성을 높이는 데도 도움이 된다. 가령, 숙제로 주변 동료의 장점을 칭찬하도록 요구하면 누구를 칭찬해야 할지 고민하게 되면서 자연스럽게 동료들을 긍정적으로 바라보게 된다(Conley, 2007). 그러나 현실에서는 여러 가지 스트레스와 부정적 분위기로 인해 상대방의 긍정적 측면을 보기보다 부정적인 측면에 주목하는 경향이 있고 그로 인해 험담을 하거나 상대방의 말 이면에 숨은 뜻을 찾느라 에너지를 낭비하는 경우가 많다.

데시(Deci, 2004)는 긍정적 피드백이 내재동기를 촉진하고 몰입을 증가시키는 경향이 있으며 피드백을 줄 때는 능력보다 노력을 칭찬하고 칭찬할 이유가 있을 때 구체적으로 칭찬하는 것이 더 효과적이다. 물론 사회적 상황에서 긍정적 피드백만 하기 어렵기 때문에 부정적 피드백이 불가피한데 이때 필요한 것이 지지적 의사소통 방법이다. 상대방의 문제점을 지적할 때 객관적 사실에 대해 말하고, 사람보다는 문제를 중심으로 지적하고, 상대방의 관점을 존중하고, 구체적으로 표현하고, 경청하면서 적절한 반응을 보일 필요가 있다. 여기에서 특히 중요한 것은 "항상", "언제나" 같은 표현이나 "잘못된", "엉뚱한" 같은 표현 같이 평가적 발언을 피하는 것이다. 평가적 발언은 공격을 받고 있다는 느낌을 주기 때문에 상대방이 방어적으로 반응하게 만들고 스스로를 가치 없는 사람으로 여기게 될 가능성이 있다.

캐머런(Cameron, 2009)은 부정적 피드백을 잘하기 위한 사실기반 의사소통 3단계를 제시하였다. 첫째 단계는 평가보다 고쳐야 할 행동이나 상황에 대해 객관적으로 기술하는 것인데 사람보다 행동이나 사건에 초점을 둬야하고 본인도 인정할 수 있는 것이어야 한다. 둘째 단계는 잘못된 행동이나 사건으로 인한 객관적 결과와 자신의 느낌에 대해 기술하는 것으로 의사소통에서 "I-message"에 해당하는 것으로 볼 수 있다. 셋째 단계에서는 옳고 그름을 따지기보다 서로 받아들일 수 있는 대안을 제시하는 것으로 논의 초점을 사람보다 문제에 집중하는 것을 말한다. 부정적 피드백이 불가피하지만 긍정적 피드백이 우선되어야 하며 그러기 위해서는 자신의 감정을 조절할 수 있는 능력을 키워야 한다. 감정을 조절하기 위해서는 자신의 감정을 정확하게 인식하는 능력, 자신이 느낀 감정을 충동적인 방식이 아닌 바람직한 방식으로 표현하는 능력, 의사소통을 통해 자신의 생각과 감정을 상대방에게 전달하는 능력 등이 요구된다.

지지적 관계를 형성하는 또 다른 방법은 친밀한 사회적 네트워크를 형성하는 것이다. 타인과 좋은 관계를 형성하면 활력이 생기고 힘든 시간을 겪는 동안에도 고통을 완화시키고 스트레스 수치도 낮춰준다. 최소한 3~4명의 친한 친구를 둔 사람은 그렇지 않은 사람보다 더 건강하고 행복한 삶을 유지한다(Rath, 2006). 친밀한 사회적 네트워크를 형성하는 방법은 주변 사람을 배려하고 돕는 것이다. 이러한 행동은 호감을 증가시키고 부정적 상황에서 도움을 제공 받을 가능성을 높인다(Fredrickson & Joiner, 2002). 일반적으로 사람이 타인은 돕거나 배려하는 것을 목격하거나 듣는 것만으로도 긍정 감성이 확대되고 자신도 그렇게 하려는 의지가 증가한다. 또한 자신을 위한 물건을 샀을 때보다 가족의 선물을 샀을 때 자신을 꾸미기보다 그 돈을 기부했을 때 더 행복하다고 느낀다(Dunn, Aknin, & Norton, 2008).

친밀한 사회적 네트워크를 형성하는 또 다른 방법은 좋은 일에 감사하는 것으로 감사하는 감정은 공부나 일에서 발생하는 부정적이거나 우울한 감정에 빠져들지 않게 보호해주는 역할을 하며 실질적인 도움도 제공한다. 가령, 감사표현을 했을 때 봉사자의 방문빈도가 80% 증가하였고, 우편 설문조사에서도 감사하다는 내용이 포함되면 회수율이 상승한다. 감사표시를 하는 효과적인 방법은 감사일기를 작성하는 것으로 하루가 끝나면 하루 동안 감사할 것을 찾고 그에 대한 감사표시를 일기에 쓰는 것이다. 감사일기를 쓰는 것은 주변 사람들에 대한 긍정적 감정을 증가시키고 그것이 다시 긍정적인 행동으로 반복되어 자신의 삶을 보다 행복하게 해준다.

**외향적인 사람이 더 행복하다**

성격은 행복에 영향을 미치는 가장 중요한 요소이며 외향적인 성격을 가진 사람은 내향적인 성격을 가진 사람에 비해 더 행복한 경향을 보인다. 물론 내향적이더라도 행복한 사람들도 존재하지만 그들이 어떻게 행복을 이루어나가는지 분명하지 않다. 한 조사에서는 18세에서 80세의 성인 1,006명을 대상으로 외향성, 신경증, 사회적 관계의 질, 감정 조절능력, 그리고 행복에 대한 설문을 실시하여 성격의 외향성, 사회적 관계의 질, 감정조절 능력이 행복에 어떤 영향을 미치는지를 알아보았다. 결과를 보면 외향적인 사람들이 내향적인 사람들에 비해 더 행복하고, 사회적 관계의 질과 감정조절 능력이 더 뛰어난 것으로 나타난다. 그리고 사회적 관계의 질이나 감정조절 능력이 뛰어난 사람들이 보다 더 행복한 것으로 나타났다. 내향적인 사람이라도 사회적 관계의 질이나 감정조절 능력이 뛰어날수록 행복한 것으로 나타났다. 이렇게 본다면 외향성도 중요하지만 사회적 관계의 질과 감정조절 능력이 행복에 더 큰 영향을 미친다고 볼 수 있다.

## 6 맺음말

지금까지 어릴 때부터 죽을 때까지 우리가 어떤 삶의 위기를 겪으며 살아가며 그 삶의 위기가 실제로 우리에게 닥쳤을 때 받게 되는 스트레스가 우리에게 어떤 영향을 미치고 그것을 효과적으로 극복하기 위해서는 어떻게 해야 하는지를 다루었다. 그러나 정신적으로 건강한 삶은 스트레스로부터 자신을 보호하고 그것을 이겨내는 것만으로는 이루기 어려우며 자신의 잠재력을 발휘하여 행복한 삶을 스스로 만들어 나갈 때 가능하다. 그렇지만 대부분의 사람들은 세상에서 삶의 의미를 찾지 못하고 무기력하게 살아가는 경우가 많으며 이런 상황에서는 삶의 목적을 찾기도 어렵고 그러한 목적을 위한 노력도 하지 않게 된다. 일례로 현재 많은 청소년들이 부모님들의 등살에 밀려 공부를 왜 해야 하는지도 모르는 채 책상 앞에 앉아 있다. 물론 공부를 하면 좋은 학교를 가서 돈을 많이 벌 수 있다는 정도는 아이들도 잘 알고 있지만 그러한 삶이 얼마나 행복한 것인가는 부모 자신도 확신하지 못한다. 그렇기 때문에 공부에 즐거움이나 보람을 느끼지 못한 채 아이들은 무기력하게 책상 앞에 앉아 있는 것이다. 만일 공부하는 것이 즐겁고 보람차다고 아이들이 느낀다면 얼마나 행복할까? 또한 억지로 가르치려고 하지 않더라도 학습효과도 높을 것이 분명하다. 그렇다면 우리가 자신의 삶을 행복하게 만들어 나가기 위해서는 어떻게 하는 것이 좋을까?

행복한 삶은 물질적인 것보다 행복에 대한 우리의 인식에 달려있다. 즉, 우리는 지금까지 행복한 삶에 대해 가지고 있었던 우리의 인식을 바꾸어야 한다. 우선 인간은 행복에 대한 잠재력을 풍부하게 가지고 있기 때문에 행복을 밖에서 찾기보다 자기 자신에게 찾아야 한다. 아무리 많은 재산을 가지고 있더라도 그것이 주는 행복감은 그리 오래가지 않지만 동시에 우리는 길에 피어있는 야생화 한 떨기로부터도 아름다움을 느낄 수 있는 잠재력을 가지고 있다. 또한 행복한 삶은 누군가 팔자가 좋은 사람들만이 누리는 것이라는 생각을 버려야 하며 훈련과 노력에 의해 얻을 수 있는 것이라고 생각해야 한다는 것이다. 우리는 성장과정에서 주변에 있는 많은 사람들로부터 긍정적 혹은 부정적인 영향을 받으며 살아왔고, 삶의 경험을 통해 자신의 능력과 한계를 평가받아왔다. 그렇기 때문에 대부분의 사람들은 주어진 삶의 범위 내에서만 살아가기 마련이고 자신의 내면을 들여다보고 스스로를 변화시킬 수 있는 가능성을 포기하기 쉽다.

행복은 주어지는 것이라기보다 만들어 가는 것이며 결과라기보다 과정이라고 할 수 있다. 따라서 긍정적인 마음으로 행복한 경험을 추구함으로써 마음의 건강을 유지하고, 학업이나 일에서 남들과 비교하고 자신의 약점 때문에 고민하기보다 장신의 장점을 찾고 스스로 성장하고 있다는 점에 의미를 두며, 친구나 가족뿐 아니라 타인에게 유머와 인간다운 배려를 함으로써 따뜻한 인간관계를 유지하는 것이 인생을 의미 있는 것으로 바꾸고 행복을 찾는 길이며 정신건강도 증진될 수 있다.

# 찾아보기

## | 인명 |

## | 내용 |

〈저자약력〉

**이태연**

서울대학교에서 심리학으로 박사학위를 받았고, 인간의 행복과 학습과정에 관심을 가지고 있는 심리학자이며 한서대학교에 재직하고 있다. 그동안 학습심리학, 디자인심리학, 상담심리학과 관련된 다양한 논문을 저술하였으며 ≪심리학의 이해≫(2012), ≪인간관계 심리학≫(2014), ≪인지학습심리학≫(2011, 공저), ≪실험심리학 용어사전≫(2008, 공저) 등의 저서도 출판하였다.

**정신건강의 이해**

2017년 3월  5일 1판 1쇄 인쇄
2017년 3월 10일 1판 1쇄 발행
2020년 3월 10일 1판 2쇄 발행

지 은 이　이태연
펴 낸 이　최용구
펴 낸 곳　도서출판 신정

주　　소　(04316) 서울시 용산구 원효로 89길 19 (원효로1가)
전　　화　3211-4782, 0266(영업부), 3211-4783(편집부), 3211-4784(팩스)
이 메 일　shinjeong72@naver.com
홈페이지　www.sjbook.co.kr
등　　록　2001년 5월 11일 제13-702호

기획마케팅　최용구 장만동 송대용 최충구
책임편집　석기은 황가연
본문편집　예나루
표　　지　SDY

ISBN　978-89-5912-410-7　93330

정가　18,000원